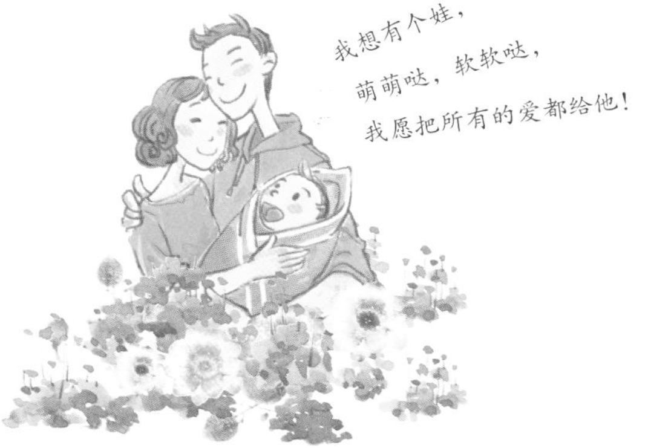
我想有个娃，
萌萌哒，软软哒，
我愿把所有的爱都给他！

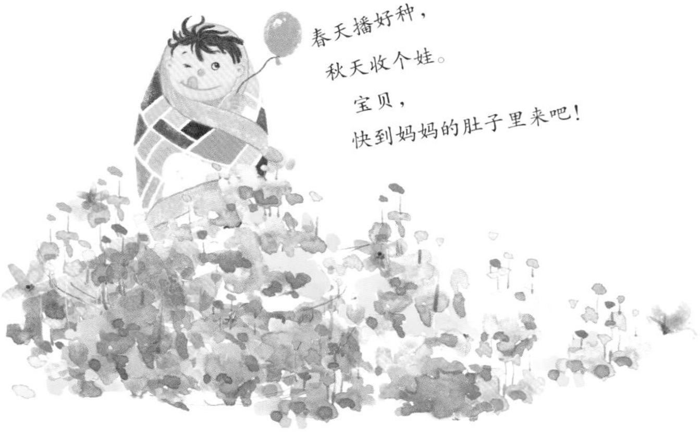

春天播好种，
秋天收个娃。
宝贝，
快到妈妈的肚子里来吧！

逗号张文化

孕育幸福事

好孕系列

好孕宝盒

怀就怀个最棒的

认真备孕，未来你会感激现在的努力

王琪/编著

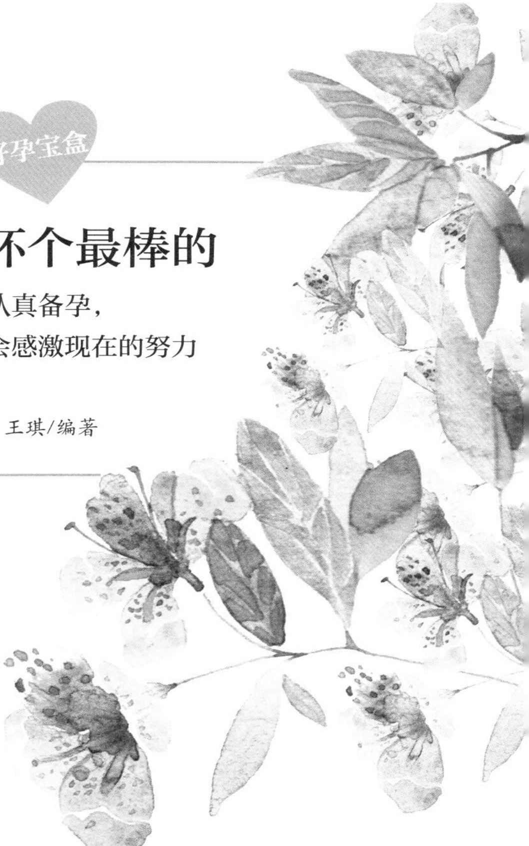

電子工業出版社
Publishing House of Electronics Industry
北京 • BEIJING

热切期盼了半年，还没怀上？
这很正常！
大多数夫妻平均需要半年才能成功受孕，
“一击即中”的只是少数幸运儿。

给正在备孕的你提个醒

提前6个月停服避孕药，并在此后使用避孕套安全避孕。

提前3~6个月做孕前检查，准爸爸也需要做孕前检查。

提前3个月开始补充孕妇专用的叶酸制剂，可以预防胎儿神经管发育畸形。若不存在叶酸缺乏的情况，不补也OK。

调整好心态，别给自己过多压力，否则更不利于受孕。

怀孕前的3个月，用药一定要谨慎，最好咨询医生后再用药，以免打乱你的备孕计划。

如果没做避孕措施，就说明有怀孕的可能，请暂时把自己当孕妇，以免伤害小胚胎。

若照射过X光片，建议3个月后再开始受孕。

如果家里有心爱的宠物不忍心送走，那么一定要按书中的建议做好处理。

若备孕1年，仍没有怀上，请及时去看医生。

烟、酒都对胎宝宝发育不利，孕前就应该戒除。

深呼吸一下，
放轻松，
别给自己太多压力，
怀孕是一件最自然的事，
“好孕”会随时来敲门。

目录

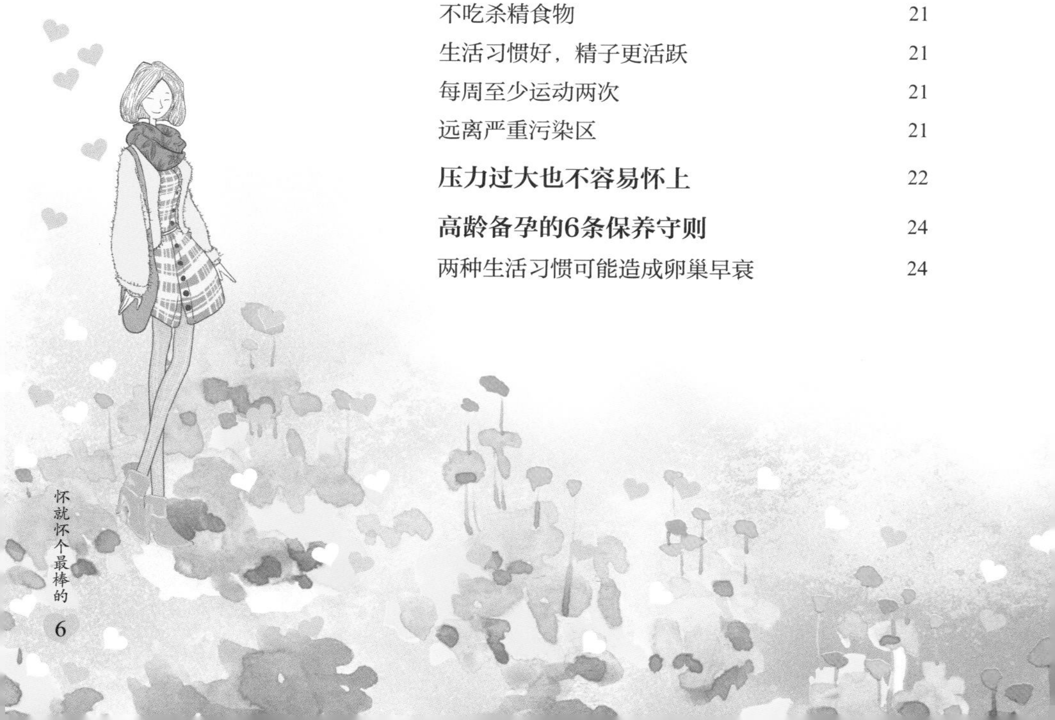

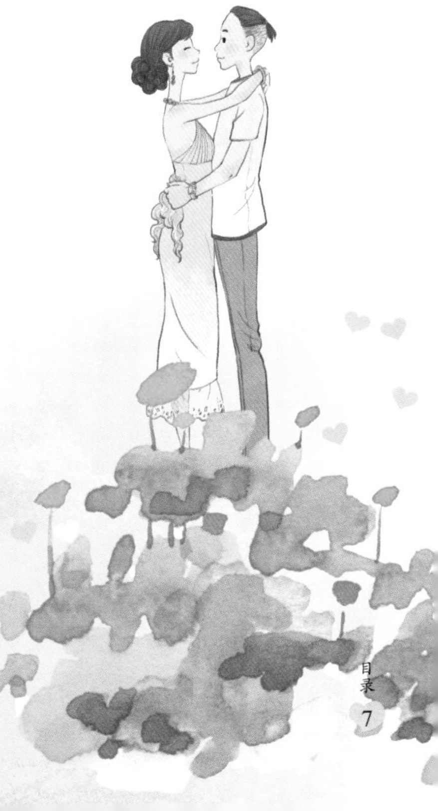

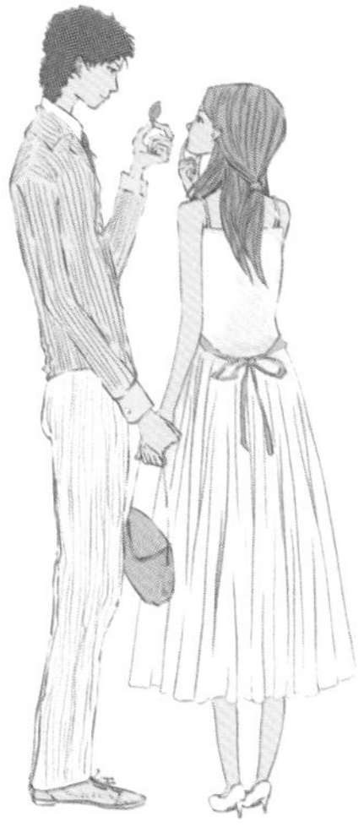

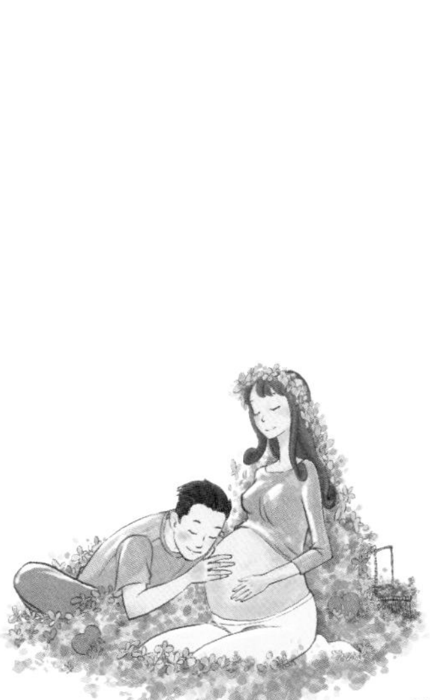

一张图看懂受孕全过程

经过了长时间的酝酿，
大约3亿个小精子离开了自己的出生地，
带着孕育新生命的使命，
向着目的地出发了。

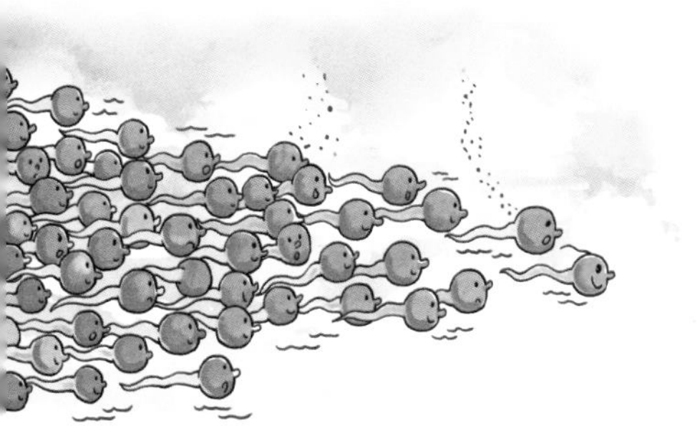

这趟漫长的冒险之旅充满了艰难险阻，
它们首先要越过第一道障碍——阴道。
酸性的阴道环境、错综复杂的路径，
这些对小精子们来说是致命的，
只有大约50%的精子，
才能成功穿过这一道关卡。

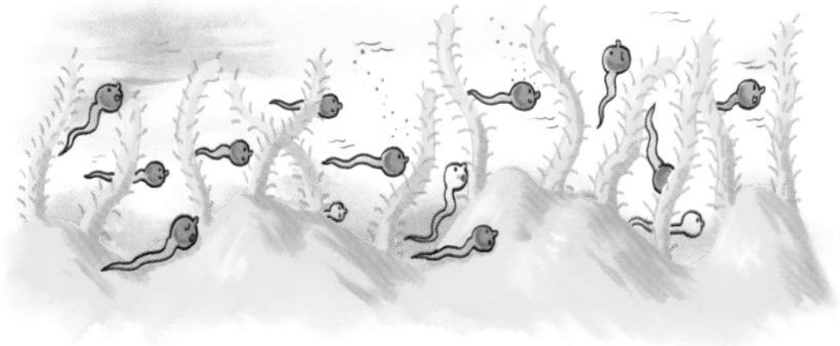

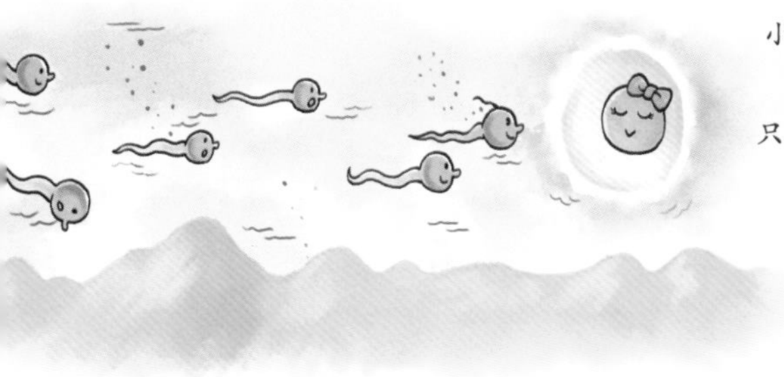

而接下来，
小精子们将面临第二次严峻的考验——
子宫颈和子宫黏液，
只有幸运的2万个精子才能够通过考验，
顺利进入输卵管。

这时，可爱的卵子，
已经在输卵管壶腹部，
静静地等待着最幸运的“勇士”。

小精子们都拼尽全力向卵子靠近，
大约只有20~200个的精子
能成功到达卵子的周围。
而最终，
只有最英勇、最幸运的那个小精子，
能抢在所有同伴之前，
完成与卵子的成功会师。

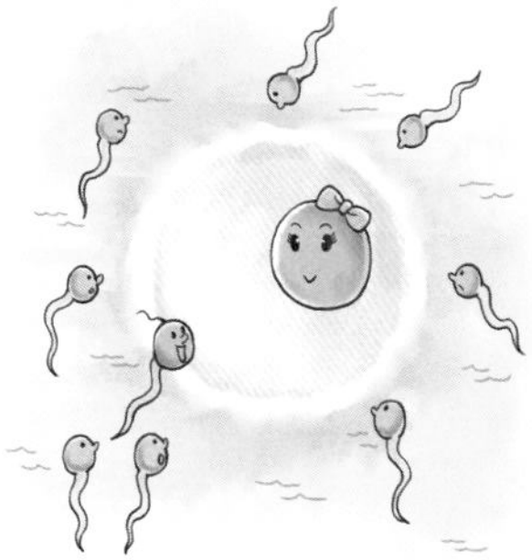

小精子和卵子紧紧拥抱在一起，
形成受精卵，
跳着轻快浪漫的舞步，
沿着输卵管旋转着，
奔向温暖的港湾——子宫。

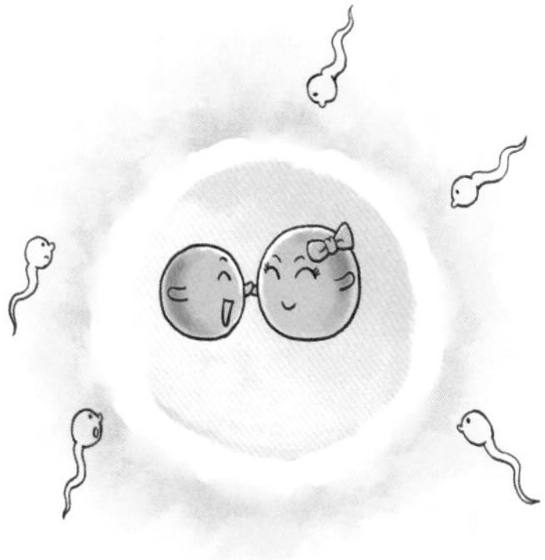

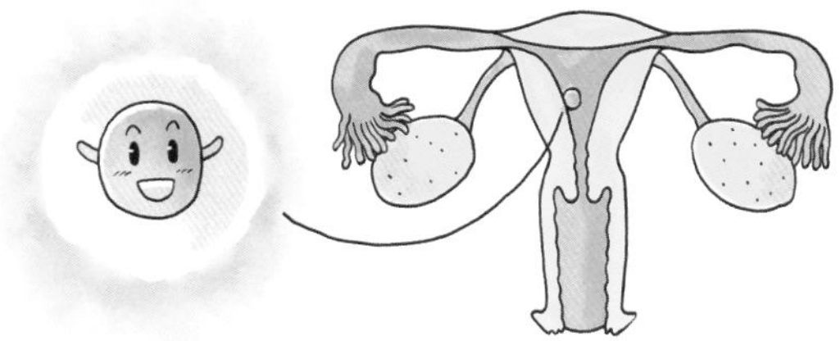

经过大约1周的奔波，
小小的受精卵
终于在子宫中安稳着床，
神奇的新生命就这样诞生了。

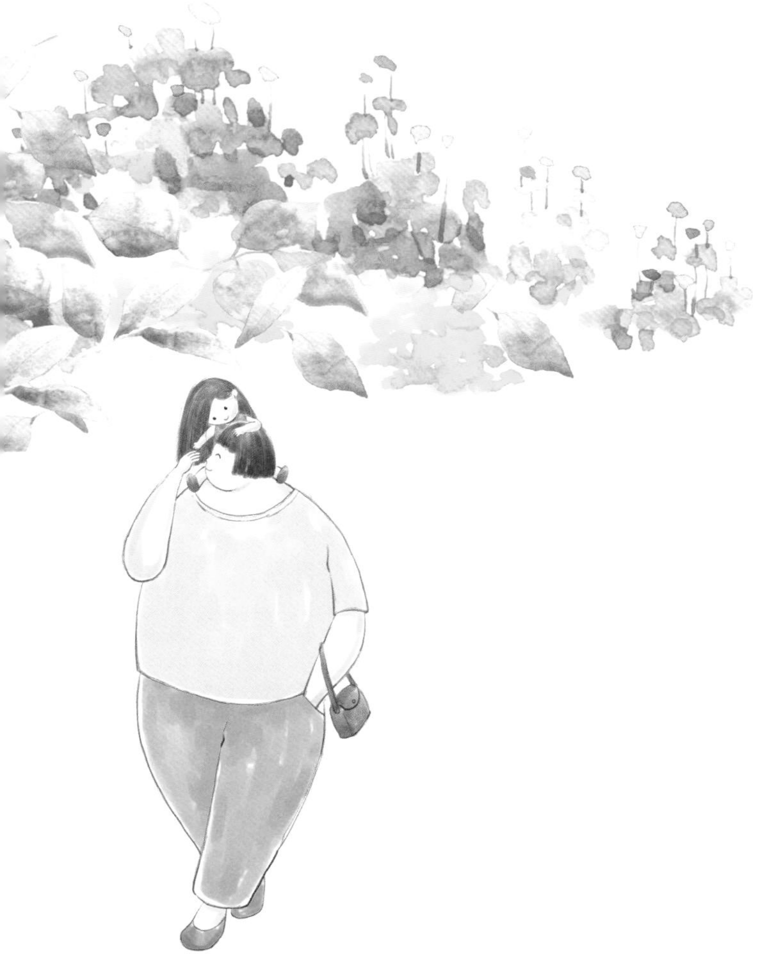

是谁干扰了你的“宝贝计划”

小种子想要萌出新芽，
美丽的花儿想要果实饱满，
我呀，
也有一个甜蜜的梦想：
想要生一个可爱的小娃娃。
他有漂亮的小模样，
乌溜溜的眼，黑亮亮的发，
肉嘟嘟的小嘴巴会喊我妈妈！
亲亲宝贝，快点来我的怀里吧！

月经不调会降低受孕成功率

“大姨妈”是否规律，会直接影响到“造人”计划。例如月经不调，很多人都有这个问题，平时不太重视，感觉对生活好像影响不大，但现在必须要重视起来了。严重的月经不调，甚至可以引起不孕。

“大姨妈”不正常的 5 种表现

月经周期异常：月经周期标准是 28 天，多几天、少几天都是正常的。但无论多少，都应该是很规律的。

经期持续时间异常：多数人的经期持续 3~5 天，2~7 天都算正常。时间太短或者太长，都需要注意。

月经血量异常：月经血量为 20~120 毫升均属正常。若用卫生巾用量来衡量，超过 30 片或不足 10 片都不太正常。

经血颜色不正常：正常的经血不凝固，呈暗红色。有血块或絮状物都是不正常的。

月经前、经期时的腹痛及全身症状：正常情况下，来月经不会有明显不适，会有轻微的乳房发胀、头痛失眠、心慌、下腹胀痛和情绪不安等现象，这都没问题。如果不适程度特别严重，影响到了生活，就是不正常的。

别小看“大姨妈”，它最能反映女人身体的健康状态，也关系着能不能顺利怀上小宝宝，记得要密切关注哟。

经期调理“大姨妈”这样做

饮食

吃清淡、易消化的食物，不吃辛辣、刺激性食物，不抽烟、不喝酒。吃温热食物（如桂圆、红糖、牛肉、羊肉等），喝热水，不喝冷饮、凉水。

多吃高蛋白食物和含铁食物（如木耳、动物血），保持均衡的营养。

穿着

腰腹部注意保暖，不穿露脐装，不穿低腰裤。

卫生

选用高质量的卫生巾，勤换，最好 2~2.5 小时换 1 片。不盆浴，不游泳，不过性生活。

活动

适量做一些温和的运动，如低强度的健美操、散步都可以，不做剧烈运动。

卵巢如果出现问题，后果就严重了

卵巢好比是卵子的“家”，小小的卵子在这里获得营养，慢慢成熟，发育完成后才能“出外闯荡”。如果这个“家”有问题了，卵子能否成熟，还有没有机会“外出”就都是问题。所以卵巢功能正常是怀孕的必要条件，如果卵巢出现了异常，对怀孕的影响是巨大的。

只要身体健康，在 35 岁前，卵巢功能一般都比较稳定，可一旦过了 35 岁，卵巢功能就开始明显下降，到 40 岁以后更是直线下降——虽说 40 岁以后怀孕的也大有人在，但很多都需要医学干预才能成功，所以还是建议早些怀孕。

你还可以仔细对照一下右边列的症状，如果你有一种或者多种症状，并且长期备孕不成功，或者已经过了 35 岁，建议你咨询医生是否有必要做卵巢检查。如检查提示卵巢功能衰退，建议尽快怀孕，越早越好，必要时要进行医学干预。

白带增多、色黄、有异味

下肢、外阴水肿

性交痛、阴道干涩、性欲下降

月经紊乱、稀发、经期短、经量少、痛经、闭经

多毛、肥胖、痤疮、反复流产

潮热多汗、心烦、易怒

基础体温升高后持续时间不足 12 天

腰酸背痛、下腹痛胀、尿频、排尿困难

宫寒不利于受精卵着床

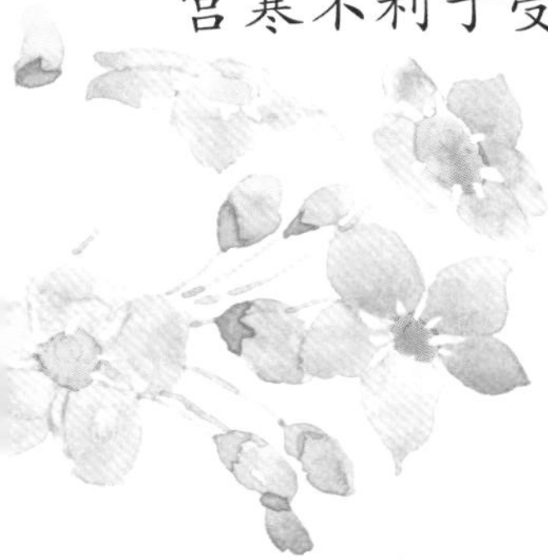

小小的受精卵要想成功在子宫内着床也不容易，如果你还有宫寒的毛病，着床就更难了。着床不成功，受精卵就会被排出体外，在你不知情的情况下流产了。所以，如果你正在备孕，不妨对照以下症状来看看自己是否有宫寒：

1. 怕冷，手脚冰凉，小腹冷痛，得热敷缓和。2. 月经量少，颜色暗，有血块，同时伴有痛经，严重的会闭经。3. 面色暗黄，舌苔白。4. 腰酸腿软，小便多。5. 精神差，性欲减退。

对症状判定不准的时候，可以去咨询一下擅长妇产科的中医。如果确实属于宫寒，日常生活与饮食就得多加注意了。

衣着要恰当，气温下降要及时加衣服，即使是夏天也不要穿露脐装，不要不穿袜子，以免寒气入体，加重宫寒。

一定要少吃寒凉食物。寒凉食物是指冷饮、冰激淋，或刚从冰箱里拿出来的食物，也指中医理论上性寒凉的食物，如西瓜、香蕉等，都要少吃或不吃。要多吃温热食物，食物吃之前要加热，最低限度是室温。另外，温热的食物如桂圆、红糖可常吃。

还要注意平衡心态，情绪要放松，乐观面对生活。因为情志不畅会导致血流不畅，血流不畅是宫寒的本质原因。运动可促进血液循环，对改善宫寒有一定的辅助作用。

宫寒问题解决了，生完孩子后保养得好，你会发现连体质都变好了。

认真调理，宫寒问题是能得到纠正的，之后便可顺利怀孕。中药调理也可以改善宫寒，但一定要经过中医诊断后才能对症下药，以免辨证不清，用错了方剂，适得其反。

妇科炎症会阻碍精子与卵子的结合

受精卵好比是种子，子宫内膜就是土地。要想完成“生产”这件大事，在“地里”种出茁壮的“小苗”，需要整个生殖系统的密切配合：卵巢是孕育卵子的基地；输卵管是精子和卵子相遇的秘密通道；子宫是受精卵扎根的土壤；而宫颈则是小精子要跳过的一道“龙门”。

不论是阴道、宫颈、子宫内膜还是输卵管、卵巢，只要有一个部位有较重的炎症，就会影响怀孕。所以，妇科炎症要及时治疗，如果迁延时间太长，炎症会扩展到其他部位，进而可能会影响排卵、受精和着床等过程，导致你的“造人”大计被搁浅。

右侧列举了妇科炎症的3大信号，如果不幸对上号了，那就赶紧去就诊治疗吧。

白带异常

正常白带量不多，颜色为白色或淡黄色。如果白带增多，颜色变深，或者明显感觉不舒服，就是不正常的。

小腹、腰部不适

小腹疼痛往往提示盆腔有感染，腰部不适除了可能存在盆腔感染外，还可能是宫颈炎引起的。如果在排卵期小腹有强烈的疼痛感，那说明卵巢或输卵管可能有炎症。

痛经，月经不规律

子宫内膜炎、子宫肌瘤、子宫息肉、盆腔感染、粘连、卵巢囊肿等都能引起痛经或者月经不规律。

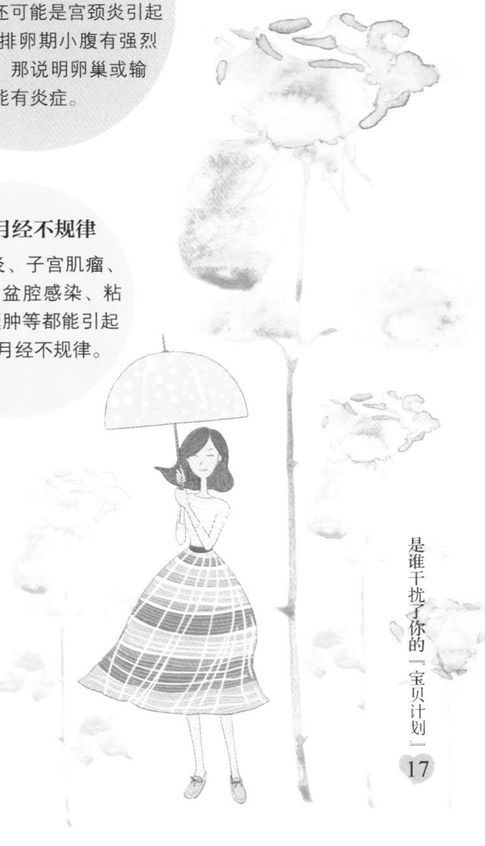

流产不当，后遗症危害大

举个例子

雪宝结婚后1个月就怀孕了，她并不想这么快要孩子，于是毫不犹豫地做了人流。在人流1个月后，她感到小腹开始疼痛，白带增多，后来经过检查发现患上了输卵管堵塞以及宫颈炎。当时虽然治愈了病症，但是她已经很难恢复到孕前的体质状态了，后来当她想要孩子时，她调理了1年多才成功受孕。

怀孕之后，身体会发生巨大变化，而流产会让这些变化戛然而止，就好比是在高速路上急刹车，危害之大可想而知。不管是人流、药流还是自然流产，伤害都一样，只是人流还有更深一层的伤害，那就是器械给身体带来的直接损害，这些损害还可能引起妇科炎症，严重的甚至可引起继发不孕，比如上面例子中的情形。

流产后的保健要点

营养要充足。此时不要再节食、少食，要养成良好的饮食习惯。

恰当休息。流产后至少要停止工作，休息 1 周。

注意卫生。流产后 1 个月以内最好避免性生活，避免盆浴，卫生巾要勤换，外阴每天清洗一次。

不管人流、药流还是自然流产，都要做以上几点，这样才能快速恢复健康。术后若发现有妇科疾病，要尽快治疗。

流产后要复查

不管是人流、药流还是自然流产，都有可能流产不全，造成残留。残留会让子宫创面久久不能愈合，进一步损害生殖功能。所以，流产半个月后要去医院复查。

流产后不要急于再怀孕

流产以后，要做好避孕工作，不要急于再怀孕。最好是调养 3~6 个月或遵医嘱再孕，这时候生殖系统才有时间完全恢复。如果短时间内再怀孕，容易诱发习惯性流产。

多次自然流产需要检查原因

自然流产，虽然有“自然”两个字，但事实上却不是一件那么“自然”的事。多次发生自然流产，就说明身体存在某种问题，导致不能成功怀孕。所以，多次发生自然流产后一定要做检查，确定原因。这个检查男女双方都要做。

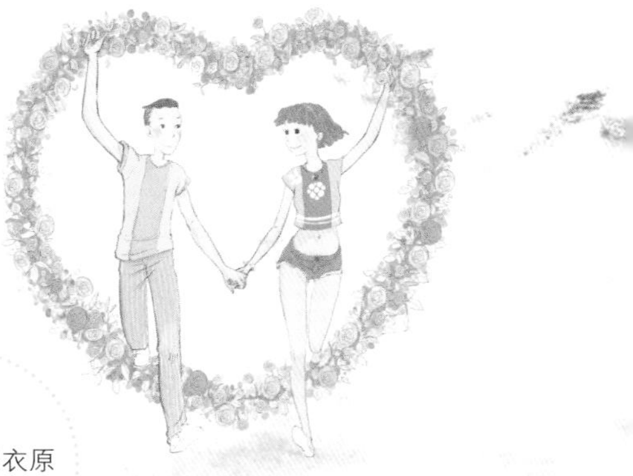

女方检查项目

染色体检查、抗体系列检查、优生四项、感染方面的检查、内分泌六项、封闭抗体等

男方检查项目

染色体、血型、沙眼衣原体、解脲支原体、人型支原体、抗生殖支原体等

具体检查什么项目由医生判断，怀疑什么就检查什么。O型血女性还需要做血型方面的相关检查。男方另外需要检查精液质量，因为精子活力低下、畸形等，也容易导致流产。

如果是习惯性流产，那再次怀孕后就要特别关注流产问题，应该在医生的帮助下进行保胎，尤其是在怀孕的前三个月（也可能整个孕期都需要）。但是如果是由染色体异常或者精子畸形等引起的流产，不要盲目保胎，以免生下畸形儿、低智能儿等。

拯救精子的质和量

精子的数量、活力、存活时间对受孕都有影响，它们都是“娇贵”的，不当的饮食、衣着、生活习惯等，都可能在无意中伤害它们。备孕期的准爸爸要努力保护好自己的“种子军团”，这是你的头号任务。

避免生殖器局部高温

高温可杀精，以下行为要避免：长时间穿紧身裤、在裤袋里放电子产品、把笔记本电脑放在大腿上使用、长时间坐着不动、肥胖、经常去桑拿房洗澡等。

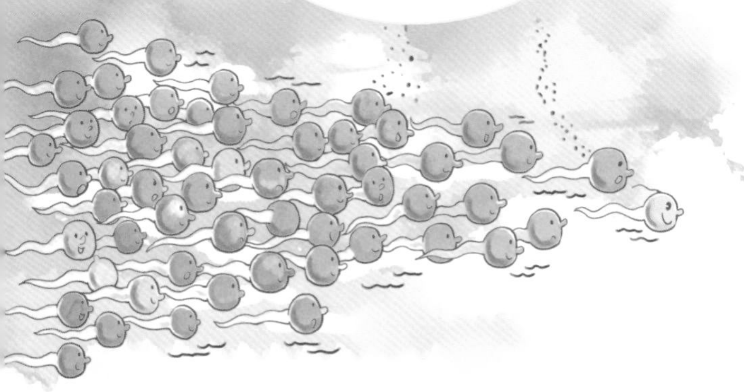

补充能提高精子质量的营养素

营养素	益精作用	食物来源
维生素 E	增加精子数量，增强精子活力	绿叶蔬菜、蛋黄、坚果、食用油，也可服用维生素 E 制剂
锌	促进精子成熟，增强精子活力	动物肝脏、动物血、贝类食物特别是牡蛎
镁	提高精子活力	土豆、豆类、燕麦、海产品
钙	刺激精子成熟	奶类、豆类、蛋类食物
精氨酸	是精子的组成物质	豆制品、黑鱼、海参等

不吃杀精食物

有些看起来普通的食物却有杀精作用，要提高警惕，如大蒜、芹菜、豆腐、奶茶、可乐等，备孕期的准爸爸都不能频繁、大量食用。另外，烟酒、咖啡、烧烤等，也有杀精作用，最好也要忌口。

此外，不少药物都对精子质量有影响，备孕期用药需谨慎，如需长期、大量用药，最好延后 60~90 天或者咨询医生后再怀孕。

生活习惯好，精子更活跃

如果生活习惯差，精子质量低下几乎是必然的，所以，为了“小蝌蚪”的健康，暂时调整一下你的生活习惯吧。

习惯性熬夜： 长时间熬夜会导致内分泌紊乱，人体长时间处于疲倦状态，性能力会有所降低。

饮食无序： 饮食不规律，营养摄入就会不均衡，精子需要的营养素自然无法满足。

口味偏重： 经常食用重口味的食物，会让身体处于亚健康状况，影响精子质量。所以应让自己逐渐适应清淡食物。

经常外出应酬： 应酬能推则推，应酬期间不动烟酒。

久坐不动： 不管多忙，坐 1 小时左右要起身活动几分钟。

性生活无度： 这会导致部分精子由于成熟度不够，活动能力降低，从而影响受孕。

每周至少运动两次

运动可以让人的身体机能全面提升，建议备孕期的男性要加强锻炼，跑步、打球、跳绳都可以。每周至少要有 2~3 次运动，但不能长时间骑车或者骑马。

身体肥胖的男性更要加强锻炼，这不但有助于提升身体机能、性能力，还能避免因为肥胖导致的睾丸部位局部高温的情况。

远离严重污染区

经常接触油漆、涂料、汞、磷、铅等有毒物质，或者在放射性和高温环境下工作的，都应调整工作岗位。

压力过大也不容易怀上

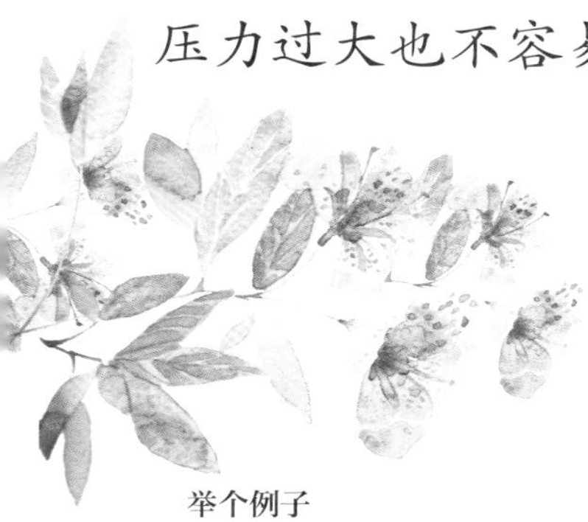

举个例子

安静30岁备孕，努力了两年还是没有成功，各种求医，均无果。她预约了3个月后做试管婴儿，结果术前检查竟然发现怀孕了，不用做试管婴儿了。这就是典型的压力导致的不孕，决定做试管婴儿后，压力陡然消失，反而怀孕成功。

如果你严于律己，按章办事，什么心理压力都没有，超过1年还没有成功受孕，那就得找医生看看问题所在了。

当你戒烟戒酒、均衡营养、作息规律，甚至连性生活都按照排卵时间排好，以最佳“姿态”等待好“孕”临门，却每每被“大姨妈”无情地通知“这个月又没怀上”时，那种失望的感觉肯定不好受，多经历几次，也许还会产生“我们俩是不是有问题”的怀疑！

这样的负面心理如果不注意调整，不断累积，就会变成“压力山大”，反过来阻碍你的受孕计划。

因为过重的心理压力很可能导致内分泌失调，使身体机能受到不良影响，还会影响卵巢的正常功能，进而引起月经紊乱，导致排卵数量减少、卵子质量变低等，这不是自己给自己找麻烦吗？

怀孕是天赋的能力，只要身体健康、时机成熟，自然水到渠成。所以，千万别给自己太多压力，也不要给怀孕设定目标、限定时间，把工作上那一套用到怀孕上来，实在是太傻了。轻松上阵，好“孕”自然临门！

25~30岁，是女性怀孕的最佳年龄段，最好别错过。别再用“工作太忙”“没有条件要孩子”之类的理由来推迟孕育了。与其说没条件要孩子，还不如说是没勇气吧？

找借口不如找点勇气，两个人一起做好生活规划，让宝宝在最恰当的时机来到你们身边，共享孕育的美好体验。不要等到不得不生的时候才着急。到了你着急要生的时候，宝宝可能不着急了，那你就麻烦了。

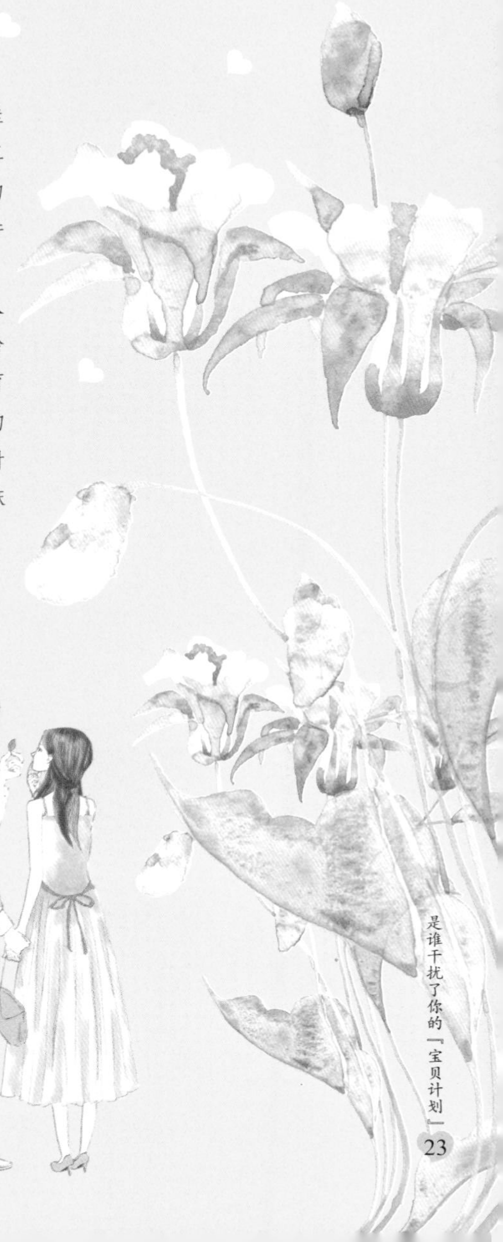

高龄备孕的 6 条保养守则

蹉跎着、蹉跎着，
转眼过 35 岁了，
这个时候再备孕就是“高龄”了，
要更加注意孕前保养，
并做好孕前检查。

两种生活习惯可能造成卵巢早衰

抽烟、喝酒

研究显示，抽烟、喝酒会使卵巢衰老得更快。

熬夜

熬夜会使女性内分泌紊乱，卵子的发育会受影响。因此备孕期应尽量早睡早起。

营养均衡、充足，更易受孕

饮食结构合理，饮食量充足

成年女性每天需要主食 250~400 克、蛋白质 150~250 克、蔬菜 300~500 克、水果 200~400 克。备孕期就别再节食了，但也不要整天胡吃海塞的。

食物种类要尽量多

肉类、鱼类、豆类、奶类富含蛋白质，要适当摄入；多吃绿叶菜，每天 2~3 种，水果最好不少于 2 种。

不偏食、挑食

偏食、挑食都不利于健康，容易导致体内缺乏某些营养素，这种不良的饮食习惯应尽量改善。要坚持多喝水，饮食保持清淡。

持续补充叶酸

足够的叶酸水平可以预防胎儿神经管畸形，孕前 3 个月就要开始补充，每天 400 微克即可。

多吃一些有助于提高生育能力的食物

含锌、胆固醇和精氨酸高的食物，有助于受孕，如牡蛎、牛肉、鳝鱼、章鱼、小米、芝麻、核桃等。

保持身材苗条，控制好体重

体重适中对受孕和怀孕都有好处。体重超标会增加孕期并发症及剖宫产的概率，备孕期应通过前面介绍的方法管理好饮食，并适量运动，恢复标准体重。体重过低时，要适当增肥，因为体内脂肪太少，会导致雌激素水平下降，也可引起不孕。

注意，备孕期间不要过度节食，以免内分泌紊乱，甚至造成排卵停止，反而不易受孕。

你可以通过下面的公式计算一下自己的体重处于什么状态，然后有针对性地进行调整。

用 BMI 指数判断体重是否标准

假设小美身高 160 厘米，体重 60 千克，她的体重是否标准，是否需要调整呢？

BMI= 体重（千克）/ 身体（厘米）^{2}

BMI $<$ 18.5，体重过轻；

24 $\leqslant$ BMI $\geqslant$ 18.5，体重标准；

BMI $>$ 24，体重过重；

BMI $\geqslant$ 27，肥胖；

BMI $\geqslant$ 35，重度肥胖。

根据公式得出小美的 $BMI=60/160^2 \approx 23$，所以小美体重是标准的。

放松心情，不过分担忧能否怀上

年龄大了，备孕及孕期心理压力都会大一些，你可能会有各种忧虑。其实完全没必要，对怀孕这件事，我们要做到战术上重视，战略上藐视，即生活习惯、饮食习惯该调整的调整，身体检查该检查的要检查。但只要身体检查没有问题，怀孕成功只是时间早晚的问题。

现在高龄怀孕者很多，大多数都是成功的，而且孩子大多很健康，因此只要坚持做产检，妊娠合并症等各种问题也都能得到合理控制。

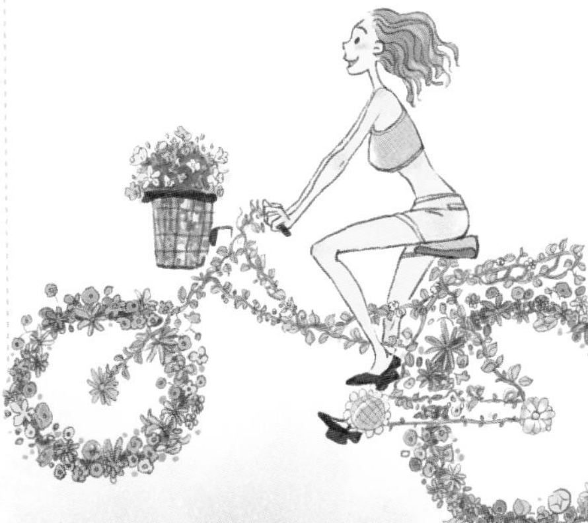

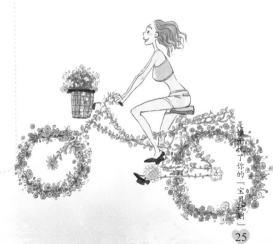

抓紧一切机会锻炼身体，不要长时间坐着不动

运动是全面提升身体机能的不二选择，我们要抓紧一切机会锻炼，做瑜伽、游泳、跑步等，都是好选择。如实在没时间、没精力运动，在室内来回走走也是好的；也可以在上下班的时候增加步行时间。长时间坐着不动，骨盆血液循环会变差，会影响到生殖系统健康。

虽然现在有很多高龄女性
成功怀孕的案例，
但女性最佳生育年龄仍然没有变，
再精心的保养也不能延长生育年龄，
所以若条件允许，
还是尽早孕育为好。

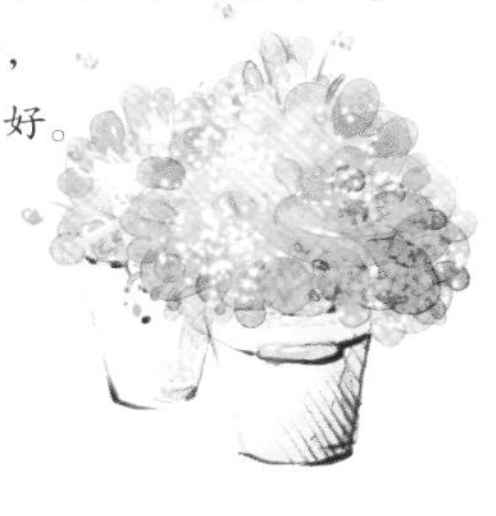

积极做孕前检查

检查项目	检查目的
遗传检查	检查染色体、血型、基因分析，预防胎儿流产、畸形、低智能等
生殖器检查	检查子宫体、子宫颈、卵巢、输卵管等的情况，排除不孕可能
感染检查	检查白带、血液，排除滴虫、霉菌、HPV感染，预防胎儿流产、畸形等
内分泌检查	检查甲状腺功能、血糖、性激素等，预防妊娠合并症等
免疫检查	检查抗精子抗体、抗卵磷脂抗体、抗子宫内膜抗体、狼疮因子等，预防流产等
环境检查	检测微量元素或对环境进行检测

孕前检查也不要过度，不要太多人为干预。过度干预反而不利怀孕。只有确定怀孕困难的时候才需要采取措施，比如做输卵管造影检查、排卵监测等。

4 类情况须及时咨询医生

在备孕期，若担心某个行为会对怀孕产生影响，最好认真对待，去向医生咨询、求证。问就一句话的事，不问可能将来会后悔。

曾经生育过缺陷儿

如果以前生育过缺陷儿，再次怀孕，孩子有可能是健康的，也有可能是有缺陷的，在备孕时，要咨询医生，避免再次生下缺陷儿。

家族中有遗传性疾病

家族中如果有人患有遗传性疾病，特别是三代以内有患某种疾病的，怀孕前最好咨询一下医生，看这些遗传性疾病会不会遗传到孩子身上，看能否避免。

曾经发生过妊娠并发症或母亲、姐妹患过妊娠并发症

曾经发生过妊娠并发症，再次怀孕时，可再次发生妊娠并发症。母亲、姐妹患过妊娠并发症的，你发生妊娠并发症的概率也会增大。这些情况都要咨询医生，以便及早干预控制。

近期做过某些检查、吃过某些药物或需持续吃某些药物

药物和一些辐射都可影响生殖细胞健康，如果近期曾经接受过某些大型仪器检查、长时间服用某些药物或以后仍然需服某些药物，备孕时都应咨询医生，以便调整好怀孕时间。

有疑问一定要去咨询，不要抱着侥幸心理，等到发生严重后果的时候悲叹悔不当初就没有意义了。

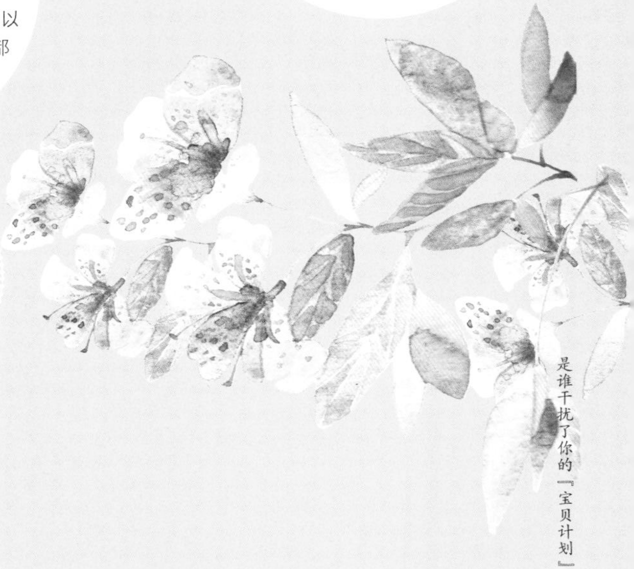

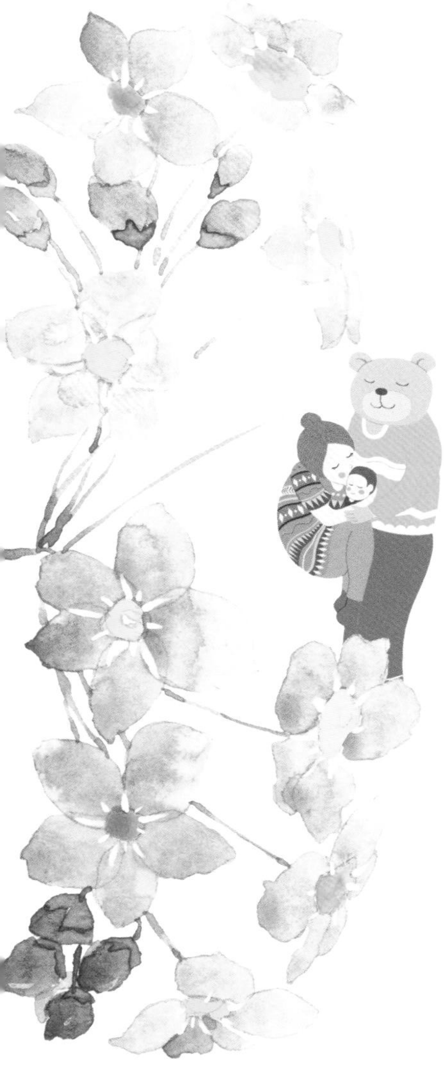

调理至最佳状态，怀个最棒的

多么神奇，
肚子里孕育出一个漂亮的小娃娃！
有着我们的模样，
还有可爱的小脚丫。
你是上帝派来的天使吗？
为什么一想到你，我的心软得就要融化？
你一定会某种神奇的魔法，
让人不由自主地为你牵挂！
我的小宝贝，
我愿倾我所有，陪你快乐长大。

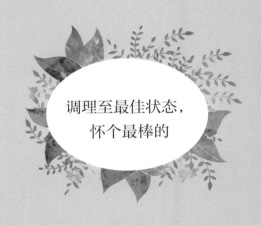

制订完美备孕计划的4个要诀

虽说怀孕这件事最讲究“水到渠成”，要顺其自然，但如果事先就制订好一份完美的备孕计划，妥善地安排好生活的各个方面，你们的“造人”计划一定会进展得更加顺利。

备孕的你，这些准备都做好了吗？

身体健康是第一前提

均衡的营养、适量的运动是保持身体健康的不二法门。你可以参考本书的指导，结合自己的生活习惯，恰当地安排好备孕期的饮食和运动。

此外你还需提前6个月停服避孕药，并最好在孕前3~6个月做好孕前检查。

好心态、好情绪助你好“孕”

知道吗？情绪不调，发怒、生气等，会使人体中毒素堆积，不仅会引起内分泌失调，影响卵子的活力，还会阻碍受孕，影响受精卵着床。所以，好心情也有助于好“孕”临门哦。

列好孕育账单

提前计算好生育“工程”的大致费用，会让你的孕育之旅更从容——有生育险和医保的情况下，部分产检、生产住院费用可以报销。

协调好，工作与孕育两不误

在身体允许的情况下，只要合理规划工作，生孩子并不会成为你职业生涯的“绊脚石”。不过，提前了解一下孕妇享有的“职场权益”也是十分必要的。

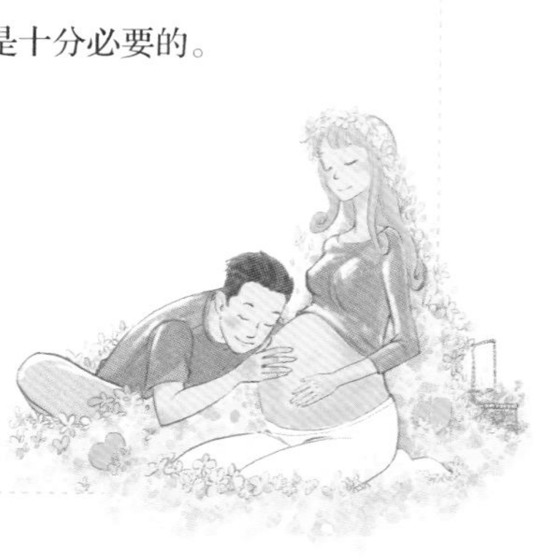

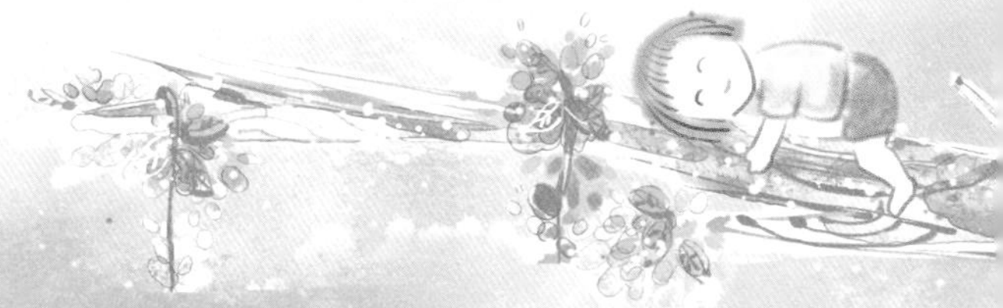

了解生一个娃的“财政预算”

项目	消费内容	预计费用
营养费	各种水果、蔬菜、牛奶、DHA、叶酸补充剂或其他营养素补充剂	根据个人消费习惯估算
交通费	孕妇不宜挤公交，也不适合自己开车，出远门需要打车	根据个人居住地、生活、工作状况估算
孕妇用品费	孕妇装、鞋子、防辐射服、孕妇护肤品、洗护用品等	不同品牌的价格差距较大，需按自身条件估算
产检费	血常规、尿常规、B超、唐氏儿筛查、糖尿病筛查、畸形筛查等	费用与地区、医院有关。如果要给宝宝照四维彩超，得额外支付一笔费用
生产费用	包括产前检查、生产、产后护理及新生儿检查、护理等项目	顺产1000~4000元，剖宫产5000~10000元，甚至更多
婴儿用品费	婴儿床、衣服、奶粉、奶瓶、奶嘴、温奶器、消毒锅、日常洗护用品等	不同品牌的价格差异较大，需要到婴儿用品商店实地考察，再根据自身条件购买
其他	孕妇零食、孕育类的图书或杂志等读物、吸奶器、待产包等	根据个人意愿估算

孕前检查必做的 6 个项目

如果你问我孕前检查有没有必要做？我一定会肯定地告诉你，有！农民种地之前还要耕地、施肥、育种呢，何况是生娃这样的大事！孕前检查在一定程度上可预防胎儿畸形、流产等问题，也能最大限度地保护孕妈妈的健康和安全。去做一做，很有必要。

孕前检查必做项目

生殖系统检查

发现性传播疾病、检查有无各种妇科炎症等，需在孕前治愈，孕期治疗很难。

血常规

检查是否有贫血、血液病以及体内是否有炎症等，这些对孕期母体安全和胎儿发育影响都比较大。

肝功能检查

检查肝脏是否有疾病或损伤，以免孕期疾病加重，造成流产、新生儿死亡等，另外也可预防新生儿感染乙肝。

TORCH 检查（脱畸全套）

检查有无感染风疹、弓形虫、巨细胞病毒等，这些病毒可引起胎儿畸形。

尿常规

尿检可以发现很多潜在疾病，比如糖尿病、肾病、泌尿系统感染等疾病，孕前检查可避免孕期症状加重。

口腔检查

牙龈炎、牙周炎等口腔疾病，孕期是很难治疗的，一不小心便可引发流产。

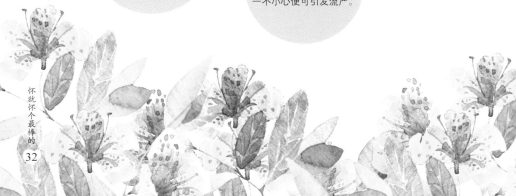

孕前检查经验谈

检查当天需空腹：早起后不吃东西，不喝水。

收集尿液：用一个小玻璃瓶收集早起第一次排出的尿液，这样就不需要在医院临时去排尿了。

避开月经期：可在月经干净后第 3 天去做检查。

孕前检查时间：在计划怀孕前 3~6 个月进行，这样可以留出调理身体、治疗疾病的时间，以免耽搁怀孕计划。

除非必须，一般没必要做卵巢功能检查、性激素检测、输卵管检查等。只要常规检查没有问题就可以静待好“孕”了。

督促准爸爸做个精液常规检查

宝宝是夫妻共同的结晶，所以孕检也不是准妈妈一个人的事，准爸爸也要做。准爸爸孕检最核心的检查是精液常规检查。精液常规检查能直观地看到精子的情况，活力弱、少精、弱精、畸形、死亡等问题，都能发现。若准爸爸对此不太上心，准妈妈要督促他去做。一切正常当然好，万一有不妥，也可以采取一些措施改善，改善不了的也可以提前做好思想准备。

近期做过体检，还要专门去做孕前检查吗？——要！

平时做的常规体检不会特别关注生殖系统的检查，如黄体功能低下、男性死精、精液不液化等问题都不会被发现。而这些疾病对身体舒适性没有明显影响，人体也察觉不到，如不做孕检，可能会影响受孕。

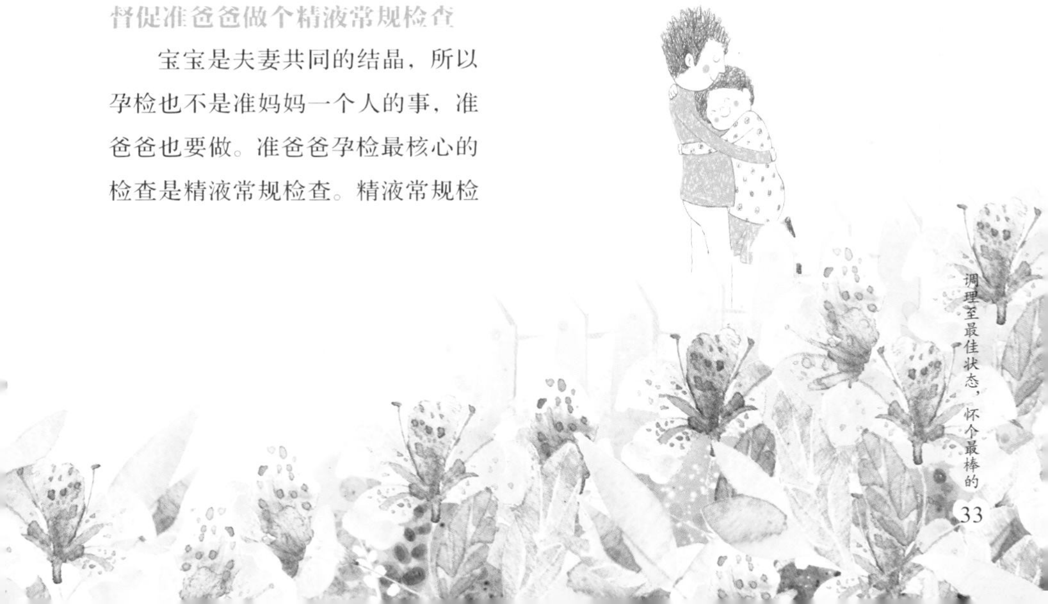

不良生活习惯影响备孕

都知道坏习惯不好，但就是改不了，因为我们的身体已经适应坏习惯的“纵容”了。这时候就需要找到一种好方法，来帮助自己抵御坏习惯的“诱惑”。

戒烟、戒酒的好方法

烟酒对怀孕的危害是公认的，我们不能抱有侥幸心理，必须在怀孕前把它们戒掉。可以先每天减少一点点，如少抽 2 支烟、少喝 20 毫升酒，或者烟每次吸半支，扔半支，坚持下去，慢慢就可以成功戒掉；也可以在烟盒上、酒瓶上写字来警示自己，如“流产”“智力低下”等字眼，当你看到这些字眼时，吸烟、喝酒的欲望就会减少了。

戒咖啡及含有咖啡因的饮料

大量摄入咖啡因也可导致流产，应尽快戒掉。泡茶、煮咖啡的时间尽量缩短，茶泡得越久、咖啡煮得越久，其中的咖啡因含量就越高，因此减少加工时间可以减少咖啡因摄入。

如果短期内戒不掉，可尝试饮用脱咖啡因的茶和咖啡，脱咖啡因的茶和咖啡虽然仍含有一定量的咖啡因，但其含量已经很少了，可以在暂时戒不掉咖啡的时候喝，直至可以完全戒掉。碳酸饮料最好不要喝，碳酸饮料中含有的咖啡因也不算少，而且糖分较大，备孕的人最好戒掉，用更健康的饮料如牛奶、鲜果汁来代替。

想想孩子明亮的双眼、暖心的笑容，你还不愿意为他做些改变吗？

戒熬夜的好方法

如果你熬夜是因为自控能力差导致的，以下的方法应该是有效的：若是因为白天工作太拖拉而导致不得不熬夜工作，其解决办法就是提高工作效率，别把工作带回家；也要减少夜生活，避免因为夜生活过多而导致熬夜伤神。

还要注意不要带手机、笔记本电脑上床。它们已变成导致人们熬夜的最大“功臣”。手机、电脑上丰富的资讯，让人看完一条忍不住又看一条，不知不觉占用了睡眠时间。入睡前，如感到无聊，可带一本书上床，看书有很好的助眠作用。

纠正偏食、挑食的好方法

很多时候，不喜欢某种食物，并不是身体自身或者味蕾真的拒绝，而是心理作用或者习惯使然。这时，应勇敢去尝试，说不定慢慢就会喜欢吃了。也可将不喜欢的食物做成馅料，如有人不喜欢羊肉、芹菜等蔬菜，将其做成馅料，包成饺子、包子，反而很容易接受。

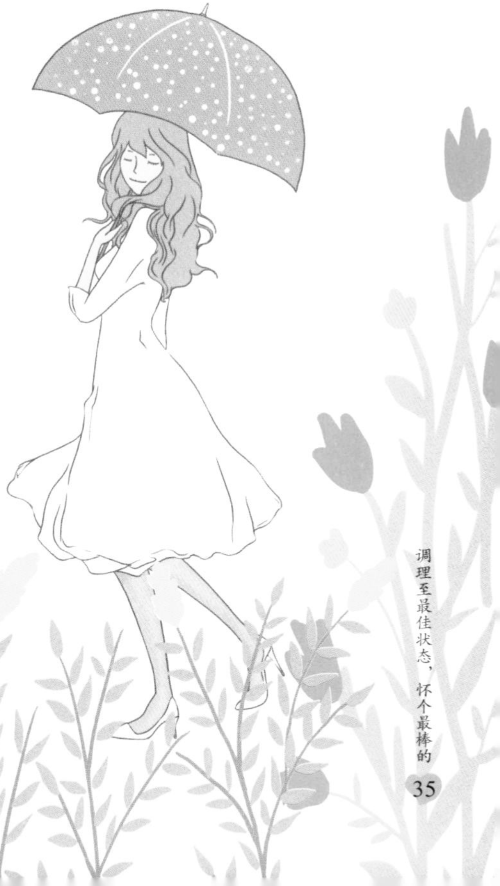

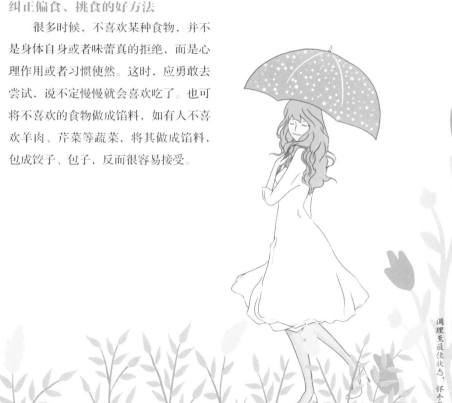

孕前需不需要接种疫苗，因人而异

疾病从来不会因为你恨它、讨厌它，它就不出现。对于马上要进入孕期的你来说，通过各种预防措施避免在孕期生病，绝对是门必修课。值得庆幸的是，现在已经有了很多可以预防疾病的安全疫苗。不过，是否需要在孕前接种疫苗，还得看你的身体情况。

孕前要不要接种疫苗，要先做检查，再问问医生，之后再决定。

出过水痘的不用再接种水痘疫苗

水痘具有终生免疫性，如果你之前患过水痘，对水痘病毒就有抵抗能力了，不会再感染，因此就不用再接种疫苗。若没有出过水痘，那就应接种疫苗。

风疹疫苗接种前先检查

接种风疹疫苗前也要先做个检查，如果检查为抗体阴性，最好接种疫苗。如果为阳性，就不需要再接种了。接种风疹疫苗后3个月内不能怀孕，否则会感染胎儿，所以要在孕前8个月接种。

乙肝疫苗接种前先检查

接种乙肝疫苗前要先做检查，如果抗体呈阴性，就可以接种。尤其是准爸爸患有乙肝时，更应该接种。如果乙肝表面抗体呈阳性，就不需要接种了。乙肝疫苗需要接种3次才有效，在第一次接种后一个月以及6个月后，分别接种第2针和第3针，所以需要在计划怀孕前10个月就开始接种。

分体质接种流感疫苗

流感疫苗的预防能力有限，因为流感病毒变异很快，只要体质尚可，就不需要接种，提高体质，养成好的卫生习惯才是正道。如果备孕时正值流感高发期，可以考虑接种疫苗。

减少电脑、手机辐射的实用方法

现在，电脑、手机已经像空气和水一样，成为我们生活、工作的必需品，但长期使用电脑、手机对胎儿到底有没有影响、有多深的影响，目前还不明确。在这种还不明确的状态下，我们防范一些总比放任不管要好。

减少电脑辐射的方法

尽量减少电脑使用时间。电脑背面的辐射最大，因此要尽量少站在电脑背后。使用电脑时要做好隔离工作，如涂些隔离霜、用完电脑及时洗脸、清除皮肤上吸附的辐射物等。在电脑桌上放几盆仙人掌，多喝绿茶，多吃西蓝花，都可抗辐射。不用电脑的时候应及时关机，主机和显示器都要关，电脑待机状态下的辐射也是很大的。

减少手机辐射的 3 个妙招

一是手机不要贴身放，手机离身体越近，辐射越强。睡觉时要关机，不要开着手机，尤其不要将手机放在枕头底下。二是不要长时间玩手机、打电话，尽量少用手机。打电话的时候尽量长话短说，连续辐射的影响比较大。如果需要长时间通话，可改用耳机接听。三是不要在墙角打电话，墙角一般信号弱，信号弱的时候，手机辐射强度会增大。

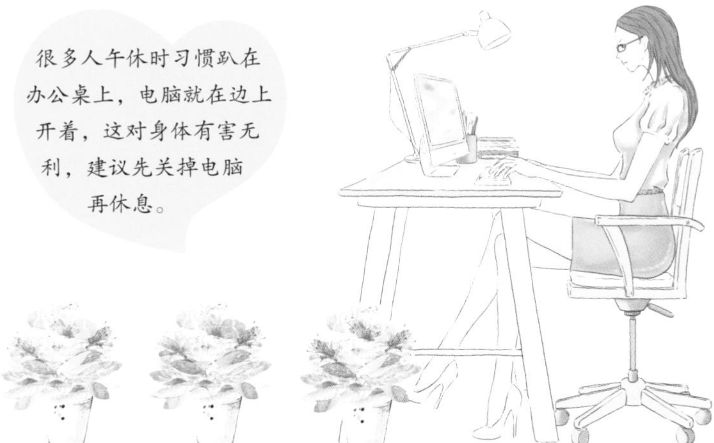

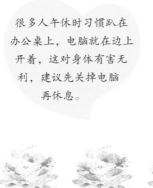

很多人午休时习惯趴在办公桌上，电脑就在边上开着，这对身体有害无利，建议先关掉电脑再休息。

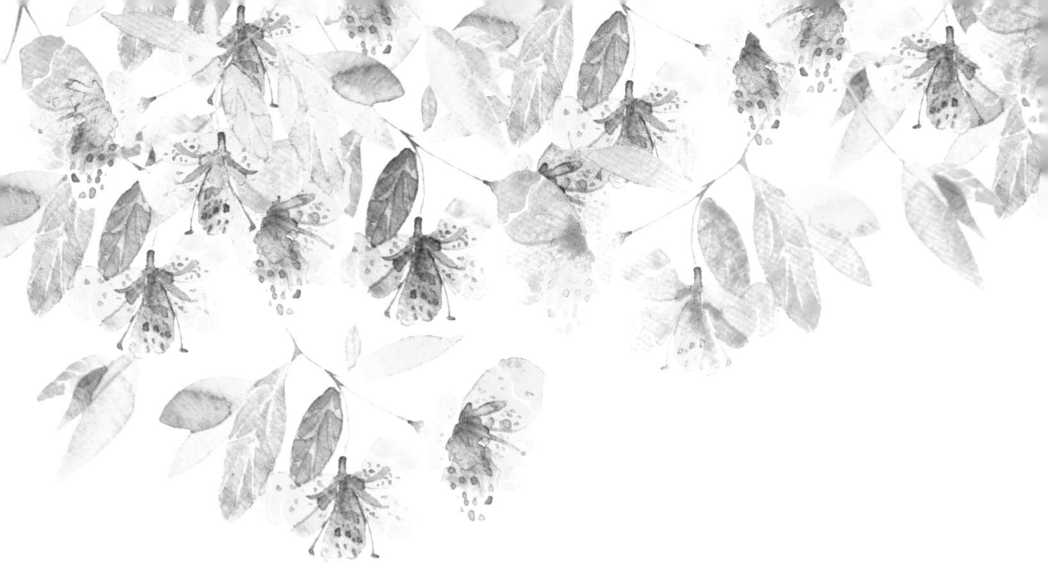

备孕期就需要关注的 4 种营养

营养好，身体才能获得充足的能量，让“孕力”保持在最佳状态。所以，从现在开始关注营养问题吧。先来了解一下对受孕影响很大的 4 种营养素。

三大宏量营养素必须保证

说起补充营养素，我们都比较关注微量元素，其实宏量元素（包括蛋白质、脂肪、碳水化合物）对健康更重要，而且在一定程度上来说，只有宏量元素摄入足够，微量元素才能相应地得到保障，很多微量元素都是伴随着宏量元素而存在于食物中的。

每天补充叶酸 400 微克

保持体内叶酸水平，会使胎儿患神经管畸形的概率大大降低。但我们日常饮食中的叶酸含量较低，又不稳定，所以体内叶酸水平有可能偏低，最好孕前 3 个月就应开始补充，每天补充叶酸 400 微克（0.4 毫克）就可以。我国对育龄女性免费发放叶酸片，你可以到当地妇幼保健院领取，也可到药房购买每片含量为 400 微克的孕妇专用叶酸片，一天一片很方便。

维生素C会影响叶酸的吸收，所以在服用叶酸片前后2小时内最好不要吃水果。

碳水化合物

每天 250~400 克主食，外加 2~3 种水果。

蛋白质

每天摄入 80 克左右。3~4 种蛋白质食物（如奶、豆制品、鱼、肉等）就可以满足需要。

脂肪

每天摄入 60 克左右。每天 25 克食用油，加上其他食物里的油脂就能满足需要了。

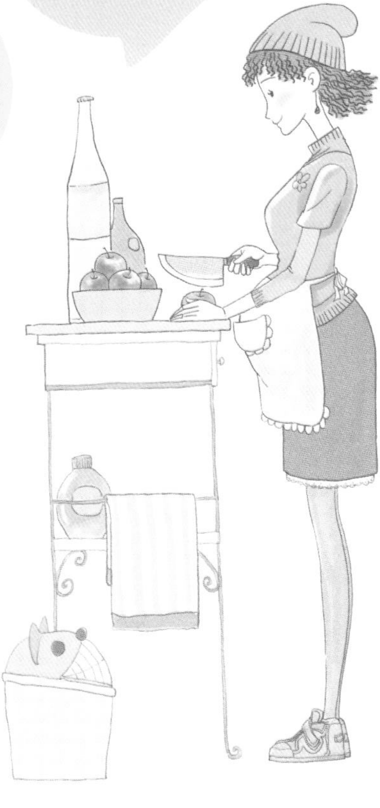

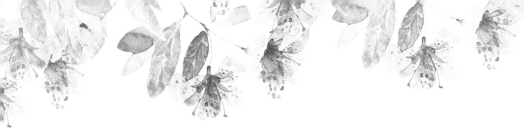

让每顿饭营养均衡的简单办法

谈到营养均衡问题，很多人都有点头大。其实，你只要掌握一些简单法则，就能保证营养均衡了。

每餐 2~4 道菜

三餐都正常吃。午餐、晚餐要有 2~4 道菜，每道菜最少 2~3 种食材，这样一餐就有 4~6 种食材，油脂、调味料用到 2~3 种，那么一餐的食物品种很容易就达到 10 种以上。

掌握 2:1:2 原则

2:1:2 的比例指的是主食、蛋白质食物和蔬菜的比例，如两份主食、一份肉食（鱼、蛋、豆制品、奶）、两份蔬菜，按这样的比例搭配，饮食结构就是均衡的。

每天 1~2 种营养零食，2~3 种水果

在两餐之间吃一份营养零食，如坚果 1 把、酸奶 1 杯，再吃点水果，既补充能量又平衡营养。

每天 50 克粗粮

粗粮中含有一些细粮所缺乏的营养素，如维生素 B_1，还含有大量的纤维素，适量摄入对维持身体营养均衡、肠道通畅有益。不过粗粮不太好消化，每天摄入量应控制在 50 克以下。粗粮可以与细粮搭配着吃，也可以当零食吃。

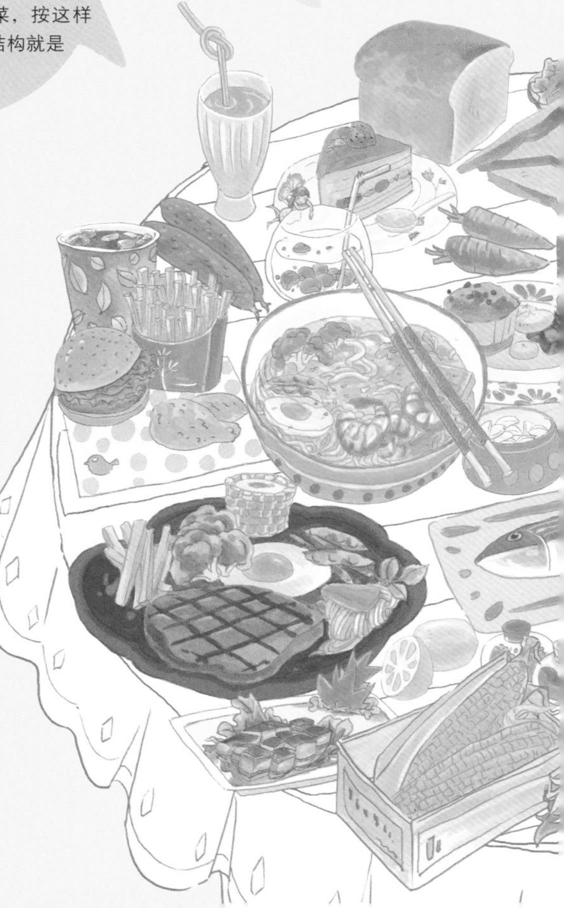

举个例子

娜娜正在备孕，一日三餐都得自己解决。不过这难不倒她。她通常早上一定会喝1杯牛奶，再搭配面包或麦片等主食，再吃些西红柿、黄瓜等蔬菜，这样营养结构很合理。午餐需要在外面吃，她就邀三四个同事一起去小饭馆，点三四个菜一起吃，再配一碗饭，花费不多，但营养丰富；晚上回家较晚时，可煮挂面，并加几种不同种类的绿叶菜，再放一个鸡蛋、加点海米。看似简单，但娜娜知道营养是足够且均衡的。

娜娜的三餐简单又丰富，如果特别忙碌，一日三餐就可以参照她的做法，好不好吃先另说，营养起码是足够的。

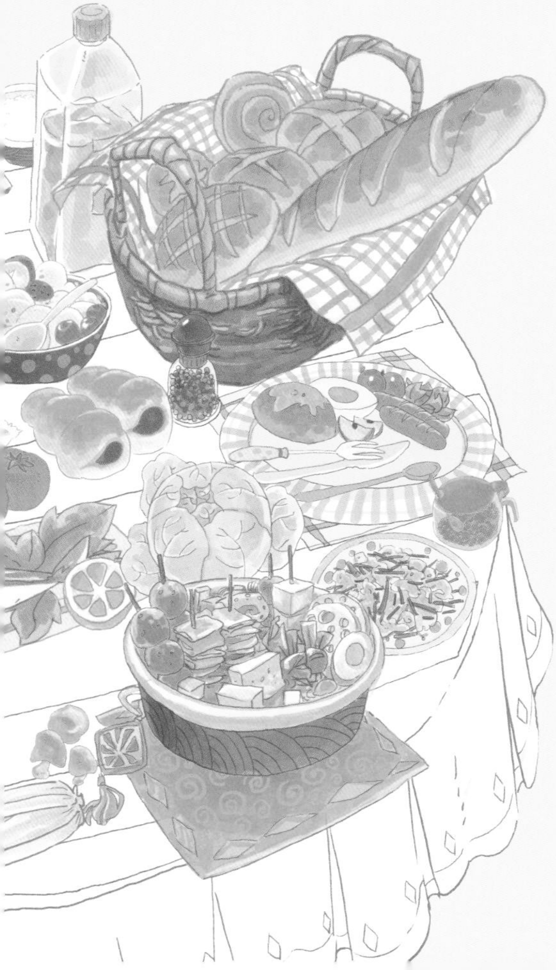

早餐

蛋白质主要由鸡蛋、牛奶、豆浆等提供，碳水化合物来自燕麦片、全麦面包、包子、馒头等，维生素由一两个小菜解决，西红柿、黄瓜可以生吃，绿叶菜可以简单凉拌一下。

午餐

例子中娜娜的做法是最好的，菜品多，营养丰富。但如果你找不到一起进餐的人，可以点一个食材搭配丰富的炒菜，饭后再加个水果或者酸奶补充营养。

晚餐

如果晚上时间比较充裕，可以吃得丰富点，不过不要吃太多油腻、难消化的食物，可吃些鱼以摄入蛋白质，主食吃米饭，蔬菜种类可以多一些，饭后再吃点水果就可以了。

坚持运动，让身体保持在最佳状态

适当运动对受孕及怀孕，乃至分娩都有说不尽的好处：比如运动可改善全身血液循环，尤其对骨盆血液循环有利，有助于受孕；运动还可加速新陈代谢，促进体内更多垃圾、毒素的排出，给胎儿创造良好的环境；运动可减轻孕期压力，增加顺产概率……不过，运动也不能太随意，一定要掌握好“适当”二字。

运动不能过度劳累

运动后如果感觉特别累，就说明强度有些太大了，增强体质的运动不需要做到汗流浃背的程度，只要稍微出汗，感觉身体发热就可以了。运动如果适量，做完之后应该感觉很舒服，有一种全身轻松感觉。

每周运动时间与次数

备孕期运动要坚持，不能三天打鱼两天晒网，但也没必要每天定时定点定量地去做，只要每周能做 3~5 次，每次 0.5~1 小时，运动至身体微微出汗就可以了。

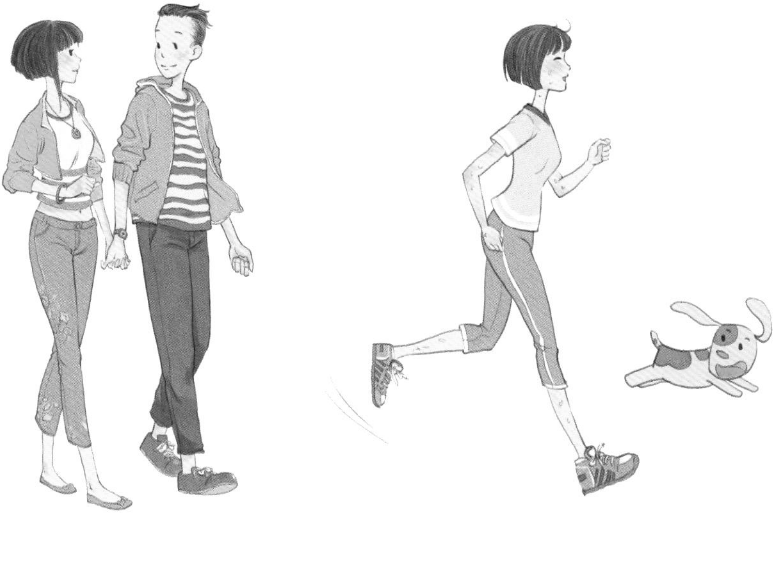

运动中不可忽略的小事

选择适合的鞋、衣服，这样不会给身体造成束缚。如果鞋卡脚或衣服太紧，锻炼效果就不那么好了。另外，运动可以促进新陈代谢，适当喝水可以加快这一过程，对身体健康很有益，运动后可以一次性喝 200 毫升左右的水。

生病、身体不适的时候尽量少运动，也可以改为更温和的运动，不要过分坚持，不然不但起不到锻炼效果，还加重不适。

选择合适的运动

备孕期要避免剧烈运动，如骑马、打球、骑自行车等，下面这些温和的运动都比较合适。

散步

穿上运动鞋或者鞋跟不超过 3 厘米的鞋，到附近环境好的地方走走。晚饭后散步最适合。

健走

健走介于散步和慢跑之间，比散步运动量大，比慢跑小。在下班回家或者上班途中早两站下车，这样走走，会特别舒服。

慢跑

穿宽松舒适的运动服，在平坦、人少的地方慢跑，早、晚都可以。

游泳

每周游泳 2~3 次，对心肺功能特别好。游泳要注意选择口碑好的游泳馆，更能保证卫生。

瑜伽或普拉提

在家里看教学视频学习或者找专业教练学习都可以。练习瑜伽或普拉提可拉伸全身肌肉和筋骨，增加身体的柔韧度。

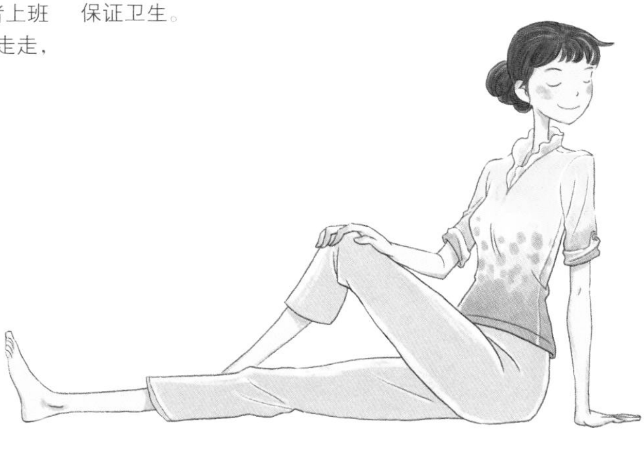

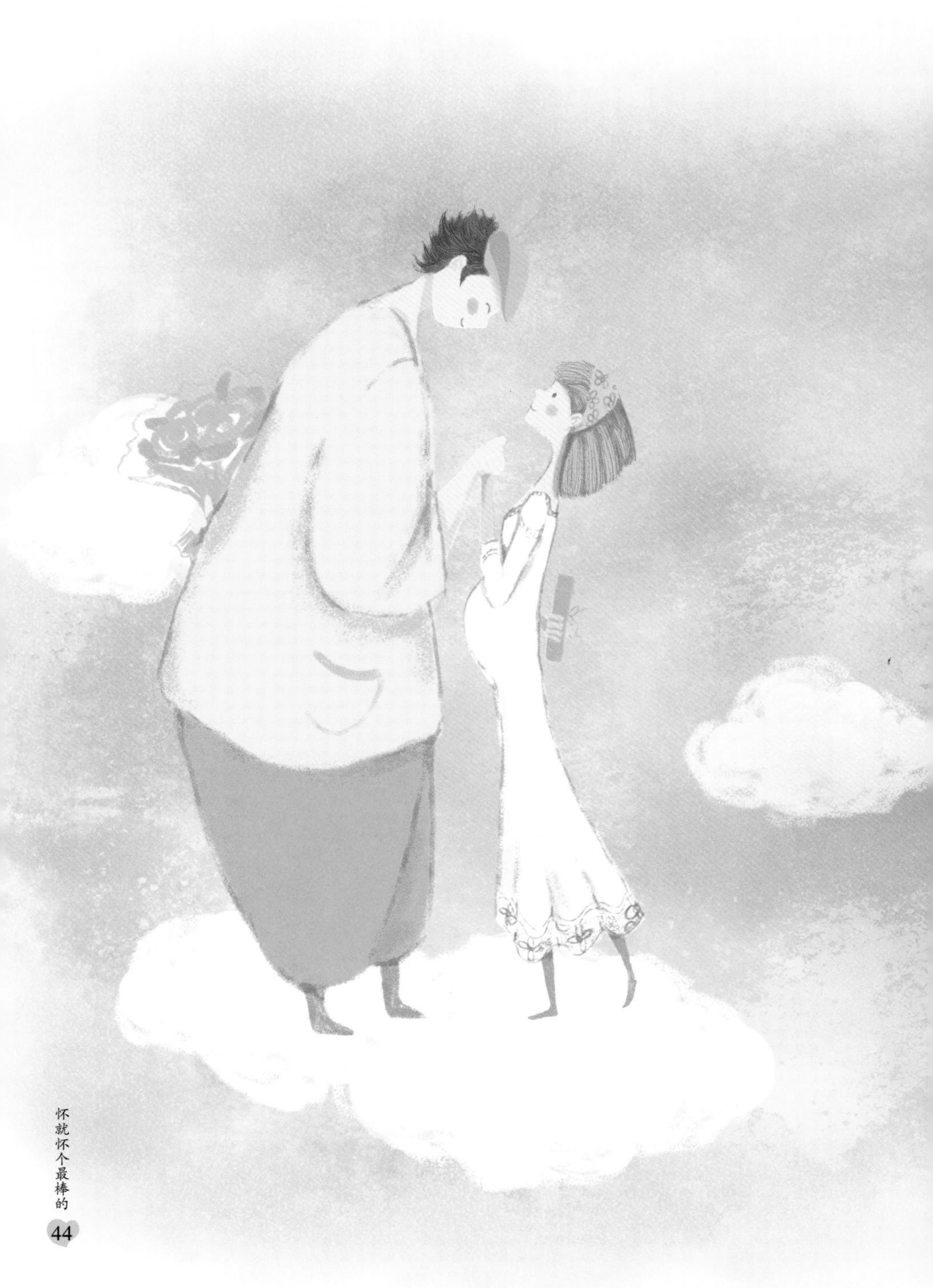

保持轻松心态，好“孕”自然来

温暖而轻松的心态，会抚慰我们的身体，提升整个身体的机能。而抑郁、压力过大等坏心情，会像垃圾一样堵塞身体的健康通道，甚至阻碍小精子和卵子的美丽邂逅。所以，心情糟糕的时候，一定要尝试用各种方法让自己快乐起来。

- 到那家你心仪已久的馆子大快朵颐一顿，吃饱了保证心情会变好。不过，不健康的食物要少吃哦。

- 找一个风景秀丽的地方，来一次轻松惬意的旅游，保证你的心理压力消失得无影无踪。

- 购物可以给人一种巨大的满足感，心情不佳的时候不妨就约个朋友去买买买。

- 心情不好就蒙头睡一觉，醒来可能就什么事都没有了。

- 音乐有抚慰人心灵的功能，心情不好的时候找些舒缓的音乐听听很有益处。

- 大声唱歌是很好的发泄方法，其关键在于要大声唱，当你大声唱完后可能会觉得自己很好笑，心情也就好了。

- 书能启迪心灵，让人茅塞顿开。心情不好时看一本正能量的好书，沉浸到别人的故事里，自己的小问题就消失不见了。

- 如果这些你都不喜欢，不能让你减压，是时候培养一个自己的爱好了，比如插花、做手工、跑步、拍照等。

管理好你的体重，孕期会更轻松

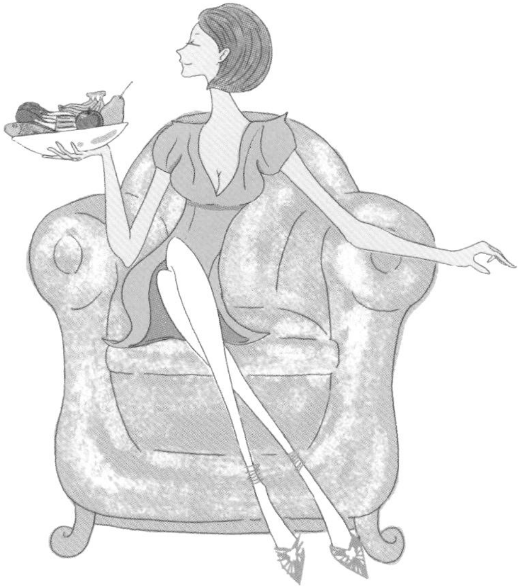

“十月怀胎，一朝分娩”，这短短的 8 个字概括的是一个复杂又艰巨的“大工程”。期间，你的身体将承受巨大的压力。这个时候如果体重再超标，身体负担就更重了。所以从现在开始管理你的体重吧。你可以参考前文介绍的“BMI 指数”来判断一下自己体重是否在标准范围内，然后再制订相应的计划，更好地管理体重。

管住嘴、迈开腿，降下超标的体重

体重超标要减重，途径只有两个，就是两句话“管住嘴，迈开腿”。管住嘴，指不要没节制地吃，可适当多吃蔬菜、水果，主食和肉类要减少，每天的主食不要超过 400 克，肉类不要超过 150 克，只要能满足一天需要就可以了。迈开腿是指要坚持运动。慢跑、快走、游泳都比较适合减重，每周运动 3~5 次，坚持下去，体重一定能减下来。

体重过低，增重靠这两招

瘦，大多都是挑食、偏食、饮食不规律导致的。所以，要想增重，首先得保证每天的主食摄入量不能少于 400 克，达到 500 克最好。肉类每天要摄入 150~200 克，鸡肉、鱼肉、猪牛羊肉都可以，此外建议你戒掉零食，只吃正餐。零食摄入过多会影响消化、代谢等，从而限制你摄入更多营养。

头疼脑热别随便吃药

头疼脑热，到药房买点药吃；感冒咳嗽，去药房买点药吃……你有没有给自己当过医生？然而，对目前的你来说，这个习惯可不太好，万一使用了对妊娠不利的药物，岂不是白给自己找麻烦？

举个例子

一天，小雨感觉身体困乏，像是感冒了，于是去药房买了点药吃了，结果20天后她查出怀孕了。虽然医生说了药物对孩子可能影响不大，但也不是绝对的。尽管很舍不得，小雨还是决定流产。怀孕计划只能再往后推。

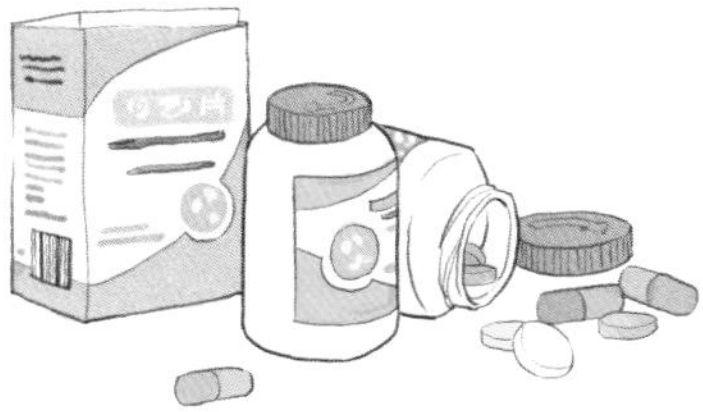

备孕时把自己当孕妇看

备孕期如果已经停止了避孕措施，怀孕就随时可能发生，所以我们要把“疑似怀孕”挂在心里最敏感的地方，从备孕开始，就把自己当孕妇看，这样可以避免在不知情的情况下伤害腹中的小宝贝。

吃药前测试是否怀孕

怀孕初期反应最明显的一点就是身体倦怠、疲劳，跟感冒初期的感觉非常相似，这是很多人在备孕初期误吃感冒药的原因。如果我们在备孕期出现身体不适，吃药前要警醒，万一怀孕了呢？最稳妥的办法是吃药前测试一下是否怀孕了。

需要注意的是居家测试怀孕有一定的误测比例，而且早期测试，表现得也不明显，所以测试出未怀孕，也不应该马上吃药，而应该再连续测试两三次。

吃药做记录

把日常生活记录下来，对于正在备孕的你来说，是一个特别好的习惯。吃药后若发现已经怀孕，就可以拿着吃药记录去咨询医生，医生会根据吃药的种类、时间等给出比较可靠的判断，帮助你决定孩子的去留。

这些药物会影响精子、卵子的质量，应慎用

是药三分毒，不少药物都会直接影响到精子、卵子的质量，会增加受孕的难度，还可能影响到未来胎宝宝的健康！

对精子、卵子的质量有影响的药物

对精子质量有影响

环磷酰胺、氮芥、长春新碱、顺铂、吗啡、氯丙嗪、红霉素、利福平、解热止痛康唑、盐酸丙卡巴肼、丝裂霉素、三胺三嗪等。

对卵子质量有影响

激素、某些抗生素、止吐药、抗癌药、安眠药等。

如果必须服用某些药物，准备怀孕时最好咨询医生，看药物是否对精子或卵子有影响，是否有更安全的替换品。

慎服中药

中药成分复杂，很难有效辨别，有些成分可能会伤害生殖细胞，但是我们却没有办法发现。所以，服用中药需谨慎。

慎用性药

性药包括内服药和外用药，在提升性能力的同时，可能也会损害精子的活性或者影响卵子的成熟，备孕期应该避免使用这类药物。

不用“孕妇禁用”药物

说明书中标有“孕妇禁用”的药物有的可能会致畸或流产，只是我们自己很难判断某种药物“孕妇禁用”的原因，安全起见，只要是标有“孕妇禁用”字样的药物就都不要再用了。

在调整到最佳状态之前，请用避孕套

举个例子

从备孕开始，避孕压力没那么大了，敏儿的老公就不喜欢用避孕套了，他都采取体外射精的方法避孕，1个月之后，敏儿感觉下体不适，去医院检查发现自己患上了阴道炎，可能的原因就是性生活不洁。之后连续治疗了2个月才痊愈，只能重新开始备孕。

避孕药在怀孕前 6 个月就不能再服用了，停药后自然得用到避孕套这个“好帮手”，它可以避免你在不宜受孕的时机发生“意外”，能保护你们的生殖系统健康，阻止细菌入侵，有效减少交叉感染的概率，减少妇科病的发生。所以，在确认自己的身心已经调整到最佳受孕状态前，你得有一“套”。

不过，避孕套也不能百分百避孕的，为了提高避孕套的“安全度”，在挑选避孕套的时候，也得掌握几个小窍门。

尺寸不能太大

阴茎勃起时量周长，周长除以 2 就是要买的避孕套的尺寸。不要买太大的，太大的容易脱落，起不到避孕和防止交叉感染的作用。

出厂 1 年左右的最好

这样的避孕套弹性、质感最好，刚出厂的和出厂 3 年左右的都比较脆，容易破裂。购买时要看清生产日期。

不要选带香味的、彩色的

香味用的香料、香精，色彩用的颜料可能会刺激阴道，使准妈妈患上阴道炎。

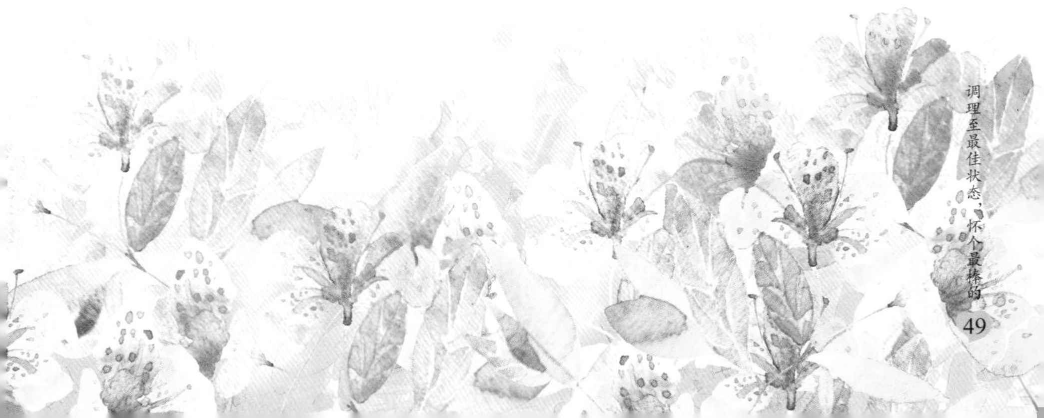

用促排卵药物怀双胞胎？ NO！

举个例子

小小特别想怀双胞胎，备孕的时候听说服用“多仔丸”就能怀双胞胎，就自己买来服用，结果大大出乎她的意料，最终她怀的胚胎有5个，于是不得不做减胎手术，这是一种风险非常高的手术。怀孕本来是喜事，但小小全家却像遭了一场大难一样。

怀孕是件自然的事，自然的事就让它自然而然地发生吧。

例子中的“多仔丸”就是一种促排卵药物，这种药物可以通过增加卵子排出数量来增加怀胎数量。这里要提醒大家，这种药物不可滥用，为了怀双胞胎而盲目使用促排卵药物的做法，绝对弊大于利。

促排卵药物是治疗用药，是给有排卵障碍或者需要做试管婴儿的人用的，普通人用了特别容易怀上双胞胎或者多胞胎，平白增加怀孕风险，如流产、死胎、发育滞后、早产、分娩大出血、妊娠高血压、胎膜早破等，风险比自然怀孕高得多。

如果胚胎太多了，就像例子中的情况，还需要做减胎手术，这种手术难度非常大，不管对胎儿还是对准妈妈都是高风险的。而且药物的影响不止于此，如卵子排出增加可致卵巢功能受损，增加卵巢肿瘤风险和异位妊娠概率，也容易出现乳腺问题和内分泌失调，严重的还会出现胸水、腹水、卵巢增大等。所以，别为了怀双胞胎而滥用药物。

做到这5点，孕期也能养宠物

宠物就像我们的家人，如果因为怀孕就要狠下心来把它们送走，估计心里也不会好受。孕期不宜饲养宠物，主要是担心宠物身上寄居的弓形虫，会传染给你——如果初次感染发生在怀孕初期，就可能导致胎儿畸形。不过，弓形虫其实是可以预防的，这样，即使怀孕，也可以继续养宠物了。

给宠物注射弓形虫疫苗

弓形虫疫苗注射两剂就可以免疫一年，如果免疫期到了，怀孕才刚开始，要再次注射。

给宠物喂食熟食或者专门的宠物粮

生肉中也可能寄生着弓形虫，所以不要给宠物吃生肉，而应高温加热后再给宠物吃。

让他人清理宠物粪便

弓形虫主要存在于宠物的粪便中。如果有人清理，自己尽量不要直接接触。如没条件，需要自己清理时应戴手套，事后洗手。

训练宠物定点排便，不允许它们到处便便

如果宠物恰好感染了弓形虫，到处排便会污染水源、食物等，我们被感染就不可避免了。

尽量不跟宠物保持太亲密的关系

备孕期开始疏远宠物，不要跟它们贴脸、亲吻、搂抱等，特别黏人的宠物可以教训它离自己远点。

感染过一次弓形虫的人再次感染就没有任何风险了。医院可以检查出你是否感染过弓形虫，如果感染过，以后就不用为这件事担心了。

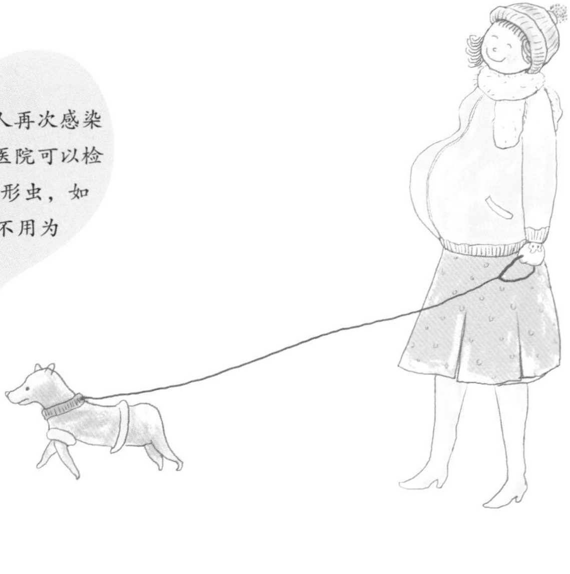

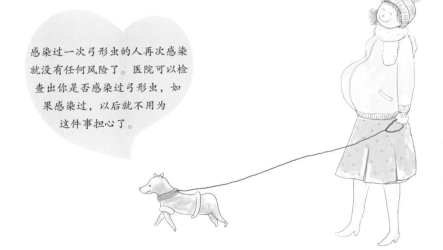

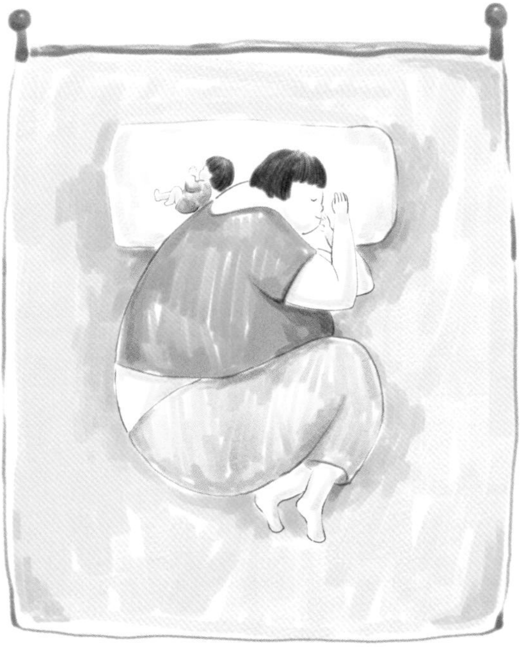

一次就中的
幸“孕”秘密

第一次决定做妈妈，
期待、忐忑、甜蜜、惶恐……
轻轻闭上眼，静静地想一想，
将有一个软糯又可爱的小包子，
天使般降临到你的肚子里，
与你一起呼吸，一起心跳，
你的心里，将会柔软得一塌糊涂。
亲爱的，
可爱的宝贝即将来临，你准备好了吗？

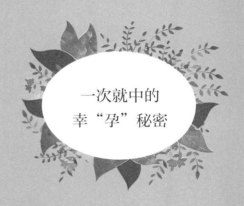

4 种方法找准最容易受孕的那几天

要想受孕，首先得有一颗成熟的卵子。一颗卵子成熟大约需要 30 天，并且会在排卵期排出，然后进入输卵管静静地等候精子的到访。最妙的是，在排卵期卵巢会分泌出激素，让子宫颈黏液变得更润滑，为精子“穿越”宫颈打开方便之门，促成精子和卵子的成功“会师”。所以，找准排卵期对成功受孕十分重要。

简单推算出你的排卵期

如果你的生理周期很规律，一般都是 26~30 天左右，那你只需用你下次月经来潮的第 1 天，减去 14 天即是排卵日，排卵日加上前面的 5 天和后面的 4 天，这 10 天就是你的排卵期。

举个例子

林可的生理周期十分规律，正好是 28 天。林可上一次月经来潮的第 1 天是 9 月 10 日，那么林可下一次月经来潮的第 1 天就是 10 月 8 日。由此可以推算出，林可的排卵日是 9 月 24 日，排卵期则是 9 月 19 日到 9 月 28 日。

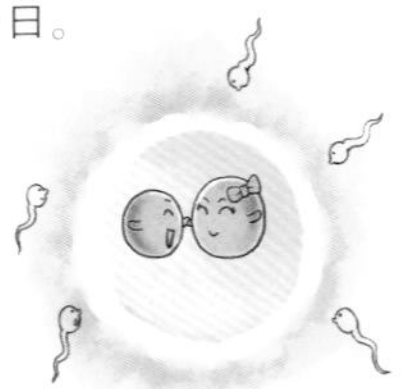

如果你的生理周期不规律，推算排卵期的方法会稍微复杂一些。

你的排卵期开始的第一天，就是用你最短一次生理周期天数减去 18 天，而排卵期的最后一天，则是用你最长一次生理周期天数减去 11 天。

举个例子

莉莉最长的生理周期天数是 35 天，最短的是 28 天。她上一次月经来潮的最后一天是 8 月 10 日，那么莉莉接下来的排卵期应该这样算：

8 月 10 日开始后的第 10 天（28~18=10）到第 24 天（35~11=24）

也就是说，从 8 月 20 日到 9 月 3 日都是莉莉的排卵期，也是莉莉受孕的最佳时机。

两种更精准的排卵期追踪法

排卵试纸自测

在排卵前的 1~2 天里，尿液中的黄体生成素会出现高峰值，排卵试纸就是通过检测黄体生成激素的峰值水平，来预知是否排卵的。只要按照排卵试纸的说明执行，就可以检测自己是否在排卵期，但由于制作过程、自测者本身情况等不可控因素，试纸准确率大概只有 75%。

B 超监测法

通过 B 超检查来追踪排卵期，可以看到卵泡从小到大排出来的过程。目前来说，这个方法被认为是最准确的，但是相比其他方法花费稍高，而且一个月内需去医院做好几次监测，操作麻烦。但如果你有内分泌失调、月经紊乱以及免疫性不孕等情况，可以选择这种方法来监测排卵。如果身体健康、月经正常，大可不必采用这种麻烦又费钱的方法，以免影响心情，进而影响卵子质量。

根据基础体温变化找出排卵期

这个方法需要你耐心进行长久的测量，要你每天清晨在相同时间醒来后，取过温度计再躺回床上，花 5 分钟的时间测量体温，再做出相应的体温记录。

在一个完整的生理周期中，体温也有变化规律。正常情况下，人体排卵后体温大概会升高 0.3~0.5℃，并一直持续到下次月经来潮前才开始下降。

你在生理周期中，基础体温也可能无明显下降或不下降，但只要你的体温开始上升，就可以认为是排卵了。

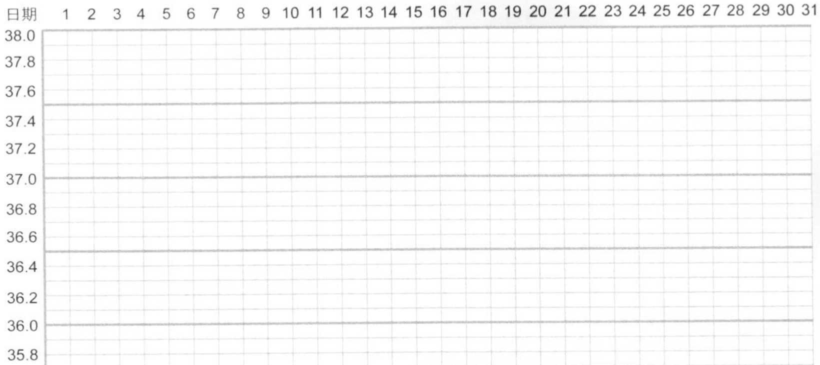

日期
1 2 3 4 5 6 7 8 9 10 11 12 13 14 15 16 17 18 19 20 21 22 23 24 25 26 27 28 29 30 31
38.0
37.8
37.6
37.4
37.2
37.0
36.8
36.6
36.4
36.2
36.0
35.8
35.6
体温（℃）

你离“怀上”，只差一次完美的性生活

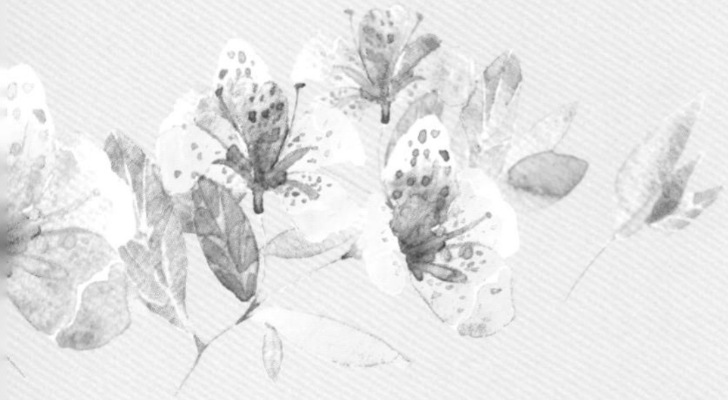

你知道吗，性高潮后怀上的宝宝将来会更聪明！所以，尽管你对性生活、性高潮这些话题，有点羞于启齿，但也得跟丈夫好好讨论一下了。

高潮会帮精子的大忙

男性在性生活中越兴奋，射出的精子会越多，且因为精液中激素充足，精子活力也更好。性高潮也可刺激宫颈分泌更多液体，有利于精子活动，还能为精子提供更多营养，而且子宫颈在高潮后会略微张开一段时间，为精子的进入减少阻力。同时，高潮时阴道的强烈收缩也会帮助精子向子宫移动。另外，完美的性生活能刺激卵巢中卵子成熟，即使不是排卵期，怀孕也是有可能的哦！所以，与其兢兢业业计算排卵日期、安排性生活时间，不如放松身心，好好享受你们的甜蜜时光。

排卵期前后是受孕好时机

精子和卵子最具活力、最容易形成受精卵的时间都是其排出的 48 小时内。卵子排出时间是一定的，但是精子排出时间却可以由我们自己安排。所以，找准排卵期之后，尽量在排卵当天以及前后隔一天分别安排一次性生活，这会大大增加你们的“中奖”概率。

别让性生活成为“例行公事”

性爱是一件非常甜蜜而激情的事，是夫妻感情的润滑剂，如果因为备孕计划，而让性生活变成了“例行公事”，没有了激情，只会增加你们的压力感和厌倦感，就很难获得性高潮，反而对怀孕不利。

性生活过频、过少都不好

性生活过频（两次射精时间间隔小于 12 小时），会导致精液量、精子总量明显降低。而性生活过少、禁欲时间太长，精液中的精子数量也会明显减少，且其中所含的老化、畸形精子的数量明显增多。

为了让精子的质和量都保持在最佳状态，一般 2~3 天一次性生活较好，在排卵期可以隔天安排一次。如果很长时间没有性生活了，头几次建议做好避孕，避开低质量精子。

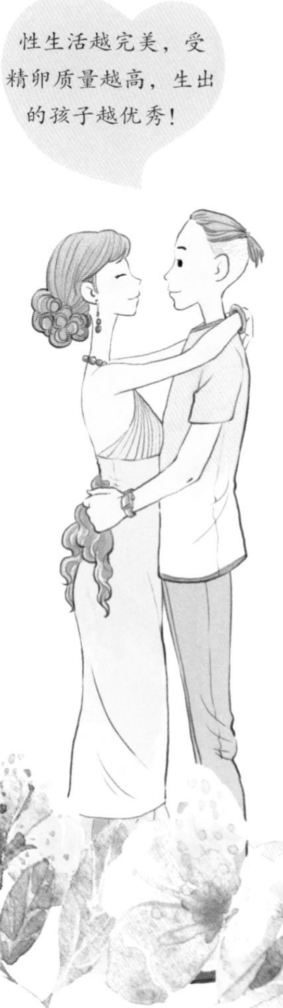
性生活越完美，受精卵质量越高，生出的孩子越优秀！

长期过度手淫也会影响怀孕

备孕期间一定要注意避免长期过度手淫，长期过度手淫对夫妻二人都有不利影响。女性长期过度手淫可引起月经不调、阴道炎、宫颈炎等妇科疾病；男性长期过度手淫会影响精子的质量。所以，建议你在备孕期内尽量减少手淫，有需要的时候一定要注意卫生。

性生活前后洗热水澡有禁忌

疲惫的时候泡个热水澡，再舒服不过了。但在和亲密爱人滚床单前后，却不太适合长时间洗热水澡，尤其是在你们开始了备孕计划之后。

使精子密度下降

连续 3 天泡 43~44℃的热水澡，每天泡 20 分钟，精子的密度会大幅下降，之后需要 3 周多的时间才能慢慢恢复。所以，洗热水澡时，水温要在 40℃以下，较高的温度下泡澡时间不要超过 5 分钟。

冲淡“性致”

洗热水澡后，人体的肌肉、精神会放松，人体机能自动进入“休息状态”，只想好好睡一觉，不太想过性生活，有可能就错过最佳受孕时机了。

使性能力降低

热水澡可使全身血液循环加速，皮肤血管充分扩张，相当一部分血液流向了皮肤，若此时进行性生活，就需要神经、肌肉加速工作，将血液集中到性器官中，会比平时消耗更多的能量，影响性生活的质量，且事后也会更疲劳。

性生活后洗澡易引起不适

性生活本来就耗神费力，之后洗澡不但不能消除疲劳，还可能因为消耗太大而引起心悸、呼吸急促、全身无力、大汗等不适。

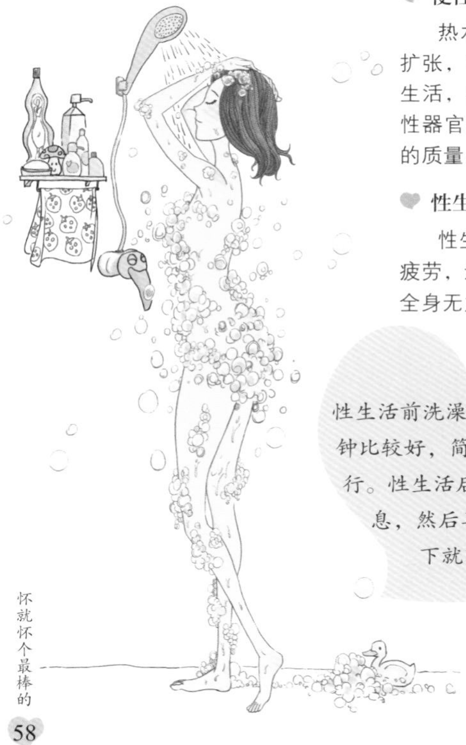

性生活前洗澡一般用5~10分钟比较好，简单冲洗一下就行。性生活后也要先稍事休息，然后再简单冲洗一下就可以。

为甜蜜性生活加点浪漫滋味

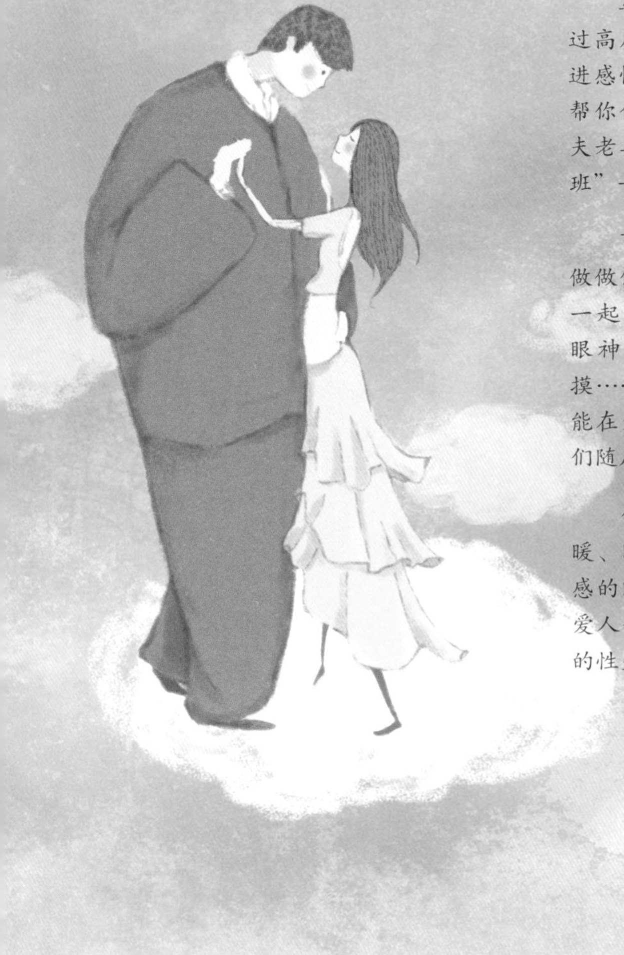

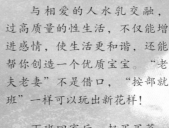

与相爱的人水乳交融，过高质量的性生活，不仅能增进感情，使生活更和谐，还能帮你创造一个优质宝宝。“老夫老妻”不是借口，“按部就班”一样可以玩出新花样！

下班回家后一起买买菜、做做饭，饭后手拉手去散步，一起去健身、看电影，一次眼神的交汇，一次亲昵的抚摸……这些小小的生活细节都能在爱人心里激起涟漪，为你们随后的性生活加分。

你也可以在卧室里装上温暖、暧昧的灯，换上美丽、性感的睡衣，选一部爱情电影与爱人一起分享等，都会给你们的性生活推波助澜。

那些以讹传讹的备孕谣言

在备孕的时候，我们会从各种渠道听到五花八门的受孕“秘籍”。这些“秘籍”流传了很久，为你传授“秘籍”的人或许还拍着胸脯保证其可信度。不过，到底能不能信，还得靠我们自己来甄别。

倒立双腿能帮助受精？（NO！）

相信这一“秘籍”的人认为，抬起双腿，精子在地心引力的帮助下能更顺利地到达子宫。其实，精子的运动并不太受地心引力的影响。精子的运动形态跟鱼类很像，看看鱼儿游泳就知道，由水底游向水面并不比从水面游向水底更困难。精子的行动主要受阴道和宫颈、子宫内环境的影响，所以更重要的还是保护生殖系统健康。

女上位不利于受孕？（NO！）

这种说法和上面倒立双腿的理论依据是一样的，也是立不住脚的。射精的一刻，大部分精液会被喷射到阴道穹窿处，而不是如你想象的那样全部流出阴道。所以只要精子够健康，这部分喷射到阴道穹隆处的精液就足以让你受孕了。

排卵期内性生活多就能怀孕？（NO！）

性生活足够多只满足了怀孕的一个条件，就是有精子进入阴道。要想真的怀上小宝贝，还必须满足下面的条件：精子健康、女性生殖系统也健康。

而且，排卵期内性生活太密集其实会导致精子的质量、数量下降，反而对怀孕不利哦。所以，放轻松点，别为了“造人”而让原本甜蜜的性生活变成你们的负担哦。

无论男孩、女孩都是我们自己的孩子，而且现在男女已经平等了，儿子、女儿已经没有太大的区别了，所以不要为了生男生女去做无谓的尝试。

酸性或碱性溶液决定孩子性别？（不大可能！）

确实，带有X染色体的精子更容易在酸性环境生存，带有Y染色体的精子更容易在碱性环境生存，但这并不意味着你只要改变阴道的酸碱度就能决定孩子的性别，因为除了阴道，精子还需要穿越子宫、输卵管呢。所以，千万别试图用醋或者苏打水冲洗阴道来改变其酸碱度，这样做只会让你患上妇科病的概率变大。

食物酸碱性决定性别？（不大可能！）

其实，健康状态下人体的酸碱状态是比较平衡的，并不会因为多吃某种性质的食物就发生大的改变，而且食物进入人体要进过消化、代谢，之后早就不是原本的状态了，所以靠饮食选择决定胎儿性别的可能性很小。搞不好还会让你因为偏食而营养不良。

用清宫表怀孕决定男孩或女孩？（难！）

清宫表本质上来说是个统计结果，并没有预见性。照着清宫表去做，怀男孩还是女孩的比例最终恐怕也是1:1。清宫表被传得如此神奇，只不过是生的孩子恰好符合人的预测吧。

服用转胎丸就可以生男孩？（别去做！）

这种谣言完全不可信，因为性别在受精卵形成的一瞬间就已经决定了。在孕期服药转胎丸，只会扰乱你体内的激素分泌，甚至影响胎宝宝的健康发育。所以，千万别去尝试。

这几种情况下，别急着怀孕

不宜立即怀孕的情况	原因	适宜怀孕时间
结婚后不久	办婚礼需要耗费很大精力，身体劳累，压力大，加上新婚期间性生活频繁，精子、卵子的质量比较难保证	至少在 1 个月后
大病初愈	大病初愈时身体各方面机能还没有完全恢复，而且药物还在体内起作用，精子、卵子的质量没保证	病愈后 1 年，看身体恢复情况再怀孕
停服避孕药后不久	残留的避孕药可致胎儿畸形	停服半年后
流产、早产后不久	身体还没完全恢复，立即怀孕容易引起习惯性流产	半年以后
剖宫产后	子宫伤口愈合不完全，易发生子宫破裂	2 年以后
近期做过 X 光检查	X 光可损伤生殖细胞，可能引起胎儿畸形	至少 4 周以后
葡萄胎手术后 2 年内	可能发生恶性变化，如绒毛膜癌，需要随访一段时间	至少 2 年以后，确定没有恶变后再考虑怀孕
接触农药和有毒化学品后	农药、有毒化学品对生殖细胞有损害	至少 4 周以后
烟酒不离手或刚戒烟酒	烟酒都可伤害生殖细胞	2~3 个月后

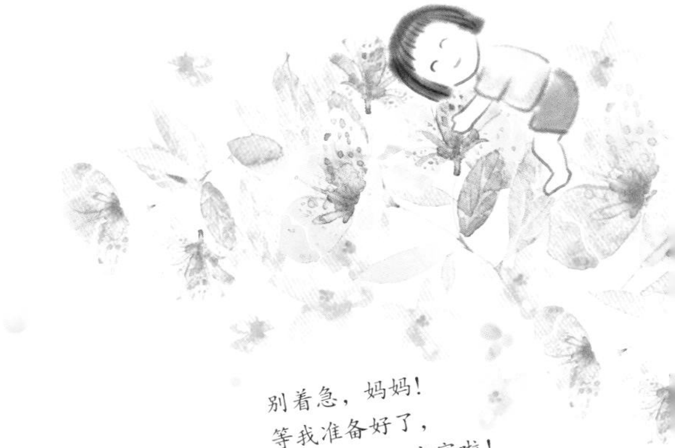

别着急，妈妈！
等我准备好了，
就会在你的身体里安家啦！

图书在版编目（CIP）数据

好孕宝盒.怀就怀个最棒的／王琪编著. — 北京：电子工业出版社，2017.5

（孕育幸福事・好孕系列）

ISBN 978-7-121-30233-6

Ⅰ.①好… Ⅱ.①王… Ⅲ.①妊娠期－妇幼保健－基本知识 Ⅳ.①R715.3

中国版本图书馆CIP数据核字（2016）第263559号

逗号张文化创意
13910136213
全案策划

策划编辑：牛晓丽　张　飏
责任编辑：刘　晓
特约编辑：贾敬芝
印　　刷：北京捷迅佳彩印刷有限公司
装　　订：北京捷迅佳彩印刷有限公司
出版发行：电子工业出版社
　　　　　北京市海淀区万寿路173信箱　　邮编：100036
开　　本：880×1230　1/32　印张：19　字数：730千字
版　　次：2017年5月第1版
印　　次：2017年5月第1次印刷
定　　价：198.00元（共8册）

凡所购买电子工业出版社图书有缺损问题，请向购买书店调换。若书店售缺，请与本社发行部联系，联系及邮购电话：（010）88254888，88258888。

质量投诉请发邮件至zlts@phei.com.cn，盗版侵权举报请发邮件到dbqq@phei.com.cn。

本书咨询联系方式：QQ 9616328。

悄悄地，悄悄地，
你种在了我的肚子里，
嘘——
请暂时保守这个小秘密。

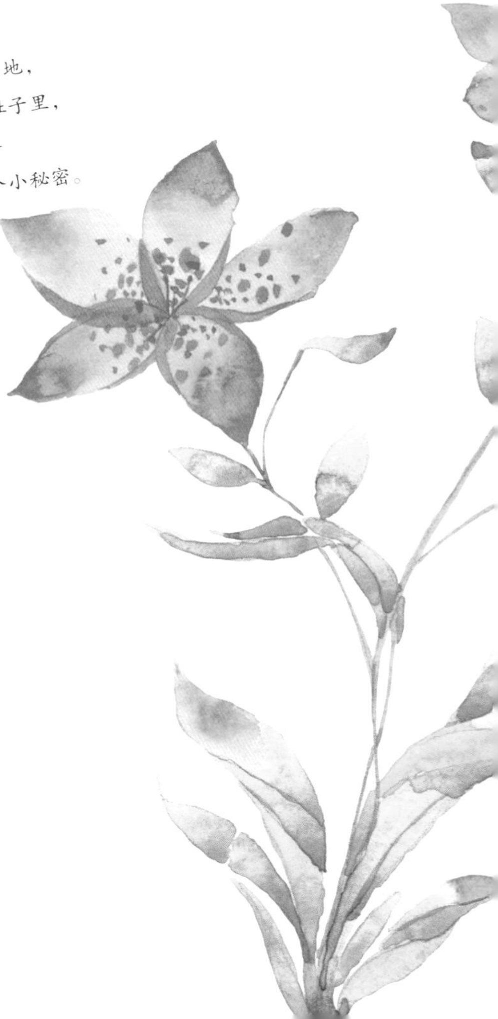

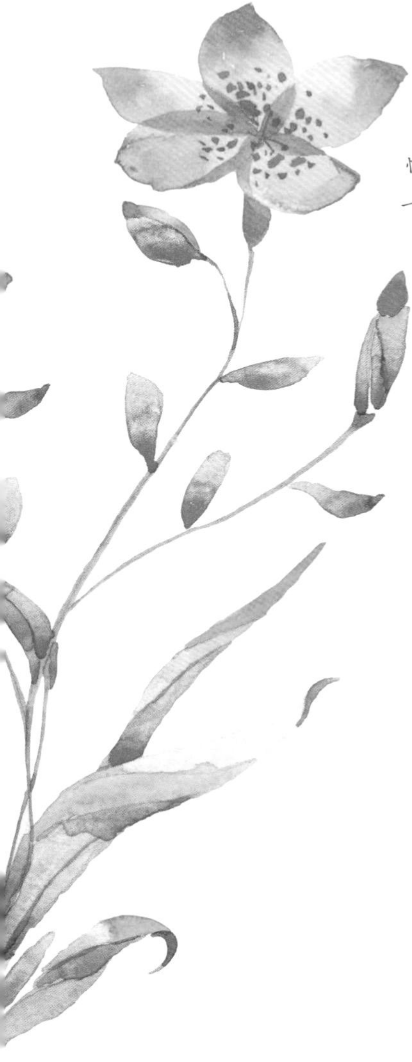

憧憬、希冀、惊喜……
一切都是因为你的到来！
幸福像夏日的水草，
疯狂生长，无边蔓延！

孕育幸福事
好孕系列

好孕宝盒

小生命在子宫内扎根成长

孕1～2月

王琪/编著

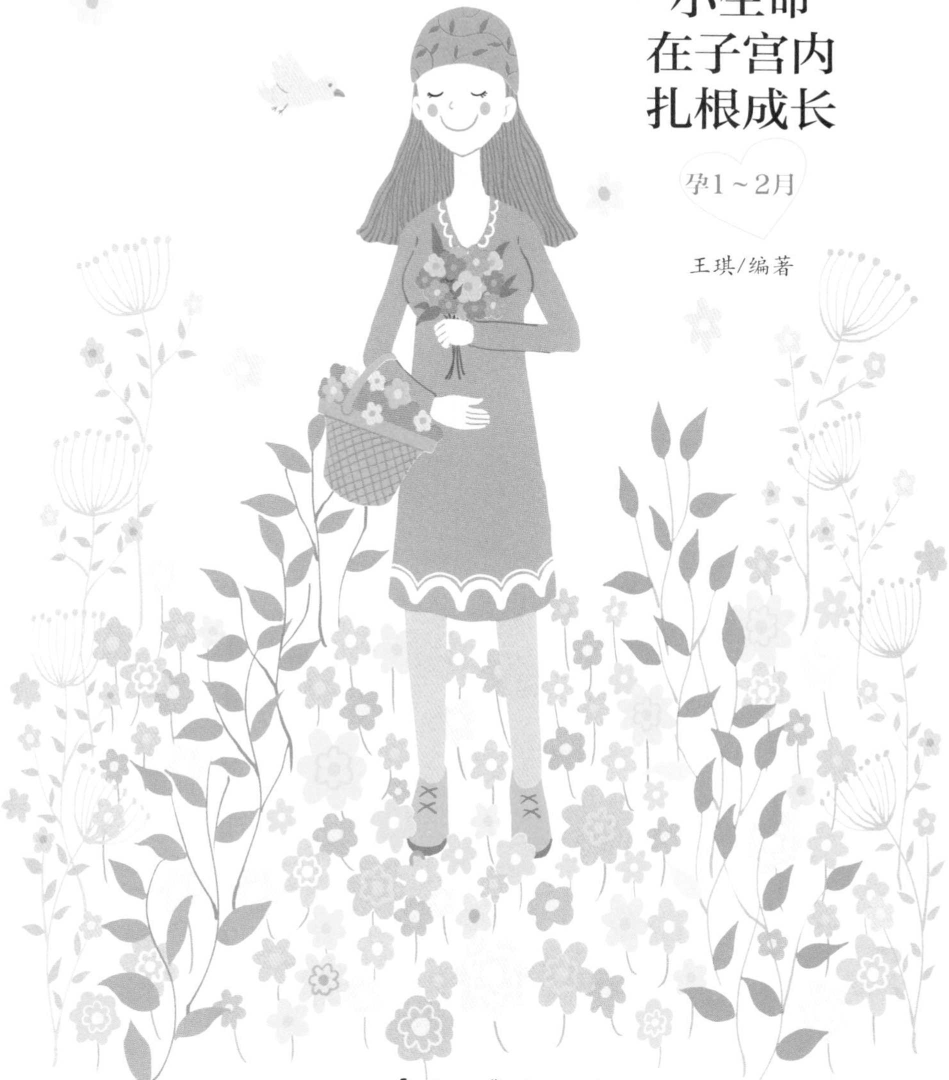

電子工業出版社
Publishing House of Electronics Industry
北京·BEIJING

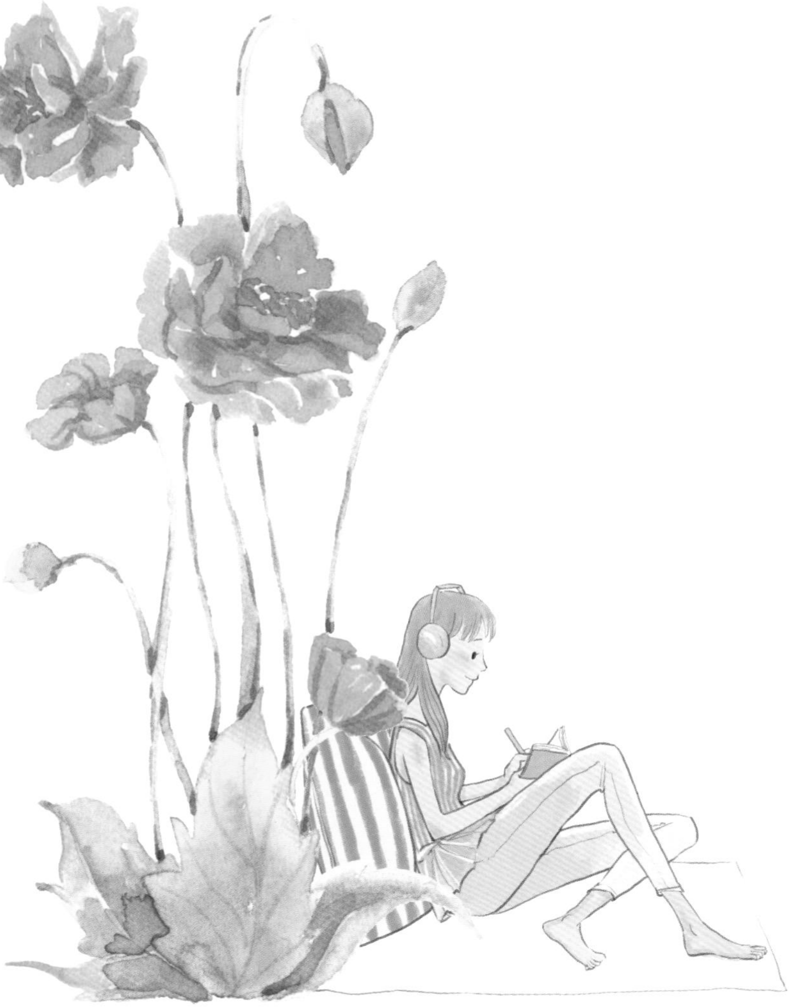

前言

“两条杠！两条杠！”

早孕试纸上鲜明的两条红杠杠，如此显眼，相信你一定很激动！

在你的身体里，一个新的生命正生根发芽。他将蓬勃地生长，最后“瓜熟蒂落”，如天使降临人间。

伴随新生命而来的，除了激动、欢欣、幸福，还有身体的改变——在受孕的初期，你的身体和心理都变得很敏感，总是跑厕所，感觉睡不够，偶尔还闹肚子，动不动就想发脾气，时不时就伤春悲秋……最难受的是吃了就吐，看什么都没食欲。生活环境也让你操碎了心，电磁辐射、环境污染、有毒有害物质……这些一件件一桩桩要如何应对？

上面提的这些都是孕 1~2 月，你要重点关注的问题，也是本册的内容重点。

为母则强，相信自己，你一定会与胎宝宝共同度过最初的这段喜忧参半的早孕时光。

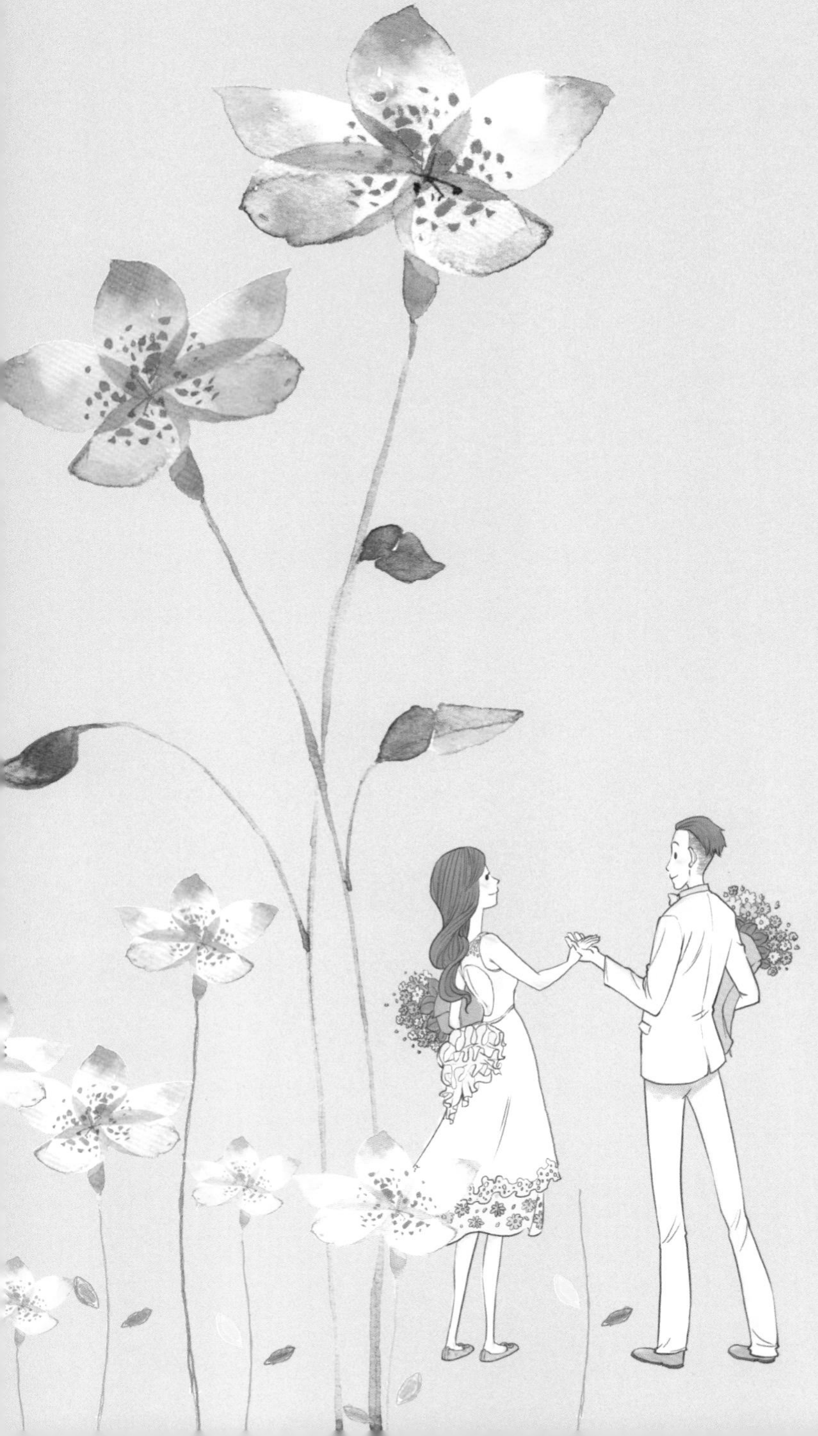

目录

胎宝宝成长记：
从一颗受精卵到一个可爱小人

在精子穿透卵细胞壁进入卵子的瞬间，受精卵形成了。受精数小时后，受精卵就会出现初级分裂。在受精 3~4 天后，受精卵分裂发育成了名为“桑葚胚”的细胞团。

孕3周

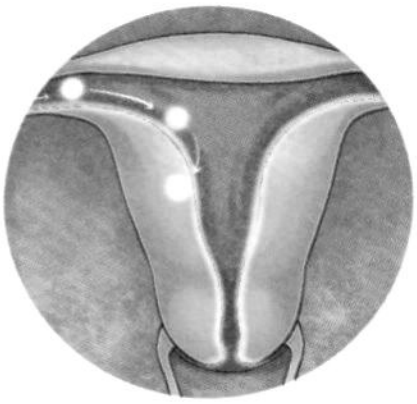

受精卵最终在子宫里着床，发育成一个由两层组织构成的胚胎，胎宝宝所有器官和身体部位都将由这些组织发育形成。这时候的小胚胎还只有一粒小绿豆般大小。

孕4周

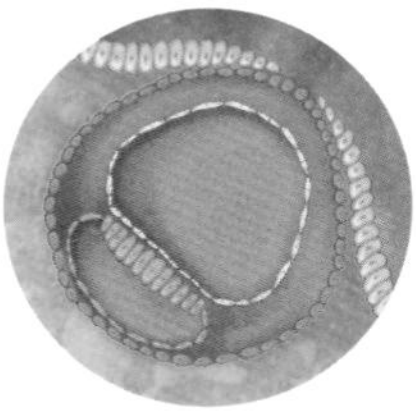

小胚胎从“两层”变成了“三层”，通过 B 超可以确认怀孕了。此时是组织和器官形成的重要时期。小心脏开始跳动了。

孕5周

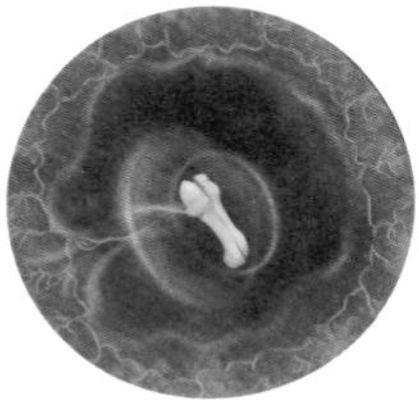

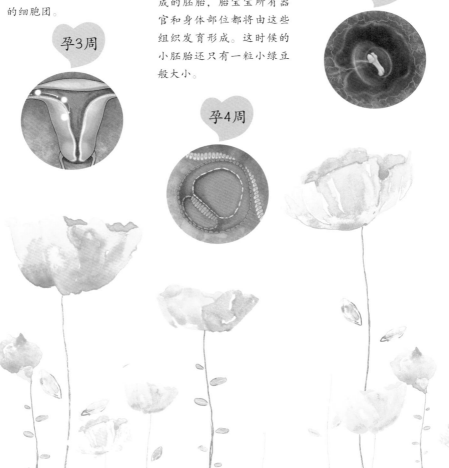

脊柱和四肢的雏形形成，胚胎整体外形看上去就像个英文字母C。手指开始萌芽。头部开始出现几个浅窝，它们以后会形成眼睛和耳朵。

孕6周

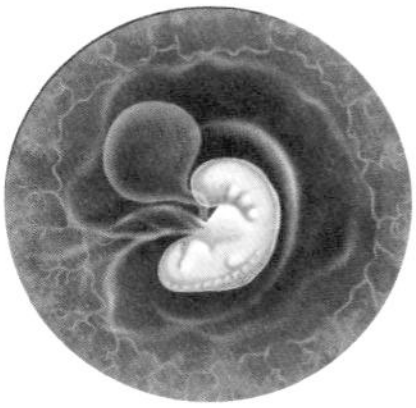

已经“人模人样”了，大脑袋占了身体的1/2，面部五官、小手、小脚等身体结构清晰可辨，已经可以称为真正的胎儿了。味觉器官逐渐形成，胎宝宝能尝出味道了。

孕10周

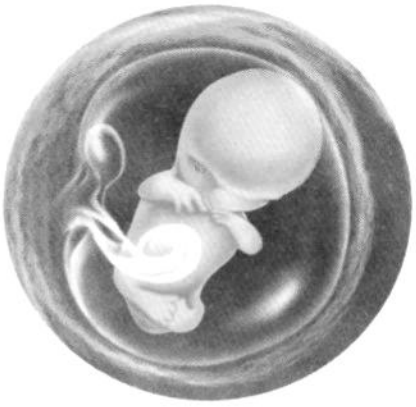

男女生殖器有了明显区分，可以看出性别了。身体的生长速度开始超过头部，身体比例将会越来越协调。手指甲和指纹都在逐渐形成。

孕14周

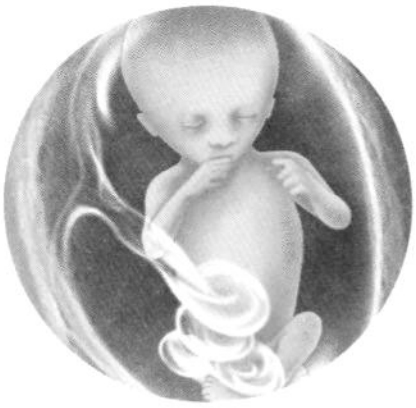

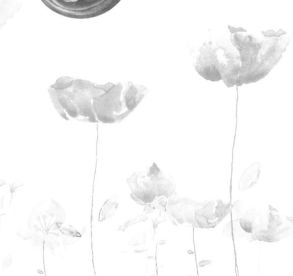

开始形成嘴唇，能听到声音了。动作也越来越多，幅度大的时候，你能感受到胎动了。皮肤下还没有脂肪，呈透明状，像果冻一样，可以清晰地看见血管、骨骼。

孕17周

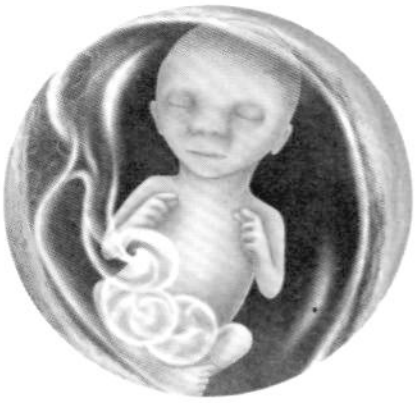

五官越来越漂亮，长出了纤细的眉毛。随着皮下脂肪的积累，皮肤不再透明，变得发红。骨骼已进入钙化阶段。

孕20周

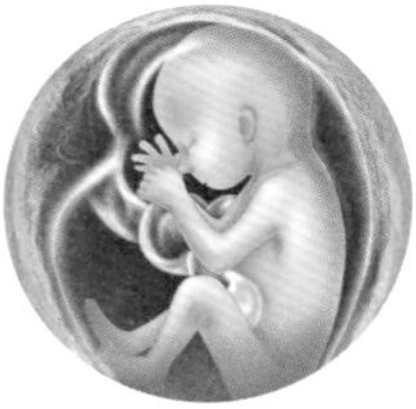

眼睛可以睁开、闭上了。睡眠开始有规律，而且开始做梦了。个头越来越大，几乎可以碰到子宫壁，所以活动不那么自由了。

孕28周

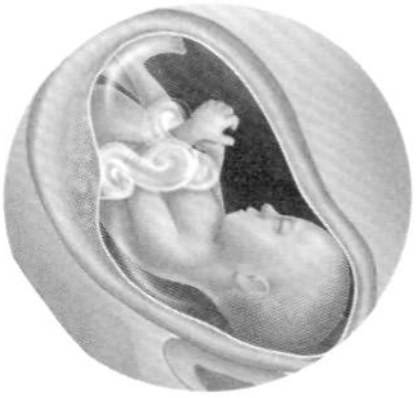

基本上固定成头朝下的姿势。胎毛开始脱落，不再毛茸茸的。

孕32周

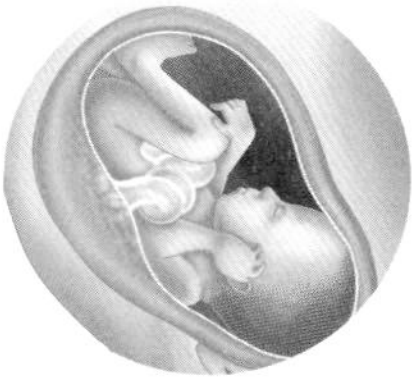

随着体脂的不断增加，胎宝宝越来越圆润漂亮。大多数胎宝宝的头部已经降入骨盆，为即将到来的出生做着准备。

孕34周

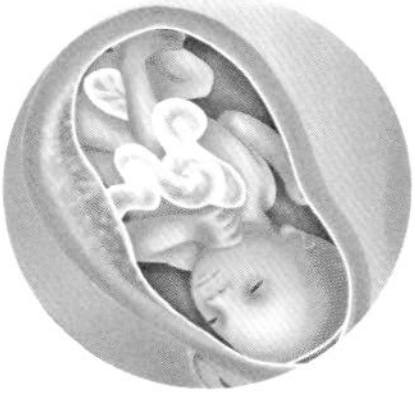

已经发育成熟了，他正静静地等待着出生那一刻的到来。由于胎儿的成长速度有差异，分娩时间大概为 38~42 周。

孕40周

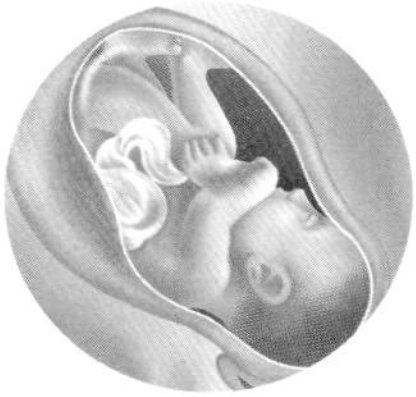

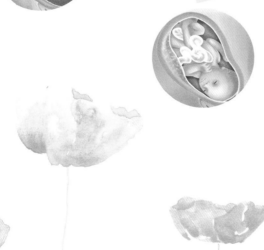

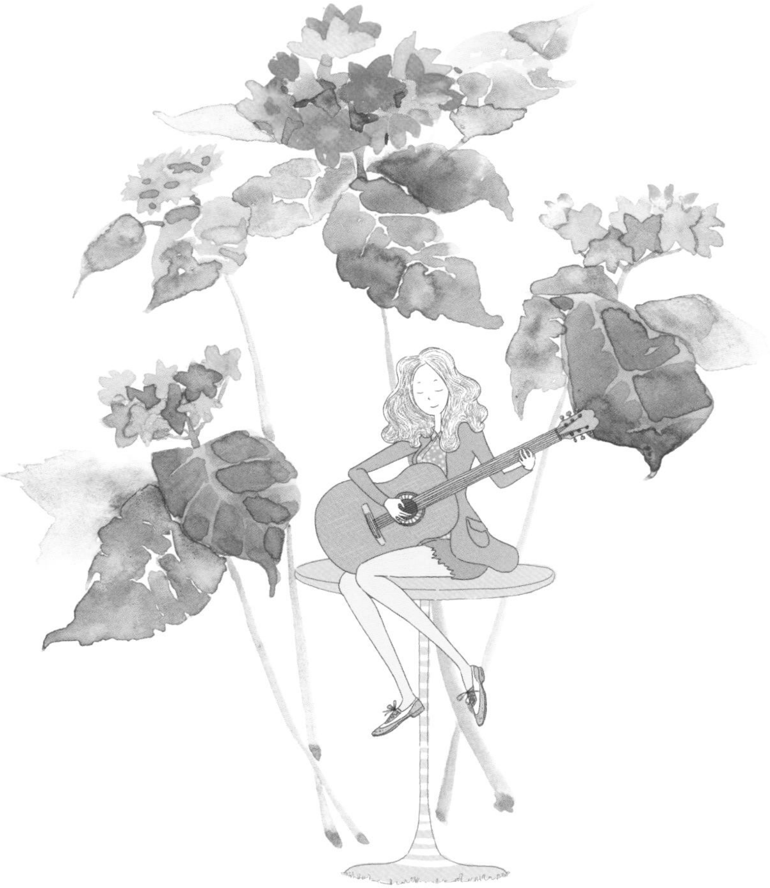

孕1月

在你还没有察觉的时候，
你期待的小天使，
已经伴随着你的呼吸，听着你的心跳声，
在你的子宫里，
悄悄地生根、发芽，
等待着在未来的某一天，
投入你温暖的怀抱。

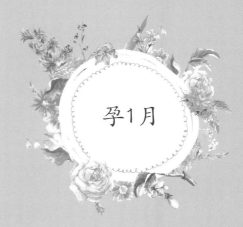

变化悄然而来

一切都在悄然又飞速地进行着

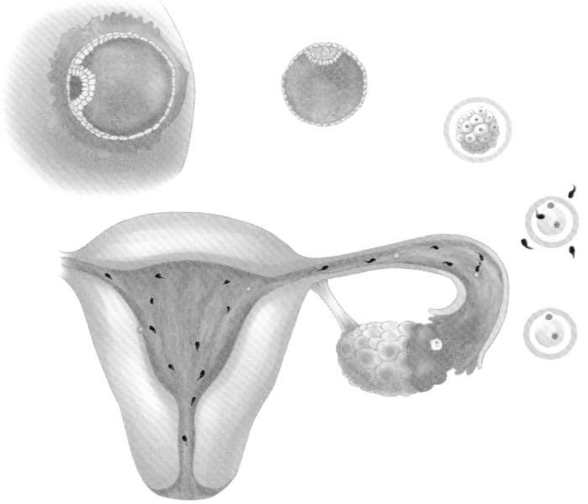

需要放在显微镜下才能看得清楚的小小受精卵，正在你的身体里悄悄地迁徙着、生长着。

他从最初融合而成的一个细胞，经过分裂、分化和成长，变成一个球形的细胞团——胚泡。胚泡摆动着它周围的微小绒毛，一边继续生长，一边慢慢地游荡着，寻找最温暖的港湾——子宫。

最终，胚泡从输卵管游进了你的子宫腔，与子宫内膜进行了深刻的“交流”后，将自己埋进子宫内膜里，长达7~8天的旅程终于结束了，胚泡的定居过程即告完成。

安定下来之后，胚胎终于可以放心地发育长大了。然后，他会以早孕反应这种独特的方式告诉你：“嘿，妈妈，我已经在你子宫里啦！”

你知道吗？在这个月里，腹中胎宝宝的大脑，就已经开始发育了——胚胎经过不断发育变化，一部分形成大脑，另一部分则形成了神经组织。在接下来的9个月里，他将逐渐发育成完美的小人，成为你们最棒的宝贝！

早早孕可能会出现的变化

当新生命在你的身体里“生根发芽”时，你会发现，自己的身体发生了微小的变化，这些变化将带领你经历人生最美丽的一次蜕变。

失约的“老朋友”

最明显的变化就是原来很准时的“大姨妈”，迟迟不来报到。如果你的月经一向规律，但这一次超过 1 个星期还没有按时到来，那你需要准备早孕试纸了。

变化无常的情绪

此时，你的情绪就好像不受大脑控制一样，遇到一点事情就心烦、郁闷、生气，甚至变得很暴躁。散散步、找人倾诉，或者听音乐、看书，都可让你的心情变好起来。要知道,你的坏脾气会“传染”给胎宝宝的哟!

一旦胎宝宝“入驻”，你的身体会给你发出各种“信号弹”，提醒你已经怀孕了！多加留心就能发现哦！

异常增多的白带

胎宝宝住进子宫后，子宫的内部环境发生了变化，分泌出的白带也变得多了起来。一般来说，透明水状、偶尔呈淡黄色、没有异味的白带是正常的。

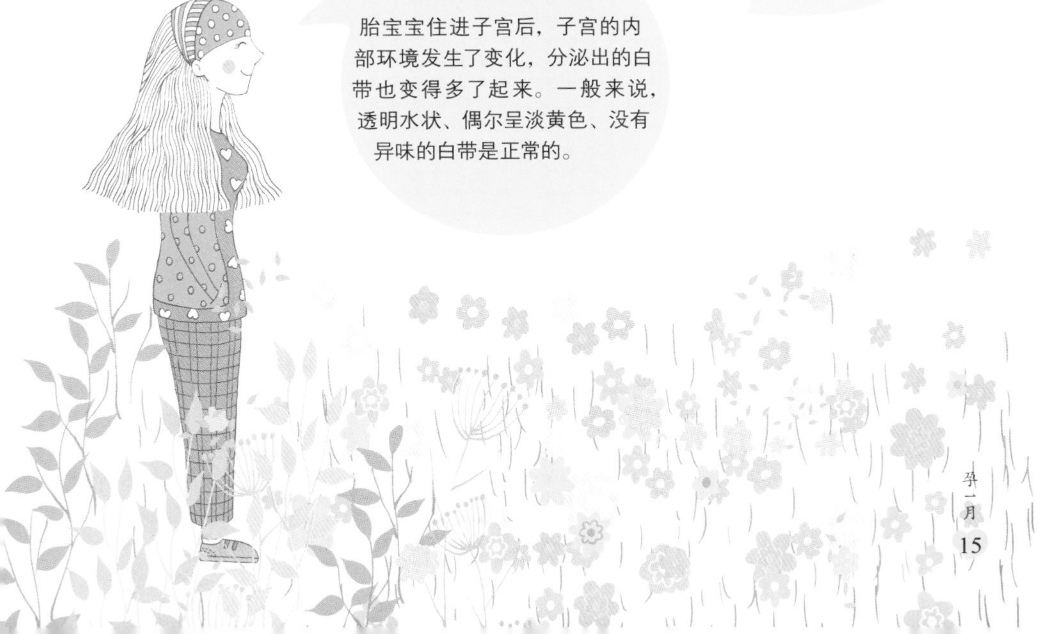

胃口突然变好了很多

你可能会发现自己比以前更容易饿了，刚吃完饭才一会儿，就觉得肚子空空的，总想吃点儿东西垫垫肚子。这是因为刚住进来的胎宝宝也要吃东西！

变得敏感的乳房

为了适应胎宝宝的到来，你的身体会分泌许多雌激素和黄体酮，乳房的腺体也会开始生长。这些都可帮助乳房保存更多的液体，为之后的哺乳做准备，所以，你会觉得乳房变得有些胀大、酸痛，比以前“老朋友”光临时更加敏感了。

跑厕所的次数增多

你会发现自己往厕所跑的次数比以前多了。这是因为身体里多了个胎宝宝，体内的血液以及其他液体的数量会明显增加，这些都要经过肾处理，形成尿液排出体外。随着孕期的推进，不断成长的胎宝宝会跟膀胱“抢地盘”，总是往厕所跑的情况有可能加重。

出现轻微出血

精子跟卵子结合成受精卵,受精卵一路“游”向子宫，最后在子宫里扎根，这个过程会改变子宫原有的状态，引发轻微的阴道出血。当有出血情况时，切忌自行判断，要及时就医，尤其是受孕 12 天后发生出血，有可能是先兆流产的症状，但常被人误以为是月经来临。

总觉得睡不够

你会发现自己总是觉得累，怎么睡都觉得睡不够。这跟快速增加的黄体酮水平有关，也有可能是身体为了适应胎宝宝而做出的调整。

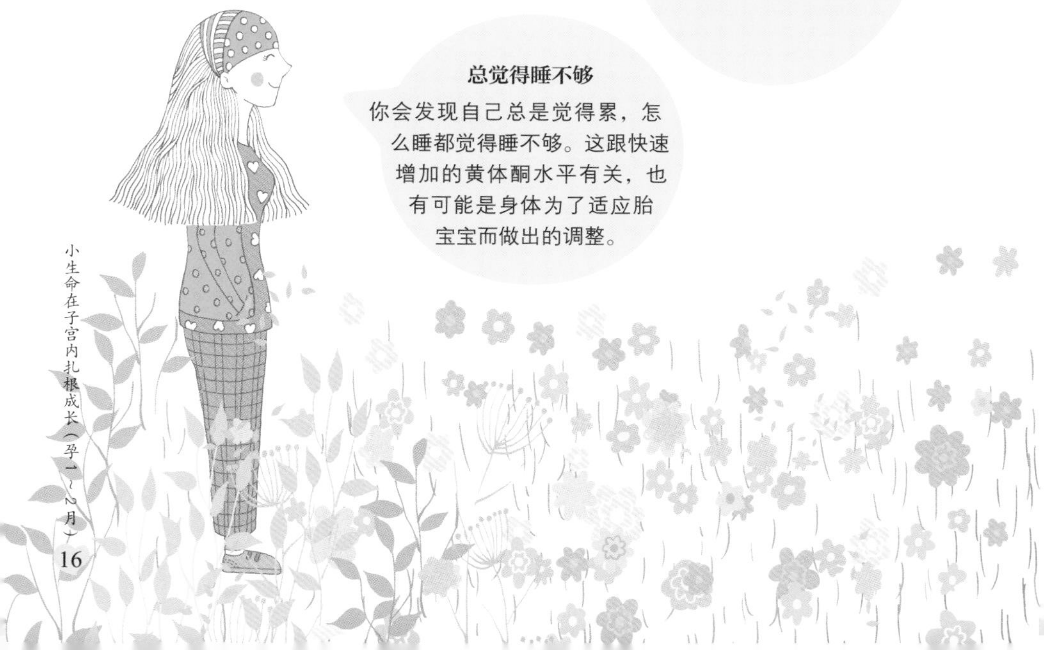

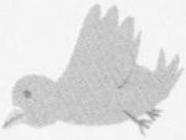

真孕OR假孕

晨晨结婚3年多了，但肚子一直没有动静，公公婆婆不断施加压力，七大姑八大姨也常旁敲侧击地问他们怎么还不要孩子，这让她和老公越来越着急。刚刚过完春节，晨晨突然发现自己的“老朋友”超过2个星期没来了，早晨起床刷牙时还觉得恶心呕吐。这可让她和老公高兴坏了，以为是真有了。但是，去医院检查时却没有怀孕，医生说这是假孕现象。

假孕一般出现在盼子心切的女性身上。这是因为对宝宝的急切渴望，影响了神经中枢的正常运作，引起脑垂体功能紊乱，使身体里的孕激素水平增高，抑制了卵巢的正常排卵，最后导致停经。孕激素水平的增高，还可能导致胃口变化，出现恶心呕吐等，让人误以为是怀孕了。

从症状上看，真孕、假孕很难区分。但其实，假孕很容易识别，用早孕试纸测测就能很容易识别出来，必要时也可通过验血、B超检查等进行鉴别。

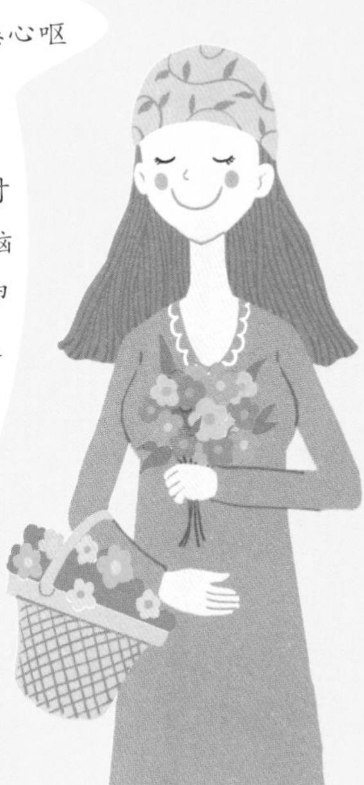

虽然还不能验孕，也暂把自己当孕妇

从备孕开始一直到胎宝宝在子宫里“安营扎寨”，整个期间都不能掉以轻心，生活中的一切都要按照“孕妇”标准来执行。因为，等你发现胎宝宝“入驻”，估计得到孕5周，甚至更晚的时候，到那时候再注意就有点晚了。所以，只要有受孕的可能，即便还不能验孕，也把自己当孕妇看，这样就能避免孕早期做出一些对妊娠不利的事情了。

暂避一切对妊娠不利的因素

电视剧中常有这样的情节：女主在不知道自己怀孕的情况下，情绪受到刺激而引发流产。其实，除了情绪，生活中对怀孕不利的因素还真不少，而且它们善于伪装，总在不经意间伤害你和胎宝宝的健康。下面都是对妊娠不利的因素，你一定要知道哦。

酒

准爸爸饮酒，会影响到精子的质量。而你饮酒，就相当于胎宝宝饮酒，时间久了可导致胎宝宝患酒精综合征，影响他的智力发育，导致胎宝宝畸形，严重的还可导致流产。

情绪不佳

情绪不佳、紧张焦虑，可刺激体内的激素分泌，影响受精卵的着床。不良的情绪还会“传染”给胎宝宝，让他也变得躁动不安，影响他的生长发育。

过度疲劳

准爸爸和你过度疲劳会影响精子、卵子的质量，以及子宫的环境，从而影响受精卵着床。

电磁辐射

有电器的地方就有电磁辐射。从理论上讲，家用电器的电磁辐射是在安全范围内的，但如果电器大量集中，使用的时间较长，且你接触的时间较久，也会对胎宝宝造成危害。

你可以参考第一册“减少电脑、手机辐射的实用方法”以及本册“预防各种危险的电磁辐射”的内容，来减少手机、电脑、电视、微波炉等电磁辐射对胎宝宝的伤害。

室内花草

用于美化室内环境的花草也有可能是伤害胎宝宝的“隐形杀手”：

- 万年青、报春花等，其汁液有可能使皮肤出现过敏、瘙痒、黏膜水肿。
- 茉莉花、水仙、丁香等，其香味浓郁，有可能让你食欲不振、头痛恶心、呕吐。

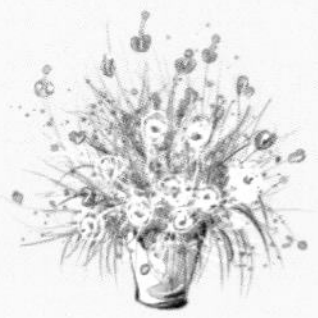

宠物

鸟、狗、猫等宠物的唾液、粪便都带有病毒、细菌、弓形虫、螨虫等，可影响精子、卵子的质量，还会降低受孕的概率。你若感染这些有毒物质，可导致胎宝宝畸形，甚至引发流产。如果不想把宠物暂时寄养或送人，你需要做到：

- 孕前进行 TORCH 检查，清楚认识到自身对弓形虫等病原体的抵御能力。
- 孕期尽量避免跟宠物“亲密接触”，尤其是孕早期，最好不要接触宠物，接触之后要及时洗手。
- 尽量避免给宠物喂食，不能碰宠物的粪便。
- 让家人经常给宠物洗澡、剪毛，尽可能减少宠物毛发中的病菌。

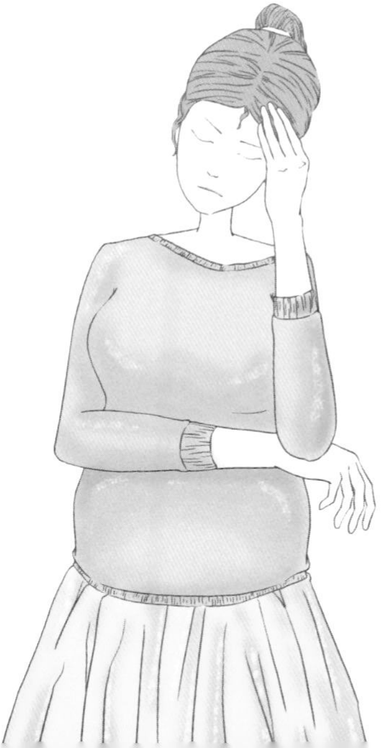

烟

烟里的尼古丁、一氧化碳、焦油等有毒物质对精子、卵子的质量都有影响。即使是被动吸入的“二手烟”，也会使子宫及胎盘血管收缩，影响胎宝宝的健康。

含铅化妆品

很多备孕女性在怀孕前后一直使用美白祛斑霜等含铅的化妆品。一般美白效果越好的化妆品，其含铅量就越高。如果备孕女性身体内本身含铅量多，那么怀孕后必然会影响到胎宝宝的健康，使胎宝宝患多动症、智力低下、贫血等疾病的概率增加。

节食减肥

节食减肥最直接的后果就是你的能量和养分摄入不足，会使胎宝宝得不到足够的养分，导致其发育缓慢。

露脐装

备孕女性经常穿露脐装，容易使寒气入侵身体，使子宫“受寒”而影响受孕。怀孕后穿露脐装，可使腹部受凉而引起子宫收缩，严重的可导致流产。

紧身衣

紧身衣会对子宫及输卵管的周围产生极大的压力，可造成体内血液循环不通畅。如果内裤穿得太紧，容易与外阴、尿道口、肛门发生频繁的摩擦，使肛门或是阴道分泌物中的病菌进入阴道或尿道，产生炎症，而且穿紧身衣会压迫腹部，影响胎宝宝的发育。因此，在备孕期及怀孕期你都要暂时告别紧身衣。

如出现这些症状别急着服药

体温升高

人的正常体温在36.5℃左右。当卵子与精子相遇并结合成受精卵，并成功在子宫里着床，会使体温上升0.3~0.5℃。

这时，有的女性不知道自己已怀孕，会服用退热药。其实，这是正常现象，不需要服药。若体温在37.5~38.5℃，则属于低热，可以采用温水擦浴的方式降温；体温超过38.5℃时，需要遵医嘱用药；体温忽高忽低时，应引起高度重视，特别是有习惯性流产的女性，要及时就医。

为了更好地观察身体情况，判断身体是否出现异常，你最好每天测量体温，方法为：每晚睡前测量一次体温，第二天早晨起床后，不讲话、不活动，再测一次体温。每天测量体温的时间最好固定不变，并将测量结果记录在体温单上，连成曲线。

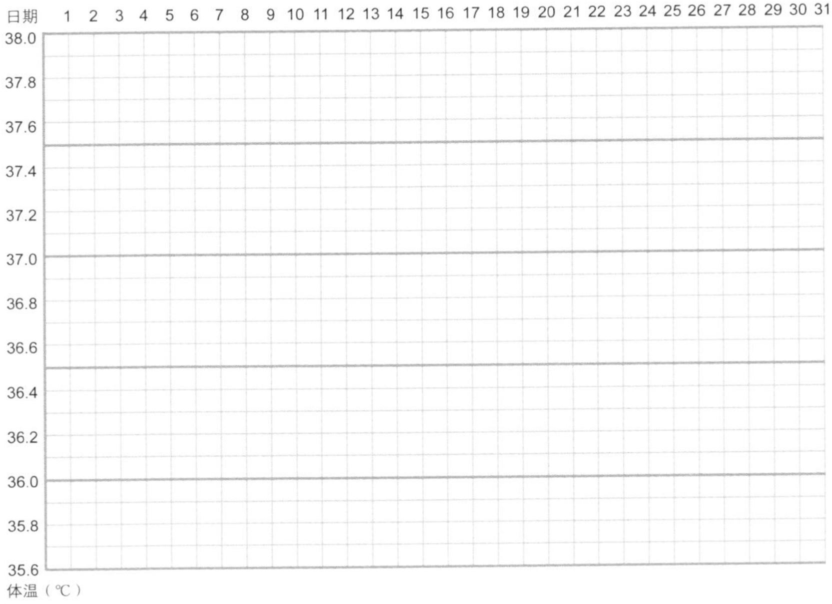
日期
1 2 3 4 5 6 7 8 9 10 11 12 13 14 15 16 17 18 19 20 21 22 23 24 25 26 27 28 29 30 31
38.0
37.8
37.6
37.4
37.2
37.0
36.8
36.6
36.4
36.2
36.0
35.8
35.6
体温（℃）

感冒

胎宝宝的"入驻"，打乱了你身体原来的平衡，使你的抵抗力减弱，很容易被感冒缠上。

如果只是普通感冒，主要表现为打喷嚏、鼻塞，不发烧，症状较轻，此时不需要服药，一般一个星期就能痊愈；若你患上的是病毒性感冒，症状比较严重，出现发烧现象，则应遵医嘱用药或打针。不论是哪种感冒，你都要多喝水，饮食保持清淡，保证足够的休息。

备孕到怀孕，每一天都是幸福的，当然也需要你保护好自己，"高标准"地过好每一天！

头晕

体温升高、感冒都有可能导致头晕，还有体内激素水平的改变也有可能使你偶尔出现头重脚轻或头晕的情况。

发热、感冒引起的头晕，要遵医嘱调养或用药。而因体内激素水平变化出现的头晕，则是怀孕后的正常现象。每天保证充足的睡眠、感觉累了就休息，将有助于改善头晕现象。如果你总是觉得头重，甚至严重到会晕倒，有可能是身体出现了问题，要及时到医院检查、治疗。

便秘

有的女性体质偏热，容易便秘，平常习惯吃润肠丸、减肥茶来通便。但是，润肠丸、减肥茶中的某些药物性质寒凉，有可能造成腹泻，严重的还有可能导致流产。所以，不论是备孕期还是怀孕期，你都要远离减肥茶，如必须服用通便药物，应在医生的指导下服用。

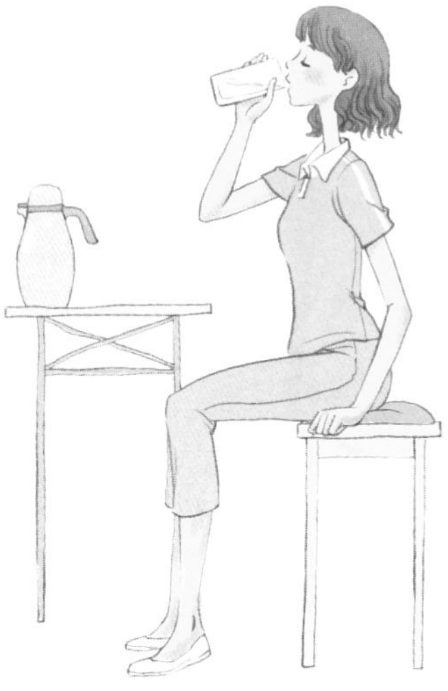

每天要喝足够的水（1600~2000毫升），可预防便秘。平时多吃芹菜、菠菜、苹果、香蕉、火龙果等富含膳食纤维、水分的蔬菜水果，以促进肠胃蠕动，缓解便秘。少吃辛辣刺激性食物，因为它们可消耗胃肠津液而加重便秘。

用药不当，胎宝宝的健康“岌岌可危”

举个例子

李慧跟老公计划今年生宝宝，于是就一直没有采取避孕措施。当知道自己怀孕时，宝宝已经在子宫里“驻扎”5周了。但是，在前不久，李慧感冒了，吃了退烧药和感冒冲剂，这让她和家人陷入纠结之中，很想把孩子生下来，但又怕吃的药影响宝宝的发育和健康。

怀孕让你的抵抗力下降了，疾病会乘虚而入，所以，你可能比平时更容易生病。在备孕期你要很谨慎，尽量避免吃药。但有不少人像李慧一样，在不知道自己怀孕的情况下吃了药。那么，我们常用的药物对胎宝宝都有哪些影响呢？

性激素

乱用如黄体酮、睾酮等性激素，可诱发胎宝宝外生殖器畸形，脑部畸形，男性胎宝宝尿道下裂、女性化，女性胎宝宝男性化等现象。

镇静药

严重的可引起胎宝宝短肢、无耳、无眼、唇裂、视网膜病变、骨骼畸形和先天性心脏病，甚至还会抑制胎宝宝的生长。

抗感冒药

抗感冒药大多是复合制剂，均含有一定的抗组胺剂、解热镇痛剂，可能会给胎宝宝带来不良影响。

抗生素

有些抗生素可导致胎宝宝四肢畸形、乳齿变黄、骨骼发育障碍、先天性耳聋、肾脏损害，及患上溶血症等。

正在备孕的你，如果觉得不舒服，切忌自行用药，应及时就医，并告诉医生你正在备孕或已经怀孕，医生会根据你的身体情况酌情用药，这样能最大限度地减小对胎宝宝的伤害。

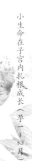

警惕这些对胎儿有影响的中药

会导致流产的中药：中药当中的麝香、当归、红花、枳实、蒲黄等，具有兴奋子宫的作用，易导致胎儿宫内缺血缺氧，致使胎儿发育不良和畸形，甚至引发流产、早产和死胎。芒硝、大黄、巴豆、牵牛子、甘遂、芫花等中草药，有刺激肠道的作用，易导致子宫强烈收缩，也可致流产、早产。

有毒的中药：有些中草药本身就具有一定的毒性，如生南星、附子、乌头、甘遂、蜈蚣、巴豆、朱砂、商陆、雄黄等，它们所含的生物碱及化学成分十分复杂，会直接或间接影响胎儿的生长发育。

某些中成药：有许多具有毒副作用的中草药，常以配方形式出现在中成药之中，比如复方甘草片的组成物中包括冰片，冰片是一种容易使人体产生依赖性的药物，久服可能使人上瘾，孕妈妈不可擅自服用。所以，孕期若需用中成药，一定要谨遵医嘱，并认真查看说明书，对已注明有孕妇禁用或慎用的中成药，应谨慎对待。

目前虽然还不能确定自己是否怀孕，但在用药原则上应把自己当成孕妇对待，能不用药就不用药，尤其是不能自行用药，用药必须经过医生许可。不得已用药时，一定要与医生说明自己的情况，尽量减少药物的副作用，可少用就不多用，能单独用药就不联合用药，不用新药，不用试验用药。用药期间及时和医生保持联系，严格掌握剂量和用药持续时间，以便在病情得到控制后能及时停药。

说明书中注明“孕妇禁用”的药一定不要用，注明“孕妇慎用”的药物，可能在动物试验中证明对胚胎会产生影响，但到底有什么危害还不明确，必须使用时，需谨遵医嘱。

怀孕不仅仅是你一个人的事情，准爸爸也要密切地配合。这个阶段，孕妈妈可能会变得心情低落、情绪多变，准爸爸应体谅孕妈妈，多包涵她。

吃药后发现怀孕了，怎么办

最好的办法就是咨询医生。医生会根据服药的时间、剂量、药物种类及你的身体状况等多方面因素，来判断药物对胎宝宝的影响。一般来说，如果服药后没有先兆流产症状，可先观察一段时间，在孕 11~14 周做 NT 超声检查，再根据检查的结果进行下一步安排。

服药时的妊娠时间对胎宝宝的影响

药物对胎宝宝的影响，除了与药物的种类有关外，还与你服药时的妊娠时间有关。

孕 3 周（停经后 3 周）内

因受精卵还没有在子宫内膜上着床，胚胎组织不受药物的影响。

孕 4 周

胚胎组织没有分化，如果受药物影响，可引起流产、胚胎死亡。

孕 5~11 周

胚胎分化形成阶段，也是致畸高度敏感期，此时服用药物，极有可能会影响到胎宝宝的发育和健康。

孕 12 周以后

胚胎器官分化已初步完成，药物使胚胎致畸的影响大为减少。

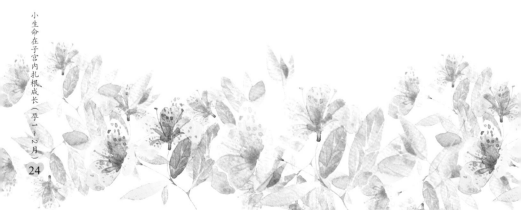

关注这些孕期重要数据

下面这8组数据，与你孕期的健康状态紧密相关。这些重要数据，可以让你更清楚明确地知道，什么时候应该做哪些事，怎样才能让孕期更轻松、胎宝宝更健康。

体重增长数据

与孕妈妈孕前的体重和身高相关联。最理想的是整个孕期增加10~15千克。体重增长过快、过多、过慢、过少，都不好。

胎心音数据

孕12周后可用多普勒胎心仪听到，孕5月以后可用听诊器听到。每分钟120~160次都算正常，过慢说明胎儿有宫内窒息的可能。

胎动数据

孕16~20周时可感受到胎动，在孕28~34周时胎动最频繁，每12小时30~40次，最少不少于10次。不同的孕妈妈胎动频率、时间可不同，最重要的是胎动要有规律。

产检时间

第一次产检时间在孕8~10周为好，太早还无法确定胎儿确切的情况，此后每个月做一次产检，到孕7月时每2周检查1次，最后1个月每周检查1次。

正常分娩时间

孕37~40周。正常妊娠周数为40周，孕37周之后分娩都为正常。一般都在预产期的前后两周分娩。

易发生早产时间

孕28~36周。早产的宝宝体质会较差，所以要尽量避免。在孕28~36周，如果出现早产征兆，如规律宫缩，要及时到医院治疗。

过期妊娠时间

14天。如果超过预产期14天仍没有分娩迹象，胎儿会因胎盘过熟而缺氧，因此需要人为终止妊娠。

易发生流产时间

孕早期的3个月最容易发生流产。这个阶段你要少做重体力活及家务活，也不要大幅度运动，应禁止性生活。

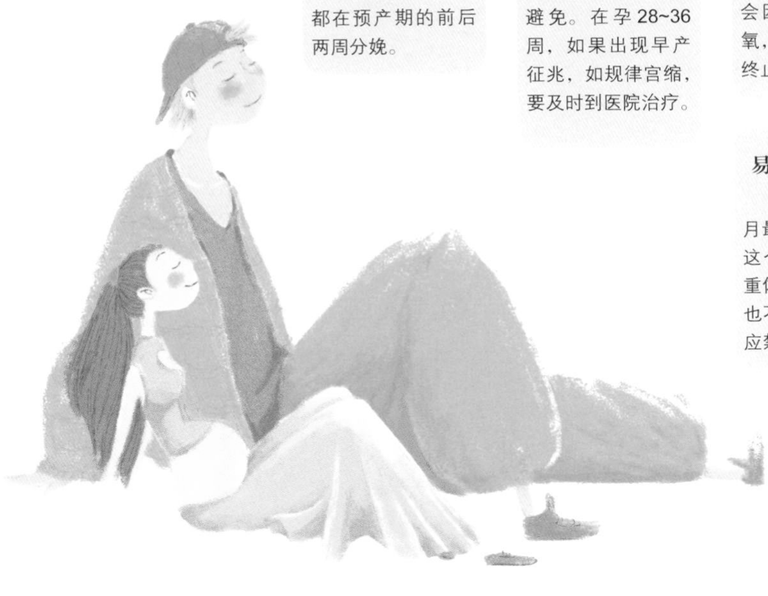

图说孕期饮食营养的宜与忌

怀孕是一个女人一生中最特殊的时期，饮食当然也应格外讲究——到底哪些该吃，哪些不该吃，怎么吃才有利于母婴健康，你都要做到心中有数。尤其是孕早期，早孕反应严重，食欲不佳，饮食显得更为重要。

你是“一人吃，两人补”，所以孕期营养全面均衡十分重要！

宜控制饮食量

孕期一定要吃好，但吃得好并不意味着吃得多，更不是毫无节制地吃。一般每天需要的食物总量是主食400~500克、蛋白质食物150~250克、蔬菜500克、水果100~150克。

宜常吃粗粮

平时要适当多吃一些紫薯、红薯、燕麦、玉米、小米之类的粗粮。粗粮未经精细加工，保留了较多的维生素、矿物质、膳食纤维等营养成分，能帮助你和胎宝宝获取更多的养分，还能够促进胃肠蠕动，缓解便秘、胃肠不适等。每天粗粮的摄入量应在50克左右。随着孕期的增长，可适当增加一些，但是不要把粗粮当成主食，要跟细粮搭配着吃，这样才能保证营养更加全面。

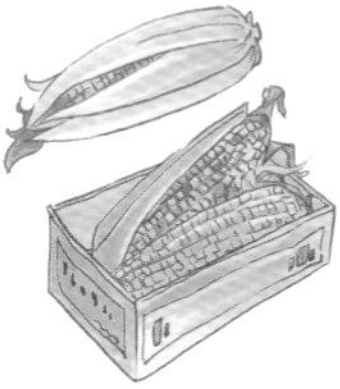

宜注意荤素搭配

为了“迁就”腹中胎宝宝的喜好，你的口味有可能发生变化，比如以前不爱吃肉，但怀孕后，变得特别想吃肉等。这时，在吃喜欢的食物时，要注意荤素搭配，营养均衡，避免挑食偏食，以便为宝宝打造坚固的营养基础。荤素的比例跟备孕期相差不大，即两份蔬菜、一份肉食。

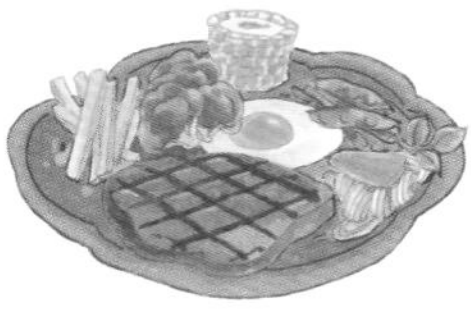

宜少吃多餐

孕期能量消耗比怀孕之前要大，所以你会觉得饿得快，需要加餐。加餐建议选在上午10点左右、下午3~4点，选择饼干、核桃、全麦面包、酸奶等食物。如果晚上8~9点时，你觉得饿了，可吃点水果，不过睡前30分钟内，要避免吃东西，避免让胃肠“加夜班”，影响睡眠。

宜孕早期坚持补充叶酸

孕早期，你还有一个重大“任务”——补充叶酸。适当吃富含叶酸的食物，如菠菜、生菜、芦笋、油菜、小白菜等，或者在医生的指导下吃叶酸片，一般一天400~800微克。

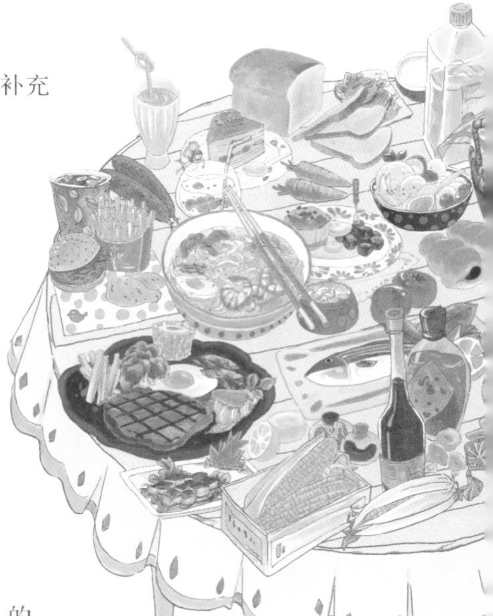

宜根据季节调整饮食

- 春季：你的饮食要清淡温和而富有营养，适当吃韭菜、香椿、春笋等温阳食物，以助阳气升发；还要适当吃荠菜、芹菜、荸荠、梨等蔬果，以滋阴润燥，预防肝火过旺的现象。
- 夏季：要适当吃一些“苦”和“酸”的食物，如苦瓜、苦菜、西红柿、杨梅等，以清心除烦、健脾开胃、增进食欲，但要注意不宜空腹或过多食用。
- 秋季：可适当多吃黑芝麻、糯米、粳米、蜂蜜、枇杷、甘蔗、菠萝、牛奶等温润食物。
- 冬季：可适当进补，吃些脂肪含量稍高的食物，以增加热量的摄入。同时，要适当多吃胡萝卜、油菜、菠菜、芹菜、西葫芦、苹果等蔬菜，以保证营养的均衡摄入。

忌吃生冷食物

生冷食物，如生牡蛎、生鱼片、未经高温消毒的牛奶或软奶酪、肉酱，以及生的或半熟的肉类和家禽，都有可能是细菌的来源，你要暂别这些食物。

忌“三高”饮食

“三高”即高脂肪、高糖分、高盐分。如长期摄入“三高”食物，你很容易患上妊娠糖尿病、妊娠高血压等病症，出现水肿、高血压和尿蛋白，严重的还伴有头痛、眼花、胸闷、眩晕等症状。所以你需要保持饮食清淡，每日盐的摄入量不要超过 6 克，尽量少吃咸菜、咸味零食、肥肉、糕点、糖果等食物。

忌滥服温热补品

如果你的体质偏热，并经常服用温热性的补药、补品，可导致阴虚阳亢，出现水肿、高血压、便秘等不适，严重的还可发生流产或死胎。你应少吃或不吃的补品有：人参、鹿茸、阿胶、蜂王浆等，如需要补充营养，需遵医嘱。

忌长期素食

如果你为了保持体形而长期吃素食，这样很容易导致脂肪、蛋白质、矿物质等营养素摄入不足。胎宝宝得不到足够的养分，生长发育就会变得缓慢，甚至还有可能出现畸形。所以，为了胎宝宝的健康，你要“牺牲”掉身材，荤素搭配，保证营养均衡。

忌吃可能导致流产的食物

桂圆、荔枝

桂圆、荔枝性味甘温，极易助火生痰，多吃容易使人出现燥热现象。

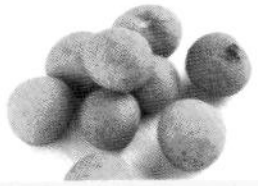

马齿苋

马齿苋是药食两用之物，性质寒凉而滑利，对子宫有明显的兴奋作用，能使子宫收缩次数增多、强度增大，所以，孕妇不宜食用。

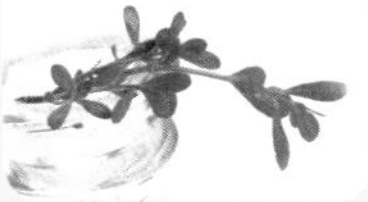

咖啡

咖啡所含的咖啡因有兴奋作用，容易引起流产或早产，还有可能导致细胞发生变异，引起胎宝宝发育畸形，因此孕期不宜喝咖啡。

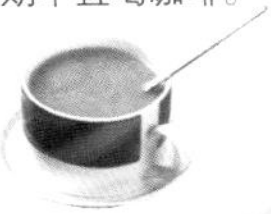

螃蟹

螃蟹味道鲜美，但其性质寒凉，能活血祛瘀，不利于胎儿稳定，因此，不宜食用。

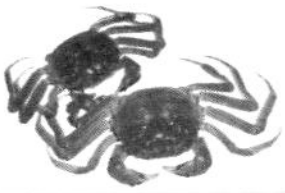

如果无意间吃了一点儿不宜吃的食物，也不必惊慌，只要身体不出现异常，就说明对胎宝宝影响不大。

芦荟

芦荟本身含有一定毒素，烹调不当极易导致食用者中毒，而中毒后人易出现恶心、呕吐、剧烈腹痛、腹泻等反应，所以孕妇不宜吃芦荟。

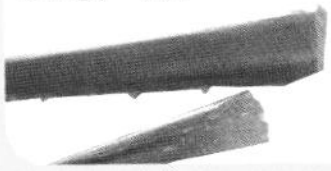

浓茶

浓茶中含有咖啡因，以及大量的鞣酸，鞣酸易与铁结合而不易被吸收，从而引起缺铁性贫血。

碳酸饮料

碳酸饮料不仅含有对胎宝宝生长发育不利的咖啡因，还是高糖、高热量饮品，怀孕的你应尽量少喝。

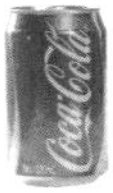
Coca-Cola

了解自己，你有孕育胎宝宝的神奇能力

从胎宝宝住进你的子宫起，你就是他的“后勤部长”了。通过胎盘、脐带、血液循环这些“桥梁”，你将营养物质源源不断、不计报酬地输送给他。

在孕期，你发现自己变成了“大胃王”，吃不停，吃不够。食物经过消化和吸收，最终变为营养物质，进入血液循环中。为运送尽可能多的营养物质，满足胎宝宝的成长，血液循环系统开始急剧“扩张”，子宫首当其冲。在孕前，子宫内的血流量只有 50 毫升，而这时却猛增到 500 毫升。全身的末梢微血管、肺部、乳房等也不甘落后，犹如雨季的河流，血液量也大大增加了。

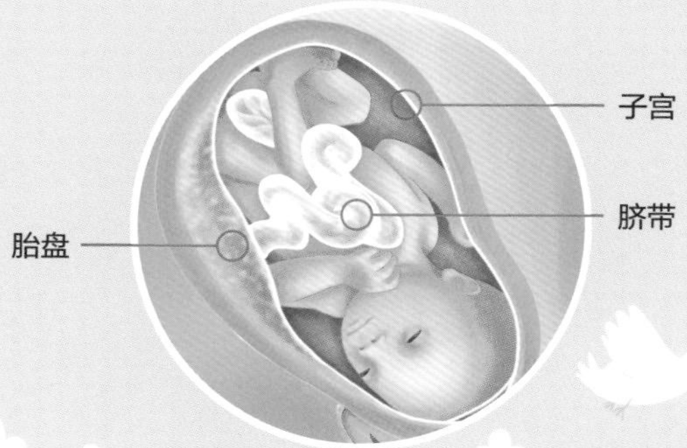
子宫
脐带
胎盘

最后，满载营养物质的血液，汇聚到一个地方——胎盘！现在，我们来重新认识一下你的胎盘吧。受精卵的周边细胞形成了胎盘，它把自己深深地嵌入母体的子宫中，并成功地和母体的血管对接，它像一个“吸收器”，参与你身体里的血液循环，并将流经胎盘的血液中的氧气和养分一一吸收，然后通过脐带传递给胎宝宝。

到孕 12 周以后，胎盘就会发展成为一个独立的器官，有近 50 公里长的毛细血管网，如果将其表面铺展开来，有 12 平方米那么大，每分钟约有 20% 的母体血液要流经胎盘，送来养分和氧气，同时胎宝宝血液中的二氧化碳，也通过胎盘被送回母体排出。

可以毫不夸张地说，胎盘是养分吸收器、传送机，它还是胎宝宝的生命保护伞。它像一道天然屏障，有效地抵御毒物入侵，一般的细菌、病毒等有害物都会被它拒之门外，不让其侵入胎儿体内，影响胎儿正常发育。

另外，胎盘还有一种奇特的激素调节功能，在胎宝宝的不同生长阶段，它会分泌出不同的激素，以保障胎宝宝顺利成长。

在孕初期，它分泌最多的是绒毛膜促性腺激素，保护胎宝宝不流产。而孕后期时，它又会大量“生产”出刺激宫缩的激素，促使胎儿尽快分娩，与你见面。

很神奇吧！十月怀胎，你就是这样孕育着一个新生命的。这也是女性的特权，是你的骄傲。

在这个孕月，胎宝宝将从一团小小的胚胎组织，快速发育成为“有模有样”的胎儿雏形。

面部的五官开始慢慢地形成，不过，目前还只是几个小小的窝。

到这个月底，胎宝宝的顶臀长会达到1.25厘米，体重增加到4克，有一粒蚕豆那么大了。

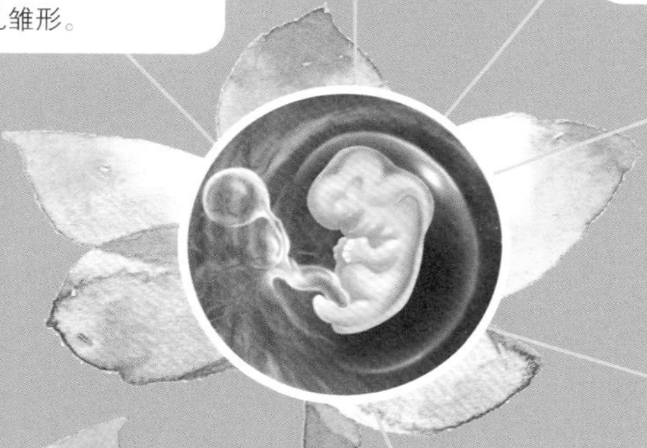

小脑袋日渐成型，差不多跟身体一样大，沉重地弯向身体。大脑是建造最快的，每分钟都有1万个以上的神经细胞出现。

身体的各个器官进入了密集的成型期，心、胃、肠等内脏及脑部器官开始分化，心脏像一个大球一样被头部和下肢抱在怀中，能有规律地跳动，并开始供血。

在孕7周时，小胳膊、小腿就萌出了小芽。到8周时，手臂长长了点，手指从指芽状变得略微明显了，手肘也出现了，脚芽则刚从腿芽中分离出来，勉强可以看到脚趾头了。

孕2月

小家伙落地生根，
各种早孕反应陆续造访，
那是可爱的小宝贝在告诉你：
“嘿，老妈，
我成功住进来啦！”

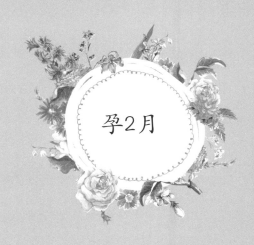

这次真的怀孕了

确认怀孕与否——验孕的N种方法

“老朋友”未能如期而至，身体也变得敏感起来，老是觉得饿，说明胎宝宝可能已经在你的子宫里“生根发芽”了，你需要找到合适的方法验孕。

验孕法一：验孕纸/验孕棒

这是最简便的验孕方式！可自行检测。不同品牌的验孕棒敏感度、操作方法不同，结果可能有偏差，需多检验几次，并注意以下两点：一是在月经推迟2周时使用，如验孕纸显示两条杠，说明你怀孕了，并应到医院进一步检查确认。二是收集晨尿做检测，不要为了增加尿液而大量喝水。

验孕法二：尿液检查

需到医院进行尿液化验检查。检验结果为阴性表示没有怀孕，阳性表示已怀孕。至少应在停经1周后做尿液检查。

验孕法三：验血

这是医院常用的检测早孕的方法。最早在你怀孕9天时，就可以通过血液检测出怀孕，所以准确率比用尿检测要高一些。

验孕法四：B超

只要怀孕5周以上(停经1周后)，就可通过B超来确定是否怀孕。与前三种检测相比，B超检测更准确、直观。检测前需多喝些水或憋尿，以使结果看得更清晰。检测时应选择腹部B超，对人体的影响会小一些。

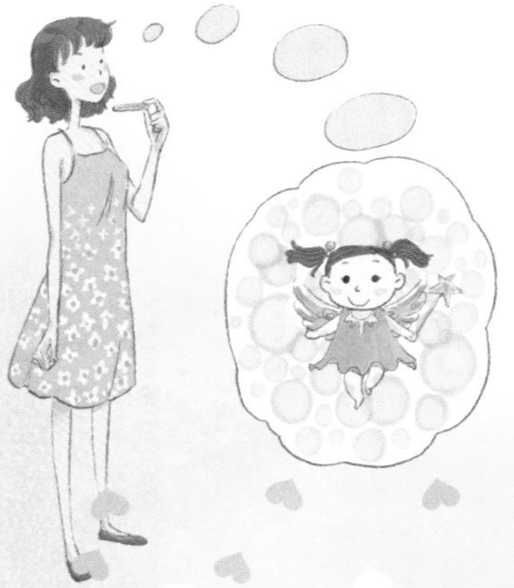

3 步算出你的孕周、孕月及预产期

医学上常以最后一次月经的起始日为计算预产期的开始时间，即最后一次月经的起始日为第 1 天，满 7 天为一个孕周，满 4 周即 28 天后进入怀孕的第二个月，满 40 周即第 280 天即为预产期。预产期只是估算，在预产期前后半个月分娩都属于正常现象。

第 1 步

根据末次月经时间推算孕周

假设你平时月经周期为 28 天，最后一次来月经是 3 月 20 日，那么 3 月 20 日就是怀孕的第 1 天，3 月 20 日至 3 月 26 日则是孕育旅程中的第 1 周。

第 2 步

根据孕周推算月份

从 3 月 20 日 ~4 月 16 日，经历了月经结束、排卵、卵子与精子相遇、受精卵着床等过程，这个过程“耗时”28 天，即是十月怀胎之旅的第一个月。

第 3 步

计算预产期

根据公式快速计算①：

预产期月份 = 末次月经第一天的月份 +9 或 −3；

预产期日期 = 末次月经第一天的天数 +7。

假设末次月经的第一天是 3 月 20 日，那么你的预产期月份 =3+9=12 月，预产期日期 =20+7=27，即 12 月 27 日为你的预产期。

①月经逆算是最普通的计算方法，适用于月经规律、月经周期为 28 天或 31 天的女性，结果有可能会存在 1~2 天的误差，需要根据个人月经周期长短加以修正。

预产期速查表

在下表中白字部分找到你末次月经日期的第一天，在它下边的黑字就是你的预产期了，用彩笔标注一个大大的红心吧！实际分娩日期与推算的预产期可能会相差 1~2 周。所以，谁也不知道宝宝出生的确切时间。

一月	1	2	3	4	5	6	7	8	9	10	11	12	13	14	15	16	17	18	19	20	21	22	23	24	25	26	27	28	29	30	31	一月
十月	8	9	10	11	12	13	14	15	16	17	18	19	20	21	22	23	24	25	26	27	28	29	30	31	1	2	3	4	5	6	7	十月
二月	1	2	3	4	5	6	7	8	9	10	11	12	13	14	15	16	17	18	19	20	21	22	23	24	25	26	27	28				二月
十一月	8	9	10	11	12	13	14	15	16	17	18	19	20	21	22	23	24	25	26	27	28	29	30	1	2	3	4	5				十一月
三月	1	2	3	4	5	6	7	8	9	10	11	12	13	14	15	16	17	18	19	20	21	22	23	24	25	26	27	28	29	30	31	三月
十二月	6	7	8	9	10	11	12	13	14	15	16	17	18	19	20	21	22	23	24	25	26	27	28	29	30	31	1	2	3	4	5	十二月
四月	1	2	3	4	5	6	7	8	9	10	11	12	13	14	15	16	17	18	19	20	21	22	23	24	25	26	27	28	29	30		四月
一月	6	7	8	9	10	11	12	13	14	15	16	17	18	19	20	21	22	23	24	25	26	27	28	29	30	31	1	2	3	4		一月
五月	1	2	3	4	5	6	7	8	9	10	11	12	13	14	15	16	17	18	19	20	21	22	23	24	25	26	27	28	29	30	31	五月
二月	5	6	7	8	9	10	11	12	13	14	15	16	17	18	19	20	21	22	23	24	25	26	27	28	1	2	3	4	5	6	7	二月
六月	1	2	3	4	5	6	7	8	9	10	11	12	13	14	15	16	17	18	19	20	21	22	23	24	25	26	27	28	29	30		六月
三月	8	9	10	11	12	13	14	15	16	17	18	19	20	21	22	23	24	25	26	27	28	29	30	31	1	2	3	4	5	6		三月
七月	1	2	3	4	5	6	7	8	9	10	11	12	13	14	15	16	17	18	19	20	21	22	23	24	25	26	27	28	29	30	31	七月
四月	7	8	9	10	11	12	13	14	15	16	17	18	19	20	21	22	23	24	25	26	27	28	29	30	1	2	3	4	5	6	7	四月
八月	1	2	3	4	5	6	7	8	9	10	11	12	13	14	15	16	17	18	19	20	21	22	23	24	25	26	27	28	29	30	31	八月
五月	8	9	10	11	12	13	14	15	16	17	18	19	20	21	22	23	24	25	26	27	28	29	30	31	1	2	3	4	5	6	7	五月
九月	1	2	3	4	5	6	7	8	9	10	11	12	13	14	15	16	17	18	19	20	21	22	23	24	25	26	27	28	29	30		九月
六月	8	9	10	11	12	13	14	15	16	17	18	19	20	21	22	23	24	25	26	27	28	29	30	1	2	3	4	5	6	7		六月
十月	1	2	3	4	5	6	7	8	9	10	11	12	13	14	15	16	17	18	19	20	21	22	23	24	25	26	27	28	29	30	31	十月
七月	8	9	10	11	12	13	14	15	16	17	18	19	20	21	22	23	24	25	26	27	28	29	30	31	1	2	3	4	5	6	7	七月
十一月	1	2	3	4	5	6	7	8	9	10	11	12	13	14	15	16	17	18	19	20	21	22	23	24	25	26	27	28	29	30		十一月
八月	8	9	10	11	12	13	14	15	16	17	18	19	20	21	22	23	24	25	26	27	28	29	30	31	1	2	3	4	5	6		八月
十二月	1	2	3	4	5	6	7	8	9	10	11	12	13	14	15	16	17	18	19	20	21	22	23	24	25	26	27	28	29	30	31	十二月
九月	7	8	9	10	11	12	13	14	15	16	17	18	19	20	21	22	23	24	25	26	27	28	29	30	1	2	3	4	5	6	7	九月

怀孕后肠胃变得娇弱了

在胎宝宝住进子宫之后，为了照顾好这位娇贵的“小房客”，你的身体将发生一些奇妙的变化。随着体内激素的改变以及子宫的增大，在感受新生命带来的喜悦的同时，你的肠胃也变得娇弱起来，时不时闹点“小脾气”，因此需要你更周到的呵护。

胃胀气解决措施

怀孕初期，体内增多的黄体素会使肠胃蠕动变差，影响排泄，所以你容易出现胃胀气。为减少胃胀气，你应少吃产气的食物，如洋葱、油炸食品、甜食、豆类等；吃东西时要细嚼慢咽，避免吞入过多的空气；进餐时应心情平静、愉快，因为情绪紧张焦虑也容易导致胃胀气；平时要适当散步，运动有助于排出肠里的空气；每天保证 8 小时睡眠，充足的睡眠可助胃肠休整，对排出胃肠胀气有益。

腹泻解决措施

激素的变化可能也会让你对某些食物异常敏感，如吃一点东西就会出现腹泻。应对的办法为：出现腹泻后及时就医，以排查腹泻原因，并遵医嘱用药；多喝开水，可避免腹泻造成的脱水，并应适当多吃一些蔬果汁、面片汤等；腹泻期间饮食应清淡、易消化，避免吃辛辣、刺激、油腻、生冷的食物；腹泻会消耗人的体力，让你感觉很乏力，这时应注意休息，避免熬夜。

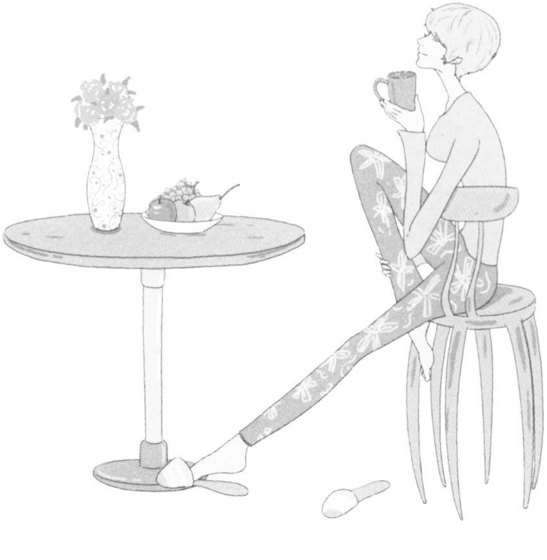

一张图看懂孕期身体变化

乳房

乳房增大2个罩杯，并向胸部两侧扩张，乳头、乳晕颜色加深，也许还会分泌少量初乳。

足部

足部可能会发生水肿，所以鞋子要宽松一点。

体型

从S型变成球型！腹部会随着子宫的膨胀一点点增大，你得跟小蛮腰暂时说拜拜了！

私密部位

分泌物比平时增多。

头发

你的头发会变得更浓密，不过，它们会在产后离你而去。

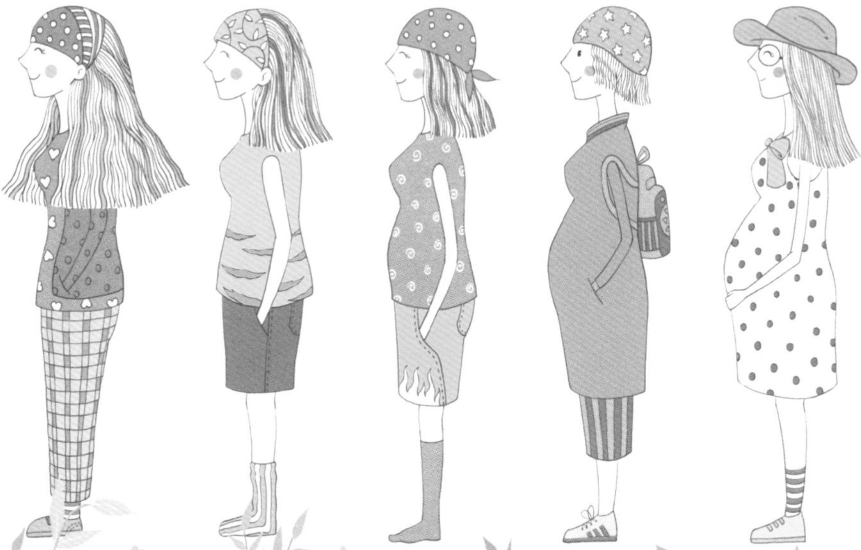

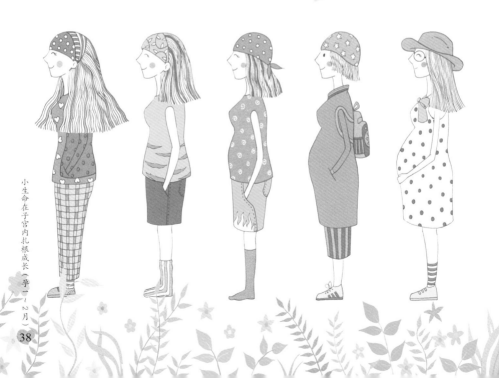

臀部

臀部比孕前变大了。

腿部

可能会发生水肿，大多是由于下肢静脉血液回流受阻引起的。

皮肤

有可能变得更好，也有可能长痘和妊娠斑。乳房、臀部、大腿、腹部、上臂等部位可能会长妊娠纹。

看不见的变化：

内脏

随着孕期的推进，子宫不断增大、升高，腹腔内的脏器受到挤压，位置移动，功能也会受影响。肠道受挤压，会出现便秘、痔疮；胃部受挤压，会有胃灼热、消化不良等不适；膀胱、尿道受挤压，会出现尿频、漏尿等现象。

韧带、肌肉

怀孕后，松弛激素水平上升，使身体韧带和肌肉持续松弛。进入孕晚期后，松弛的肌肉和韧带承受不了太多压力，腰酸背痛、骨盆痛、脚跟痛、耻骨痛等问题会相继出现。

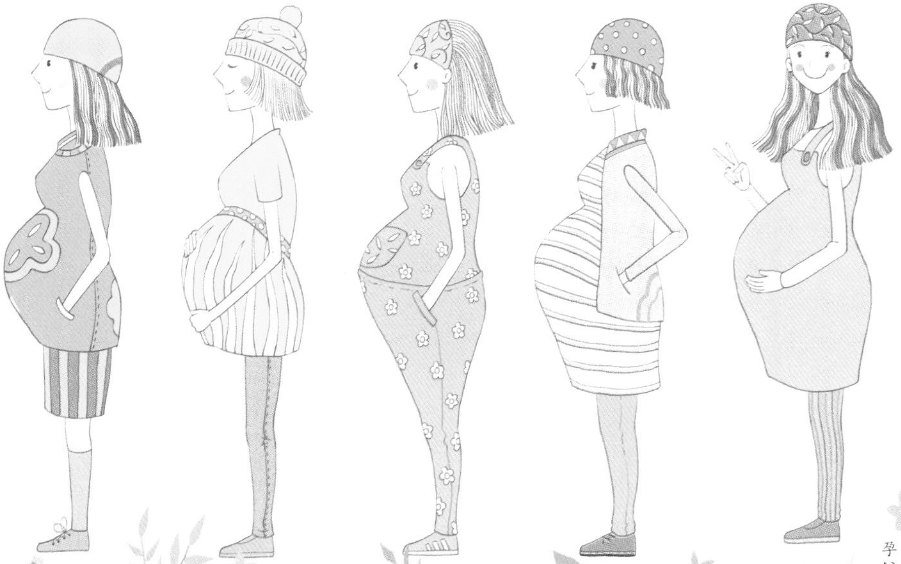

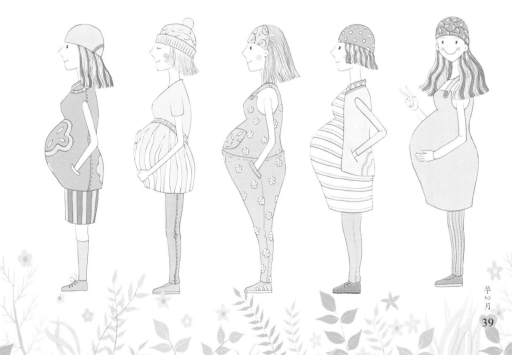

早孕反应来捣乱

伴随着受孕的喜悦而来的，可能还有令人头疼的早孕反应：疲劳、乏力、恶心、呕吐……肚子里那位估计也是位挑剔的主。不过，只要找到方法，就可以赶走恼人的早孕反应。

早孕反应因人而异

举个例子

安安和笑笑同时怀孕了，在刚怀孕一两个月时，安安每天早晨起床都会干呕，吃饭时，饭桌旁要备好垃圾桶，吃完就吐，甚至喝水也吐，让安安觉得怀孕真是辛苦。相比之下，笑笑就“幸运”多了，她偶尔犯恶心，但很少呕吐，胃口也不错，饭量比以前长了不少，这让安安羡慕不已。

早孕反应是你身体适应新的环境和保护胎宝宝不受侵害的一种自然表现，一段时间后能自然缓解，你不要过于担心哦。

早孕反应严重时，你可能会有“我是不是不该要这个孩子”的念头。挺一挺吧，早孕反应因人而异，你就当“偏得”了。

出现的时间有先后

重者在孕 4 周时就觉得头晕，经常呕吐；轻者在孕 6 周时才有早孕反应。

持续的时间有长短

重者在第 4~5 个月时还有早孕反应，少数人还会持续到分娩；轻者在第 3 个月左右（即孕 12 周左右），早孕反应会慢慢减轻或消失。

轻重程度不一样

重者反应严重，吐得昏天暗地；轻者基本上没有早孕反应。

孕吐期间要保证营养

孕吐让你的胃口变差，不想吃东西，或者因怕吃完之后又吐而减少进食，甚至连水都不敢喝。如果长期如此，可能会影响营养摄入，进而影响到胎宝宝的发育。下文介绍了孕吐期间保证营养、减轻孕吐、提振食欲的方法，非常实用。

合理安排每天的饮食

根据《中国居民膳食指南》推荐的膳食宝塔，安排好每一天的饮食，以保证营养全面均衡。

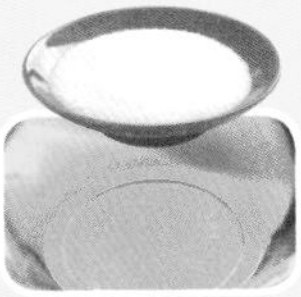

油 25~30 克，盐 6 克

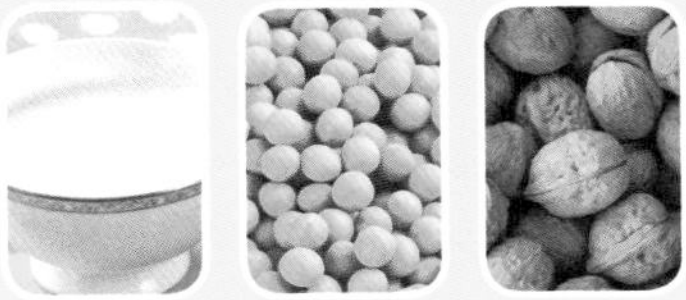

奶类及奶制品 300 克，大豆类及坚果 30~50 克

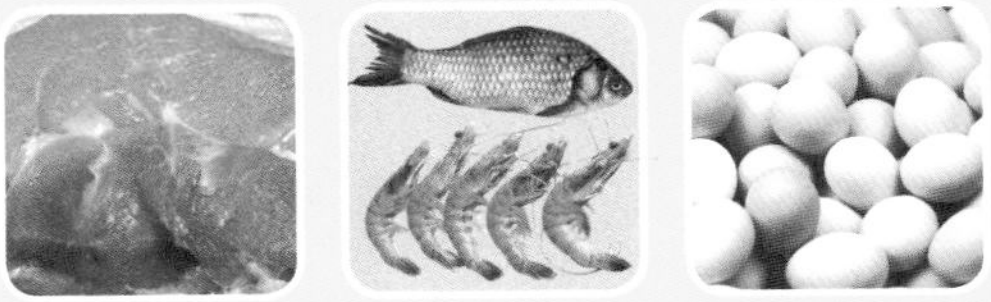

畜禽肉类 50~70 克，鱼虾类 50~100 克，蛋类 25~50 克

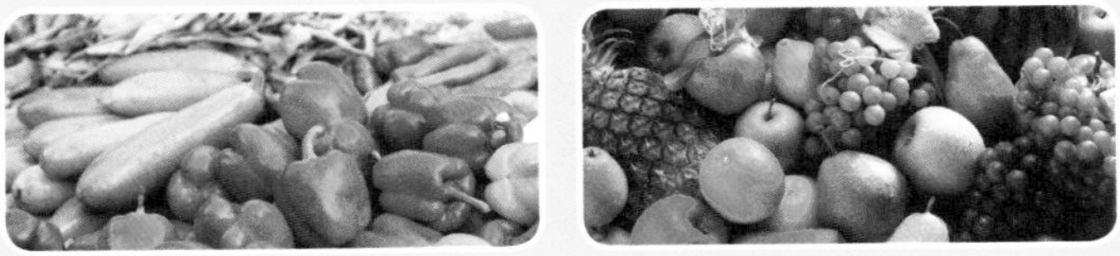

蔬菜类 300~500 克，水果 200~400 克

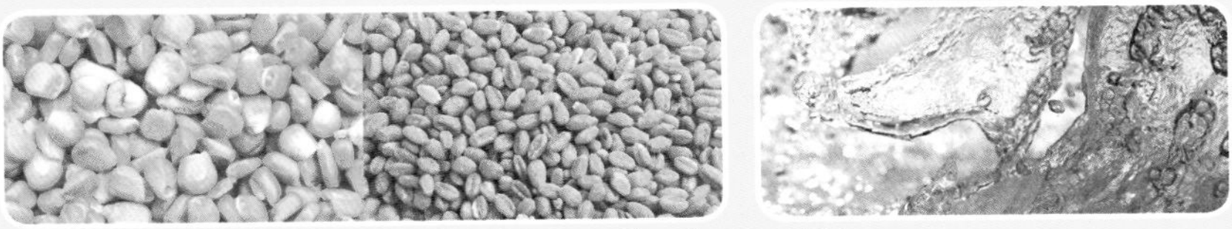

谷类食物 250~400 克，水 1200 毫升

蛋白质

在孕吐期，蛋白质摄入量为每天80克左右。你不必刻意追求一定的数量，今天想吃就多吃一些，如果不想吃就少吃一些，保证质量即可。牛肉、猪瘦肉、奶酪、鱼、虾、牛奶等都是优质蛋白质的来源。

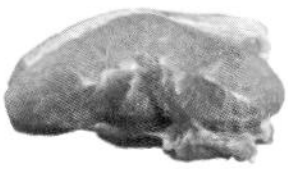

碳水化合物和脂肪

这是人体热量的主要来源。五谷杂粮是碳水化合物的主要来源，食物自身所含的油脂以及食用油，可提供你所需要的脂肪。如因孕吐吃不下饭，可将红薯、土豆、山药、南瓜、芋头等当零食吃，起到补充碳水化合物的作用。早餐一定要吃，否则会加重孕吐反应，小面包、全麦面包、粥都是不错的选择。

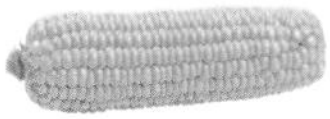

水

孕吐是胚胎为避免有毒物质的侵害而进行的一种自卫反应，多喝些水，能降低“外来毒素”的浓度，可缓解孕吐。每天至少要喝8杯水，每杯200~250毫升；果汁、牛奶、汤、粥，都可以补充水分，还能补充营养。如喝水也吐，可泡柠檬片、冲蜂蜜水，并且要一小口、一小口慢慢地喝，但睡前30分钟不要喝水，避免起夜。

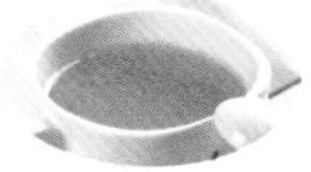

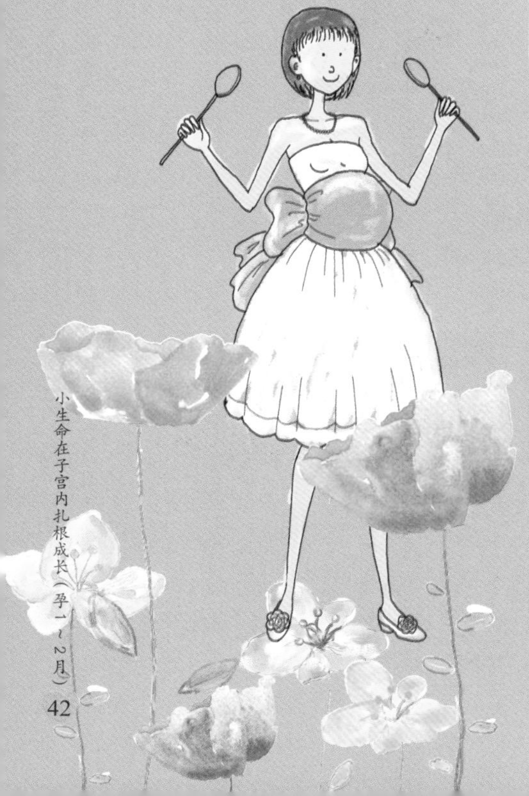

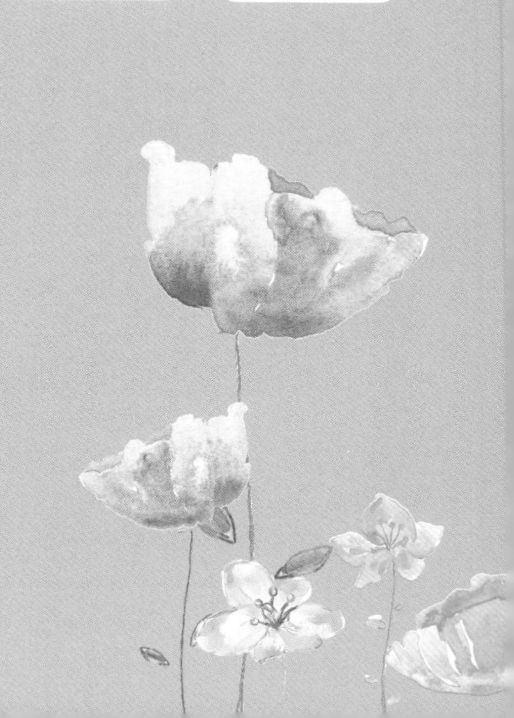

钙

孕吐也会导致钙摄入量不足。牛奶补钙方便又高效，每天喝1~2杯即可。鱼、虾、蛋黄、海藻、黑芝麻等，都富含钙，平时宜多吃。如做不到以上两点，你也可以在医生的指导下吃钙片。

铁

孕吐严重时也会使铁摄入不足，使人出现头晕、怕冷、失眠等贫血症状。孕吐期间也要注意补铁。适当多吃含铁高的食物，如黑木耳、菠菜、猪肝、蛋黄、瘦肉等。维生素C可促进铁的吸收，可适当吃一些富含维生素C的食物。

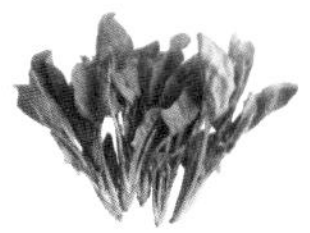

维生素

体内微量营养素，如维生素A、B族维生素、维生素C等的缺乏也能引起胎儿畸形。各种新鲜的蔬菜、谷物、水果等是维生素的主要来源，最好各种食物都搭配着吃，注意饮食的营养全面均衡。维生素D可促进钙的吸收，晒太阳可补充维生素D，每天保证1个小时晒太阳时间。

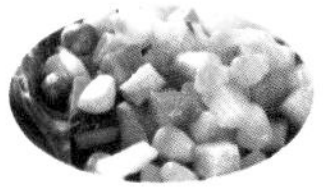

叶酸

在孕2月，孕吐会严重一些，这时也是胎宝宝脑神经发育的关键时期，如因孕吐使叶酸摄入不足，会增加胎宝宝出现神经管畸形的风险，你要注意叶酸的补充。适当多吃含叶酸高的食物，如紫苋菜、芦笋、西蓝花、鸡肝等，也可遵医嘱服用叶酸片，一般一天400~800微克。

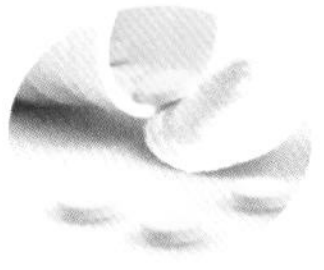

虽然孕吐会让你损失不少营养，但也没必要过于担心，只要在饮食上注意一些，相信你能坚强地“带着”胎宝宝度过这段“艰难”的岁月！

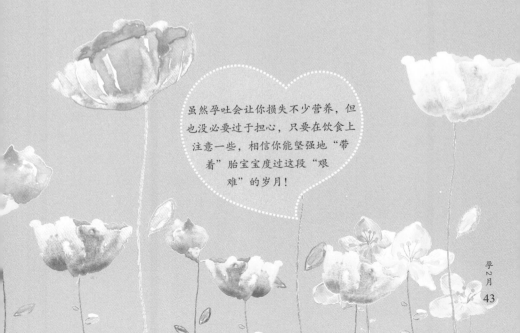

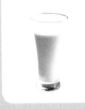

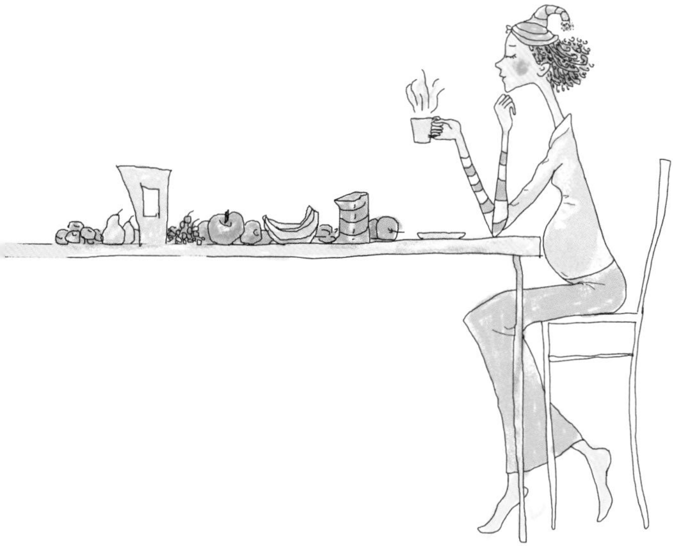

缓解孕吐的4种"吃法"

孕妈手记

刚怀果果时，我基本上是吃完就搂着垃圾桶吐，垃圾桶都成了我的"专属"。后来，婆婆来照顾我，看到我吐个没完，就查资料、问医生、问朋友，之后，她给我弄柠檬水喝，有时候，也会往给我喝的白开水里加一点儿姜汁。效果的确不错，喝完之后恶心的感觉少了很多，胃口也变得不错。很感谢婆婆如此费心！

——果果妈妈

吃好早餐能减轻晨吐

早上起床后，最好马上吃些小饼干、面包。如果早上吃不下，可将做好的粥放在保温盒里，在干呕恶心减弱后尽量吃点，尽量选择清淡一些的饮食，如大米粥、玉米粥、小米粥等。

吃常温的食物可适当缓解孕吐

热的食物气味比较浓烈，而孕吐期间，孕妇对气味非常敏感，可以把食物凉温或者凉至室温状态，等食物的气味消散一些后再食用，这样有助于减少恶心、呕吐等不适症状的发生。

平和或寒性体质的，适合吃生姜缓解孕吐。体质偏热、容易上火者，不宜用这种方法。

酸味食物有助于缓解恶心

酸味食物能缓解恶心、呕吐等不适，也能刺激胃肠蠕动，促进消化，让人胃口大开，如酸奶、乳酸菌饮料，或者杨梅、橘子、橙子、柠檬、猕猴桃、苹果、石榴等水果，以及醋、苹果醋、柠檬酸等调味料、醋饮料和乌梅、话梅等干果。

生姜是止呕"良药"

中医认为，生姜性温，可温中止呕，孕吐严重者，可以用生姜来止呕。将生姜洗净，切片，然后口含生姜片1~2分钟，可缓解恶心症状；或者把生姜洗净、切碎，然后放入杯中，用热水冲泡，凉温后饮用，也可缓解恶心、呕吐等不适。也可备一些姜糖，感觉恶心时含一块，不过每天不要超过3块。

其他缓解孕吐的小妙招

- 当恶心、想吐又吐不出来时，可以把一个柠檬切开，然后闻一闻味儿，或者用柠檬切片泡水喝，效果很不错的。
- 吃不下饭时，在菜里滴入几滴柠檬汁，或者用脐橙、苹果等水果入菜，也能促进食欲。
- 吃苹果、猕猴桃、橙子等有酸味的水果时，可以切成丁，拌点酸奶吃，酸甜可口、十分清爽，能缓解恶心症状，还能补充维生素。
- 喝水时，在水里加一点儿苹果醋、柠檬酸等，也能缓解恶心。
- 平时做菜时，适当加一些醋，能增加酸味，也能消除恶心感。

巧妙应对其他早孕不适

早孕反应 1：尿频

如果你总想上厕所，那么只要有尿意就立即去厕所，尽量不要憋尿。如尿不干净，或者起夜次数增多，那么临睡前 30 分钟不要喝水，可以减少起夜次数。注意：如果在小便时出现疼痛或烧灼感等异常现象，要立即就医。

早孕反应 2：嗜睡

如果你在睡眠上有以下问题：睡眠时间增加、不知不觉就睡着了、总是感觉很困，可试试以下办法：在条件允许的情况下，只要你觉得困了，就去睡觉。若是外出时觉得困了，但又没有条件睡觉，这时你应找凳子坐下，等精神好一些了再回家。要养成正常的作息习惯，每天晚上 11 点前睡觉，不要睡得太晚，更不可以熬夜。职场孕妈妈每天最好能够在中午时睡个午觉，以补充精力。

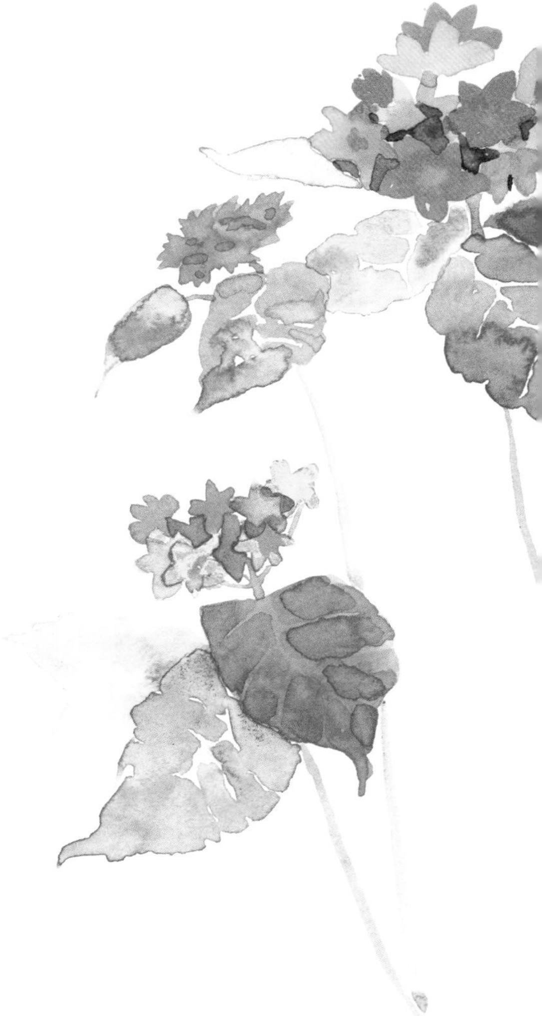

早孕反应3：乳房刺痛

怀孕早期，乳房会有以下变化：

- 乳头增大，乳晕加深，乳房膨胀。
- 乳房出现刺痛和瘙痒感。
- 偶尔挤压，乳头可出现蛋黄色黏稠的液体。

解决措施：

- 用温热的毛巾热敷、轻轻擦拭乳房，可以缓解乳房不适。
- 每天用手沿着乳房做画圈按摩，可缓解乳房刺痛感，促进乳腺发育，但要避免长时间按摩或刺激乳头，尤其是有习惯性流产或早产经历的孕妇。
- 每天睡前应用温水清洗乳房，保持清洁，以减少痒感。
- 洗澡时不要用碱性的香皂清洗，以防乳头干燥皲裂，引起不适。
- 宜选择为孕妇专门设计的纯棉、无钢托文胸，型号大小要适宜。
- 外衣要宽松，避免压迫乳房。
- 睡觉时要采取仰卧、侧卧等体位，避免挤压乳房。

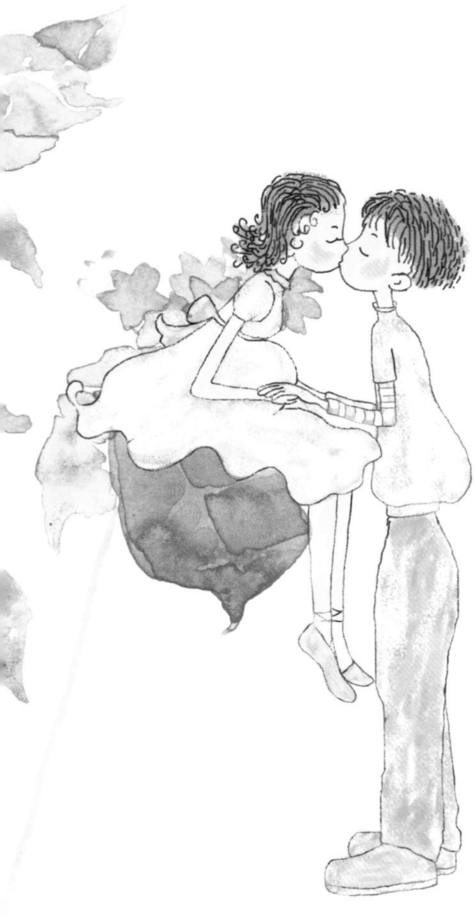

保持良好情绪，对胎教极有好处

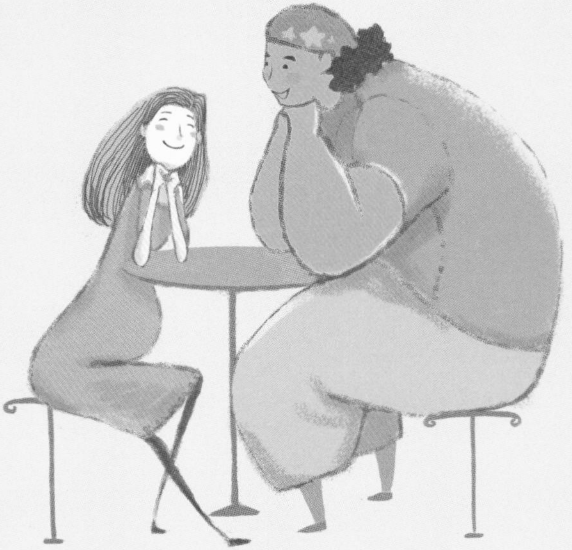

坏情绪具有传染性，你心情不好时，胎宝宝也会被“低气压”笼罩。所以，你要学会正确地排解不良情绪，保持好的心情，给胎宝宝做一个好榜样。

体内激素水平在升高

这个月去医院做产前检查时，结果会显示你的激素水平在升高，这跟受精卵的“驻扎”有很大的关系。

在排卵前，孕激素主要由肾上腺分泌，量比较少。排卵后，卵子排出的地方变成黄体，黄体会分泌大量的孕激素和雌激素。逐渐形成的胎盘也有分泌激素的功能。所以，在孕 2 月时，你的激素水平会比平时高 30~50 倍。

孕激素会影响你的情绪

你会变得爱发脾气，比以前暴躁了，稍有不如意就会心情抑郁，动不动就想哭。这些情绪问题都是孕激素“惹的祸”——孕激素是激素的一种，会影响人体大脑中调节情绪的神经传递素的变化，使人变得比较情绪化，更容易焦躁、愤怒、情绪低落。这个时期，这些变化都是正常现象，你需要做的是把心情放松下来，再找到方法调节情绪，做自己情绪的管理者。

你是快乐的，他才是幸福的

举个例子

自从怀孕之后，小莉总觉得老公对自己不够体贴、关心。有时觉得身体不舒服，跟老公说，老公回答说："那怎么办？我也帮不了你呀。"很平常的话语却让小莉又气又委屈。

怀孕后，平时很温和的人也容易烦躁、生气、焦虑，这种变化在孕 6~10 周和孕 37~40 周时尤为明显。这种情绪对胎宝宝没有一点好处，电视里常有孕妈妈生气，然后出现流产征兆的桥段，这并非夸张。

你高兴，肚子里的宝宝也会高兴；你心情不好，或者非常生气，胎宝宝也会跟着不安。尤其是在孕期前 3 个月，胎宝宝在子宫里扎的根还不够深、不够稳，你的情绪起伏过大，会使子宫收缩，让胎宝宝受到伤害，严重的还有可能导致流产。

好心情也是胎教的一部分哦，你的快乐会"感染"胎宝宝，让胎宝宝感到幸福无比。

孕 4~10 周是胎儿腭部发育的关键期，如果你的情绪过度不安，会增加胎儿口唇畸变的风险，导致胎宝宝出现腭裂、兔唇。

到胎儿有胎动时，你的精神状态还会影响到宝宝的胎动，如你突然受到惊吓、恐惧、忧伤或严重的精神刺激时，胎动次数会较平常多 3 倍，甚至多达正常胎动的 10 倍。

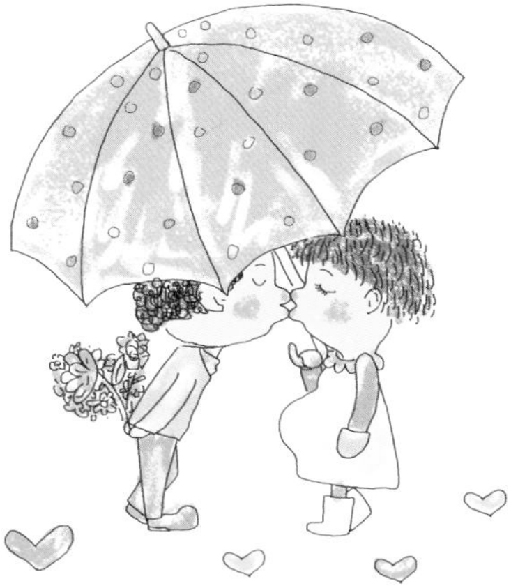

如果胎儿长期处于这种不安状态下，体力消耗多，出生时往往比一般新生儿体重轻 1 公斤左右。

所以，你要尽量心平气和，学会调节情绪，让自己保持愉快的心情。

放松情绪的 N 种方法

孕妈手记

虽然我在工作中雷厉风行，但性格还算温柔、沉稳。然而怀孕后，我发现自己变了好多，工作上的一点小事儿就能让我烦躁得不行，容易发脾气，有时还忍不住跟同事吵起来。

同事提醒我说："这样会影响生活、工作，对胎宝宝也不好。"于是，我想办法调整自己，当遇到解决不了的问题时，就暂时停下，做一些自己感兴趣的事情，听听音乐，找人聊一聊，让自己平静下来。一段时间后，同事都说我性子比以前更沉稳了。

——柔儿

听音乐

心情不好，或者感觉手头的问题很棘手时，不妨听听舒缓、怡情的乐曲，沉浸在音乐的世界里，让自己慢慢平静下来。适合你听的乐曲要满足这些条件：节奏不能太快，音量不宜太大；不宜用高频声音；不能有突然的巨响；曲目演奏的时间不宜过长；具有明朗的情绪、和谐的和声。

√ 古典音乐，如《高山流水》《平湖秋月》等
√ 钢琴曲，如《仲夏之梦》《卡农》等
√ 瑜伽音乐
√ 班得瑞轻音乐
× 迪斯科舞曲
× 架子鼓演奏
× 重金属音乐
× 节奏快的摇滚

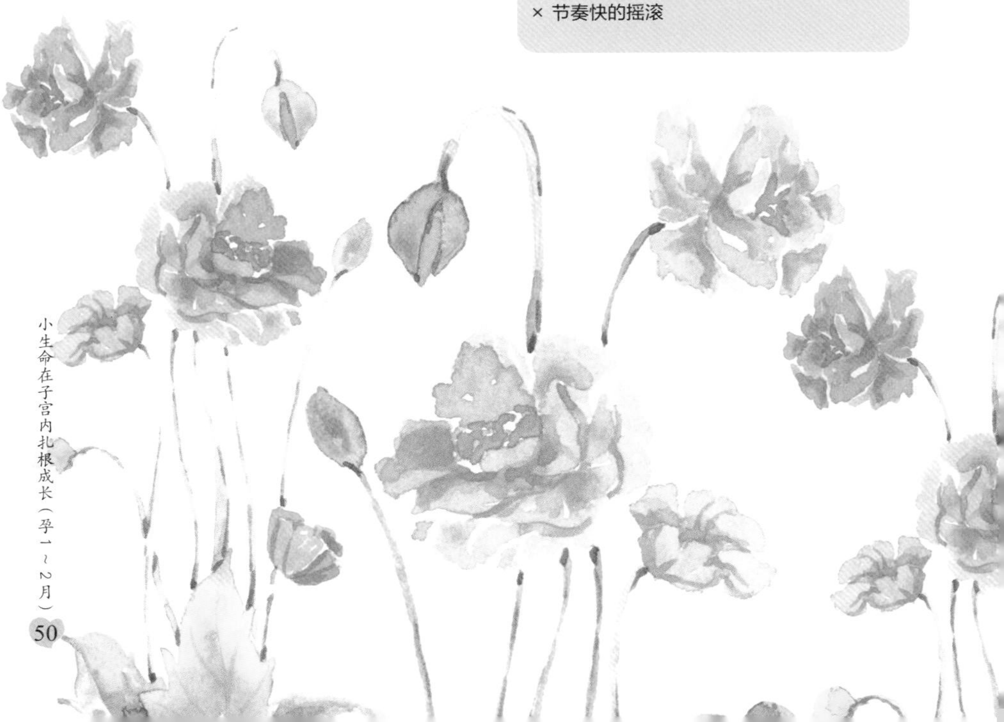

适当宣泄

当心情不好时，就要想办法发泄出来。不过，也要注意适度，不能因为发泄而影响到家人、朋友以及日常生活。跟家人、朋友交流、倾诉，有助于舒缓心情。当心里郁闷时，在空旷无人的地方大喊几声，把体内郁闷之气喊出去；或者哭一场，让心中的烦闷随泪水一起流走；也可暂时换一换环境，出去旅游，或到别处小住几天，避开周围让自己心情不好的因素，这也是一种发泄。

学会宽容

正确对待生活中发生的大大小小的矛盾，对一些无足轻重的事情，不要过分认真和计较；不要多疑，尽量减少对家人的误解，给予家人充分的信任；遇到不开心的事情时，要大度一些，多做一些自我安慰；助人为乐不仅能为他人带来方便，也能抵消自己的负面情绪；遇到麻烦的人和事时，学会换位思考，多从对方的角度看问题，体谅对方。

适量运动

每天早晚到环境优美的公园、河边散步，呼吸新鲜空气，可帮助你洗去疲劳和烦恼；当要发火时，做深呼吸，能将怒火压下来；练练太极拳、走走八卦掌，也能让你的心情变得平和。

心情好也离不开准爸爸的体贴哦。准爸爸要和妻子多交流，多理解她，尤其是发生不愉快的事情时，准爸爸要从积极的方面开导妻子，让妻子开心起来。

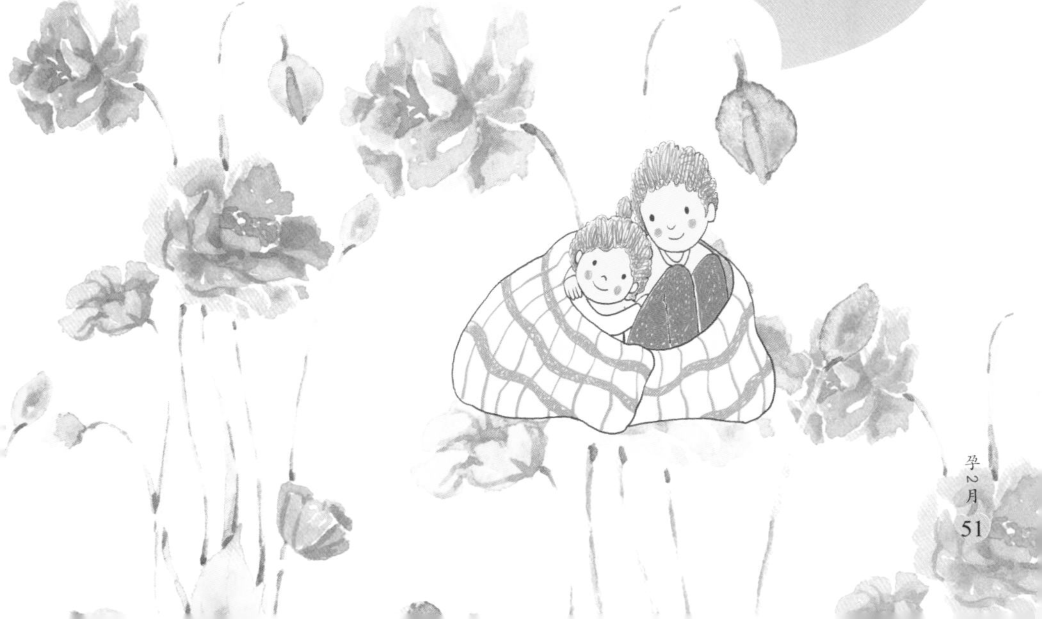

学写怀孕日记

怀孕是一种独特的经历，在这10个月里，你和肚子里的小宝贝休戚相关、呼吸与共，从小腹平坦到大肚隆起直至小宝贝出生，一个新生命就这样在你的呵护下诞生了——把这个奇妙的孕育过程记录下来吧，这将会成为你人生中最值得怀念的片段之一。

在日记中记录孕期的各种经历

怀孕给你的感受；

你想对小宝贝说的话；

你对他的期待；

你对他的担心；

他带给你的快乐

……

这样的记录，有助于梳理自己的情绪和心理问题，让问题更明朗，更容易找到解决问题的方法。

孕期日记还应该体现一些有价值的信息

末次月经的时间

产检的时间以及项目和结果

阴道分泌物的变化情况

性生活的时间

胎动时间、胎动规律

宫缩情况

……

这些重要时刻、重要事件，都应该记录在日记里，产检时医生也许会需要这些信息来判断你的某些情况。

日记并不一定要天天写，精力不济或工作太忙时，可以两三天写一篇，也可以每篇都写得简短些。

安全度过致畸敏感期

从卵子与精子邂逅、结合，到在子宫里“入驻”，细胞和组织按照一定的顺序进行分化，这是一个极为精妙、复杂的过程。在这个过程中，任何环节受到干扰，都可能导致胎宝宝发育畸形，尤其在孕 2 月，胎宝宝正处于器官形成的敏感期。你要打起十二分精神，为胎宝宝保驾护航。

胎宝宝主要器官的致畸敏感期

大概在受精后 3 周，胚盘即长成为胚子，进而快速完成各种器官的形成和发育。中枢神经系统形成时间最早，在妊娠满 7 周时就形成了。到妊娠 8 周时，心脏已拥有 4 室。妊娠满 9 周时，胚胎全身的器官如头部、腹部、胸部、内脏、脸部、四肢等已形成。

因此，孕 3~9 周是胎宝宝主要器官的形成期，也是胎宝宝最敏感的时期，很容易受到致畸因子的干扰而发生器官畸形。

孕早期胎宝宝摸不到、看不见，有什么可检查的？真这么想，你就会错过优生的第一个关键时期。从宣告怀孕开始，你就应打起十二分精神，尽量避开各种对孕育不利的因素，以孕育一个健康可爱的宝宝。

胎儿致畸敏感期①

怀孕周数	易发生畸形
孕 3~6 周	中枢神经系统
孕 3~7 周	心
孕 4~9 周	耳聋
孕 4~8 周	眼
孕 4~7 周	上肢
孕 4~8 周	下肢
孕 5~6 周	唇
孕 6~8 周	牙
孕 6~9 周	腭
孕 7~9 周	外生殖器

①参考《妇产科学》(人民卫生出版社，第二版)。

常用电器的防辐射“安全守则”

手机

•少用手机，用固定电话代替手机，通话时间要减短，或者发短信代替

•信号不好时尽量不用手机，找一个信号更好的地方再打电话

•根据环境使用扬声器或耳机

•不要将手机挂在胸前，或放在裤兜里

•睡觉时不要将手机放在枕头边

微波炉

•微波炉工作时，要离微波炉至少 1 米以上，不要站在微波炉的正前方

•微波炉停止工作一段时间后，再开启微波炉

•减少使用微波炉的次数和时间，需要时可以让家人帮忙用微波炉热饭菜

电热毯

•睡前将电热毯预热 30 分钟，临睡前关闭开关，拔掉电源插头

•忌直接躺在打开电源的电热毯上，更不要整夜使用电热毯

打印机

•使用打印机时可戴上口罩、手套，不宜打开打印机机盖

•打印机正工作时，不宜站在打印机旁边，离打印机至少要 1 米以上

•等打印结束后再去取打印好的文件

吹风机

•不要用吹风机紧贴头皮吹头发，吹风口与头皮应保持 20~30 厘米的距离

WiFi

•保持 1 米以上距离，避免在手机、电脑充电时连 WiFi。不上网时，要将路由器关闭

电脑

•尽量使用液晶显示器；使用纯平显示器时，应避免长时间待在显示器背部

•调低显示器的亮度，屏幕亮度越大，电磁辐射越强

•眼睛与显示器屏幕的距离应保持在 40~50 厘米

•玩电脑时间不要超过 2 个小时

•用电脑前做好护肤隔离；用电脑后，用温水或洗面奶洗脸

空调

•与空调保持 2 米以上的距离

•空调工作时，不要站在空调的风口处

电视机

•看电视时，与电视保持2米以上的距离

•看电视的时间不宜超过2个小时

•看完电视后用温水或洗面奶洗脸

冰箱

•冰箱应放在人不经常逗留的地方

•避免靠近冰箱

•经常用吸尘器把冰箱散热管上的灰尘吸掉

复印机

•使用复印机时，身体距离机器至少要30厘米

•复印文件时，按下按钮后暂时离开，等复印机复印完毕再去取文件

掌握3个要诀，减轻电磁辐射

有电器的地方就有电磁辐射，但我们的生活又离不开电器，如何才能突破电磁辐射的“包围圈”呢？

使用正规产品

一般大品牌电器产品的辐射都经过了国家有关部门的严格监测，可保证安全；尽可能购买新款的电器，通常旧电器的辐射会比新电器的高。另外，严格按照说明书操作各种电器，可避免因操作不当而增加的电磁辐射。

室内电器不要集中摆放、同时开启

使用中的电器，电磁辐射大增，所以居家电器不要集中摆放，也不要同时开启；电器不适合摆放在卧室。

清理灰尘降低辐射

在整个孕期，准爸爸都要发扬自己的“大男子主义”精神，尽可能多地承包家务活，其中包括擦拭电器上的灰尘。要知道，家用电器上的灰尘多了，电磁辐射就会滞留在灰尘中，并随着灰尘被人的皮肤、呼吸道吸收。所以，为了孕妈妈和胎宝宝的健康，准爸爸应积极行动起来。

挑一件最满意的防辐射服

如果你整天都需要面对电脑、打印机等电器，不妨给自己选择一款合适的防辐射服。不过，目前市面上防辐射服质量参差不齐，要想选出真正实用又合心意的防辐射服，得掌握点技巧。

面料	优点	缺点	价格
金属丝面料	面料柔软、透气、轻薄，具有抗菌、抑污的功效，可以水洗	金属丝容易断裂，会影响防辐射效果	300~500 元
纤维镀银	屏蔽值较高，同时具备杀菌、透气功能	容易氧化，易变色	800 元以上
离子银面料	高端防辐射面料。手感好，透气性好。可轻柔水洗		1000 元以上

选择合适的款式

选择防辐射服时，要考虑自己生活工作的环境辐射大不大。没有上班，生活中的电磁辐射相对少的，可以选择防辐射兜肚、围裙等款式。坚持上班的或在单人间工作的，可选兜肚、马夹。如果工作的办公室里电脑超过 20 台，那么宜选择包裹性比较好的防辐射连衣裙。不论选择哪种款式的防辐射服，都要保证盖好腹部，最好使肚子位于防辐射服的中间。

测试防辐射服的方法

在商场购买防辐射服时，销售人员会在现场用防辐射服将手机包裹住，然后用手机没有信号、打不通的事实，来使你相信他们的产品有防辐射能力，这是测试防辐射服防辐射效果最常用的方法。你也可以这样测试防辐射服的防辐射效果：让家人或朋友穿着带有兜的衣服，将手机放在兜里，然后穿上防辐射服，你再拨打手机，如果没有信号、打不通，说明防辐射效果好。

防辐射服原来也可以洗

防辐射服洗了之后防辐射效果会不会打折扣？很多防辐射服都可以水洗，清洗方法为：用普通的中性洗衣液加水浸泡，轻揉污渍部位，注意不能用含漂白成分的洗衣液、洗衣粉；洗防辐射服时，要轻柔手洗，不要用洗衣机洗；清洗后直接拎起晾干，不能拧绞；清洗时水温不要超过 40°。

为孕育调整工作与生活

自打肚子里多了个小宝贝，你就不再是“一个人”了，孕育给你带来巨大幸福感的同时，也要求你担负起更多的责任。从此以后，你的饮食、起居、工作、娱乐等，都得优先考虑并照顾到肚子里的小家伙。

暂停性生活 Q&A

Q：怀孕了，还可以跟老公“爱爱”吗？

A：孕早期（孕1~3月）、孕晚期（孕7~10月）要暂停性生活；孕中期（孕4~6月）可适当进行性生活，但要注意控制次数和强度。如果有过流产史，且身体状况不佳，那么孕期全程都不宜进行性生活。

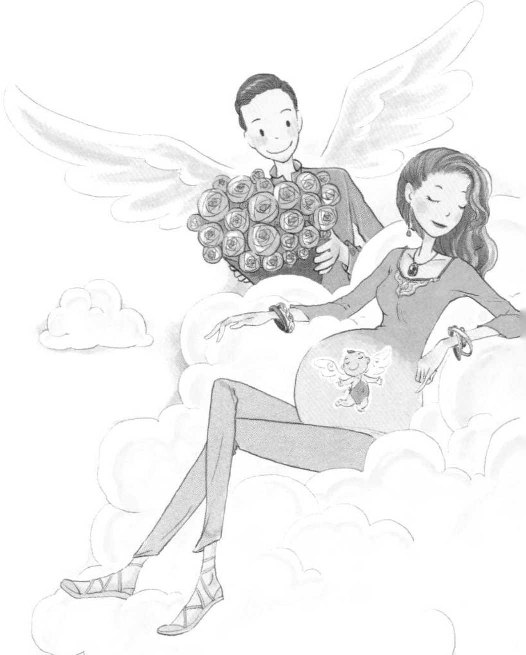

Q：为什么孕早期不能进行性生活？

A：孕早期不宜进行性生活，是因为此时胎宝宝在子宫里扎的根还不够深，而性生活可导致子宫收缩，如果动作比较猛烈、粗暴，很容易引起流产。同时，孕早期还是胚胎形成和发育的关键时期，容易受到致畸因素的影响，这时进行性生活，如果不注意卫生，很容易导致感染，有可能会影响到胎宝宝的健康和安全。

Q：在不知道怀孕的情况下同房，会不会对胎宝宝有影响？

A：如果没有腹痛、流血情况出现，说明胎宝宝很坚强，基本上没有受到影响。但是，如果性生活后出现腹痛、流血、子宫收缩、阴部发痒等不适，那么要及时就医。

在家待产 OR 坚持上班

怀孕后，是辞职在家，还是继续上班呢？你有没有为这个问题纠结过？让我们将两者的优缺点一一列举，然后再来决定到底该怎么做吧。

在家待产的优与劣

优点

•不用挤公交、地铁

•不用加班，生活更加轻松

•灵活支配自己的时间

•可以做自己喜欢的事情

•能保证休息的时间和环境

缺点

•一个人独处时容易觉得孤独，难免胡思乱想

•与人交流少，会觉得很无聊，甚至焦虑

•玩手机、电脑，看电视的时间增多

•长期离开职场，容易与社会脱节

•吃和睡的时间增多，不利于孕期体重的控制

•会使家庭收入减少

坚持上班的优与劣

优点

•继续保持良好的工作、生活习惯，有利转移注意力，缓解早孕反应

•使自己和胎宝宝的大脑保持活跃状态

•有利于控制体重，对分娩也有好处

•与同事保持亲密联系，减少孤独感和焦虑感

•一定程度上帮老公分担经济压力

缺点

•挤公交、地铁，人多时容易碰撞而发生意外

•休息不好

•早孕反应严重时需要请假休息

•经常跑厕所会影响到工作

只要胎宝宝发育稳定，身体状况允许，你就可以坚持上班！但是，如果胎宝宝向你发出不安稳的信号，如出现腹痛、阴道流血等症状，要及时就医，并遵医嘱请假或辞职保胎！

调整工作环境，远离伤害

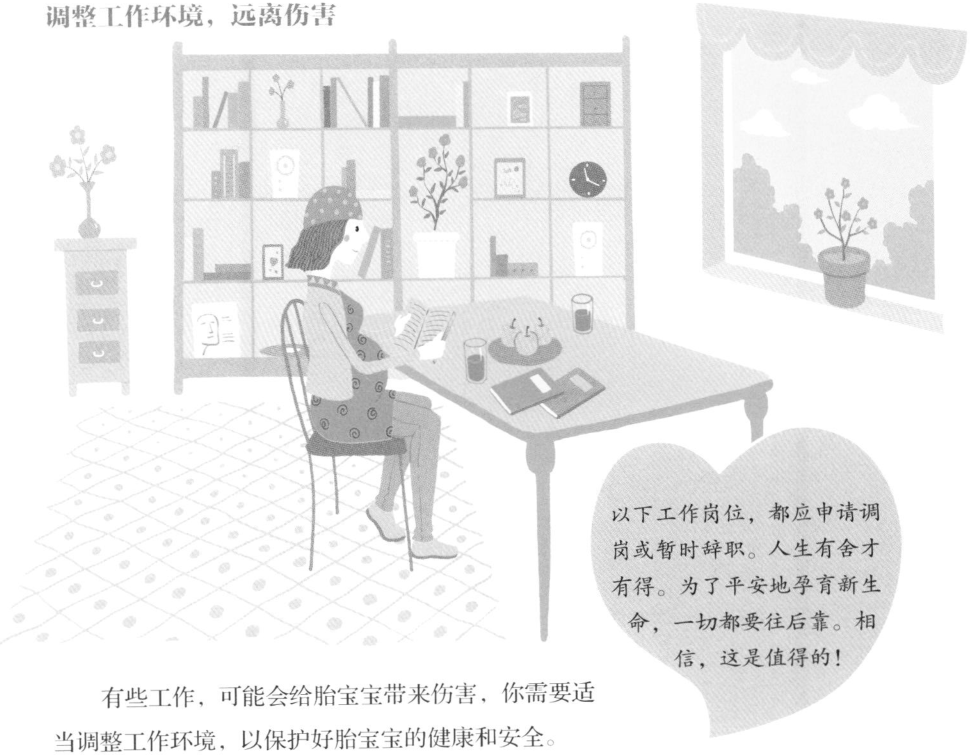
以下工作岗位，都应申请调岗或暂时辞职。人生有舍才有得。为了平安地孕育新生命，一切都要往后靠。相信，这是值得的！

有些工作，可能会给胎宝宝带来伤害，你需要适当调整工作环境，以保护好胎宝宝的健康和安全。

工作环境	安全隐患	对孕育的影响	解决办法
医院	· 放射科的器材工作时辐射大 · 传染科流行病毒多	· 导致胎宝宝畸形 · 引发流产	· 换岗或调离放射工作 · 上班时戴口罩 · 适当运动，增强抗病能力
化工企业	· 有铅、镉、汞等重金属 · 有二硫化碳、苯、汽油等有机物	· 增加流产概率 · 出生缺陷发生的概率增加	· 做好防护措施，避免接触有毒物质
农药生产单位	· 农药本身含有较强的毒素	· 引起流产、早产、胎儿畸形、弱智等	· 上班时戴口罩、手套 · 避免接触农药，不小心接触后要立马用洗手液多洗几遍手，最后用酒精消毒
重体力劳动	· 体内消耗过大 · 可能会压迫到腰部	· 引发流产、早产等	· 减少工作量
其他	· 工作环境温度过高，或振动较大，或者噪音过大	· 影响胎宝宝大脑发育，增加流产、畸形、早产的概率	· 申请调岗或暂时辞职

做好这 4 点，挺肚上班也 OK

虽然平时你可能是女超人、工作狂，挤公交、挤地铁、熬夜加班全 OK，但是现在却不一样了，以上司空见惯的小事将一一变成困扰你的“难题”。

应对交通问题

上下班高峰期公交、地铁上的拥挤，常常让你觉得头皮发麻。孕早期胎宝宝刚刚住进子宫，还很娇嫩，挤公交、地铁很容易发生碰撞而出现意外。

> 你比怀孕之前更敏感，更容易感到疲劳，而开车时精神需要十分专注，疲劳感就会增加，所以平时自己开车上班时，要量力而行。

如果你住得离单位不远，在身体允许的情况下可步行上下班；需要坐公交、地铁上班的，宜向单位申请错峰出行，避开上下班高峰期。坐公交、地铁时，不要站在门口位置，以防上下车人群拥挤而受到推搡或挤压；站立时最好手扶车椅或竖杆，尽量不要拉车上的吊环，以防吊环摇晃而导致站立不稳；如果同事或朋友是有车一族，正好上班又顺路，你不妨跟同事或朋友商量一下搭乘顺风车，当然你可以赞助一部分油钱，互惠互利嘛。

应对空气问题

现在办公室里基本上都是中央空调，开窗通风少，室内空气不流畅，现在的你要担负着两个人的健康责任，不仅要担心早孕反应，还要小心氧气吸入不足。天气允许时，多开窗通风，换换空气，尽量每隔 2~3 个小时就到室外待一会儿，呼吸新鲜空气。

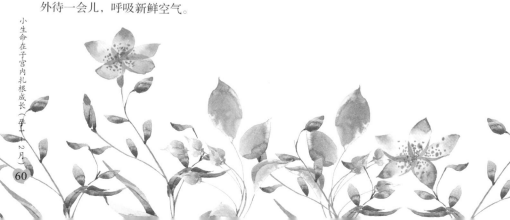

办公室的通风是一个老大难的问题。你要尽量与同事沟通，多开窗通风。如果天气比较冷，或者是雾霾比较重，不能及时给办公室通风，你就要“曲线救国”，“躲”到茶水间或会议室做做简单的活动，让自己放松，暂时“逃离”大环境里的污浊空气。

应对疲劳

怀孕后，你本来就容易疲劳，再加上工作时体力的消耗和心理的压力，一天下来你很可能疲劳过度。工作间隙不妨活动一下头颈，伸伸腿，或者做做办公室保健操；觉得累时，可靠在办公椅上小憩，但不要趴在办公桌上睡，也可购买一张可折叠的行军床放在办公室，中午时支起来，躺着睡会更舒服；及时与领导、同事沟通、调整工作，必要时请领导、同事帮忙。

应对出差、聚餐

出差、公司聚餐，这是工作和人际交往中无法避免的，但旅途的颠簸和疲劳，以及聚餐时刺鼻的酒味、“二手烟”，都有可能影响到你和胎宝宝的健康。跟公司说明身体状况，尽量减少出差，也尽可能不参加公司聚餐，如果无法避免，聚餐时要与女同事坐在一起，并最好坐到窗户边或空气比较好的地方，远离吸烟区域，拒绝喝酒，觉得累时及时离场。

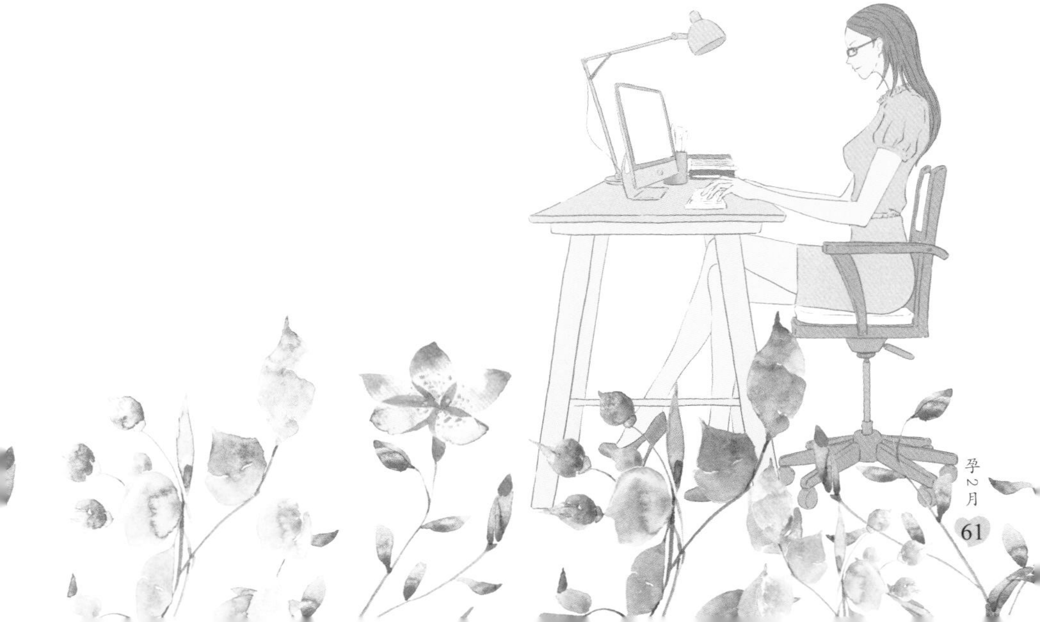

N种“预测”胎宝宝性别的不靠谱方法

看肚子形状

男宝宝：肚子尖尖，看起来不像球那么圆。

女宝宝：肚子像充了气、较硬的、圆圆的篮球。

真相：肚子的形状与胎位、胎宝宝的大小，以及你自身的情况、走路的姿势等有关。

酸儿辣女

男宝宝：口味偏爱酸。

女宝宝：口味偏爱辣。

真相：妊娠反应、激素水平改变，有可能造成你的口味、饮食习惯改变等，也有可能是酸、辣等口味刺激你的食欲。

看相貌改变

男宝宝：变丑，脸上会长斑长痘。

女宝宝：变漂亮，皮肤很光滑。

真相：你是否变漂亮跟你本身的肤质、激素水平、饮食习惯等有关系。

看孕吐程度

男宝宝：孕吐、恶心等不适相对不严重。

女宝宝：吐得很厉害。

真相：孕吐的程度可能与你的体质、饮食习惯、生活环境等有关系。某些食物的强烈气味、房间里的不良气体等，都有可能加重孕吐。

看胎心

男宝宝：胎心较慢，140左右。

女宝宝：胎心较快，150左右。

真相：每个人的心率各不相同，胎宝宝也是如此。即便是同一个胎宝宝，在不同状态下检查，心率也可能不一样。例如胎宝宝在睡觉时，心率就会慢一些，而他在踢腿时，心率可能会快一些。

就让宝宝的性别成为一个秘密吧，直到分娩的那一刻再公布最终答案。

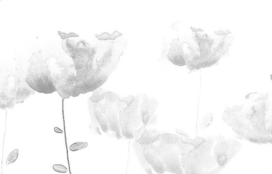

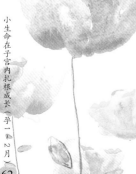

嗨，小宝贝，
你住在妈妈的肚子里，
我把妈妈抱在怀里
——最幸福的事，
就是这样了吧！

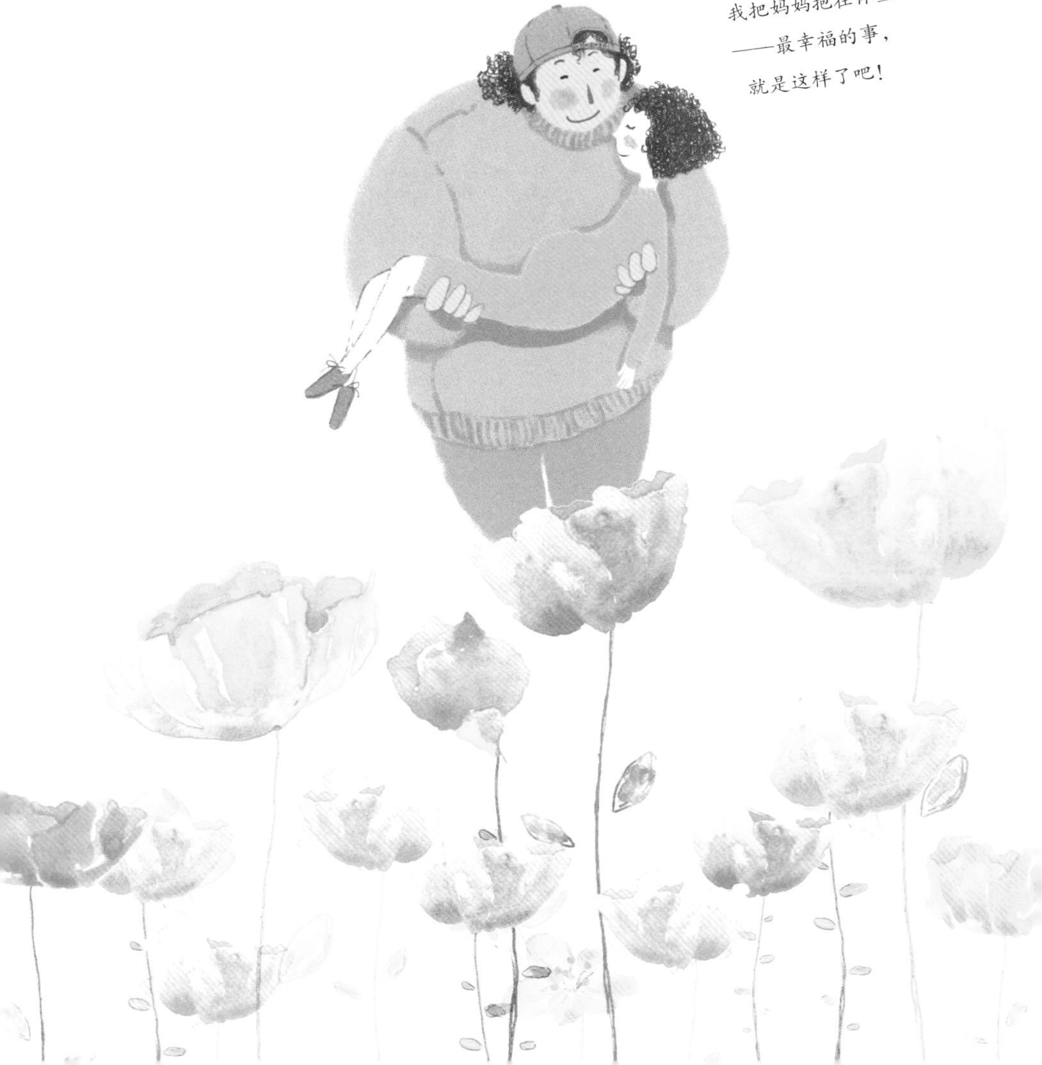

图书在版编目（CIP）数据

好孕宝盒．小生命在子宫内扎根成长：孕1～2月／王琪编著．—北京：电子工业出版社，2017.5

（孕育幸福事·好孕系列）

ISBN 978-7-121-30233-6

Ⅰ.①好… Ⅱ.①王… Ⅲ.①妊娠期－妇幼保健－基本知识 Ⅳ.①R715.3

中国版本图书馆CIP数据核字（2016）第263561号

逗号张文化创意
13910136213
全案策划

策划编辑：牛晓丽　张　飏
责任编辑：刘　晓
特约编辑：贾敬芝
印　　刷：北京捷迅佳彩印刷有限公司
装　　订：北京捷迅佳彩印刷有限公司
出版发行：电子工业出版社
　　　　　北京市海淀区万寿路173信箱　　邮编：100036
开　　本：880×1230　1/32　印张：19　字数：730千字
版　　次：2017年5月第1版
印　　次：2017年5月第1次印刷
定　　价：198.00元（共8册）

凡所购买电子工业出版社图书有缺损问题，请向购买书店调换。若书店售缺，请与本社发行部联系，联系及邮购电话：（010）88254888，88258888。

质量投诉请发邮件至zlts@phei.com.cn，盗版侵权举报请发邮件到dbqq@phei.com.cn。

本书咨询联系方式：QQ 9616328。

当你还在为害喜苦恼时，

腹中的“小种子”，

已悄悄完成了“基础工程”的建造。

“小人儿”已现雏形，

开始茁壮成长，

孕育的幸福感会让你整个人容光焕发。

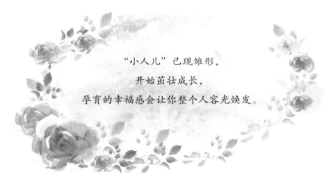

孕育幸福事
好孕系列

好孕宝盒

从胚胎到胎儿，质的飞跃

孕3~4月

王琪/编著

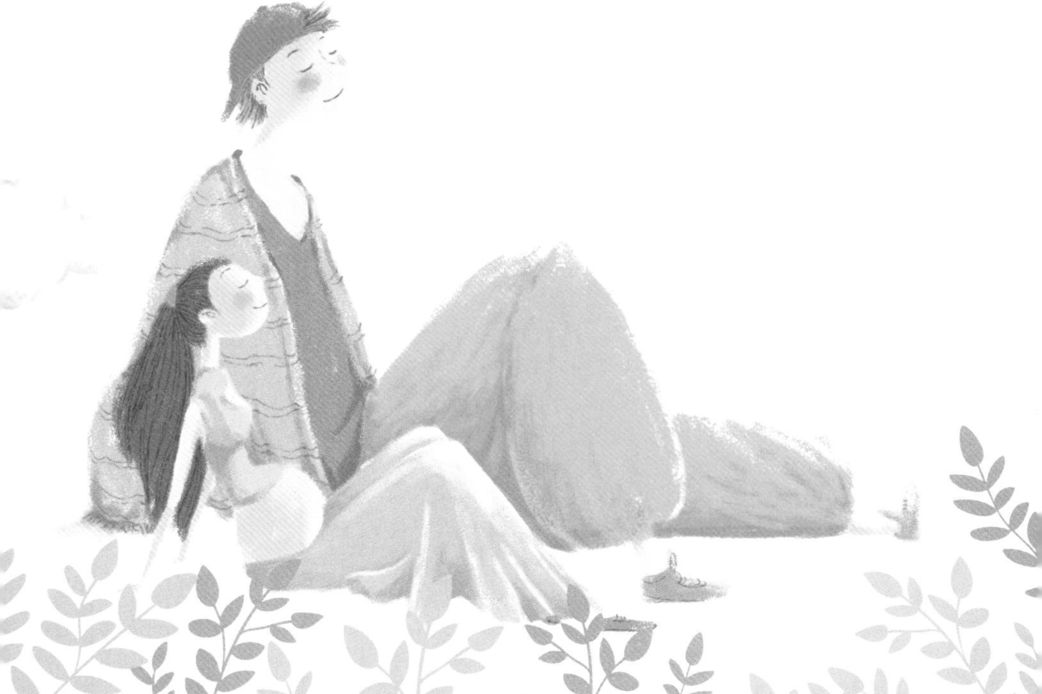

電子工業出版社
Publishing House of Electronics Industry
北京·BEIJING

前言

孕3~4月是一个重要的里程碑。在这两个月里，你的早孕反应会逐渐消失，没有了恶心、呕吐，终于觉得吃饭香了，真的很舒爽！好好享受一下吧。

胎宝宝在这两个月里，也将经历不一样的生命旅程——模样初长成，看起来像一个漂亮的娃娃了，进入了第一个大脑发育高峰期，有了最初的记忆。

这时候，胎宝宝对营养的需求更大了，TA会从母体中吸收更多的蛋白质、碳水化合物、铁、碘、镁等营养物质，以“发展壮大”自己，这要求你更应注意饮食营养的全面均衡，安排好一日三餐，适当加餐，以满足TA的需要。

你也要注意喽，胃口好了就容易多吃，吃得多了，就会营养过剩、变胖起来。建议你选择并坚持一种可行的孕期运动，将体重控制在合理的范围内，这对自己、对胎儿都好。如何保持营养全面、控制好体重增幅，将成为你的“工作重点”。

孕3月，还有一件事值得期待——你和胎宝宝将一起经历第一次正式产检，在B超的“帮助”下，你们会见到“第一面”。

生命中最重要的人，记住彼此的模样，相约相伴，一起来探索孕3~4月的世界吧。

目录

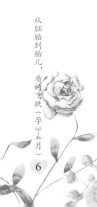

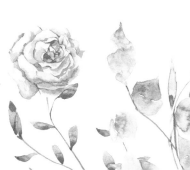

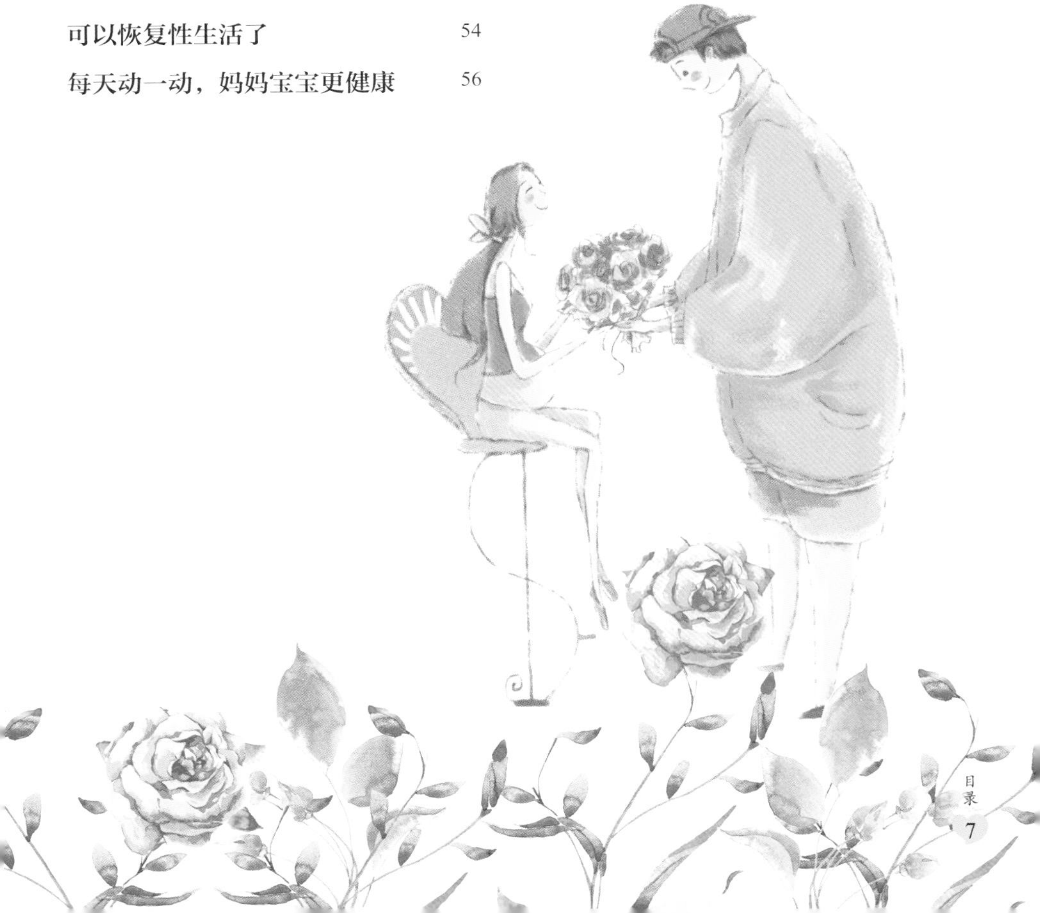

与前 2 个月相比，孕 3 月时，胚胎颈部长长了，头还是很大，7.5~9 厘米的身长，被头占了一半，体重约 20 克，全身都被一层绒毛覆盖着。

这时你还无法感觉到，但通过 B 超能看到 TA 时不时地忙着做伸展和踢腿动作，如果你用手戳戳肚子，会看到有吸吮样动作。

膝盖和脚后跟清晰可见，手指和脚趾已经完全分开，也能看到手指甲。一部分骨骼开始变得坚硬，并出现关节雏形。

头部五官渐渐可辨，眼睛移到面部的前面，眼皮已长出。鼻子、嘴唇四周、牙根和声带都已经出现。和以前比，虽然下颌和脸颊发达，但更像人脸了。

到孕 3 月底，胎儿的小尾巴完全消失了，这标志着胚胎正式迈入胎儿期。

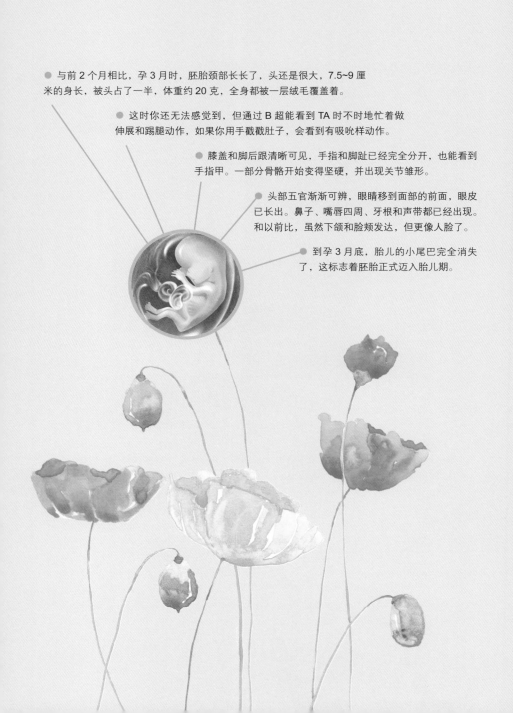

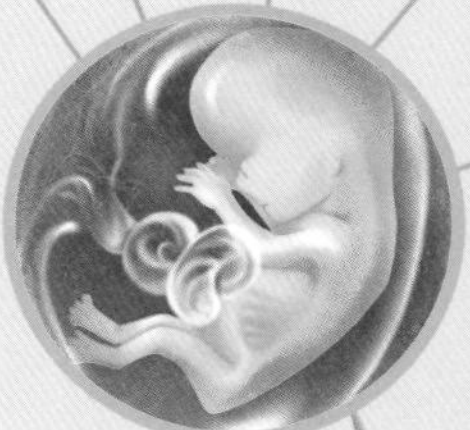

孕3月

我的胸脯在增长，
像池塘里的水无声无息地涌冒。
它丰满的轮廓在我腹部投下了影子，
仿佛向它作出许诺。
——加布里埃拉·密斯特拉尔

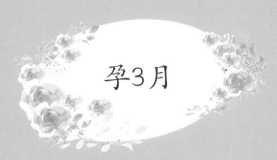

胎宝宝迎来第一个大脑发育高峰期

孕3月，对你来说，是自我调整、适应孕期生活的关键期，对胎宝宝来说，也是一个非常重要的时期——TA将迎来大脑发育的第一个高峰期。孕育一个聪明健康的宝宝是每个妈妈的心愿，而想要挖掘宝宝的潜能，让宝宝赢在起跑线上，就要从胎宝宝时期开始，抓住胎宝宝大脑发育的每个高峰期，给予适当的刺激。现在，我们就一起来了解一下大脑的构造与发育过程，以及大脑发育的三大高峰期。

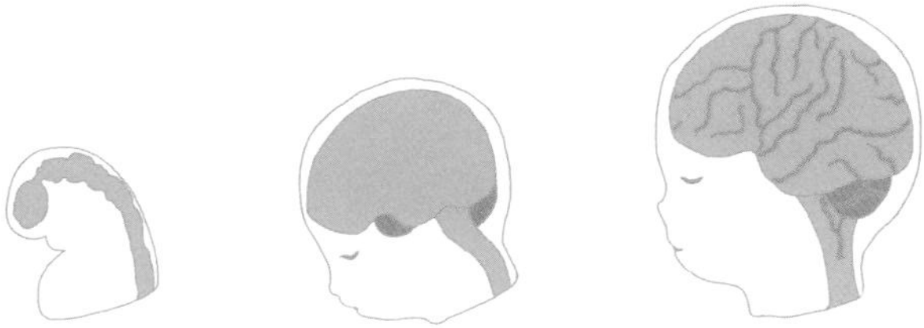

第1个月

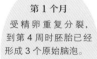

受精卵重复分裂，到第4周时胚胎已经形成3个原始脑泡。

第2个月

大体形成脑部的原形，脑神经细胞开始增殖。

第3个月

神经细胞增殖进入第一个高峰期。脑的各部分，如大脑、延髓等逐渐分明，这标志着脑的分化开始进行。

第4个月

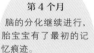

脑的分化继续进行，胎宝宝有了最初的记忆痕迹。

出生后，TA 的脑部并未停止"前进"的步伐

宝宝出生之后，TA的脑部发育并未停止。在1周岁之前，宝宝的神经细胞持续增大，神经胶质细胞迅速分裂增殖。脑神经胶质细胞产生髓磷脂鞘，包裹脑神经细胞间互相联系的神经轴突，它是从神经细胞到神经细胞之间指挥整个身体传送信息的神经通道，就像传送信息的电线一样，影响宝宝的脑神经信息传递。所以，宝宝出生后，不要忘了开发宝宝的大脑啊。

第 5 个月
脑部形成，但脑的表面尚未产生褶皱。

第 6 个月
脑细胞分化形成，表面出现清晰的褶皱。

第 7 个月
脑部发育的第二个高峰期。脑皮层结构接近成人。视觉、听觉等神经系统陆续发育。

第 8~9 个月
脑部发育的第三个高峰期。脑部发育完成，脑细胞几乎与成人相同，表层褶皱完全形成。对光照、声音等的刺激反应能力增强。

第 10 个月
脑部重量约 400 克左右，脑神经细胞有 1000 亿个。

胎宝宝大脑发育离不开的 10 大营养素

胎宝宝大脑的发育完全依赖于孕妈妈的营养供给，要想宝宝将来有颗聪明的小脑瓜，下面这些营养素必不可少。

蛋白质

蛋白质是构建大脑不可缺少的基本物质，如果摄入的蛋白质不足，容易造成胎宝宝大脑发育障碍。在怀孕第 3 个月，要保证每天摄入 80 克左右的蛋白质。

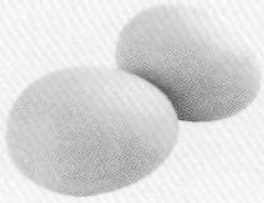

不得不说的 DHA

说到促进大脑发育的营养素，不得不提 DHA，俗称“脑黄金”，是构成大脑以及中枢神经系统的重要物质。在人的脑干中，脂肪的重量占到 50%~60%，而 DHA 在大脑中占脂肪总含量的 35%~45%，它在促进宝宝智力和视觉发育方面发挥着关键作用。母体是胎宝宝获取 DHA 的唯一来源，需适当补充一些深海鱼、蛋黄、牛奶等富含 DHA 的食物

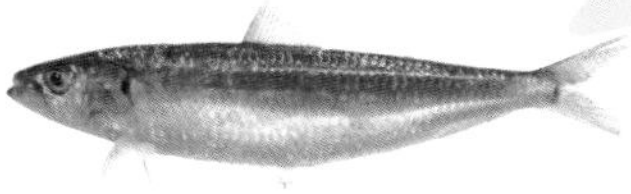

脂肪

脂肪占脑重的 50%~60%，在大脑活动起着不可替代的作用，脂肪中的不饱和脂肪酸、卵磷脂更是大脑发育不可缺少的物质。在 TA 的大脑发育高峰期，每天需摄入 60 克脂肪。

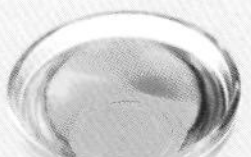

碳水化合物

碳水化合物是大脑活动的能量来源，每天需要保证碳水化合物的摄入量不低于 150 克（相当于 200 克谷类食物）。

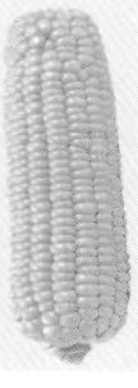

维生素 A

维生素 A 可以促进脑的发育，你每天需要摄入 1 毫克维生素 A。

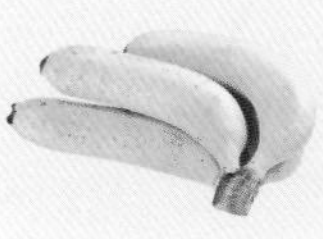

维生素 B_6

维生素 B_6 是细胞生长的必需物质，如果你缺乏维生素 B_6，很可能会影响到胎宝宝的大脑发育。在这个月，每天需要摄入 2 毫克维生素 B_6。

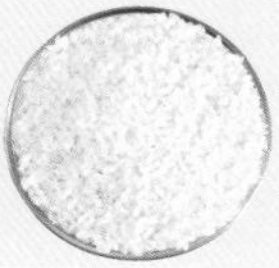

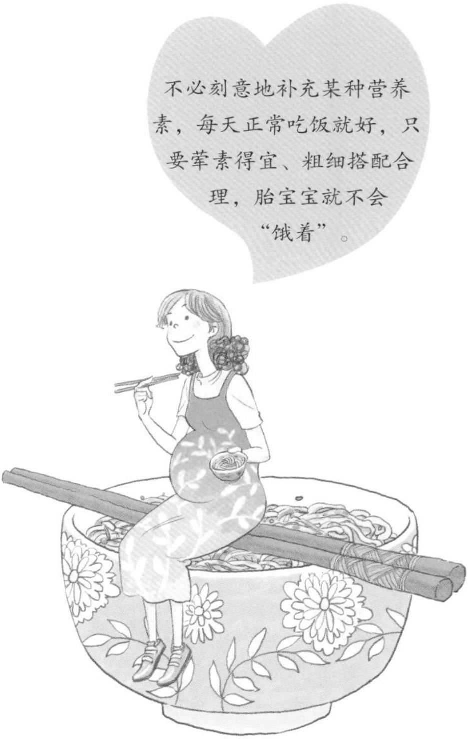
不必刻意地补充某种营养素，每天正常吃饭就好，只要荤素得宜、粗细搭配合理，胎宝宝就不会“饿着”。

维生素C

维生素C具有提高脑功能敏锐度、促进智力发育的作用，如果维生素C摄入不足，会影响胎宝宝大脑发育，严重的可导致脑功能紊乱。每天需要补充85毫克维生素C。

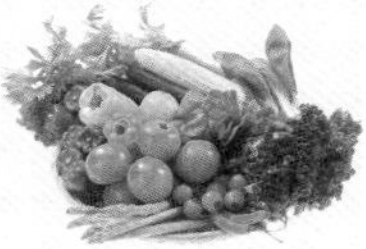

叶酸

这个月是胎宝宝大脑分化、细胞增殖的关键期，而叶酸具有预防神经管畸形的作用，每天要保证摄入0.6毫克的叶酸。

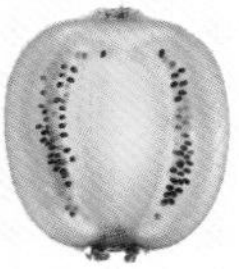

钙

钙有调节大脑功能、影响大脑神经递质、促进脑细胞发育等功能。在这个月，每天需要摄入800毫克的钙。

铁

缺铁会导致贫血，而贫血可导致组织缺氧，妨碍脑细胞的正常生长、发育。所以从这个月起，每天至少要补充10毫克的铁。

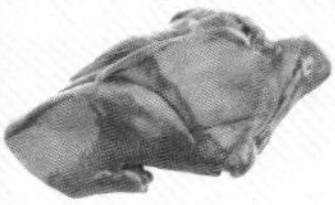

碘

胎宝宝从你身上得到的碘不足时，出生后容易智力低下、个子矮小，或者患呆小症，还会影响智力发育。每天需要补充160微克碘。

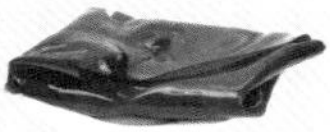

对胎宝宝大脑发育有益的 9 种食物

所有的妈妈都希望生一个聪明的宝宝，那就别忘了在孕期适当多吃一些补脑食物，尤其是在胎宝宝大脑发育高峰期。下面这些食物都对大脑发育有好处哦。

黄豆及豆制品

健脑营养素

蛋白质、不饱和脂肪酸、钙、磷、铁、维生素 B_6

健脑益智作用

调节大脑功能，预防大脑畸形，提高大脑活性

最优吃法

- 早餐时可以喝 1 杯 200 毫升的豆浆，长期坚持对胎宝宝大脑发育有益
- 经常吃豆腐，每次 100~150 克，还可以搭配瘦肉末、娃娃菜、葱等做菜
- 体型消瘦的，可用黄豆搭配排骨、猪蹄等炖汤喝，滋补效果不错

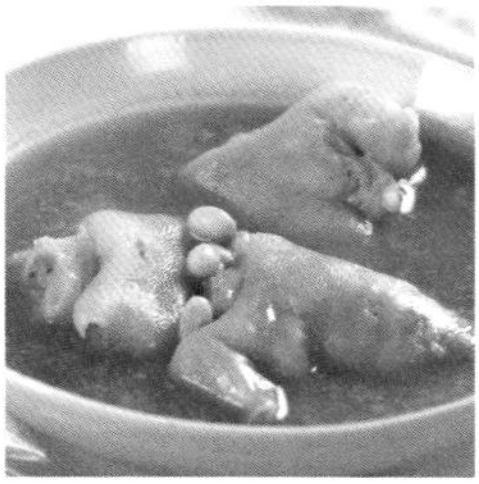

鹌鹑蛋

健脑营养素

蛋白质、铁、维生素 A

健脑益智作用

促进脑细胞增殖，提高神经递质活性

最优吃法

- 每天吃 3~4 个鹌鹑蛋，可满足蛋白质的需求，并且其含有的氨基酸和卵磷脂，吸收利用率很高
- 可将鹌鹑蛋、鸡蛋交替着吃。如果今天已经吃鹌鹑蛋了，就不要吃鸡蛋，以免加重胃肠负担

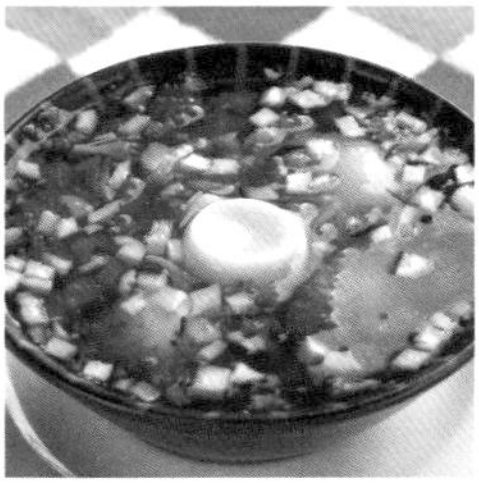

鱼

健脑营养素

蛋白质、DHA、钙、叶酸、维生素 A

健脑益智作用

促进脑细胞增殖，提高脑功能的敏锐度，增强记忆力

最优吃法

- 宜采用清蒸的方式，原汁原味，能最大程度保留鱼的营养价值
- 不必每天都吃鱼，可以隔 1~2 天吃一次，每次至少为 100 克
- 如果闻到鱼腥味就觉得恶心，不必强迫自己吃，等有胃口的时候再吃

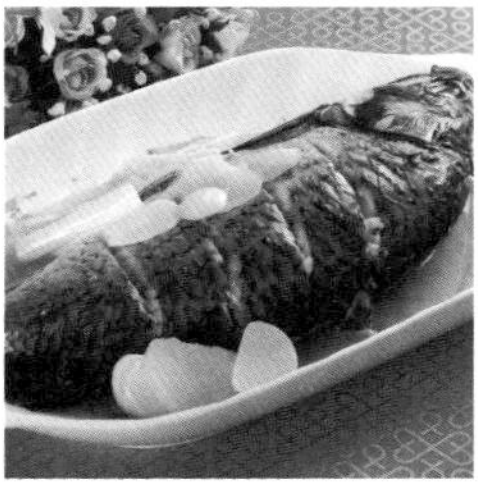

鸡蛋

健脑营养素

蛋白质、钙、磷、铁

健脑益智作用

增加大脑中乙酰胆碱的释放量，提高记忆力

最优吃法

•每天吃 1~2 个鸡蛋即可满足身体对营养的需求，吃多了反而会增加胃肠负担

•可将鸡蛋搭配青椒、香椿、香葱、黄瓜、西红柿等蔬菜做菜，使营养更加丰富

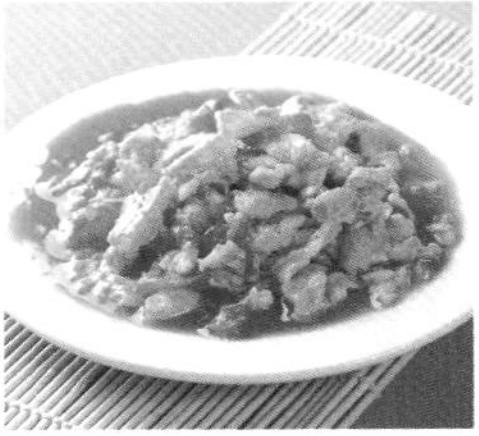

黑芝麻

健脑营养素

蛋白质、芝麻素、叶酸

健脑益智作用

预防神经管畸形，促进脑细胞发育

最优吃法

•做菜的时候加入一把芝麻，既可增香，又能健脑

•可用芝麻搭配黄豆磨豆浆，也可用芝麻酱拌油麦菜

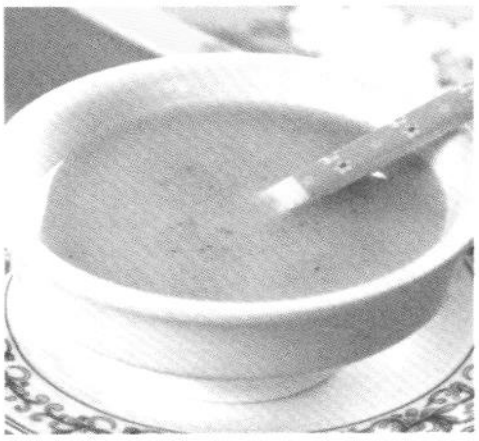

金针菇

健脑营养素

蛋白质、钙、铁、烟酸、维生素 B_2、维生素 C

健脑益智作用

提高大脑活性，增强脑功能，提高记忆力

最优吃法

•可用金针菇来煮汤、炒菜、做凉拌菜、煮粥等。可搭配胡萝卜、青椒、木耳等蔬菜，营养更全面

•根部不宜食用，要切掉

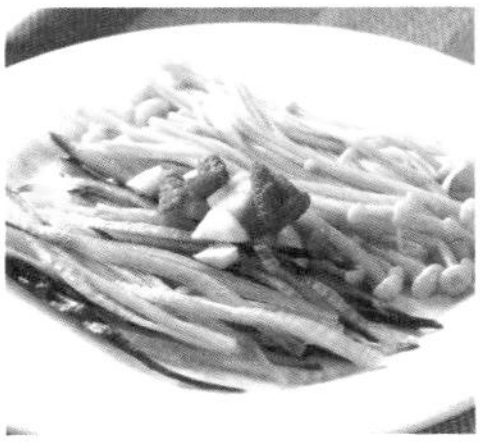

花生

健脑营养素

蛋白质、亚油酸、维生素

健脑益智作用

增强记忆力，提高脑细胞活性

最优吃法

•可每天生嚼十来粒生花生，既能健脑，又能养胃

•用花生加猪蹄、瘦肉等炖汤，或熬粥时加一把

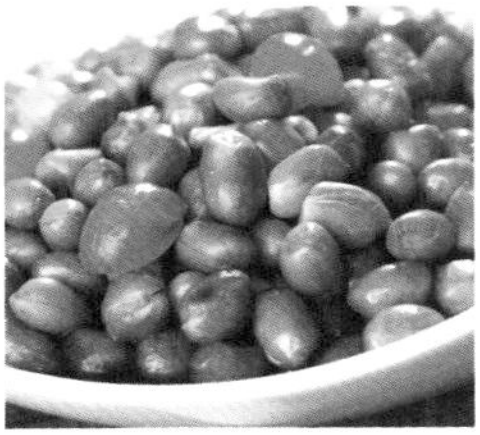

苹果

健脑营养素

锌、核酸、蛋白质、维生素 C

健脑益智作用

增强大脑活性，提高记忆力

最优吃法

•可每天吃一个苹果，在上午 10 点或下午 3 点左右加餐吃

•也可以用苹果搭配其他水果、蔬菜做成沙拉，或者加鸡肉炒菜、搭配鲤鱼炖汤等

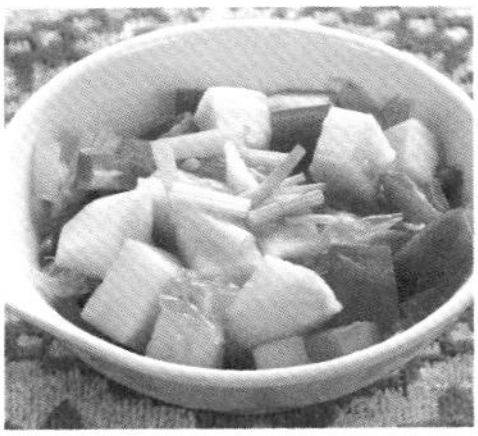

核桃

健脑营养素

亚油酸甘油酯、锌、锰

健脑益智作用

促进脑垂体发育，提高记忆力

最优吃法

•可每天吃 3~5 个核桃

•也可用核桃搭配豆类打豆浆

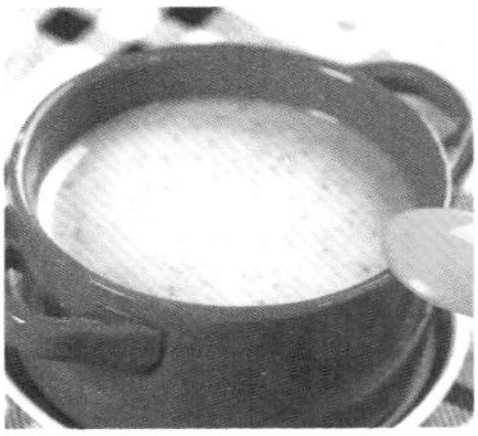

会伤害胎宝宝大脑发育的 5 类食物

俗话说：“病从口入。”吃得不对，会影响你的健康和胎宝宝的发育。下面列举的 5 类食物都会影响胎宝宝的大脑发育，平时要少吃或不吃。

吃对了健脑益智，吃错了危险多多。为了腹中的小宝贝，在吃上一定要谨慎哟。

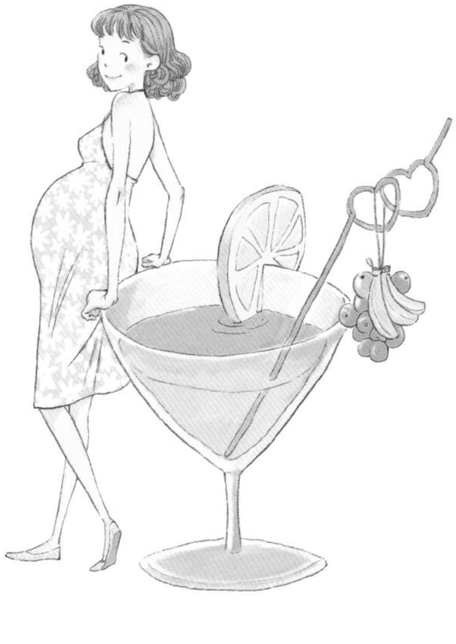

过咸食物

咸菜、榨菜、咸肉、各种酱料都应少吃。盐摄入过量会影响脑组织血液供应，导致记忆力下降、反应迟钝，也容易引起妊娠高血压，每天盐的摄入量不应超过5克。

含味精多的食物

常吃味精易导致锌流失，而锌是胎宝宝大脑发育必不可少的物质。因此特别鲜的零食、放味精较多的菜肴应少吃，炒菜尽量不用味精，若要用味精调味，每天总量不宜超过4克。

含过氧化脂质的食物

过氧化脂质会导致大脑早衰或痴呆，直接损害胎宝宝的大脑。高温煎炸食物、长时间曝晒的食物都要少吃，禁吃腊肉、熏肉等食物。

含铅食物

铅会杀死脑细胞，损伤胎宝宝的大脑，应少吃松花蛋、爆米花等含铅食物。也不要喝酒。

含铝食物

铝可通过血液循环被胎宝宝吸收，造成大脑损伤，油条、油饼要少吃。如偶尔食用，建议搭配新鲜水果、蔬菜，以促进铝的代谢。

伤害胎宝宝大脑的行为

生活中的一些坏习惯容易让你大脑疲劳，而这种“疲劳”会“传染”给胎宝宝，让 TA 变得迟钝。所以，请远离那些伤害大脑的坏习惯吧。

总是心情不好

如果你总是烦躁、焦虑，会影响胎宝宝的脑细胞增殖和正常发育。注意保持心情舒畅，心烦意乱时，可收拾房间、做手工、听音乐等，让自己变得心平气和。

不恰当用药

孕早期如果不恰当用药，很容易造成胎宝宝大脑发育迟缓、畸形、流产等问题。应遵医嘱用药，切忌盲目使用补药。

熬夜

如果你总是熬夜，睡眠不足，胎宝宝也会睡眠不足，大脑得不到足够的休息，就不能进行自我休整，影响到胎宝宝脑细胞的增殖。做到不熬夜，晚上10点左右睡觉，最晚不要超过11点，中午保证0.5~1小时的午休。

生病、感染病菌

如果你在怀孕前就患有高血压、糖尿病等疾病，怀孕后有可能加重。或者怀孕后感染风疹、水痘、弓形虫等病毒，都会影响到胎宝宝大脑的发育。注意生病时要立即就医，及时控制病情，减少并发症危害，切忌为了不吃药而讳疾忌医。同时应做到饮食清淡、营养全面，适当运动，增强免疫力。

你的一言一行都会影响到胎宝宝的大脑发育。为了让TA更聪明，你需要更加细心，更加当心。

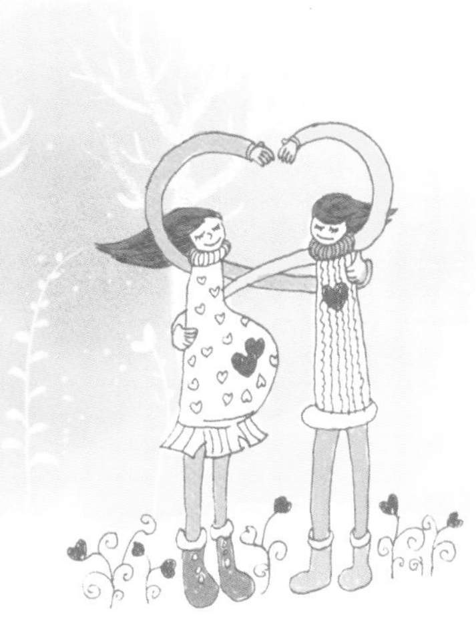

胎教可助胎宝宝形成最初的记忆

孕3~6月，胎宝宝的大脑不仅迎来脑细胞增殖的高峰期，还将优胜劣汰，在这些脑细胞中优中选优。这时进行胎教，给予适当的良性刺激，能让胎宝宝的大脑变得更加灵敏。

现在进行胎教是不是有些早

虽然你现在还感觉不到胎宝宝的存在，但TA的生长不仅从未停止，反而速度惊人。在孕2月时，胎宝宝的听觉器官已经开始发育，神经系统初步形成，到孕3月时胎宝宝的大脑快速发育，这时对胎宝宝进行胎教，能让胎宝宝形成最初的记忆。

多跟胎宝宝说话

孕3月时，虽然TA还听不到声音，但你和丈夫聊天时别再忽略TA，要多跟胎宝宝打招呼、说说话。可以跟胎宝宝说今天做的事情、遇到的烦恼，还有看到的优美的风景等。准爸爸每天晚上睡觉之前，一面摸着孕妈妈的腹部，一面跟胎宝宝说话，可以加深和孕妈妈、胎宝宝的感情。

“家庭会议”开始啦

晚上睡觉之前，全家聚在一起开个小会议。参与会议的家庭成员除了你和准爸爸，还有胎宝宝。在会议上，你和准爸爸分别总结今天的工作、学习心得，一起和胎宝宝分享自己的经历，不论是开心的还是不开心的，都说出来。虽然胎宝宝的回应你还感觉不到，但TA从未停止过对你的“关心”。会议结束后，别忘了跟胎宝宝说“散会”，更别忘了和TA道“晚安”。

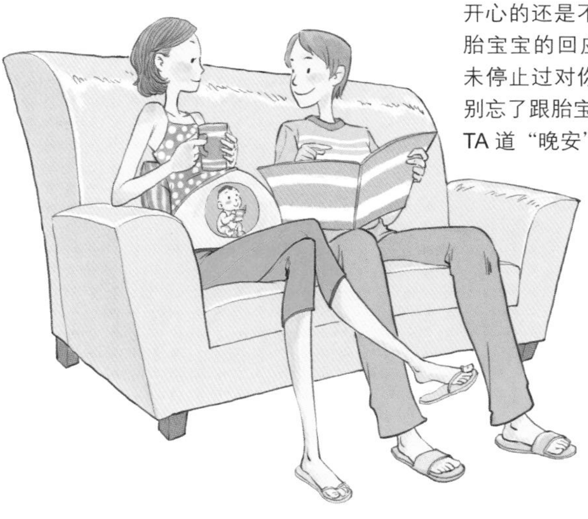

吃好也是胎教

你吃好了，胎宝宝的大脑就能得到足够的营养支持。吃，是孕期第一重要的事，吃好也是胎教哦。如果还有早孕反应，也不必勉强自己，只要在胃口好些时，吃些可口的饭菜就可以了，但别忘了饮食均衡。如孕吐已减轻，可适当加重饭菜滋味，但仍要以清淡为主，忌辛辣、过咸、过冷的食物。多吃一些健脑益智的食物，可将“对胎宝宝大脑发育有益的 9 种食物”中提及的食物列入日常饮食中。

每天爱抚胎宝宝

虽然这个时期，你还感觉不到胎宝宝的动作，但 TA 已经能在你的子宫里转身了。这时，你要每天爱抚 TA，让 TA 感受到你的爱。

这样爱抚胎宝宝最有效

在怀孕之前，子宫位于你的腹部肚脐下三横指处，怀孕3个月左右时，子宫就从原来一个小小的鸡蛋长大为一个柚子。爱抚胎宝宝时，要从肚脐上方向下抚摸至耻骨处。

晚上睡觉之前，排空膀胱，仰卧在床上，头不要垫得太高，全身放松，呼吸匀称，保持心情平和、轻松、愉悦，面带微笑，然后用双手从上至下、从左到右，轻柔缓慢地抚摸胎宝宝。

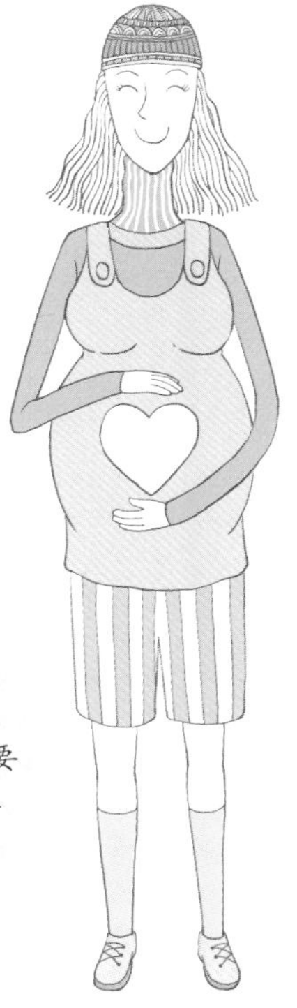

每天都听听音乐

从这个月开始，坚持每天听一些优美、柔和的乐曲，会让你的心情变好，也能刺激胎宝宝的听觉神经，“一箭双雕”，何乐而不为呢。

进行音乐胎教时要注意：根据自己的心情和状态来选择曲目，不要强迫自己听不喜欢的乐曲。节奏感过强、音量过大和频率过高的音乐不宜用来做胎教。另外，音乐胎教的时间要合理，每天听 1~2 次，每次持续 10 分钟左右即可。最好能在固定的时间进行音乐胎教，如条件不允许时，可选择方便的时间听。

进行音乐胎教前应选择一个舒服的坐姿，可以半坐或靠在沙发上，不要躺着，不然胎宝宝会睡着的。音乐的音量以平时说话的音量即可，音乐播放设备要离你的腹部至少有 30 厘米的距离。也可以用耳机听音乐，但不能把耳机放在腹部。

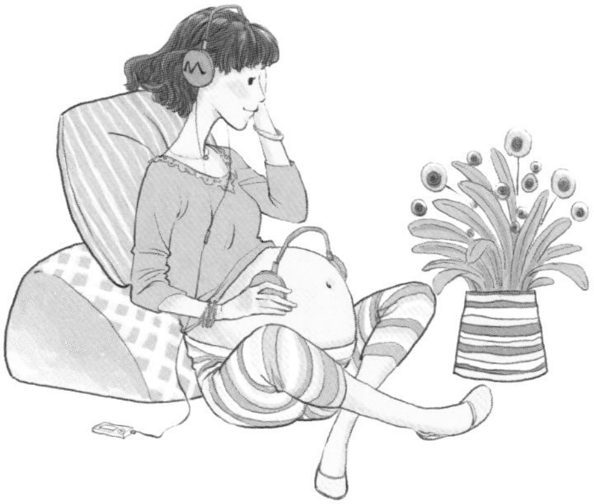

！不要把耳机放在肚子上，因为你很可能控制不好音量，会“吵”到胎宝宝，更有可能影响到 TA 的听力。

音乐胎教的方法

• 聆听法：选择自己喜欢且曲调优美的音乐，然后放松身心去聆听，在音乐的世界里展开想象，感受音乐的魅力，和胎宝宝一起沉浸在音乐的世界中。

• 哼唱法：轻轻哼唱自己喜爱的歌曲给胎宝宝听。这种哼唱其实是一种情感交流，通过自己的歌声来给胎宝宝介绍外边的世界，诉说对胎宝宝的关爱。

也可以是准爸爸一边抚摸孕妈的腹部，一边哼唱给胎宝宝听，能让胎宝宝记住准爸爸的声音，感受到准爸爸的爱意。

胎教音乐推荐

只要能让你感到舒服、愉快的音乐，就是适合的胎教音乐。

清晨醒来，听一听《维也纳森林的故事》，在施特劳斯的带领下进入维也纳郊区的美丽森林，在鸟语花香、青葱绿树中放空身心，开启美好的一天。

慵懒的时候，最适合听《杜鹃圆舞曲》，音乐中婉转的鸟鸣、轻松的节奏，会让你立马欢乐起来。

心情低落时，放一曲《欢乐颂》，这欢欣鼓舞的乐曲里，你感受到自由与热情了吗？

夜晚来临，伴着《摇篮曲》，跟胎宝宝一起在轻柔的乐声中进入梦乡……

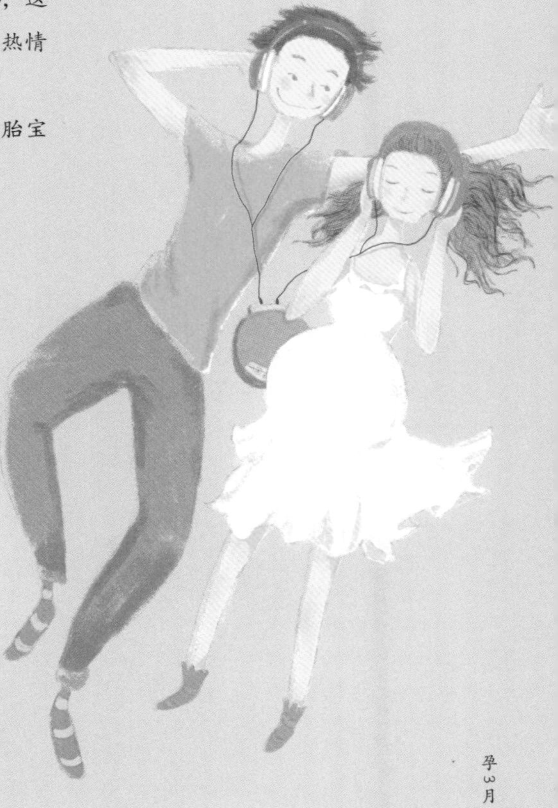

胎教也要控制好时间，每次胎教不要超过20分钟，间隔3~4小时进行一次即可，不要无时无刻都在“逗”TA，以免给胎宝宝造成压力，使TA不能休息而错过了让大脑进行休整的时机。

第一次正式产检

一般情况下，这个月你要做孕期的第一次产检了。之后，每个月都应按时到医院产检，在医生的“监控”下，随时了解自己和胎宝宝的情况。

孕期产检一览表

检查时间	第 1 次产检 孕 8~12 周前	第 2 次产检 孕 15~20 周	第 3 次产检 孕 21~24 周	第 4 次产检 孕 24~28 周	第 5 次产检 孕 29~32 周
检查内容	•建立《母子健康档案》，确定孕周、推算预产期、评估妊娠期高危因素，以后每次产检都会记录在案 •血常规、尿常规、血型（ABO 和 Rh）、心率、体重、宫高、腹围、血压、空腹血糖、肝功能和肾功能、血压 •B 超检查：听胎心，计算胎宝宝大小，早期筛查胚胎异常，排除宫外孕、葡萄胎及各种类型的流产	•复查血常规、尿常规、宫高、腹围、胎心、血压、体重（以下称“例行检查”） •唐氏筛查	•例行检查 •B 超胎儿畸形筛查	•例行检查 •妊娠糖尿病筛检	•例行检查 •乙型肝炎抗原、骨盆测量、胎位检查、B 超 •胎心监护
温馨提示	•需要空腹 •如没做过婚检、孕前检查，需要增加地中海贫血的筛查 •如家里养宠物，要做寄生虫检查 •准爸爸请一起去，门诊要了解双方直系亲属及家庭成员的健康情况 •在 11~13 周也应做 NT 检查，可以早期诊断染色体疾病	•每次产检都要携带《母子健康档案》 •从第 2 次产检开始，每次产检都需要做基本的例行检查，包括体重、血压、腹围、宫高、胎心等	•第 3 次产检的重点是 B 超筛查胎儿畸形，检查的最佳时间在孕 18~24 周 •在 B 超之前要调整好自己的情绪，以免过于紧张影响到胎宝宝的活动而影响检查	•做妊娠糖尿病筛检前一天晚上 8 点以后不要进食，水也要少喝，检查当天要空腹 •喝糖水时不要太快，慢慢喝，一点一点地喝，不要一口喝完，3~5 分钟之内喝完即可	•需要空腹 •这次需要做 B 超，检查胎宝宝的发育情况，以及排除畸形的可能 •一般从孕 32 周开始，产检项目都会加上胎心监护，你可以选择一个舒服的姿势进行监护

除了按时产检，
平时如果出现腹痛、
见红、阴道流液等异常
症状时，应立即就诊。

检查时间	第6次产检 孕33~34周	第7次产检 孕35~36周	第8次产检 孕37周	第9次产检 孕38周	第10次产检 孕39~42周
检查内容	•例行检查 •水肿检查，子痫前期预防 •胎位检查，教你自己数胎动 •胎心监护	•例行检查 •B超，评估胎儿体重 •胎位检查，胎心监护	•例行检查 •胎位检查 •检查胎宝宝与孕妈妈骨盆等综合情况，决定分娩方式	•肝功有异常者复查肝功 •例行检查 •查血凝四项、B超、心电图、胎位检查 •胎心监测	•例行检查 •胎心监测、胎位检查
温馨提示	•产检变为每2周一次 •从这周开始，坚持每天数胎动，发现异常应立即就医 •如果血压偏高，又出现蛋白尿、水肿等状况时，要多加留意，以免有子痫前期的危险	•这次产检医生会根据B超结果，预估胎宝宝至足月生产的重量 •如果胎宝宝体重不足，需要调整饮食，多补充营养；如果胎宝宝过重，需稍加控制饮食，减少主食的摄入	•产检变成一周一次，以持续监测胎宝宝的状态 •你可以开始准备一些住院用的东西，以免到时手忙脚乱 •孕37周以后，你随时都有可能分娩，所以这次产检医生会全面了解你和胎宝宝的状况，为分娩做准备	•需要空腹 •去医院时随身携带食物和水，抽血之后立即吃饭，以避免低血糖的发生	•每天都要数胎动，留意胎宝宝的情况，一旦胎宝宝胎动频繁或减少，都要立即就医 •熟悉分娩流程，了解临产征兆和应对方法，随时做好分娩的准备

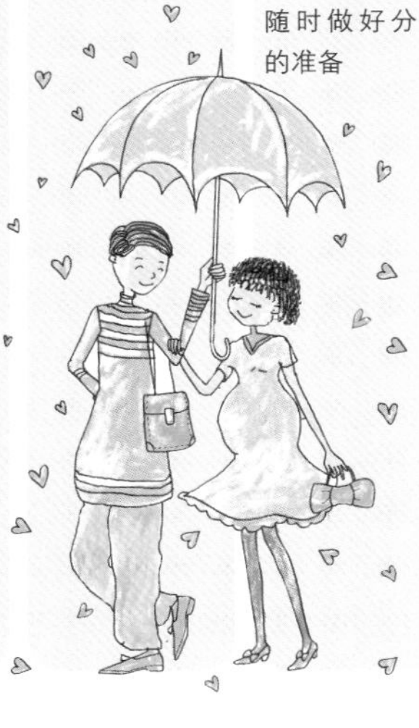

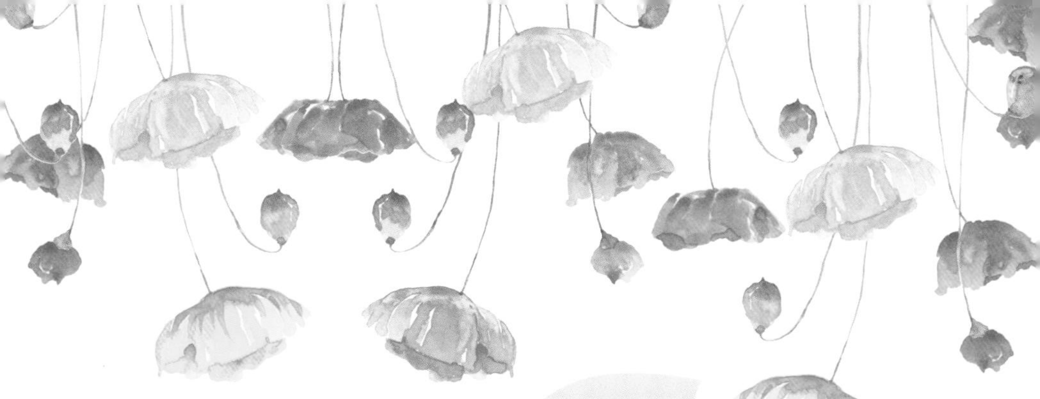

第一次产检不要拖，最好在孕12周之前进行。也有的医院安排在孕15周，具体根据医院的安排进行。

第一次产检最好在孕 12 周前做

确认怀孕之后，最好在孕 12 周之前到医院进行第一次正式产检。尽早产检，就能尽早地了解自己和胎宝宝的情况，判断你是否能继续怀孕，或排除各种不利因素。

第一次产检真的很重要

可确定是正常怀孕状态，还是有异常情况，单胎还是多胞胎等，了解胚胎的质量、夫妻双方是否有家族遗传病史，以及双方的身体状况等。如果检查出宫内妊娠，可以推算出预产期；若为宫外孕或葡萄胎，可尽早手术，避免意外情况发生。本次产检还能通过 B 超检查子宫附件情况，如果有卵巢囊肿、输卵管包块等，可以及时发现并对症处理，过了孕 3 月，子宫明显增大，包块可能被挡住而难以发现，很容易就错过了最佳治疗时间。

第一次产检要配合医生

你需要配合医生回答以下问题：自己的月经周期、末次月经时间、以往避孕措施、生育史、既往病史、手术外伤史和药物过敏史，以及是否有过人工流产或自然流产等；准爸爸的年龄和身体状况等。

怀孕对于每个家庭来说，都是一件幸福而神圣的事，你要重视每一次产检，将自己和胎宝宝的健康都握在手里。

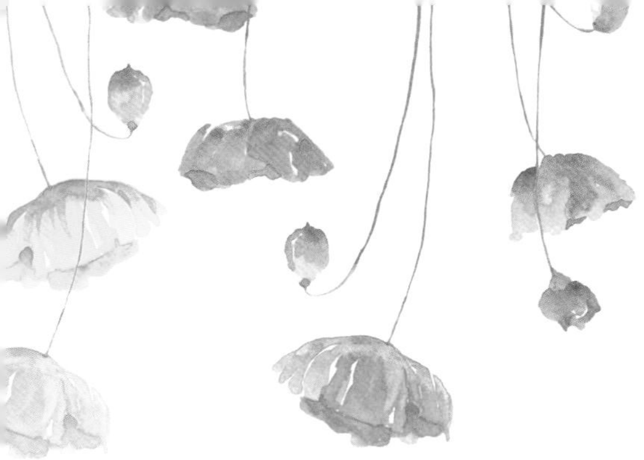

初次产检要注意的问题

确认怀孕后，你就要走上“漫长”的产检路了。第一次去做产检，你需要注意以下问题。

衣着要宽松容易脱。产检需要抽血、取尿、取白带，所以衣服要宽松、方便穿脱，最好是袖口比较宽、容易往上捋的。要穿上下分开的衣服，以方便做B超。

带上吃的和喝的，第一次产检中的很多抽血检查项目要求空腹，应空着肚子去做产检。可带一些吃的和水，一做完要求空腹的项目就及时吃东西、喝水，避免低血糖和口渴。

平静时量血压，在测量血压时，要保持心情平静，饭后30分钟后、没有运动的情况下测量，这才是你的正常血压。吃饭、心情郁闷或紧张、上下楼梯等，都可能使血压升高。

备好各种证件和钱，在去医院产检前，需要带上身份证、社保卡、银行卡或现金等。

尿检时取中段尿，进行尿液检查时，应先将前半段尿液解掉，留取中间一段的清洁尿去化验，这样得出的化验结果比较真实。

详细了解医院环境

确定自己要去做产检的医院，提前了解家或单位到医院的路线和距离。提前咨询产检的流程，包括每个科室怎么排队、是否需要预约、哪个时间段的人流量比较多等；去产检时，让准爸爸陪同，挂号后一人排队，一人了解产科门诊、化验室、超声室、缴费处、药房以及卫生间的位置。

整个孕期大约需要做 4 次 B 超

整个孕期 B 超检查次数应控制在 4~5 次，而且最好是按照下面表格的时间段进行 B 超检查，这样才能更好地发挥 B 超的作用。

B 超时间	B 超意义	温馨提示
孕 12 周前	•探查整个胚胎的情况，确定胚胎个数，排除葡萄胎以及宫外孕，孕 11~14 周的几个超声检查也很重要 •检查子宫附件，排除囊肿、输卵管包块、子宫肌瘤、卵巢瘤等妇科疾病	•有过先兆流产现象的，在孕 12 周时更应积极地到医院做 B 超检查 •在孕 11~14 周，超声检查可便于早期排畸
孕 20 周左右	•检查胎宝宝各个器官的发育情况 •更好地了解羊水多少及胎盘位置，以便早期发现异常或者畸形 •常见的先天畸形，如先天性无脑儿、脊柱裂、脑积水、连体儿等，都可以通过 B 超发现	•B 超不是万能的，一些异常或微小畸形是很难检查出来的，尤其是功能异常，如先天性耳聋等，就无法通过 B 超检查出来
孕 28 周左右	•了解胎宝宝的发育情况 •进一步检查胎宝宝是否存在某些异常情况，如怀孕后期常见的唇腭裂可以通过 B 超检查发现 •一些在孕中期因为过小而没有被发现的畸形，这个时候进行 B 超检查，有可能被发现	•千万不要以为胎宝宝稳定而忽略了这一次的 B 超检查 •在做 B 超检查时，应保持放松的心态，以免影响到检查结果
临产前 （孕 37~38 周）	•根据胎宝宝的头颈、骨骼的测量值估算胎宝宝的体重 •明确胎宝宝的胎位 •胎盘是否钙化，以及羊水情况等 •医生会根据胎宝宝的体重、胎位以及骨盆大小等因素，判断你是否可以顺产	•要重视这次 B 超，不要因为快到预产期而忽视它

早孕反应逐渐减轻

还在害喜？不要灰心，不要郁闷，不要害怕，hold住了，整个孕期心情就会变得更加晴朗。

是不是感觉恶心、呕吐等不适减少了，胃口慢慢变好了？开始调整饮食，把丢失的营养补回来吧！

孕 3 月仍在害喜这么办

保持心情愉快

千万不要因为害怕吃了就吐，就不敢吃饭了，这种心理暗示很容易使孕吐反应更加频繁严重。此外，因为孕吐而感觉心情抑郁，也会影响到食欲。保持心情愉快和放松很重要，可以多听听柔和的音乐或跟家人朋友聊天，转移注意力，来缓解孕吐。

远离浓烈气味

怀孕之后，你的鼻子更加敏感，一点儿不好闻的气味都能让你恶心、呕吐。下面两个小窍门，能减轻你因为不好的气味犯恶心：确保厨房的通风状况良好，并保持家里卫生间的通风透气；准备一块手帕，滴上几滴柠檬汁，当闻到不好的气味时闻一闻，可起到缓解的作用。

常吃养肠胃食物

怀孕后，你的肠胃变得比以前敏感，再加上孕吐，很容易使肠胃功能减弱，建议你多吃些养肠胃的食物。小米粥最养胃，每天早餐或晚餐时喝小米粥，能温补肠胃。山药、土豆、南瓜也很养胃，而且富含膳食纤维，能促进肠胃蠕动，可常吃。

试试这四种开胃吃法

孕吐对你最大的影响就是胃口不好，吃不下饭。其实，稍微动动心思，就能让自己胃口大开。

利用健康零食提高食欲

大部分女性是天生的“吃货”,“一人吃两人补”时期,更难以抵挡零食的诱惑。抓住大好时机，利用开胃健康零食来提高食欲。

食物	重要营养素	营养功效	最优吃法
酸奶	益生菌、蛋白质、钙	健脾开胃 调理肠道，促进消化 防治便秘	每天上午 10 点左右或下午 3 点左右加餐时吃 1~2 杯酸奶
葡萄干	铁、酒石酸、氨基酸、维生素、类黄酮	补铁补血 开胃健胃 帮助肠道消化 吸附肠道壁的毒素，促进排毒	•在下午 3 点左右加餐时吃上几粒 •含糖高，每天不要超过 15 粒
全麦面包	膳食纤维 维生素 E、B 族维生素、锌、钾	促进口腔分泌唾液 补充能量，增强体力 健脾胃，助消化	早餐吃 3~4 片，或者下午 3 点左右加餐时吃 1~2 片
话梅	酒石酸、单宁酸、苹果酸	生津解渴、刺激食欲、促进消化	恶心时，含一颗话梅，一天不要超过 3 颗
海苔	膳食纤维、B 族维生素、维生素 A、维生素 E、钾、钙、镁、磷、铁、锌、碘	健脾开胃 补铁补血 调节新陈代谢 增强免疫力	嘴馋时吃 1~2 小块

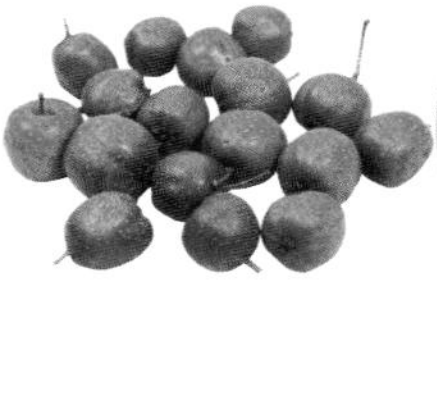

可以吃山楂吗

山楂鲜果、山楂片味道酸甜，含有多种酸，具有消食化滞、促进食欲等作用。除此之外，山楂还有活血化瘀的功效，经常吃有可能导致子宫收缩，对妊娠不利。可以看出，虽然从理论上不建议吃山楂，但如你觉得恶心、不想吃饭时，偶尔吃 1~2 个山楂或者几片山楂片，能帮助提高食欲，对胎宝宝的影响也比较小。不过，要避免一次性大量吃山楂或山楂片。

酸甜可口的瓜果是开胃利器

瓜果是食欲不振者的开胃必备利器。柑橘和金橘有“开胃二宝”的美誉，当你恶心、吃不下饭时，可适当吃一些。苹果、菠萝、葡萄、柚子、橙子等带有酸味的水果也能帮你开胃；西红柿亦蔬亦果，其所含的苹果酸、柠檬酸可调整胃肠功能，非常适合食欲缺乏的你；黄瓜、香瓜、哈密瓜等瓜果清甜多汁，也能帮助你开胃。

菠萝苹果汁——酸甜可口，开胃消食

材料：菠萝 1/6 个，苹果 1 个，凉开水 200 毫升。

做法：将菠萝、苹果去皮切丁，加入凉开水，一起放入果汁机搅拌均匀，即可饮用。菠萝中的酶，苹果中的有机酸、膳食纤维，都能帮你开胃。害喜恶心时，闻闻苹果、菠萝的清香，可缓解不适。

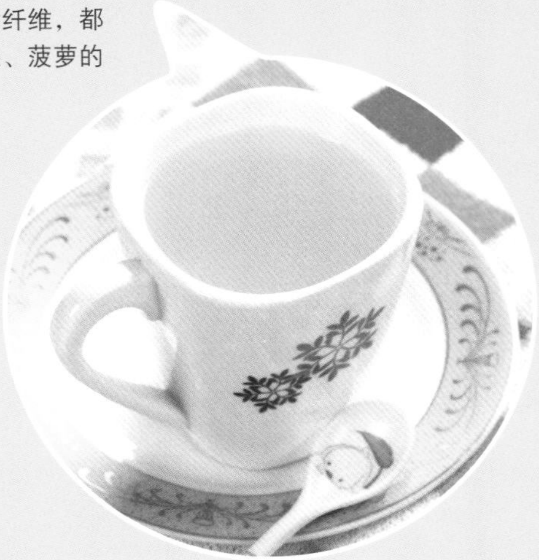

陈皮煮粥，沁人心脾

陈皮为药食同源之物，具有行气健脾、燥湿化痰的功效，适当吃陈皮可增强肠胃功能。有的地方，几乎家家有陈皮，随时用来入菜、泡水喝，胃口不好时可用陈皮来开胃。

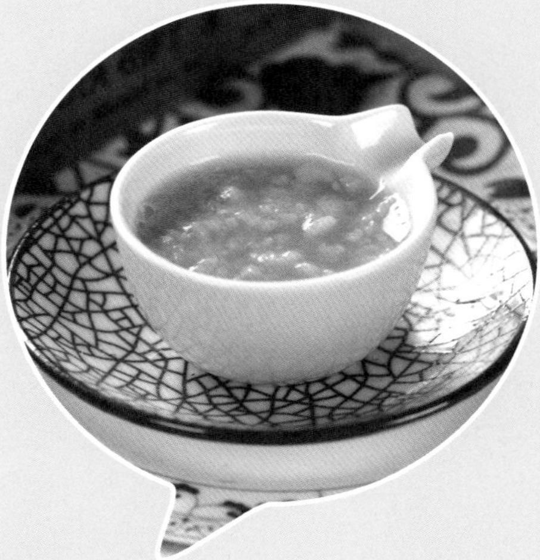

陈皮粥——清香淡雅总相宜

材料：粳米 100 克，陈皮 10 克。

做法：1. 陈皮泡软，切丝。

2. 粳米淘洗干净，加水煮粥，粥将熟时加陈皮丝略煮即可。煮白粥时加入一些陈皮，陈皮的淡淡清香能刺激食欲。

不要用鲜橘皮代替陈皮。鲜橘皮未经加工，含有较多的挥发油，不具备陈皮的功效，而且鲜橘皮表面很可能有农药残留和保鲜剂污染，这些化学制剂有损人体健康。

翻着花样做开胃菜

菜肴的色香味也会影响到你的食欲，饮食要尽量做到色彩鲜艳、清淡又富含营养。

· 做菜时注意搭配，可加入颜色鲜艳的菜肴，如黄瓜、西红柿、青椒、红椒、黄椒等，以诱发自己的食欲。

· 灵活使用柠檬汁、醋、蓝莓酱等调味汁，兼顾你的口味，使菜肴更加美味。

· 改造食物的味道，如将面包、馒头烤出香味，口感酥脆，更容易吸引人。吃生菜时蘸番茄酱，将煮鸡蛋变成蒸蛋羹等。

· 清凉爽口的凉拌菜很适合胃口不好的你，但做凉拌菜时要注意卫生，一次不要吃太多，以免刺激肠胃导致腹泻。

香橙柚子蜜汁——开胃消食

材料：柚子半个，香橙 2 个，蜂蜜或冰糖适量。

做法：1. 将香橙洗净，再将香橙和柚子去皮去子。

2. 将香橙肉、柚子肉放入果汁机中，加入适量凉开水，榨汁，倒入杯子中，加蜂蜜或冰糖调味。柚子有健胃消食、下气消痰的功效，香橙中含有丰富的果胶、维生素 C 等多种营养成分。二者一起榨汁，有生津止渴、消食开胃的功效，适合孕早期食用。

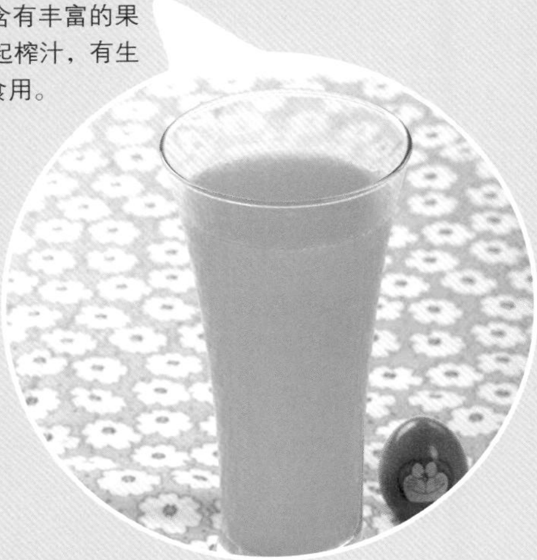

有的孕妈妈怕营养不够就强迫自己吃不喜欢吃的食物。其实不必如此，可以看看有没有能替代的食物来补充营养。例如：用面包代替馒头、面条补充碳水化合物，用鸡肉代替猪肉补充蛋白质，用奶酪代替牛奶补钙等。

进补需谨慎

举个例子

小陈怀孕3个月了，孕吐减轻了很多，家里人就想着给她补补。于是，每天红枣、桂圆、鸡汤不断，结果没几天她就来医院了。原来是补得有些过了，上火，患口腔溃疡了，还有些便秘。

你也有过小陈一样的“遭遇”吗？孕吐稍有缓解，就迫不及待地开始进补了，蛋白粉、钙剂、人参等滋补品一齐补上来。其实，这样做反而不利于你和胎宝宝的健康。

营养并非越多越好

在整个孕期，你的体重平均应增加 12.5 千克左右，食量比平时增加 10%~20%。如果大吃大喝，体形过胖，易诱发妊娠综合征，或导致巨大儿而影响分娩。

不要过量服用鱼肝油

鱼肝油的主要成分是维生素 A、D，适量服用可帮助预防缺钙，防止出现抽筋现象。但是，如果长时间过量服用，容易刺激胎宝宝的骨细胞，引起严重的骨骼畸形，还有可能导致胎盘过早钙化，影响到胎宝宝的发育。

不能过多食用桂圆、荔枝

桂圆、荔枝虽然都是补益佳品，但如果你是阴虚内热体质，而桂圆、荔枝都是热性食物，过多食用容易导致上火，出现大便干燥、胎热等症状。

不宜服用人参

人参是大补之品，必要时需遵医嘱服用。在孕期，身体健康的人，不宜服用人参，因为人参容易加重阴虚火旺、孕吐等症。

不是不能补，而是要适当，记住哦，最好的进补方法就是食补。

不要随意补充铁剂、锌剂、钙剂

整个孕期，你都应按时产检，医生会根据产检结果，诊断你是否需要补充铁剂、锌剂、钙剂。切忌自行服用，以免造成微量元素补充过量而引起不适。

1. 补铁过量容易诱发疾病

为预防和纠正孕期缺铁性贫血，孕早期你每天需要补充20毫克的铁，孕中期为24毫克，孕晚期为29毫克。不可过量补铁，以免造成不适。如铁摄入过量，可刺激胃黏膜，出现恶心、呕吐、腹痛、腹泻等消化道问题，并极易诱发心脏病、乙型肝炎等疾病。

2. 补钙过量影响宝宝智力

根据《中国居民膳食营养素参考摄入量》标准，你在孕早期钙的需求量是800毫克/天，孕中期为1000毫克/天，孕晚期为1200毫克/天。最高摄入量不能超过2000毫克/天。过量摄入对健康不利，可影响磷的吸收，胎盘钙化提前，影响胎宝宝的生长发育；造成宝宝出生后囟门提前闭合，影响智力发育；也可能导致尿路结石、高钙血症、碱中毒等。

3. 补锌过量影响钙吸收

在整个孕期，你每天需要补充8~10毫克的锌，才能满足自身和胎宝宝的需求。但是，每天锌的摄入不能超过40毫克，以免造成锌中毒。过量摄入可影响钙的吸收，引起呕吐、腹泻、抽搐、贫血、血脂代谢紊乱及免疫功能下降等问题，严重的可引发早产。

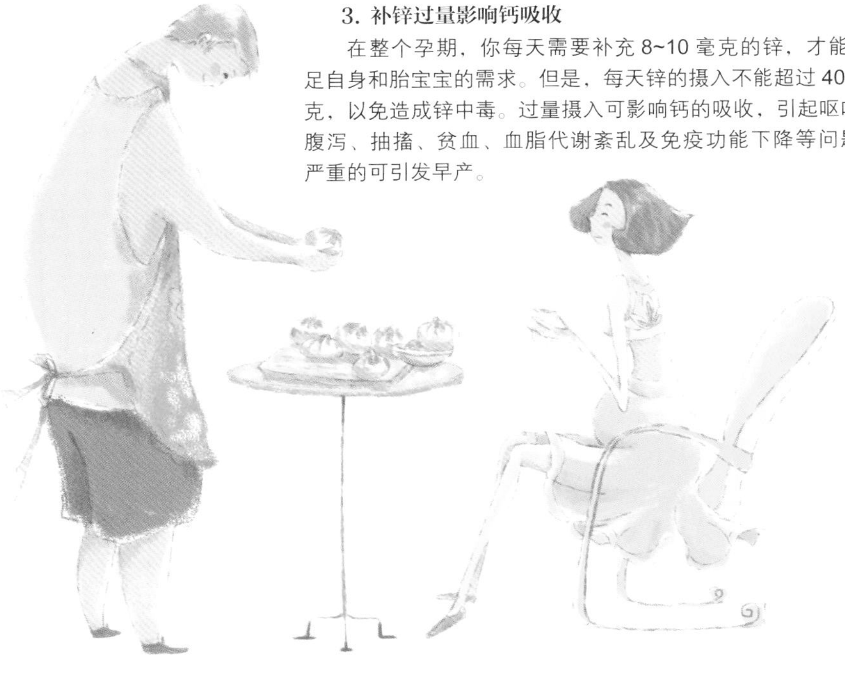

安胎养胎，预防意外流产

经过 2 个月的努力，在第 3 个月时，胎儿基本上在子宫里站稳了脚跟。但你还是要多加小心，为自己，也为了 TA。

B 超排除宫外孕、葡萄胎

举个例子

桃子的月经一向很准，但是在前阵子，月经来了好多天都没干净，还感觉小腹往下坠胀。过了20多天，正在忙碌的桃子觉得肚子痛死了，脸色也很苍白，还冒虚汗，同事将她送到医院后，才发现是宫外孕，输卵管破裂而导致的急剧腹痛。手术后，桃子还在医院躺了好几天。其实，宫外孕之前就有表现症状，但被桃子忽略了，如果能早治疗，桃子就不用遭受那么多痛苦了。

感受一个新生命的成长，是一件幸福的事儿！但是，有的人就像桃子一样，经历了宫外孕的痛苦。除了宫外孕，葡萄胎也是难以言说的伤。因此你要留意自己的身体情况，如果出现异样，就应及时就医。

认识宫外孕的"真实面孔"

正常情况下，精子和卵子结合成受精卵后，受精卵突破重围，一路游向子宫，最后在子宫里安家。但是也有意外情况，受精卵在游向子宫的路上受到了阻滞，

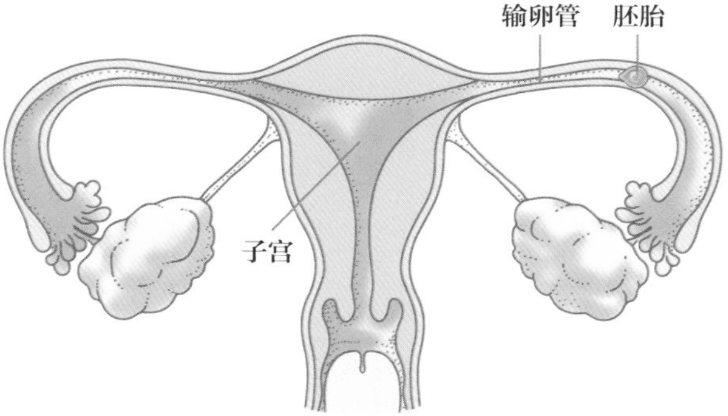
输卵管
胚胎
子宫

最后在输卵管内停留、着床、发育。但输卵管的空间是有限的，它不像子宫那样有弹性，可以增大，受精卵有可能着床不稳而流产，或者着床后不断发育直至把输卵管撑破，这就是宫外孕。

宫外孕在急性发作前，常会出现一些容易被忽视的症状：月经停止，有时伴有恶心、呕吐等早孕反应；在停经约 40 天后，阴道少量出血，淋漓不尽；早期出现小腹坠胀或下腹一侧隐痛，随着胚胎的逐渐发育会相继出现痉挛性下腹痛、下腹剧痛；突然晕倒，面色苍白，伴有口干、心悸、怕冷、乏力等症。当你出现以上症状时，应及时就医，不能像桃子那样，最后输卵管破裂才就医。

一定要做好葡萄胎清除手术

怀孕后，胎盘绒毛滋养细胞增生，间质高度水肿，形成大小不一的水泡，水泡间相连成串，就像葡萄一样，这就是葡萄胎。如果怀有葡萄胎，早期通常会出现下列症状：月经停止 2~3 个月或更长时间；停经后出现阴道流血，可能是断续性少量出血，也有可能是反复多次大流血；子宫增大较快，腹痛，恶心、呕吐等妊娠反应比较严重，且持续时间长；有可能出现高血压、贫血、甲亢或阴道感染。B 超检查可诊断出葡萄胎，所以第一次正式产检宜早不宜晚，最好不要超过孕 12 周。

经历宫外孕、葡萄胎，说明你和胎宝宝的缘分还没有到，孕妈妈不要沮丧，应及时治疗、正确调理，这才是当务之急！

保护好自己，预防流产

举个例子

曾经有过两次流产经历的小燕又怀孕了，这次家人更加小心翼翼地照顾她，她也紧张得不行，怕又流了，于是整天卧床休息。即便如此，她偶尔还是有出血症状。检查时发现，小燕精神过于焦虑，导致内分泌紊乱，子宫收缩，所以出现先兆流产。她需要做的不仅是保胎，还要调整心情，让自己放松下来。

胎宝宝好不容易在子宫里生根发芽了，但是如果你保护不好TA，TA扎下的根就不稳，极易出现先兆流产。

先兆流产的3个症状

先兆流产指在孕28周之前，出现的类似流产的征兆，属于流产的最初的阶段。如果不及时治疗，先兆流产可发展成流产。先兆流产有以下症状：

阴道出血，阴道出现持续性和不规律的出血，出血量可大可小。孕1~3月，胎宝宝在子宫里的地位还不够"稳固"，这时发生出血，尤其还伴有疼痛，很有可能是流产的征兆，应立即就医。

有疼痛，阴道出血几小时或几天后，通常会出现骨盆、腹部或背部疼痛，有时可出现下坠感或腰酸腹胀。疼痛表现为绞痛或持续疼痛，可能轻微也可能剧烈。

阴道血块，没有妊娠物排出，但阴道有可能会排出血块或者浅灰色的组织。

先兆流产的原因

子宫发育不良，阻碍了胎宝宝的发育

生育年龄大，或多次人工流产，使子宫环境不佳

情绪不稳定、愤怒、忧伤等，大脑皮层活动紊乱，引起子宫收缩异常

高强度、压力大的工作，或过度劳累，影响胎宝宝的发育

卵子或精子质量不佳，虽然勉强结合成受精卵，发育成胚胎，但最终不能正常发育

感染流感、风疹等急性传染病，继而因为高烧、细菌病毒释放的毒素导致流产

脐带供氧不足、羊水疾病、胎盘病毒感染等

生殖系统炎症得不到及时治疗，使子宫受到感染

不恰当的性生活，尤其是孕早期性生活频繁、动作过于剧烈

内分泌失调，如黄体、脑垂体、甲状腺的功能失调

腹部遭受撞击等

预防在先，保护好 TA

1. 不要做过重的体力劳动，尤其是增加腹压的负重劳动，如提水、搬重物等。

2. 尽量避免可能导致外伤的危险性动作，如登高、奔跑等。

3. 怀孕前 3 个月内应禁止性生活，孕中期进行性生活时动作要轻缓、控制好次数和节奏、避免腹部受压。

4. 避免接触有害化学物质，如苯、砷、汞、放射线等。少去公共场所，预防疾病感染，一旦患病，及时诊治。减少和电脑、手机等辐射性物体的接触时间。

5. 有过流产史的，可于再次妊娠后，在医生指导下服用少量黄体酮安胎，如子宫颈口松弛的，可在孕 16~18 周左右行子宫颈口结扎术，在预产期前去除结扎。

6. 注意个人卫生，勤洗澡，勤换衣服，特别要注意阴部清洁，防止病菌感染。没有条件洗澡时，要保证每天晚上睡觉之前清洗外阴。

7. 定期产检，以利于医生及时发现和处理异常情况。

8. 忌乱服药物，也不能盲目进补，应遵医嘱用药。

便秘可影响保胎效果，严重的可导致你在用力排便时发生流产，甚至引发大出血、子宫感染等并发症，所以你要小心便秘。

盲目保胎不可取

出现先兆流产，应及时就医，找出原因，然后对症治疗。大部分先兆流产都是胚胎自身遗传因素造成的，宜按照优胜劣汰原则，忌盲目保胎。

一般情况下，如果阴道流血停止、腹痛消失、B 超证实胚胎存活且状态良好，可保胎，继续妊娠。但如果 B 超发现胚胎发育不良，血液中 HCG 不升或持续下降，阴道持续流血，表明流产不可避免，应终止妊娠。

4招应对先兆流产

立即就医。怀孕后，若发现见红，应保持冷静，立即就医，尤其是同时伴有腹痛症状，更要引起重视。医生会根据情况给你开保胎药，如果胚胎发育不良应及时终止妊娠。

卧床休息。一般有先兆流产症状时，医生都会要求你卧床休息，减少活动。但卧床休息并不是24小时都躺在床上不动，可进行一些轻微的活动，活动20分钟左右就要躺下，至少休息30分钟后再活动。在医生未解除“警报”之前，不宜做家务，忌做剧烈运动、提拿重物等。

禁止性生活。出现先兆流产，不论是孕早期还是孕中期，都要禁止性生活，尽量减少不必要的阴道检查，以免对子宫造成刺激。

保持心情舒畅。先兆流产跟精神紧张、心情过于焦虑有关，所以你应调整好自己的心情，放松下来，让自己保持一颗平常心。

多数流产是因为胚胎染色体的先天异常而引起的自然淘汰，从优生角度来看是一种优胜劣汰的自然选择。只要调养好身体，半年至一年后，宝宝会从天而降的。

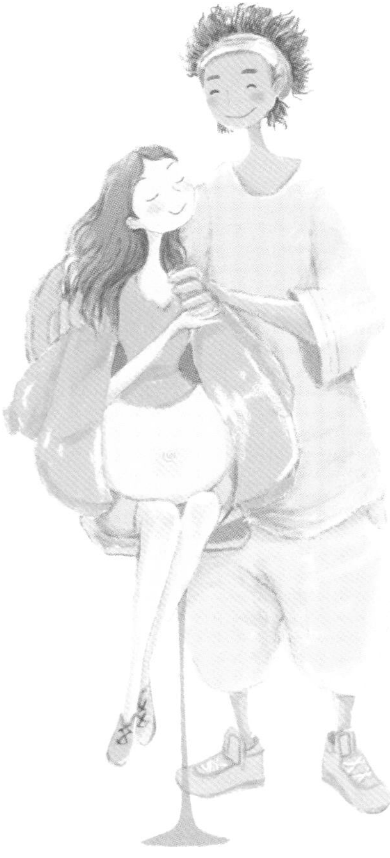

保胎期间不适宜吃的食物

- 忌生冷油腻的食物。
- 忌萝卜、山楂、橘子等有理气活血作用的食物。
- 忌苦瓜、空心菜、绿豆、田螺、螃蟹、河蚌等寒性食物。
- 忌韭菜、榨菜、雪里红、香菜、羊肉、辣椒等燥热动火食物。

做家务别忘了“安全措施”

孕妈手记

怀孕之后，老公什么事都不让我干，我觉得无聊得要命。后来，在我“据理力争”，以及医生说“可以适当做一些家务”之下，老公终于同意让我做一些力所能及的事情，条件是一旦我觉得累就要停下。其实，做一些家务活，做好安全措施，既锻炼了自己，也是一种很好的胎教——宝宝会感知到劳动是光荣的。

——小磊

如你在家待产时很无聊，不妨像小磊一样，做一些力所能及的家务，既能锻炼身体，也能打发时间，为家人分担一些压力。在做家务时要注意保护自己。

洗衣服时

在搓洗衣服时，不可用搓板顶着腹部，以免挤着胎宝宝；洗衣服时要用温和的洗涤用品，避免用碱性肥皂，以免伤害皮肤；拧衣服、晒衣服时动作都要轻柔，不要用力；洗衣服时要量力而行，不要一次洗很多衣服；避免长时间蹲着或坐着洗衣服，坐着时注意不要压迫到腹部。

采购时

选择不太拥挤的时间出行，要避开人流多的地方；必要时，分多次购买，一次买太多也不好提；如果购买的东西比较重，可选择送货上门，或者请家人帮忙，自己不要提过重的物品；避免骑自行车外出购物，如果距离比较近可步行前往，必要时打车。

这些孕妈妈不宜做家务

- 身体肥胖、动作不够灵活的。
- 有早产征兆、医嘱要求卧床休息的。
- 有活动性出血的。
- 即使只做简单家务，但也会诱发子宫收缩的。
- 做家务时出现呼吸急促（每分钟超过 30 次）、心跳加快（每分钟超过 100 次）的。
- 正患感冒、腹泻、发热等不适的。

打扫卫生时

可以做的家务：一般的擦、抹家具和扫地、拖地等。忌登高打扫天花板、上窗台擦玻璃；不要自行搬动、抬笨重的家具，更不要让家具压到自己的肚子；擦家具时，应尽量不弯腰，孕晚期忌弯腰干活；拖地时动作要轻缓，不可用力过猛，还要小心地滑；不要长时间蹲着做家务；避免清洁地毯，因为地毯是许多灰尘、螨虫、铅、镉等的栖息地，应将清理地毯的工作交给家人。

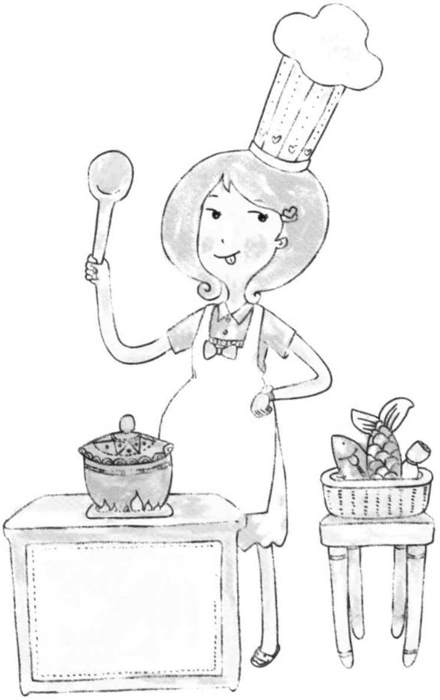

做饭时

淘米、洗菜时尽量用温水，不要把手直接浸入冷水中，尤其是在冬春季节更应注意，因为着凉受寒有诱发流产的危险；做菜时宜采取蒸、煮等油烟少的烹饪方式，如果炒菜则要打开抽油烟机；避免长时间窝在厨房里，避免长时间久站，建议站立时间超过 20 分钟时，先将手上的活儿停下，休息 10 分钟左右再继续。

增强免疫力，预防感冒

怀孕期间最害怕的事情是什么？当然是生病了，即便是最常见的感冒，也会让你“如临大敌”，因用药而导致胎儿畸形的例子，更让你“草木皆兵”。那么，怎么才能不感冒呢？增强免疫力是最有效的方法了。

准爸爸的支持、关爱和体贴能让你觉得掉进蜜罐里了，每天甜甜蜜蜜，十分幸福，所以准爸爸行动起来吧，用你的爱“征服”孕妈妈。

加强营养，提高免疫功能

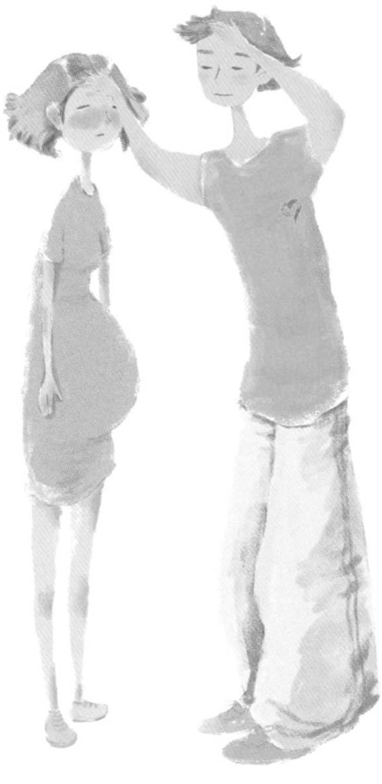

充足的蛋白质、适量的维生素、脂肪、碳水化合物和一些微量元素可帮助你提高免疫力，增强身体素质。你要遵守平衡膳食原则，做到每天保证吃适量的蛋、奶、肉类、新鲜蔬菜、水果，以及植物油、调味品、少许菌藻类和坚果类食物，做到荤素、干稀、生熟和酸碱平衡。可参考第二册“孕吐期间要保证营养”一文中的方法，合理安排每一天的饮食。

可适量多吃富含膳食纤维的食物，如白菜、空心菜、菠菜、茭白、玉米、苹果等，以刺激肠胃蠕动，促进代谢废弃物和毒素的排出。平时也要多喝水，使鼻腔和口腔黏膜保持湿润，还能促排毒。如有必要，应在医生的指导下服用鱼肝油、铁剂、钙剂等补剂。

适当运动让身体杠杠的

适当的运动会使人体对外界气温变化、病菌等刺激适应力增强，进而使机体的免疫力增强。另外，运动可促进身体新陈代谢，增强脏腑机能，提高免疫力，预防感冒。

不要总是宅在家里，在天气允许时，最好每天都到户外进行适当运动，或者坚持每天到环境优美的公园散步 0.5~1 小时，可提高血液循环，刺激心肺功能，增强免疫力。

5 招改善睡眠

睡前饮一杯热牛奶。

睡前准爸爸帮你按摩放松。

睡前听舒缓、柔和的音乐。

保持室内适宜的温度，最好在 18~22℃。冬天睡觉前热水泡脚。

睡眠也能提高免疫力

俗话说："吃五斤不如睡一更。"睡眠不仅能使人恢复精力，还能提高人体免疫力。如果人睡眠不足，会导致眼睛疲惫、神经衰弱、食欲缺乏、血压异常、免疫力下降。所以，你每天至少要保持 7~8 小时的睡眠，最好在晚上 9 点时入睡，最晚不要超过 11 点。如果有条件，最好每天中午睡 0.5~1 小时的午觉。

心情愉快，身体才好

好心情是免疫系统正常工作的重要支柱，坏情绪是免疫系统的无形杀手，可使人的免疫系统失衡或弱化，让人容易生病。所以，要预防感冒、增强身体的免疫力，保持愉快的心情很关键。

关注生活细节，身体倍儿棒

生活中的一些小细节也能帮助你预防感冒，千万不要忽略了它们：注意居室通风，保持空气清新，因为室内空气不流通时容易引发感冒。到医院或人员密集处应戴口罩，并注意雾霾天、下雨、起风时尽量少出门，也要根据天气变化适当增减衣服，以免受凉以及出汗后吹风。环境整洁也不容易生病，应及时打扫室内卫生，清理卫生死角，将可能损害你免疫力的细菌消灭。平时要多喝水，勤洗手、洗澡，这些都对预防感冒、增强免疫力有益。

到这个月末，胎儿差不多有母亲的手掌那么大，身长约 17 厘米，体重约 120 克，看上去就像一个梨子。

在子宫里，胎儿就像太空里的宇航员，轻飘飘地来回转动“玩耍”。

胎儿的脑发育趋向完善，已产生最初的意识，头皮构造开始发育，但头发还没有长出来。

双眼已向脸部中央更靠近了，眼睛还是紧闭着，眼球可以移动，眉毛、睫毛等也都在快速生长着。

透过薄薄、透明的皮肤，能看到内脏器官几乎都形成了，用肉眼就能辨别性别，皮下的血管也清晰可见。最重要的是胎儿开始在子宫里打嗝了，这是呼吸的先兆。

胎儿的骨骼进一步发育，腿的长度超过了胳膊，手指甲也已经成型，四肢的关节已经形成，并可以活动。

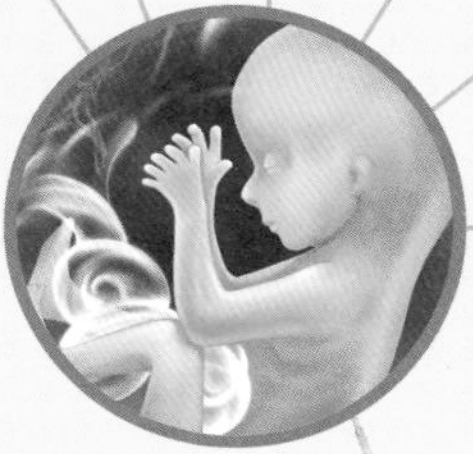

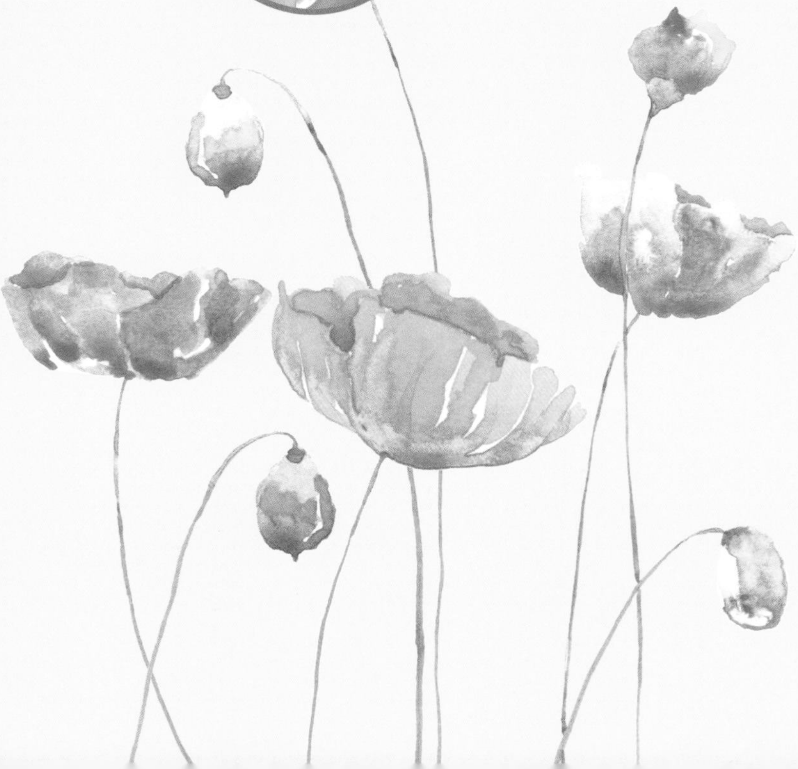

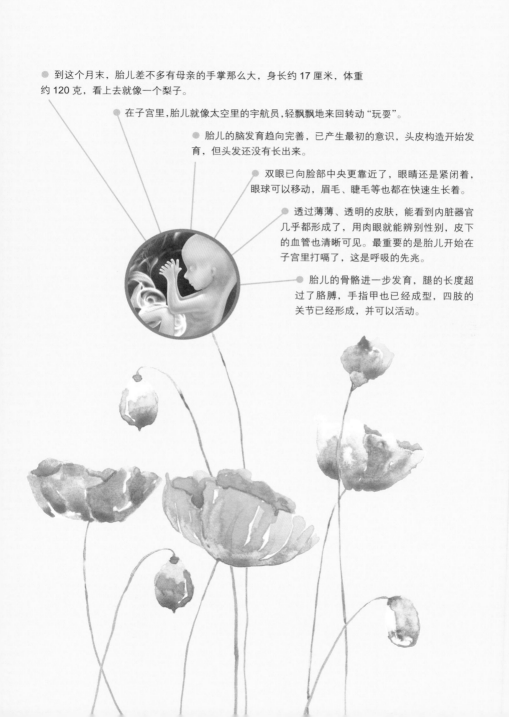

孕4月

Hello，亲爱的老妈，
羊水真温暖，
看我在里边游得多畅快，
你感觉到了吗？

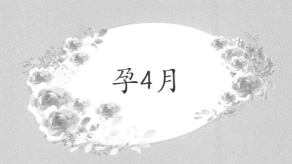

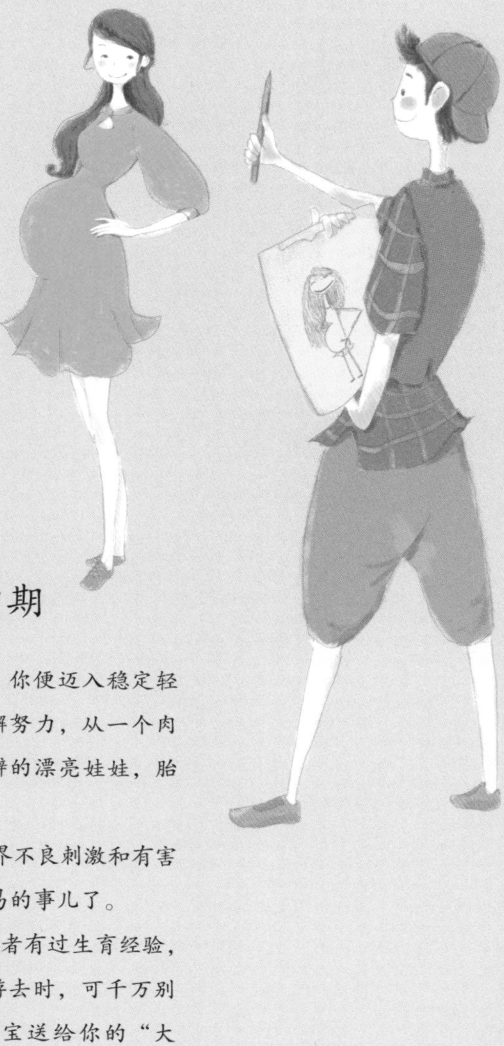

进入稳定轻松的孕中期

恭喜自己吧，从孕4月开始，你便迈入稳定轻松的孕中期了！经过3个月的不懈努力，从一个肉眼看不到的细胞，到五官清晰可辨的漂亮娃娃，胎宝宝的变化“日新月异”。

TA的抵御能力也增强了，外界不良刺激和有害物质想伤害TA，也不再是一件容易的事儿了。

在这个月，如果你比较敏感或者有过生育经验，感觉到有什么东西在肚子里游来游去时，可千万别以为这是岔气了，那其实是胎宝宝送给你的“大礼”——胎动！

这个迷你的小宝贝正在你的羊水里畅快地活动，伸手、踢腿、后空翻……看起来就像跳水上芭蕾一样，真的很美。

胃口好转，学会合理安排一日三餐

到这个月，你的胃口会变好了，有时候看见小零食还会流口水。虽然比以前能吃了，但也要控制食量，吃太多了会使体重增加过快，胎宝宝过大，严重的还可导致妊娠糖尿病。所以，为了自身和胎宝宝的健康，你需要安排好每一天的饮食，三餐定时，适当加餐，吃饭时吃七八分饱就可以了，千万不要因为想让胎宝宝多补补而勉强自己吃太多食物。

早餐不能少了谷类食物

一日之计在于晨，早餐是你一天饮食的重点，一定要吃好吃饱！

你还是像以前一样，习惯用一杯牛奶、一个鸡蛋来解决早餐吗？这样是远远不能满足你自身和胎宝宝需求的，尽量按下面的标准搭配好你的早餐吧。

最佳早餐时间

早晨 7~8 点，最晚不要超过 8 点半

用餐 5 大原则

食物种类要丰富，保证营养全面均衡。
必须有足够的谷类食物，补充能量。
维生素不可少，以促进营养的吸收。
保证充足的膳食纤维摄入，预防便秘。
专心用餐，避免边走边吃。

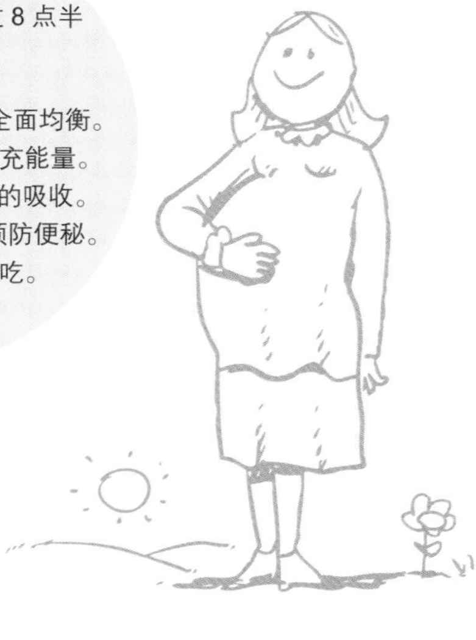

增加谷类食物的摄入量

早餐提供的能量占全天总能量的25%~30%，而能量的主要来源就是谷类食物。从这个月开始，胎宝宝进入快速增长的阶段，因此你的早餐需要增加谷类食物的摄入量。如果你早餐总是不吃主食，很容易导致疲劳、头晕、体重减轻等不适。

搭配要合理

为了给身体补充能量，纠正一夜睡眠后可能出现的低血糖，你的早餐不能少了谷类“干点”，如馒头、面包等。但谷类食物消化快，2~3 个小时后就会感到饥饿，所以你还需要吃一些富含蛋白质和脂肪的食物，如鸡蛋、豆制品、瘦肉、鱼等。水果和蔬菜富含膳食纤维、维生素、矿物质和微量元素，可补充营养，还能预防便秘，因此你的早餐里要有一小盘蔬菜和水果。如果来不及准备早餐了，牛奶、豆浆、粥、芝麻糊、燕麦片等营养丰富，可以任选其一作为早餐。就是早上一定要吃东西哦。

最佳午餐时间

12~13 点，最晚不要超过 13 点半

用餐 5 大原则

食物种类要丰富，保证营养全面均衡。

荤素搭配合理，最好是 1:2 的比例。

餐前汤必不可少，以防吃得太多使体重增长过快。

少吃肥牛、五花肉等脂肪多的食物，少吃甜点、甜汤等高糖分食物。

专心用餐，忌一边玩电脑（手机）一边吃饭。

午餐既要吃好也要吃饱

你现在是“一人吃，两人补”，不论工作多忙，到午餐时间了就一定要去吃饭。可上班时，中午总在外面吃，怎样吃好午饭呢？

“挑三拣四”

越是在外面吃，就越要从营养的角度“挑三拣四”，避免吃到对孕育不利的食物，达到补充营养的目的。多吃主食，中餐要吃2~3碗米饭，如果掺杂粗粮、面包、面条等食物时，需要相应地减少米饭的量。保证蔬菜的量是肉类的2倍，以摄入足够的膳食纤维、维生素、矿物质及微量元素。适当吃鱼，以代替高脂肪的肉类，补充优质蛋白质。也可适当吃点儿蘸醋的食物，以促进消化，缓解油腻。

不要因为工作忙就吃饼干、牛奶、泡面敷衍了事，你的饮食直接影响到胎宝宝的健康和安全！所以午餐一定要吃饱吃好。

慎吃油炸食物拒绝重口味

慎吃油炸食物，油炸食物的用油多是回锅油，很可能含有一些有害物质，而且油炸食物热量高、脂肪含量多，不容易消化，还容易让你变胖，使你的体重增长超标。拒绝重口味食物，中午吃得太咸，下午容易口渴，还会影响你的血压稳定，导致头晕、水肿等不适。另外，太辣的食物会刺激肠胃，导致腹泻、胃痛等不适。

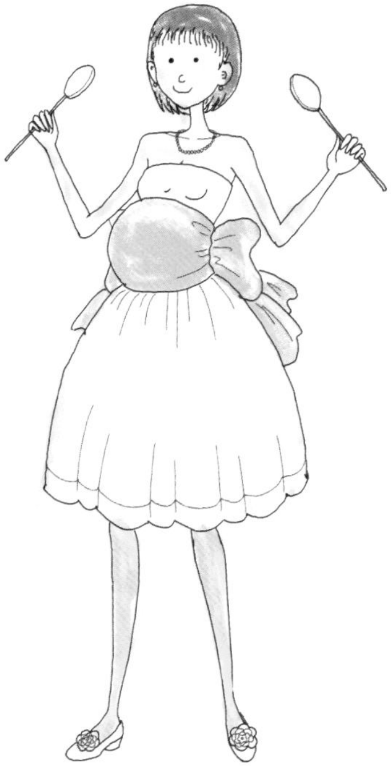

避免高糖饮料

避免高糖饮料，中午吃饭前喝一些清淡的汤。如果条件不允许，就喝一些白开水，不要喝糖分高的瓶装果汁，更不能喝咖啡、酒。

晚餐宜吃七分饱

不要因为白天忙于工作，就把晚餐安排得特别丰盛，大吃特吃，这样不仅会使热量摄入超标，还会加重肠胃负担。所以，规划好自己的晚餐很重要。

最佳晚餐时间

18 点左右，最晚不要超过 19 点半

用餐 5 大原则

清淡、低脂、容易消化。
不要吃得太晚，不让肠胃“加班”。
不要吃得太多，七分饱即可。
保证膳食纤维的摄入量。
饭后 1 小时要散步消食。

简单、清淡

相比早餐和午餐，晚餐应吃得简单、清淡一些。可适当多吃富含膳食纤维的蔬菜，以及好消化的鱼类，少吃不好消化的肉类。

保证主食的量

不要因为怕胖而不吃主食，而是要保证 1~2 小碗米饭，或是吃等量的粥。建议粗细粮搭配食用，粗粮与细粮的比例最好是 2:1。

宜饭前喝汤

喝汤会让你产生饱腹感，对控制晚餐的饭量很有用处。

吃七分饱

吃得太多，睡觉的时候肠胃还在“加班”，时间久了你的肠胃很有可能用腹胀、食欲下降等方式“抗议”。

怎么判断自己吃几分饱

· 七分饱：胃里还没有觉得满，但对食物的热情已经有所下降；这时撤走食物，换个话题，能使人的注意力转移，不再想吃饭的事情。
· 八分饱：胃里感觉满，再多吃一口就会觉得胀。
· 九分饱：感觉胃里已经胀满，虽然还能勉强吃几口，但很容易让人觉得食物往上涌。

总感觉饿，适当加餐很有必要

进入第 4 个月，你会发现自己饿得很快，有时候即使不饿也很嘴馋，这时你最需要的就是加餐。

最佳加餐时间

上午 10 点，下午 15~16 点

加餐 4 大原则

吃应季水果。

变着花样吃，使营养摄入更全面。

吃容易饱腹又好消化的食物。

控制好量，七分饱即可，忌当正餐吃。

牛奶或酸奶

牛奶能帮助你补钙，你可以带上一包牛奶，饿的时候用微波炉加热后饮用。如果单位没有微波炉，可以用开水浸泡至温热。还可带 1~2 杯酸奶，酸酸甜甜很开胃，还能帮助消化，预防便秘。

新鲜水果

新鲜水果是必不可少的加餐食物。建议你带上一些水果，在上午 10 点时吃，既开胃又促进消化，吸收率也高。

饱腹食物

如果总是容易饿，应在办公室里常备一些饱腹又好消化的食物，如全麦面包、饼干等。在下午 15~16 点时，吃 2~3 片面包或几块饼干，能补充体力，又不会影响晚餐。

坚果

核桃、花生、开心果、杏仁等坚果不仅体积小、好携带，而且含有多种营养元素，在下午 15~16 点时可以少量食用。一般一天吃 5~6 个核桃，或者一小把开心果，就能满足身体的需求了。

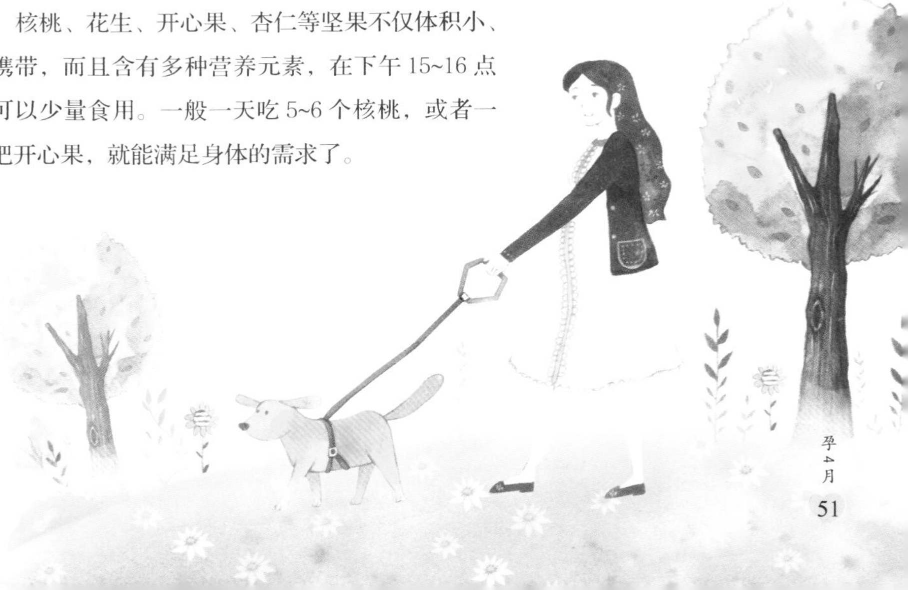

补充重要营养素，宝宝眼睛更明亮

怀孕第4~5个月，胎宝宝眼睛的神经、血管、水晶体和视网膜等开始发育，你需要多摄入对眼睛发育有益的营养素，为胎宝宝提供“后勤补养”，让TA拥有一双明亮的眼睛。

对眼睛发育有益的营养素

营养素	对眼睛的作用	食物来源
维生素A	维生素A是合成视紫质的重要原料，而视紫质是一种感光物质，存在于视网膜中。维生素A摄入不足时，会影响到胎宝宝的视力发育	•蔬菜，如菠菜、豌豆苗、胡萝卜、青椒、南瓜等 •动物肝脏、奶及奶制品、鸡蛋等
牛磺酸	牛磺酸帮助增加眼睛视觉机能，并促进视网膜的生长，还有修复眼角膜的功能	海带、紫菜等海藻类，鱼类食物
B族维生素	维生素B_1和维生素B_2是视觉神经的营养来源之一 •如维生素B_1不足，眼睛易疲劳 •如果维生素B_2不足，容易引起角膜炎	•维生素B_1：动物内脏、肉类、豆类、花生及粮谷类、干果及坚果等 •维生素B_2：动物肝脏、猪肉、鸡蛋、鳝鱼、蘑菇、海带、紫菜等
维生素C	身体缺乏维生素C，会减弱眼睛对外来刺激的抵抗力，尤其当遇到风和强光的时候	梨、鲜枣、猕猴桃、青椒、西蓝花、柑橘、西红柿、豆苗、草莓等新鲜的蔬菜和水果。
维生素E	保护视力，增强眼睛应对外来刺激的能力	•植物油，如橄榄油、黄豆油、花生油、葵花籽油等 •坚果，如核桃、杏仁、腰果、花生、松子、开心果
花青素	增强夜间视力，减缓眼睛黄斑退化	西兰花、红心萝卜、蓝莓等
蛋白质	眼球视网膜上的视紫质由蛋白质构成，如果你缺乏蛋白质，可导致胎宝宝视紫质合成不足，进而出现视力障碍	瘦肉、鱼、蛋、豆制品、牛奶等

胎宝宝眼睛发育全过程

孕1月

虽然只是一个胚胎，但视觉已经开始形成了，眼睛可能比针头还小，被一层皮层包覆着。

孕2月

在第6周时，视神经就开始将视网膜连接到初级大脑，眼角膜和晶状体形成，眼皮覆盖在眼睛上；到了第8周，胎宝宝的眼睑开始出现褶痕。

孕3月

从表面上看，胎宝宝的眼睛开始“初具规模”。

孕4月

眼神经、血管、水晶体和视网膜逐渐发育。

孕5月

双眼仍然紧闭着，但已经变得更大了，眼睫毛在悄悄地长起来；到第20周时，大脑开始划分专门的区域进行视觉的发育。

孕6月

眼睛开始转来转去了，但是眼睑依然是闭着的；到月末，胎宝宝的视网膜已经形成，具备了微弱的视觉。

孕7月

第一次睁开小眼睛，打量这个“世界”。

孕8月

对光变得敏感起来，当有光穿过你的腹部组织和肌肉，照射到子宫内，TA会睁开眼睛，并把头转向光源。也有的时候TA会躲开光源。

孕9月

眼睛时开时闭，大概已经能够看到子宫里的景象，也能辨别明暗，甚至能跟踪光源。

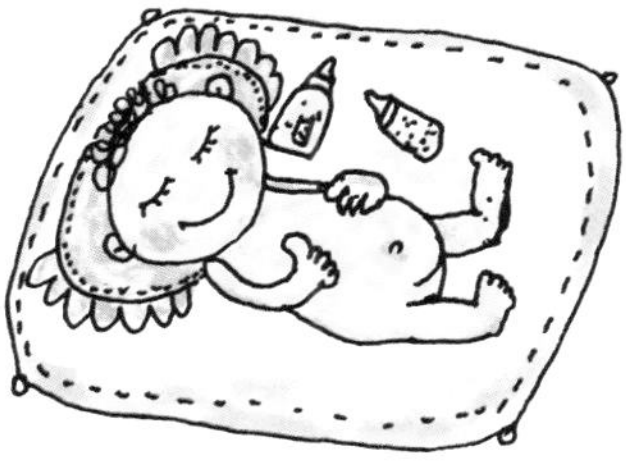

孕10月

视觉继续发育，TA经常练习睁眼、闭眼的动作，已为出生后看外面的世界做好了准备。

可以恢复性生活了

只要身体健康、一切正常，从这个月开始就可以恢复性生活了！但鉴于你的特殊情况，一定要做好“防护措施”，才能开心又安全地享受甜蜜“性福”生活。

做好充足的准备

在进行性生活前，你和准爸爸都要洗澡，注意手部、外阴的清洁。准爸爸要多一些耐心，体谅孕妈妈因为害怕伤害到胎宝宝而产生的抗拒心理，等孕妈妈做好准备再进行。

选择合适的体位

女上男下式

采取你自己喜欢的姿势，可以控制插入的深度。

坐入式

面对面坐在准爸爸双腿之上（适合腹部不太大时），当腹部变大时可转过身体用坐姿后入式。这个姿势可控制插入的深度，可避免对子宫的过度刺激。

侧卧式

夫妻面对面侧卧，你将双腿搭在准爸爸双腿上，这样可面对面进行“交流”，而且可使你的腹部免受压迫。当你腹部比较大时，可采取背对准爸爸的方式。

“亲密接触”进行中

在性生活过程中，准爸爸需要注意的事情有：进行性生活时，不要抚摸孕妈妈的腹部，以免控制不好力度而伤害到胎宝宝；不要插入太深，动作要和缓，避免猛烈撞击和强烈刺激，也不要频繁变化体位；不论采用哪种姿势，都要避免压迫到孕妈妈的腹部；避免刺激孕妈妈的乳头，以免使孕妈妈过度兴奋而导致子宫收缩。

注意安全

在孕期，女性的分泌物增多，免疫力下降，若准爸爸感染泌尿生殖系统疾病，很容易传染给你。另外精液中含有前列腺素成分，而前列腺素容易引起子宫收缩。因此，虽然怀孕期间你不会排卵，不需要避孕，但基于卫生、安全和优生考虑，用套套更安全。性生活结束后休息片刻，你应小便，并清洗外阴。

一周多少次合适

孕期性生活并没有一个固定的次数，只要夫妻好好协商，使性生活不成为你的负担就可以了。一般建议每周1~2次。如果有腰痛、腹部坠胀等不适，应减少性生活的次数。如果次数减少后还感觉不适，需要暂时停止性生活，并及时就医。

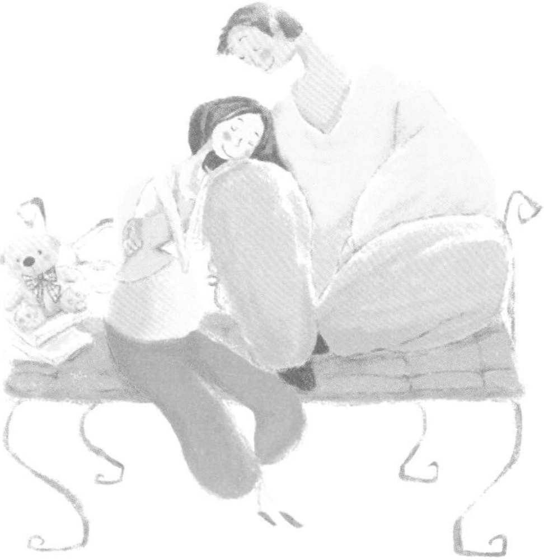

有不适应终止性生活

在进行性生活的过程中，如果感觉不适，如腹部坠胀或疼痛，应先暂时中断。若休息一段时间后，不适仍得不到缓解，应及时就医。

孕中期也要禁止性生活的情况

早孕反应严重的，有习惯性流产史、早产史的，患有心脏病、妊娠高血压疾病的、胎盘前置的、阴道有出血症状的。

每天动一动，妈妈宝宝更健康

没有了孕吐的烦恼，吃得也多起来，动一动，消消食，消耗多余的脂肪，对你和胎宝宝很有好处的。散步、游泳、孕妇瑜伽等都很适合现在的你。

有的运动不宜再做

在孕中期，你运动的关键是要形成规律，可按自己方便的时间，选择适合自己的运动方式。不过你要注意了，有的运动是不适合孕期做的，如跑步、登山、滑雪、潜水、单双杠、滑冰、骑自行车、篮球、足球等剧烈运动。

运动时注意补水

运动前、中、后三个阶段都要补充水分，可避免脱水，也可控制体温上升的速度。因为，运动会使体温上升，体温每上升半度，胎儿的心跳会增加10~20下，增加了胎儿的不稳定性。

运动宜忌

运动前，热身运动不可少。孕期激素的变化会使得肌肉、关节较为松弛，热身运动可避免肌肉、关节的拉伤。要注意衣服样式应宽松，穿合脚的平底鞋。

运动中，心跳速率需控制在每分钟 140 次以内，每次运动不应超过 15 分钟。

以让自己微微出汗为度，可把身体里的毒素排出来。运动的限度是以不累、轻松舒适为宜。要避免在天气炎热和闷热时做运动。

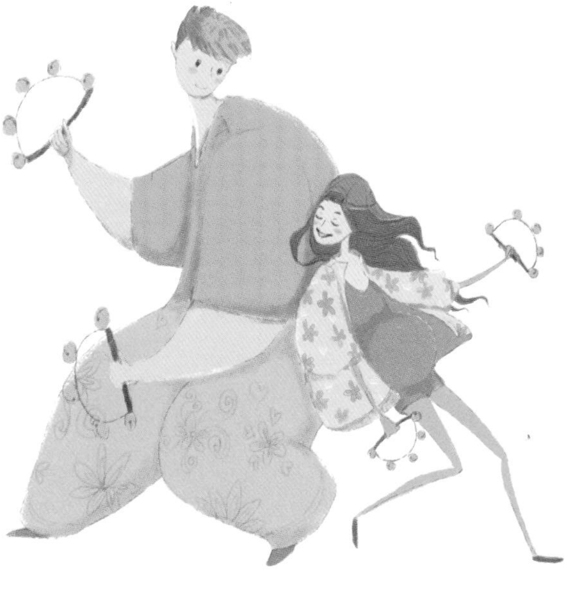

瑜伽，让身心合一

瑜伽关注身心的结合，它强调每一种内在的心理状态，都会通过外在的体态表现出来。反过来，通过改善身体姿势以及呼吸，通过冥想训练，也可以起到调节心理的作用。在孕期，通过瑜伽练习，你体内沉睡的能量会被唤醒，并最终达到身心合一的境界。

练习瑜伽的好处很多：有助于优生，瑜伽使你血液循环增强的同时，也会增加TA的氧气和营养供给，促进胎宝宝大脑和身体的发育。可减肥、保持体形，预防因体重过重而引起的孕期疾病，如妊娠高血压、妊娠糖尿病等。可修炼内心，带来好心情。如果你不喜欢做瑜伽动作，用简单的瑜伽呼吸法练习，也可达到目的。

瑜伽呼吸法

❶ 保持舒服的站立姿势，双脚分开至比臀部稍宽，让全身放松。

❷ 双手轻放于腹部，鼻子吸气，并有意识地让空气到达体内手下方的位置，让气流带动两手自然分开，注意不要移动手臂，而是让呼吸自然地带动双手分离，进行10次有控制的深呼吸，用鼻子吸气和呼气。

❸ 将双手稍往上移至乳房下方，双手中指相互接触，再进行10次深呼吸，注意不要让手臂、手或肩膀产生任何紧张感；最后，将双手移至乳房上方锁骨以下的位置，重复10次深呼吸。

❹ 以平常的方式呼吸10次以放松身体，手臂置于身体两侧，手心朝上。

吸气和呼气都不要勉强，不能太快也不能太慢，否则会加重心脏的负担的。

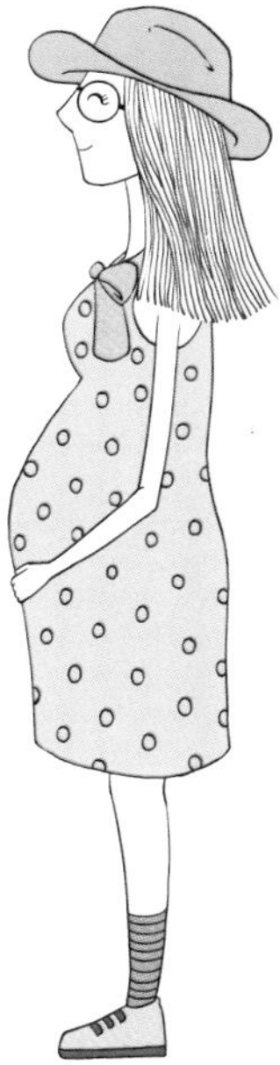

去散步吧

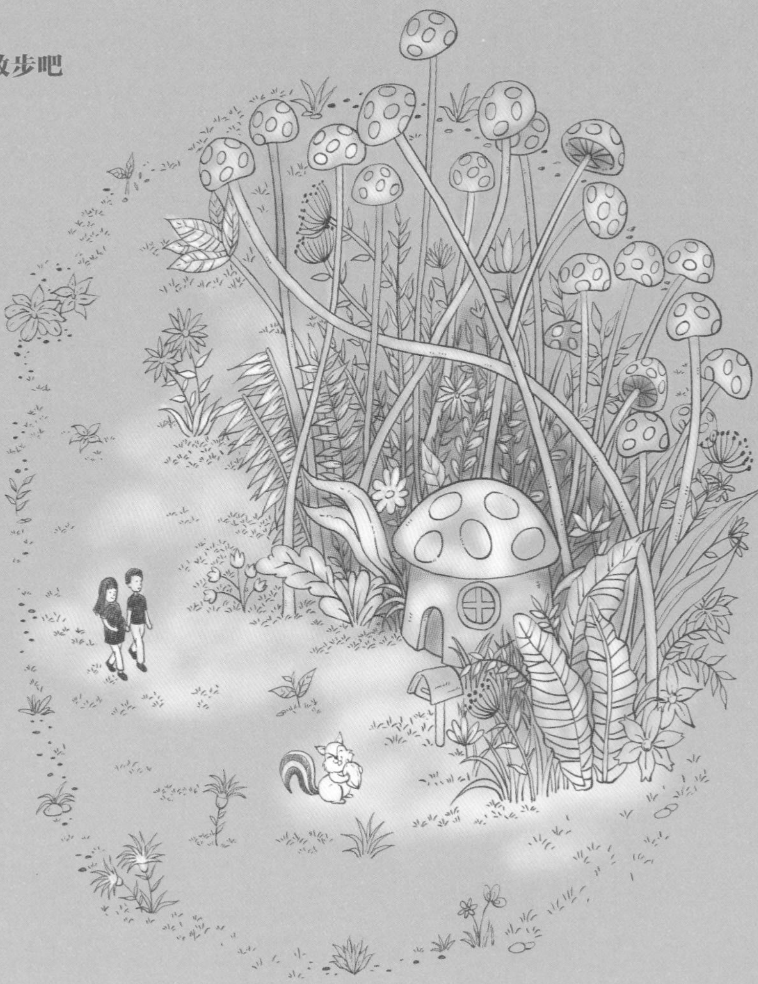

散步是孕妈妈适合的运动，经常散步，可以刺激脑内啡肽的产生，让人保持愉快的心情——整个孕期最好坚持每天散步。在散步的过程中，子宫会有规律的轻微收缩，这会刺激胎宝宝的皮肤，让 TA 感觉温暖和舒适。

只要天气不错，建议你穿上舒适的鞋子，去小区的林荫小道或附近的美丽公园散散步。周末还还可以和家人一起去市郊的森林公园走走，既可放松身心，又可得到充足的空气负离子。

一次散步的时间不要太长，以 30 分钟之内为宜。每天早上起床后及晚饭后，都是散步的最佳时间。

孕期游泳，6点保安全

若有流产、早产现象，患有心脏病、肾脏病、肝病、妊娠高血压等疾病，或有阴道流血时，不宜游泳。

如果你喜欢游泳，那孕期也可以坚持。游泳不仅能帮你控制体重，还能锻炼腰腿肌肉，减缓腰酸背痛、下肢静脉曲张等孕期不适。游泳时水对腹部的轻柔按摩也会传递给胎宝宝，让胎宝宝也能享受到游泳的好处。不过，孕期游泳时要注意以下问题。

孕期游泳，最佳时间在孕5~7月。怀孕的前3个月和后3个月都不宜游泳。

游泳时不要过分伸展，避免潜水，宜选择仰泳、蛙泳、漂浮和轻打水动作等。游泳的时间不要太长，每次游1小时即可。

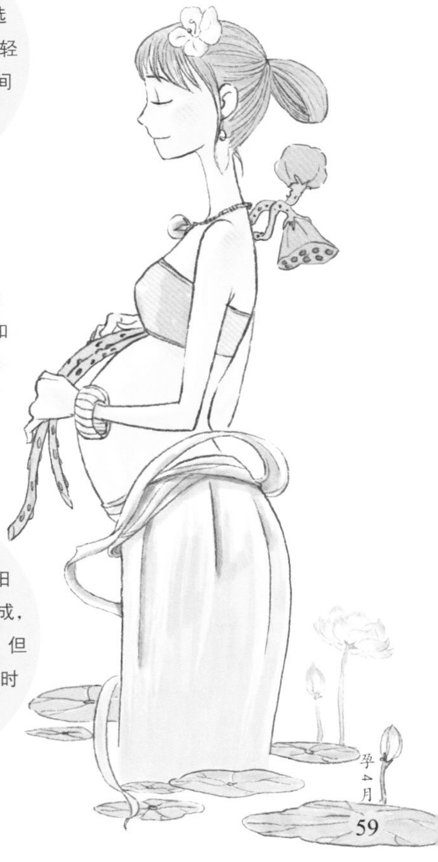

选择室内游泳池时，应选择水质较好的游泳池，室温在27~31℃为宜；水温在30℃左右，在这个水温下，肌肉不容易发成抽筋，也不易感觉疲劳。

游泳时宜选择在离救生人员或教练员比较近的地方，这样如有意外发生时，可得到及时的救助。

随身携带水或果汁，在游泳前或游泳过程中随时补充。要准备一双防滑拖鞋，避免在游泳池边走时意外滑倒。

夏天时最好选择室外游泳池，可适当接受阳光浴，增加维生素D的合成，有利于胎宝宝骨骼发育，但要避开11~15点，这个时间段紫外线最强。

办公室“小动作”，妈妈宝宝更健康

对于坚持上班的孕妈妈来说，挺着肚子在办公室里经常一坐就是好几个小时，最容易腰酸背痛。建议抽空做一些“小动作”，来缓解疲劳，舒缓神经，预防水肿。

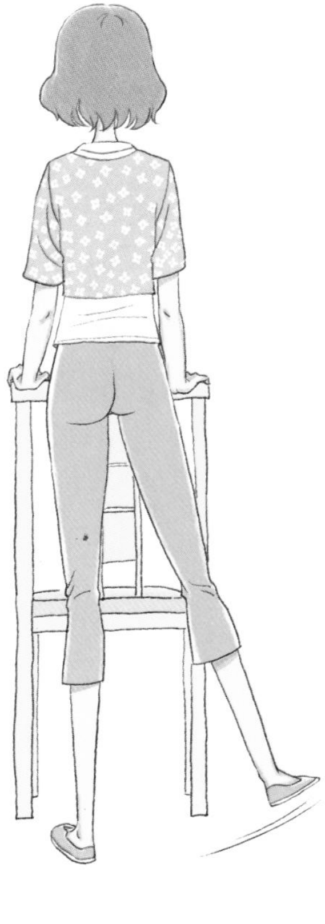

足尖运动

坐在办公椅上，双脚自然踩在地面上，足跟不要离地，然后足尖尽力上翘，停顿5秒左右再放下。反复数次，可以缓解腿部疲劳，预防腿部水肿。

踝关节运动

坐在办公椅上，跷起“二郎腿”，上面的一条腿缓缓活动踝关节数次，然后将足背向下伸直，尽量使膝关节、踝关节和足背连成一条直线。反复多次，然后换另外一条腿。可以促进下肢血液循环，锻炼腿脚部位的肌肉。

腿部旋转运动

站在椅子后面，用手轻扶椅背，双腿自然放松，先左腿做360° 画圈运动数次，再换右腿。可锻炼骨盆肌肉的力量，消除腿部肿胀。

“跳芭蕾舞”

站在椅子后面，用手轻扶椅背，脚跟并拢，然后脚跟抬起到最大程度，坚持数秒后放松。反复多次，可以缓解下肢无力症状。

内调外养，做个美美的孕妈妈

难熬的早孕反应大多结束了，但新的烦恼可能又来了。你体内的激素分泌会因怀孕发生巨大改变，进而影响到你的皮肤，引发干燥、色斑等皮肤问题，你需要适当补充有助于美容护肤的食物，做好皮肤护理工作，让自己由内而外地美丽。

吃对食物，调出孕期好肤色

营养素	缺乏状态	营养素来源
维生素 A	皮肤干燥、毛孔粗大，经常长痘痘	• 维生素 A 原：胡萝卜、菠菜、豌豆苗、南瓜等，在人体内可转化成维生素 A • 动物肝脏、牛奶等含有维生素 A
维生素 C	•脸色苍白、有色斑、皮肤松弛 •常伴有牙龈出血、关节异常等现象	• 新鲜的蔬菜、水果
叶酸和铁	皮肤发黄	• 叶酸：菠菜、圆白菜、生菜、芦笋、香蕉、橙子、柠檬等 • 铁：海带、紫菜、木耳、香菇、动物肝脏、肉类、动物血、豆类等

选择安全化妆品，保持皮肤水灵灵

虽然孕期最好“素面朝天”，但基础的护肤工作不能少。成分越简单、安全无添加、孕妇专用的护肤品和洗护用品，最适合孕期使用了。产品功能宜以基础的保湿滋养、清洁润肤功能为主。

如果化妆品里含有酒精、矿物油、染料、重金属、激素、凡士林、异丙醇、丙二醇、石蜡等，坚决不要用，这些物质能通过皮肤进入血液循环，影响胎宝宝的健康。

维生素 A 是脂溶性维生素，在用饮食补充时，宜荤素搭配，这样才更容易被身体吸收哦。

孕妇装让你“潮”起来

孕期的美那么独特，在乳房再次发育、肚子逐渐隆起之后，你完全有必要穿得更漂亮一点，让自己看起来美美的，并将这份美丽心情传递给腹中的宝贝，同TA一起享受孕育的美好。

天然面料是首选

怀孕期间，你的皮肤变得敏感而多汗，如果经常接触人造纤维的面料，容易引起过敏，所以选择孕妇装时，一定要选择天然面料的衣服，以棉、麻、毛织物为主。

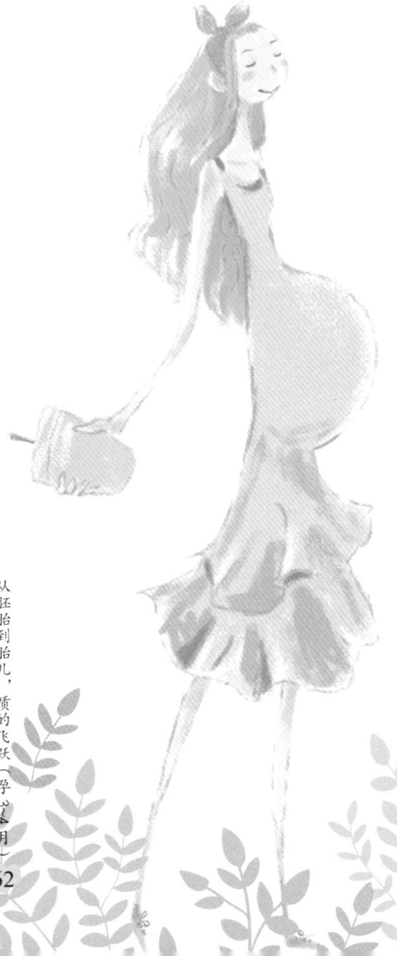

百搭款式最实用

对于仍在职场“奋斗”的女性，选择几套适合的职业孕妇装，能让自己显得干练而温柔。最好选择容易搭配的款式，每天变换搭配风格，也能为自己的魅力加分。

选好颜色最出挑

色彩鲜艳的孕妇装能让你的气色看起来更好，也能让你的心情变得明朗。但如果你的性格比较沉静，可以选择米白色、浅灰色、粉红、苹果绿等比较柔和的颜色。

好衣还要鞋来配

你宜选择带有 2~3 厘米跟，有弹性、用柔软材料做成宽松的帮面，后跟比较宽大结实的鞋。

宽松舒适最适宜

从孕 5 月开始，你的腹部会明显隆起，胸围、腰围、臀围增加，体形丰满，这时开始穿孕妇装最合适。你应选择具有调节性的孕妇装，以便为即将迅速隆起的肚子准备足够的空间。

怀孕了，是不是就意味着不能继续美啦？不是的，怀孕后，要吃好喝好穿好，继续做个时尚潮妈。

图书在版编目（CIP）数据

好孕宝盒. 从胚胎到胎儿，质的飞跃：孕3~4月 / 王琪编著. — 北京：电子工业出版社，2017.5

（孕育幸福事 • 好孕系列）

ISBN 978-7-121-30233-6

Ⅰ. ①好… Ⅱ. ①王… Ⅲ. ①妊娠期 – 妇幼保健 – 基本知识 Ⅳ. ①R715.3

中国版本图书馆CIP数据核字（2016）第263560号

逗号张文化创意
13910136213
全案策划

策划编辑：牛晓丽　张　飏
责任编辑：刘　晓
特约编辑：贾敬芝
印　　刷：北京捷迅佳彩印刷有限公司
装　　订：北京捷迅佳彩印刷有限公司
出版发行：电子工业出版社
　　　　　北京市海淀区万寿路173信箱　　邮编：100036
开　　本：880×1230　1/32　印张：19　字数：730千字
版　　次：2017年5月第1版
印　　次：2017年5月第1次印刷
定　　价：198.00元（共8册）

凡所购买电子工业出版社图书有缺损问题，请向购买书店调换。若书店售缺，请与本社发行部联系，联系及邮购电话：（010）88254888，88258888。

质量投诉请发邮件至zlts@phei.com.cn，盗版侵权举报请发邮件到dbqq@phei.com.cn。

本书咨询联系方式：QQ 9616328。

孕5月来了，

胎宝宝化身“熊孩子”，

在自己的宫殿里，

微笑、翻滚、蹬腿……

一刻不得闲。

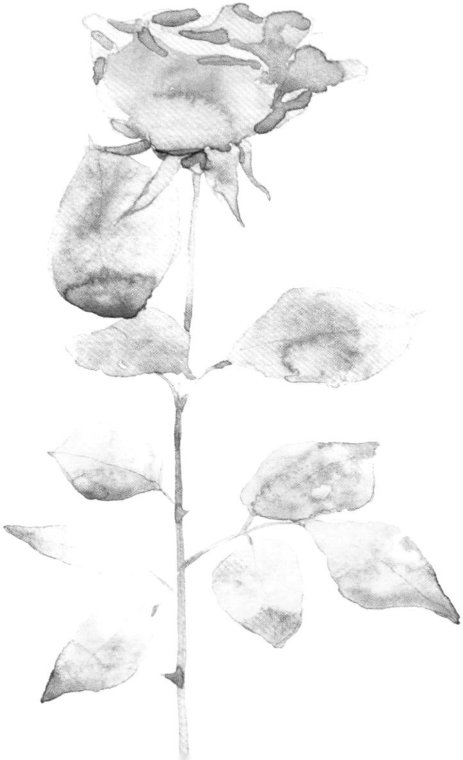

哦，对了，

TA能听到周围发生的事情了，

温柔地对TA说：

“我爱你，宝贝！”

“晚安，宝贝！”

都会让TA变得更加活跃。

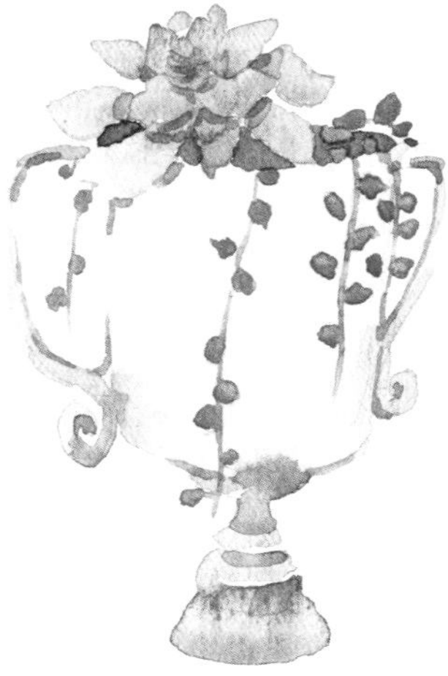

迈号张文化

孕育幸福事

好孕系列

好孕宝盒

在奇妙胎动中 体味孕育的美好

孕5~6月

王琪/编著

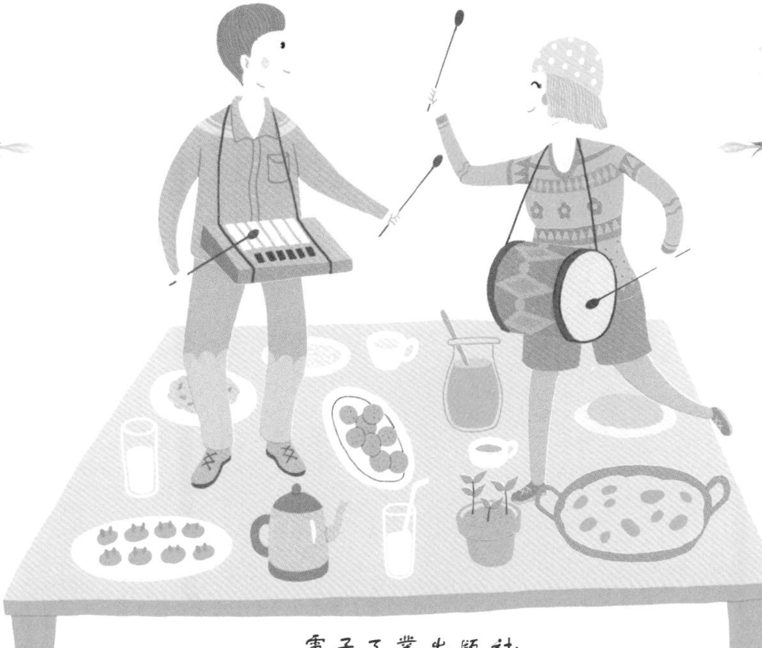

電子工業出版社
Publishing House of Electronics Industry
北京 • BEIJING

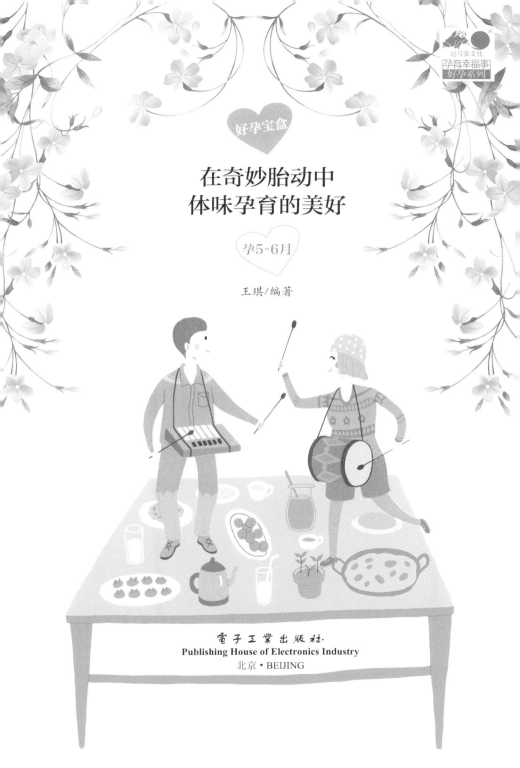

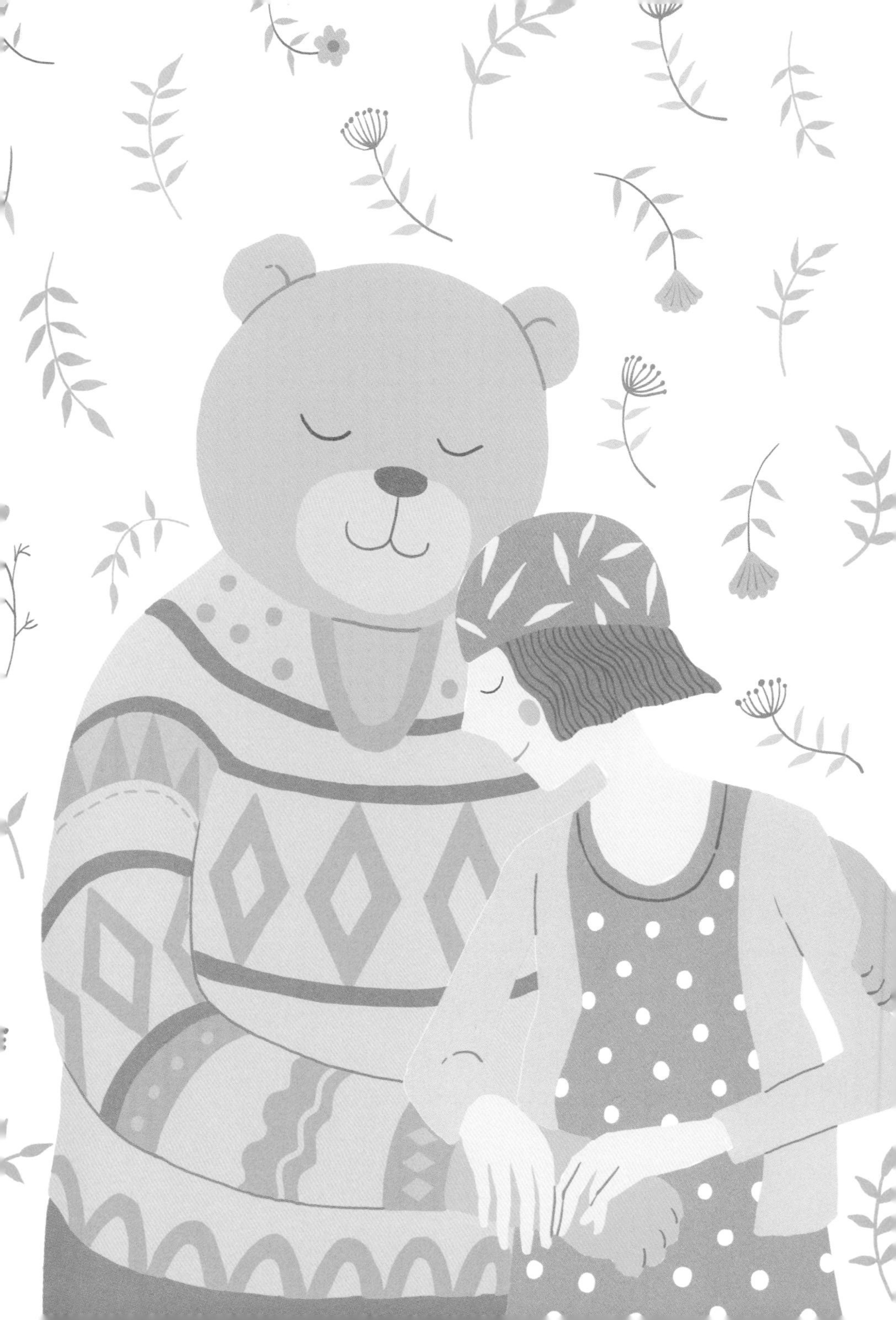

前言

孕 5~6 月喽！恭喜，恭喜！你真正开始了“抱球”生活。

隆起的腹部，鲜明的胎动，无不让你的孕味更浓！

在这两个月里，胎宝宝生长发育明显“提速”，TA 的五官更加分明了，胎动也多起来，踢腿、挥手的动作更加灵敏。

胎宝宝不再像以前那样“听话”，TA 变得敏感起来，对外面的世界充满了好奇，仔细感受一下吧，当你开心、低落、兴奋、沮丧的时候，TA 是不是都在向你发出不一样的讯号？

日渐增大的子宫会让身体负担变重，再加上胎宝宝对营养的需求更大了，孕期各种不适会接踵而至——腿抽筋、贫血、缺钙……不过，不要担心，书里已经细心地为你提供了各种指南，足以让你“见招拆招”，从容应对。

还有一件事要提醒你，唐氏筛查、B 超排畸都是近期要做的重点检查，一定要去做。

哦，对了，千万别每天都在家里“宅着”，阳光明媚的日子里，不妨穿上美美的孕妇装，和准爸爸一起出游，到处晒幸福、晒甜蜜，让单身狗们羡慕嫉妒恨去吧！

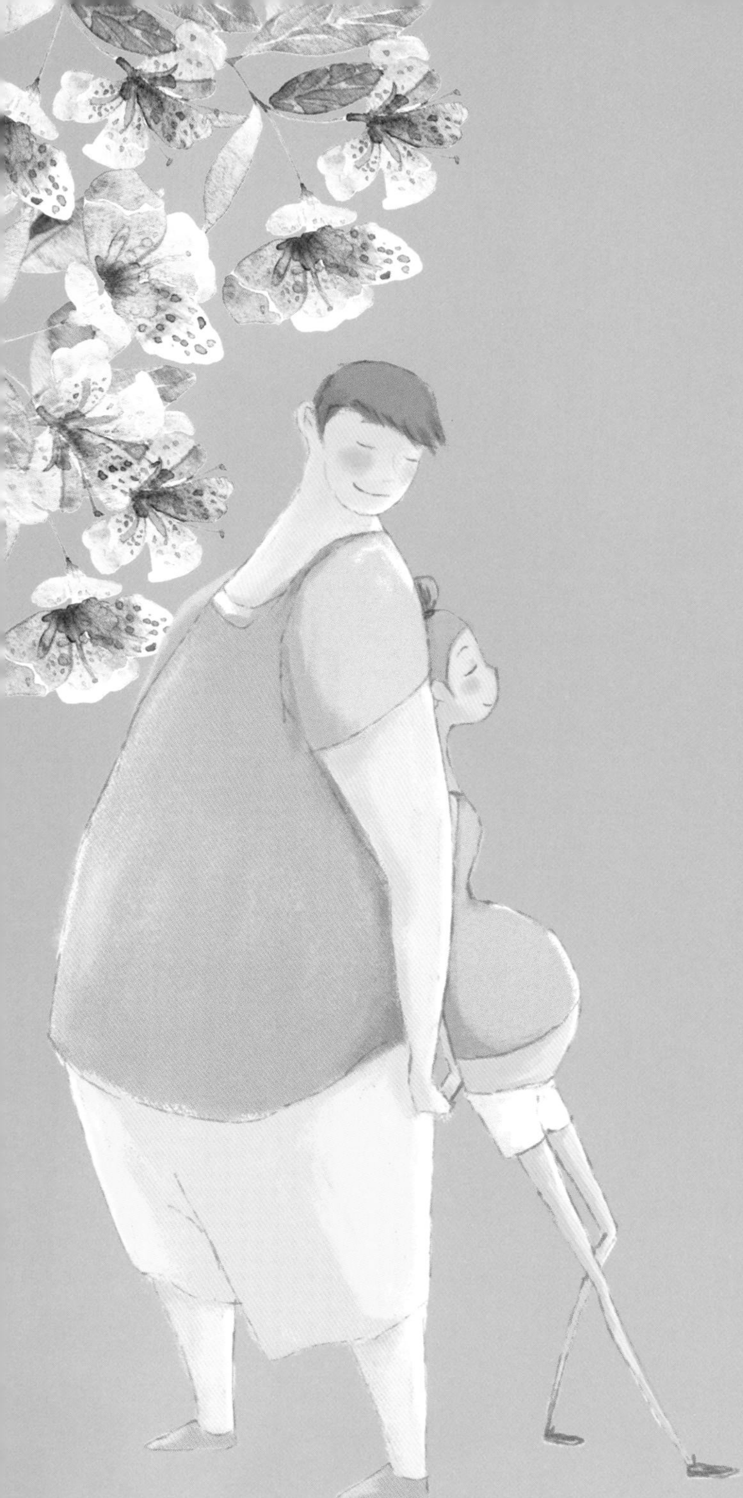

目录

● 胎儿头上长出了细茸的头发，头与身体的比例在变小，占全身长的 1/3。耳朵的入口张开，牙床开始形成。视网膜已经发育，并对光线逐渐有了反应。

● 到 18 周时，胎儿已会吞咽羊水，再通过肾过滤，把它变成洁净的尿液重新又排入羊水中。

● 如果找到合适的位置，把耳朵紧贴在孕妈妈的腹部，可以听到胎儿的心跳。同时，胎儿也能比较真切地听到外界的各种声音了。

● 到这个月末，胎儿身长约 25 厘米，体重 250~300 克，皮下脂肪也开始形成，皮肤也不再是透明的了，变成了不透明的红色。

● 在这个孕月胎儿能听到声音，并对光线有反应了。

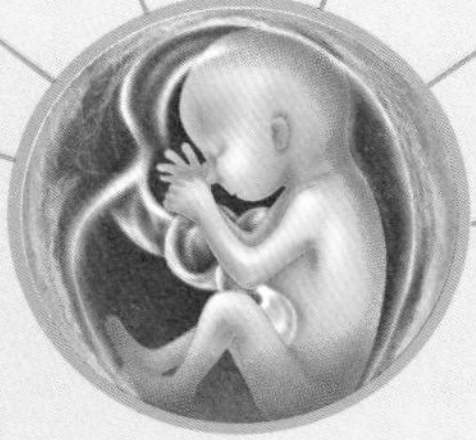

● 胎儿全身的皮肤都被一种油腻的白色物质覆盖着，这种物质就是胎儿皮脂，它可保护浸没在羊水中的胎儿皮肤，并能在生产时减少胎儿经过产道时的阻力。

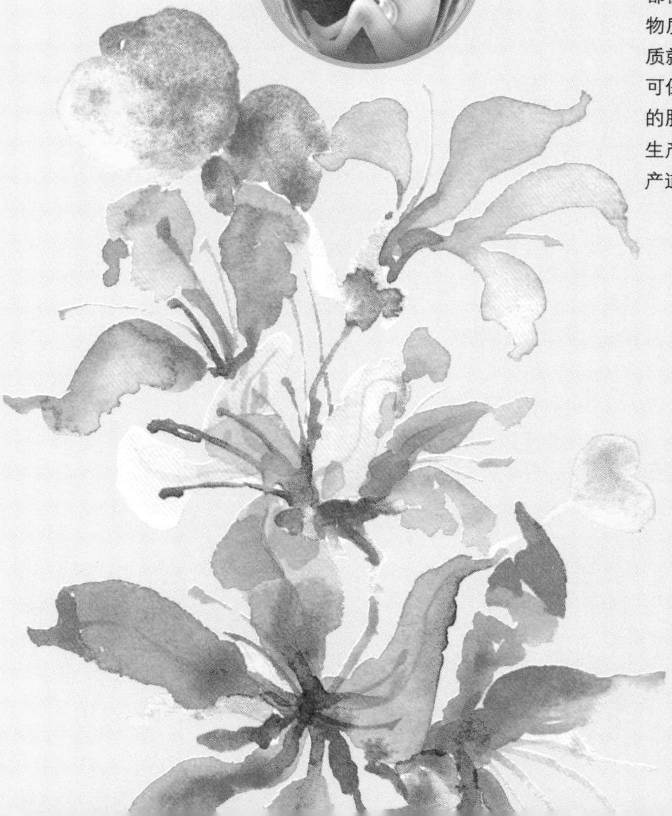

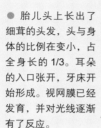

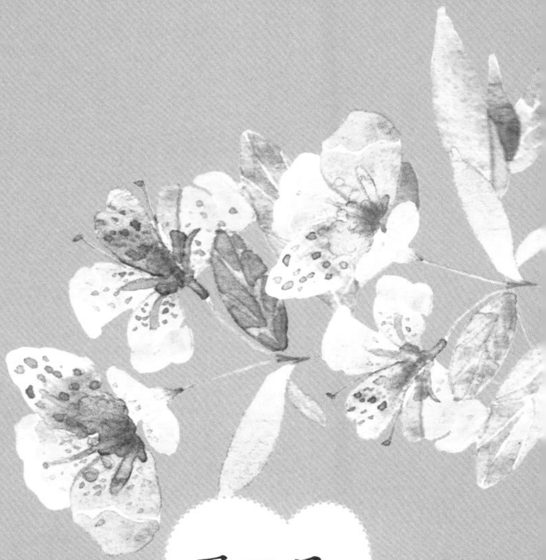

孕5月

像——

小鱼儿游水吐泡，

像——

蝴蝶振翅飞翔，

……

一定是你在羊水里快活翻滚吧，

我亲爱的淘气小宝贝！

细细体味奇妙的胎动

能清晰地感受到胎动了

胎动其实在孕早期就有了，不过因为动作轻微，所以感觉不到。进入孕 4 月后期，如果你比较敏感或者曾有过生产经验，可能就感受到胎动了（一般腹壁薄的，更容易感受胎动）。如果你属于神经比较大条型的，一般到这个月才会感受到胎动。

胎动是种什么样的感觉

在子宫里，胎宝宝的“小运动”还真不少，伸手、踢腿、翻身、缓慢蠕动等，都是胎动。

有人说像蝴蝶在扇动翅膀，轻轻柔柔，

有人说像有一双小手在抚摸，

有人说感觉里面有一条鱼在游动，

还有人说像爆米花一样一跳一跳的。

以上这些说的都是自我感觉。胎动出现以后，你可以认真感受一下小宝贝的胎动更接近哪种说法。

有时候感到胎动幅度特别小，有时候又特别大，这主要是因为胎儿的动作不同导致的。小动作，胎动幅度就小，如仅仅打嗝自然不会有大的胎动幅度；而做大的动作如翻身、伸懒腰、跳跃时，胎动幅度就大；挥舞手臂、踢腿这些平常动作引起的胎动幅度适中，也是最常见的。

目前胎动还不太有规律

胎动刚出现时，大多幅度不大，不是每次胎动你都能感觉得到。因此，在胎动前期，你能感觉的胎动次数很少，两次胎动间隔时间也比较长。这时胎动还没有形成规律，有时候多有时候少，都是正常的。

大约到了孕 28 周以后，胎动就会规律起来，正常的次数是 12 小时内 30~40 次。所以，一般从 28 周开始就需要每天数胎动了。

另外，胎动次数跟你的注意力是否集中也有关系，注意力越集中，感受到的胎动就越多。

这些时候胎动比较频繁

胎动出现以后，胎宝宝会逐渐形成自己的作息规律，一般早晨活动最少，中午以后逐渐增加，在晚上 6~10 点时最活跃。

胎宝宝在晚上活动得比较多，因为这时胎宝宝比较有精神，而且你通常在这个时间能静下心来感受胎动，所以会觉得胎动比白天时要频繁，这是正常现象，你不要担心。

胎宝宝“吃饱喝足”有力气了，胎动会变得比饭前要频繁一些，你可以感觉到胎宝宝有力的动作。

受到音乐的刺激，胎宝宝会变得更喜欢动，这也是 TA 传达情绪的一种方法。

你和准爸爸与胎宝宝交流时，TA 会用胎动的方式来表达自己的感觉。

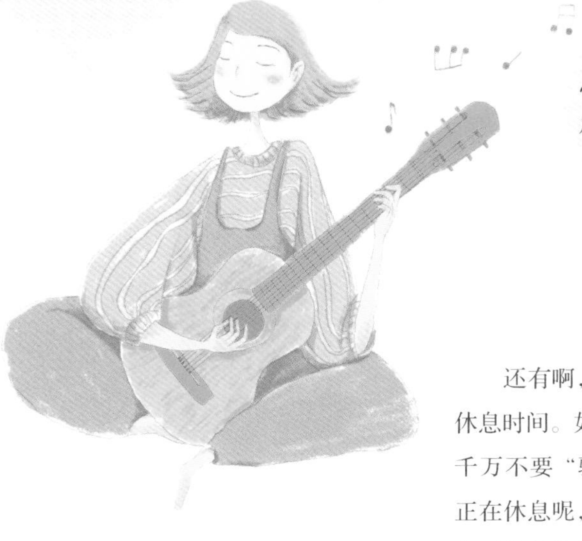

在洗澡时，你的心情通常比较放松，胎宝宝也会被感染，变得精神起来。

还有啊，胎宝宝也有自己的休息时间。如果 TA 安静下来了，千万不要“骚扰”TA，因为 TA 正在休息呢，不如和胎宝宝一起享受此刻的安宁吧。

胎动的感受会越来越清晰

最初，你感觉到的胎动非常微弱，也没什么规律，此后，胎动会越来越有劲，幅度越来越大，也越来越有规律，你甚至还能通过胎动来推断 TA 在做什么动作。

孕 6 月时，胎宝宝非常愿意与外界沟通，不时踢踢腿，用小手捅捅你的子宫，期待着你的回应。所以在做胎教时，不要“填鸭式”地灌输给胎宝宝，也要注意与胎宝宝的互动。

孕 7 月时，胎宝宝学会了打嗝了，你偶尔会觉得肚子阵发性地一跳一跳的，那就是 TA 在打嗝了。

孕 8 月时，胎动频率会达到高峰，花样变多。但因为胎宝宝越长越大，你子宫里的空间变得狭窄了，胎宝宝的活动受到了限制，TA 会觉得挤了。

孕 9 月时，胎宝宝可能已经头朝下蜷曲着身体，摆好了最终出生时的姿势。这时，你会感觉自己的子宫和腹部的肌肉收紧，感受到的胎动主要是胎宝宝用小胳膊和小腿捅你的肚子，有时候，这小家伙还可能会把你的肋骨踢得生疼。

孕 10 月，随着胎宝宝越长越大，TA 几乎很少做大的翻身运动了。如果胎宝宝正在吮吸自己的拇指，突然发现“找不到”拇指了，TA 的小脑袋就会从一边转到另一边，试图找回自己的拇指来。这时，你就会感到宝宝这一快速、突发的胎动。

从怀孕28周开始，胎宝宝开始有了睡眠周期。醒着时，TA会比较活泼，动作比较多；睡着时，TA比较安静，偶尔会翻身调整睡姿。

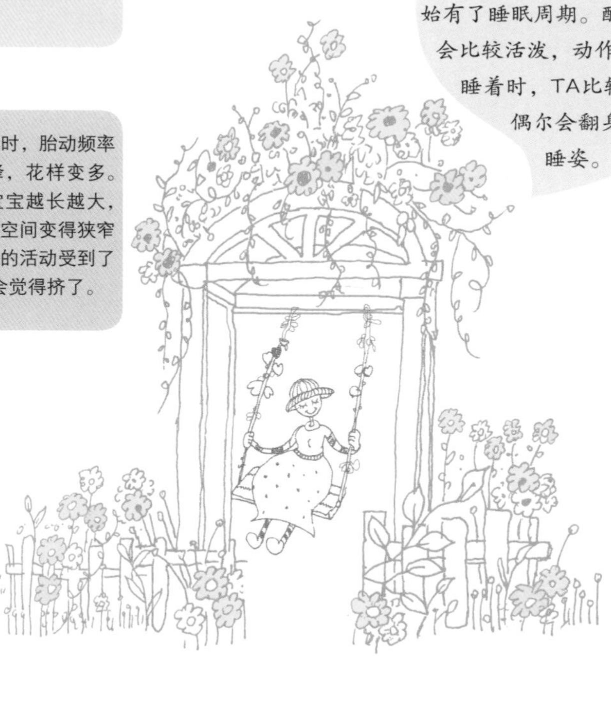

居家外出，都要护好大肚子

忐忑不安、反应不断的孕早期已经过去，恭喜你进入最安逸、舒服的孕 5 月。不过，也不能因此放松警惕，无论何时，胎宝宝的安全永远排第一位。

上下楼梯的安全走法

现在肚子还不算大，上下楼梯做起来还很轻松。不过，随着肚子逐渐隆起，上下楼梯的时候，你会感觉越来越吃力。尤其到肚子逐渐挡住你的视线之后，在上下楼梯时要格外注意安全问题。

抓牢楼梯扶手。

轻轻迈出一只脚，注意幅度不要过大。

迈出的脚踩在台阶上，感觉踩稳了，再迈出另一只脚，然后用同样的方法一步一步地上下楼梯，每一步都要踩实、走稳。

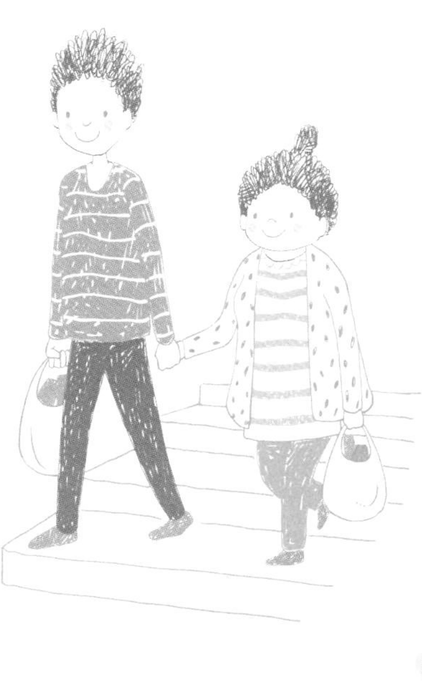

除了楼梯的安全走法，你还需要注意以下问题：在上下台阶时，不要提太重的东西，而且上下楼梯的动作一定要慢、稳当。也要减少上下楼梯的次数，尽量坐电梯。如果在商场里坐扶梯，一定要靠右边，并扶好扶手，随着扶梯缓慢上下，不要在扶梯上走动。

6 项措施保你安全洗澡

浴室内水多地滑，洗澡的时候，一定要注意防止自己摔倒。也要注意室内通风，不要反锁门，万一晕倒、摔倒时可以得到及时的救护。

宜淋浴，忌坐浴

最好采取淋浴的方式，千万不要为了舒适而把自己泡在大浴缸里，因为坐浴容易使细菌进入阴道，造成阴道炎、附件炎等疾病。

洗澡时间不能太长

洗澡时间以 10~20 分钟为宜。时间太长，会使浴室的温度升高、空气逐渐减少、氧气供应相对不足，使人出现头晕、眼花、乏力、胸闷等不适。

防滑是第一要紧事儿

在浴室里铺上防滑地垫，洗澡时要穿上防滑拖鞋；墙壁上装可抓握的扶手，当你脚下打滑时，要及时抓住，以防跌倒；洗澡时最好有人陪伴。

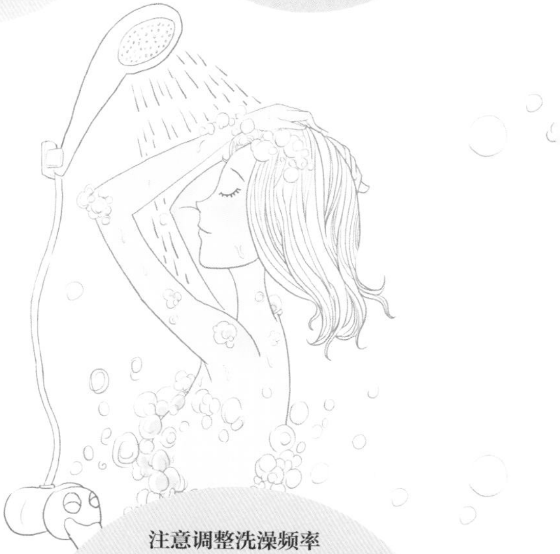

洗澡水温

水温宜控制在 38℃左右。水过热时，你的体温暂时升高，可能会破坏羊水的恒温环境，影响胎宝宝的大脑发育。水过凉时，会刺激子宫收缩，对胎宝宝不利。

注意调整洗澡频率

如果条件允许，最好每天晚上睡觉之前洗一次。当然，也要根据季节调整洗澡的频率：夏天天气炎热，出汗比平时要多，可每天洗 2 次。如果做不到天天洗澡，要尽量用温水擦身，清洗外阴。冬天气温低，2~3 天至少洗一次澡。

洗澡前后温差不能过大

洗澡前后如果温差过大，很容易刺激子宫，导致胎动异常、流产、早产等现象，尤其在冬夏两季，洗澡时一定注意室内温度。冬天气温低，不宜马上进入高温的浴室中洗澡。如果家人刚洗完澡，浴室里的温度比较高，要先通风，等温度降下来之后再进去。

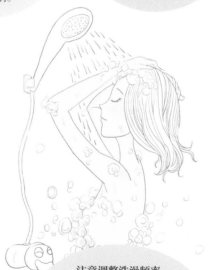

出差前后应做的事

孕妈手记

怀孕20周时，原先跟进的一项业务需要我出差，公司考虑到我的情况，想找人替我。我首先咨询了医生，根据身体状态，医生说可以短途出差或旅行，但要注意休息，不能太劳累。在衡量了工作量和出差时间后，感觉自己可以胜任，我主动跟公司要求出差。公司安排了一个有生育经验的大姐陪同，我轻松地完成了出差任务。

——彤彤

你有没有跟彤彤类似的经历，在孕期因公出差，并且轻松胜任？在相对舒适的孕中期，只要身体健康，在安排妥当的情况下，确实可以出差，不过一定要量力而行，做好准备工作，规避旅途可能带来的意外。

出发前的准备

出发前，应到医院检查，告知医生整个行程，得到医生的许可后才能出行；收拾好行李，带宽松、舒适的衣裤和鞋袜，也应备一只颈枕或软垫。确认出差计划和出差时间，一次出差的地方不能超过2个，出差时间不要超过3~4天。出差应有人陪同，并尽量坐直达车或直达航班，避免换乘车辆，如交通不便，路面较为颠簸，不宜出行。

出差途中

注意乘车安全，不舒服时，应立即告知同事；保证充足的休息时间，避免一下车就立即投入工作，也不宜加班；出差就餐时，不能喝酒，也不宜吃过咸、过甜、过油的食物，应选择干净的餐馆，点菜时要注意营养搭配。

出行安全锦囊，每一个都会帮到你

孕期出行，身边最好有“保镖”护送。但对上班族来说，一个人挤公交、地铁却是常事，这时，你应怎样保护好自己的“大肚子”呢？

挤公交、地铁的安全攻略

提前出门，留出充足的时间，避免像怀孕前一样一路小跑奔向车站的行为。上下车时，注意不要让衣服、包等物品被夹住。如果觉得累了，正好又没有座位，你可以向司乘人员求助，或者“厚脸皮”要一个座位，不要不好意思，大家会理解你的。也可跟单位申请错峰出行，避开人流量大的高峰期。如果做不到错峰出行，不要与他人争抢座位，更要注意脚下台阶，人多拥挤时，不妨喊出来：“有孕妇，麻烦别挤啦！”

乘坐火车的安全攻略

必须有人陪同，比较重的行李或物品交由陪同的人负责，或者请同行的旅客帮忙。尽量选择环境好、条件比较舒适的高铁、动车。在车厢里来回走动时，要扶住座椅的椅背或栏杆，避免摔倒。准备好自己想吃的东西，饿时吃一点，也可购买车上的盒饭。

坐硬座时，提前准备一个垫脖子的枕头，它能让你在车上好好休息；每隔0.5~1小时就起来活动活动，避免久坐；准备睡觉时，尽量把腿伸直，用随身携带的包把腿垫高。若做火车的时间比较长，需要过夜，应定一个卧铺，最好是下铺，以方便活动。如果订不到下铺，应请列车员帮忙调换。当感觉不舒服时，应立即向同行的乘客和列车员求助。

乘坐飞机的安全攻略

在乘飞机时，一定要有人陪同。选择靠过道的座位，以方便起身活动。如果没有靠过道的座位了，可以请乘务员帮忙调换。系安全带时，要系在腹部以下、大腿根以上的位置，不要系在腹部。在背后放一个小枕头，能缓解飞机起飞、降落以及飞行过程中的颠簸。在飞行过程中要注意多喝水，避免出现脱水或恶心等不适。

一般32周内，你都可以乘坐飞机。32周~35周时，需要办理乘机医疗证，35周以上，航空公司不予承运。具体以各个航空公司的规定为准。一旦发生意外，如不明原因的腹痛、阴道出血、宫缩、阴道排出大量羊水等，立即告知乘务员，寻求帮助。

不宜乘坐飞机的孕妈妈

有自然流产史、早产史的；出现先兆流产、严重早孕反应的；子宫先天异常或胎盘位置异常者；患有高血压、糖尿病、心脏病、严重贫血、癫痫等疾病者。

外出就餐时的安全攻略

尽量选择离家比较近的餐厅，不要去太远的地方。选择幽静、人相对少的餐厅，不要选择人多嘈杂的地方。入座时，不要坐在靠外的位置，以免服务员上菜时烫到你。

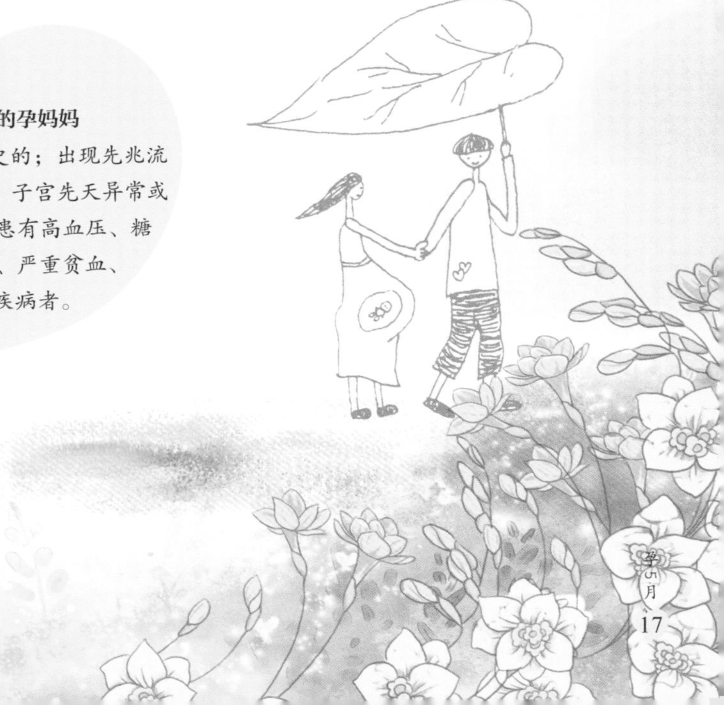

胎宝宝的骨骼在快速发育，注意补钙

我们都知道孕期要补钙，因为胎宝宝的骨骼发育可少不了钙元素！尤其是进入孕 5 月之后，胎宝宝的骨骼发育为类似橡胶的软骨，并开始逐步硬化，这意味着胎宝宝需要从母体中吸收更多的钙，很容易出现缺钙问题。为了避免因缺钙而“连累”到胎宝宝的骨骼发育，建议你一定要按时产检，一旦发现缺钙，应在医生的指导下合理补充。同时，请认真阅读下面几条提醒，可以令补钙事半功倍。

维生素 C 可促进钙吸收

在吃高钙食物的同时，别忘了多吃富含维生素 C 的蔬菜、水果，如柠檬、苹果、红枣、葡萄、青椒、西红柿等。

遵医嘱吃钙片

孕中期产检时，医生会根据血钙、骨密度检测结果，给你开钙片。常见的钙片一般一片含钙 200 毫克，你每天遵医嘱服用就可以了。切忌自行服用钙片，多补或少补，都会影响你和胎宝宝的健康。

晒太阳可提高钙的吸收与利用

除了遵医嘱服用鱼肝油等维生素 D 制剂，晒太阳也可补充维生素 D，促进身体对钙的吸收和利用。在阳光充足的室外，每天活动 30 分钟以上，就能满足你的需要。

含维生素 D 的复方钙制剂好吸收

缺钙的人群往往需要补充维生素 D，维生素 D 能够促进人体对钙的吸收，加大钙的利用率。如果你需要补钙，在补钙的同时，补充维生素 D，效果会更好。目前有不少含有维生素 D 的复方钙制剂，医生会根据你的检查结果为你开具合适剂量的药物，你需要做的就是遵医嘱吃钙制剂。

一天要补多少钙

孕妈妈膳食中钙的供给量标准：孕 4~6 个月每日 1000 毫克，孕 7~9 个月每日 1500 毫克。

你有缺钙症状吗

- 牙齿松动，四肢无力，腰酸背疼
- 头晕、贫血、妊娠高血压疾病、水肿
- 小腿抽筋，手足抽搐或手足麻木
- 严重时会出现骨质疏松、骨质软化症

补钙并非越多越好

过度补钙，可使钙质沉淀在胎盘血管壁中，引起胎盘老化、钙化，分泌的羊水减少，胎宝宝头颅过硬。这样不仅会使胎宝宝得不到足够的养分和氧气，过硬的头颅也会使产程延长而影响胎宝宝的健康和安全。所以，为了母婴健康，一定要遵医嘱补钙。

不宜自行服用鱼肝油

如你自行服用鱼肝油，认为鱼肝油含有维生素D，可促进钙的吸收，但却没有留意自己同时服用的钙制剂是否含有维生素D成分，有可能会造成维生素D过量。维生素D过量，可导致乏力、头痛、食欲缺乏、烦渴多尿、体重下降、恶心呕吐等不适，影响你和胎宝宝的健康。所以，千万不要自行服用鱼肝油！

少量多次补钙效果最好

少量多次补钙的效果要比一次大量补钙的吸收效果好。方法为：在吃钙片时，可以选择剂量小的钙片，每天口服2~3次。喝奶补钙也有讲究，500毫升的牛奶，如果分成2~3次喝，补钙效果要优于1次全部喝掉。

不少人认为骨头汤是补钙佳品，其实骨头汤含有一定量的蛋白质和大量的脂肪，但钙含量并不多，补钙效果并不明显。所以你补钙不要“迷信”骨头汤。

食补是最安全的补钙方式

只要保持均衡的饮食结构，一般每天可以从食物中获取 200~300 毫克的钙。要想增加钙的摄入量，就要在保证营养全面均衡的基础上多吃含钙丰富的食物。以下是常见的高钙明星食物，你可以根据自己喜好选择、搭配，丰富高钙餐单。

高钙明星	芝麻酱	豆腐干	虾皮	蕨菜（脱水）
每 100 克含钙量	1723 毫克	1019 毫克	991 毫克	851 毫克
推荐吃法	搭配豇豆、油麦菜等富含维生素 C 的食物做成凉拌菜，维生素 C 可促进人体对钙的吸收 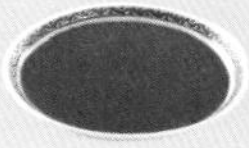	•切成丝，汆烫后与新鲜绿叶蔬菜加盐、醋、芝麻做成凉拌菜 •与芹菜搭配做成芹菜香干，爽口开胃又能补充钙、维生素、膳食纤维 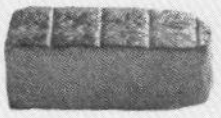	煮汤时撒上一小把，或者搭配苦菊加醋做凉拌菜 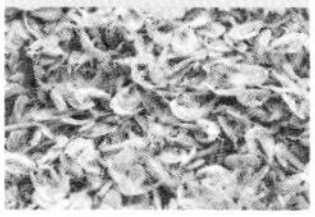	加醋、蒜泥拌成凉菜，十分开胃爽口 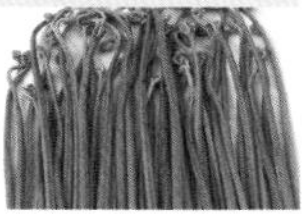
高钙明星	炒榛子	奶酪	黑芝麻	桑葚干
每 100 克含钙量	815 毫克	799 毫克	780 毫克	622 毫克
推荐吃法	当零食加餐吃 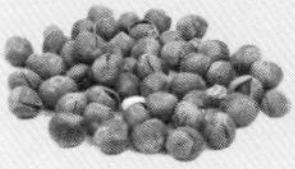	夹面包片中，或当零食 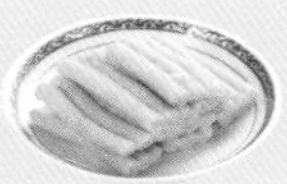	做凉拌菜时撒上一把，或打成糊，冲芝麻糊喝 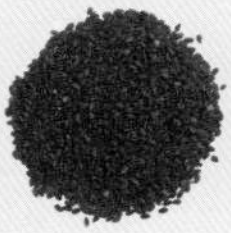	当零食加餐吃，或用来泡水、炖汤、煮粥 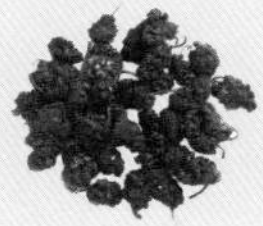
高钙明星	白芝麻	野苋菜	海带	紫菜
每 100 克含钙量	620 毫克	610 毫克	455 毫克	422 毫克
推荐吃法	做凉拌菜时撒上一把，或者是搭配糯米粉做糯米团子 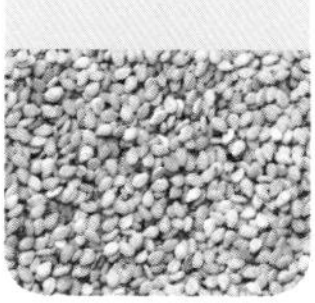	煮粥或煮汤 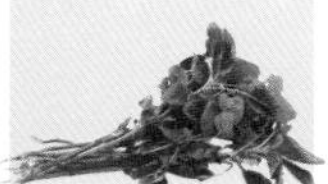	与黄瓜、腐竹加醋、芝麻做凉拌菜，或者搭配排骨炖汤 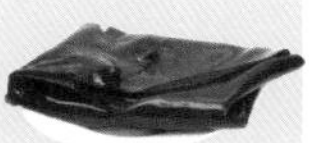	配鸡蛋煮汤，也可以泡软后用来炒鸡蛋 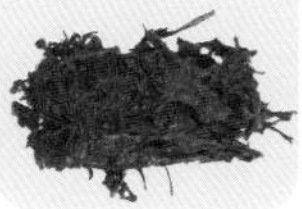

高钙明星	荠菜	黄豆	木耳	淡水虾
每 100 克含钙量	420 毫克	370 毫克	357 毫克	325 毫克
推荐吃法	配瘦肉末做包子馅或饺子馅，也可以用来煮汤	配排骨炖汤，口感醇厚而且营养丰富，或者打成豆浆	•配黄瓜、腐竹、芹菜等加蒜蓉、醋等做凉拌菜，营养丰富而且爽口开胃 •和鸡肉一起炖汤，或搭配其他蔬菜煮汤	•清水煮，可以保持原汁原味 •搭配豆腐做成虾仁炖豆腐，钙、蛋白质的含量都很高
	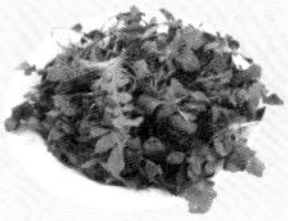	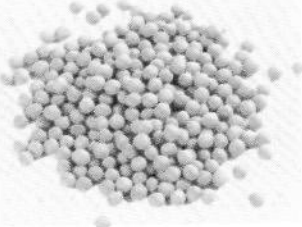	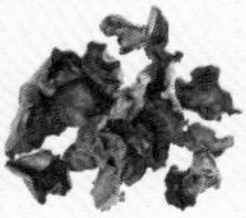	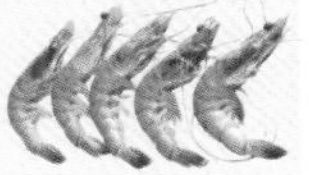

高钙明星	北豆腐	南豆腐	黑豆	芹菜
每 100 克含钙量	277 毫克	240 毫克	224 毫克	160 毫克
推荐吃法	加肉末做肉末豆腐，或者搭配海带做海带豆腐汤，营养丰富而且吸收利用率高	蒸后拌上小葱，有助于开胃、促进消化	•与黄豆、花生、核桃等搭配打成豆浆 •加鸡肉、排骨等炖汤	•与肉类同炒，营养丰富全面 •氽烫后搭配木耳、黄瓜、腐竹、木耳菜等，加盐、醋、黑芝麻等拌成凉菜
	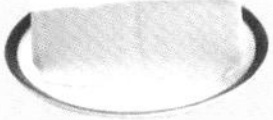		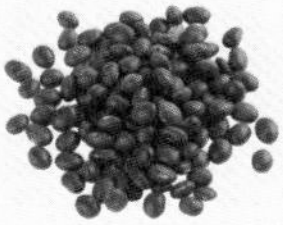	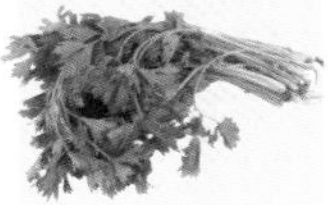

高钙明星	新鲜油菜	扁豆	牛奶	牡蛎
每 100 克含钙量	140 毫克	137 毫克	120 毫克	118 毫克
推荐吃法	“香菇 + 油菜”，不仅美味，而且维生素、膳食纤维、矿物质的种类更齐全，也可与肉类同炒	与肉类炒菜，或者搭配土豆、茄子等做成炖菜	•每天早晚各一杯温牛奶 •搭配草莓、香蕉等水果，做成水果捞	用来煮粥，或者搭配冬瓜煮汤，十分鲜香
	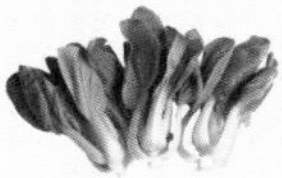	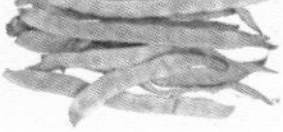	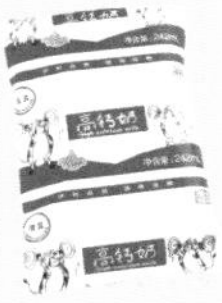	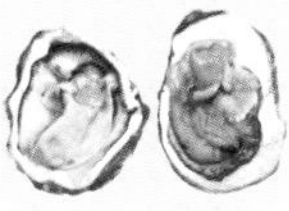

解决小腿抽筋问题

举个例子

自从怀孕后，薇薇一直都顺顺当当的，早孕反应也很轻。不过，最近她吃了不少苦头——晚上睡觉时小腿抽筋。小腿疼痛让她睡不好，经常顶着“熊猫眼”去上班。她去产检时，检查了血钙和骨密度，原来薇薇缺钙，需要补钙。

缺钙是小腿抽筋的头号原因

孕期小腿抽筋跟缺钙有很大关系，如饮食中钙摄入不足，就容易造成缺钙，出现小腿抽筋的现象。你可以参照本书中的方法，多吃高钙食物，或者遵医嘱补充钙剂，预防小腿抽筋。

注意小细节防止小腿抽筋

不要长久站立，避免使腿部的肌肉过于疲劳，最好每隔15~20分钟就坐下来休息。坐着时不要跷二郎腿，每坐1~2个小时后就要起来走一走。睡觉前针对容易抽筋部位做一些伸展运动，或做一些局部按摩以及热敷。睡觉时，在脚下垫个枕头，这样可以减少对神经的压迫。另外，平时不要穿包得过紧的裤子和鞋子，并保证适当的活动，如散步、瑜伽、游泳等。

预防小腿抽筋的小动作

久坐时，经常做脚趾抓地动作，或者伸直小腿及脚趾，再放松，这些小动作能促进小腿血液循环，预防抽筋；也可经常做一些小腿伸展的运动，如你坐在地垫上，两腿并拢伸直，试着用手碰触脚趾。

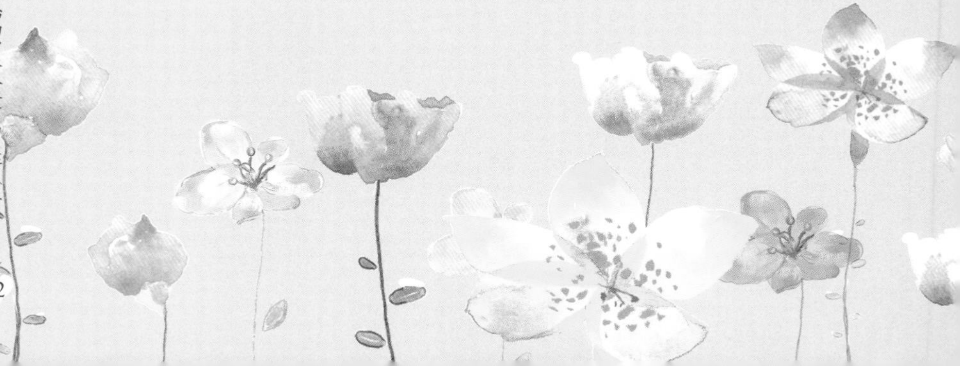

3 步骤轻松缓解小腿抽筋

一旦出现小腿抽筋，千万不要着急，只要用对方法，抽筋的现象很快就可以消除。

第1步

将脚趾用力向上翘，或用力将足跟向下蹬，使踝关节过度屈曲，腓肠肌拉紧，症状便可迅速缓解。

第2步

将腿慢慢地伸直，让准爸爸握住你的小腿和脚，你对着你心脏位置的方向扳。

第3步

准爸爸帮孕妈妈轻轻按摩抽筋的部位。如果抽筋太久造成腿部肌肉酸痛，可先热敷再按摩，并做好腿部保暖。

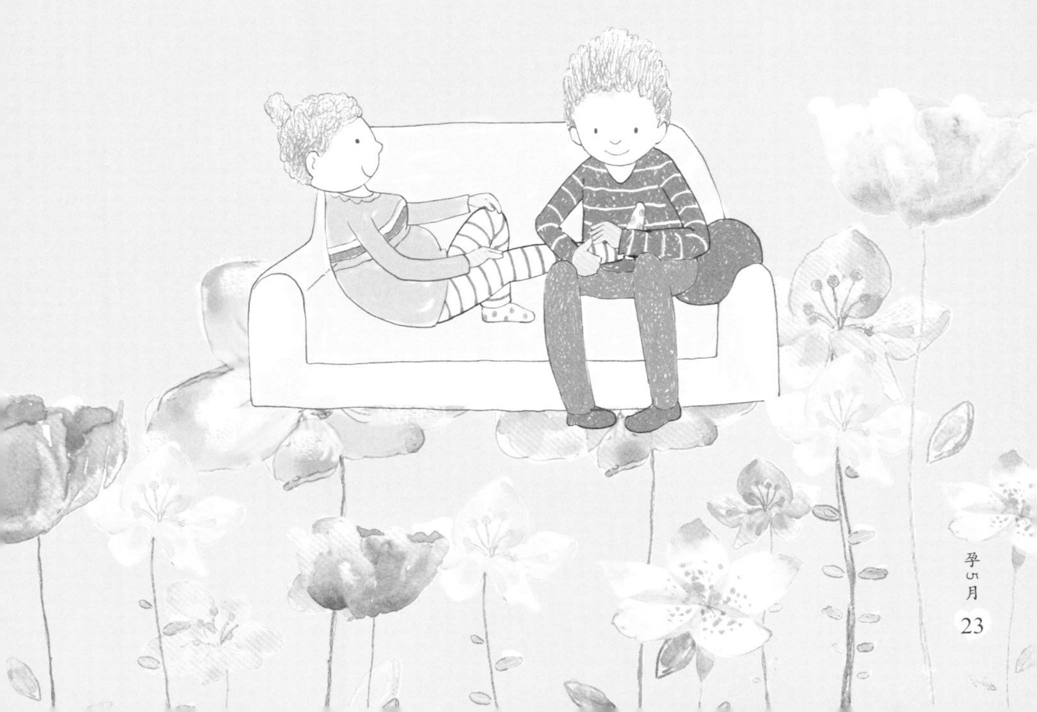

孕妈妈防霾大作战

雾霾天易引发咳嗽，或让人出现胸闷、气喘、血压升高、头晕等症状，必要时应去看医生。

雾霾天外出回来，用洗面奶清洁面部，清除掉堆积在毛孔的污垢和毒素，擦干水分后涂上面霜，以保护皮肤。

将棉签轻轻放入鼻孔中，缓慢旋转，清洁鼻黏膜，然后用温水清洗鼻腔。可清掉黏附在鼻腔里的有毒颗粒。

雾霾横行，尽量在家里看书、听音乐、做小手工，保持心情愉快。

雾霾天要减少外出，如果有事不得不外出，一定要戴好口罩，以隔离雾霾。

N95/N99 口罩能有效帮助你预防雾霾颗粒和各种病菌，注意要在正规药店购买。

雾霾天要多喝水，让呼吸道黏膜水润水润的，就不容易咳嗽了。

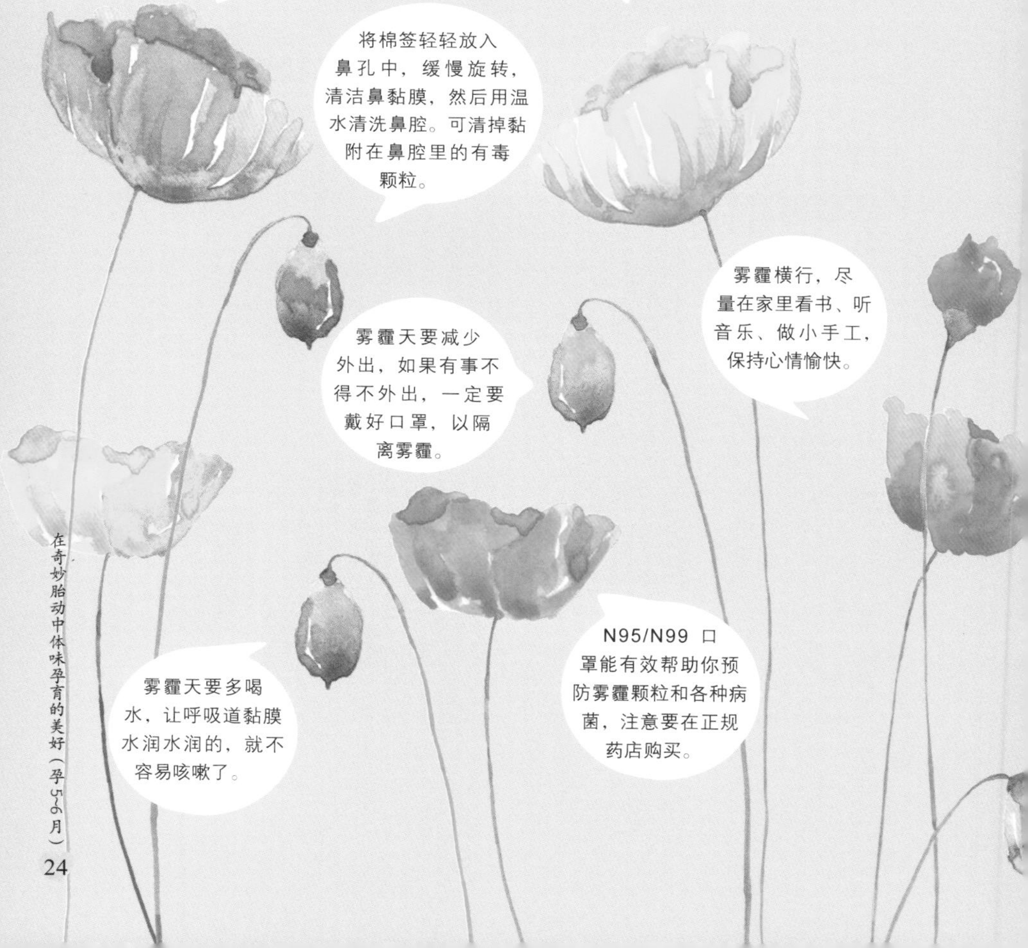

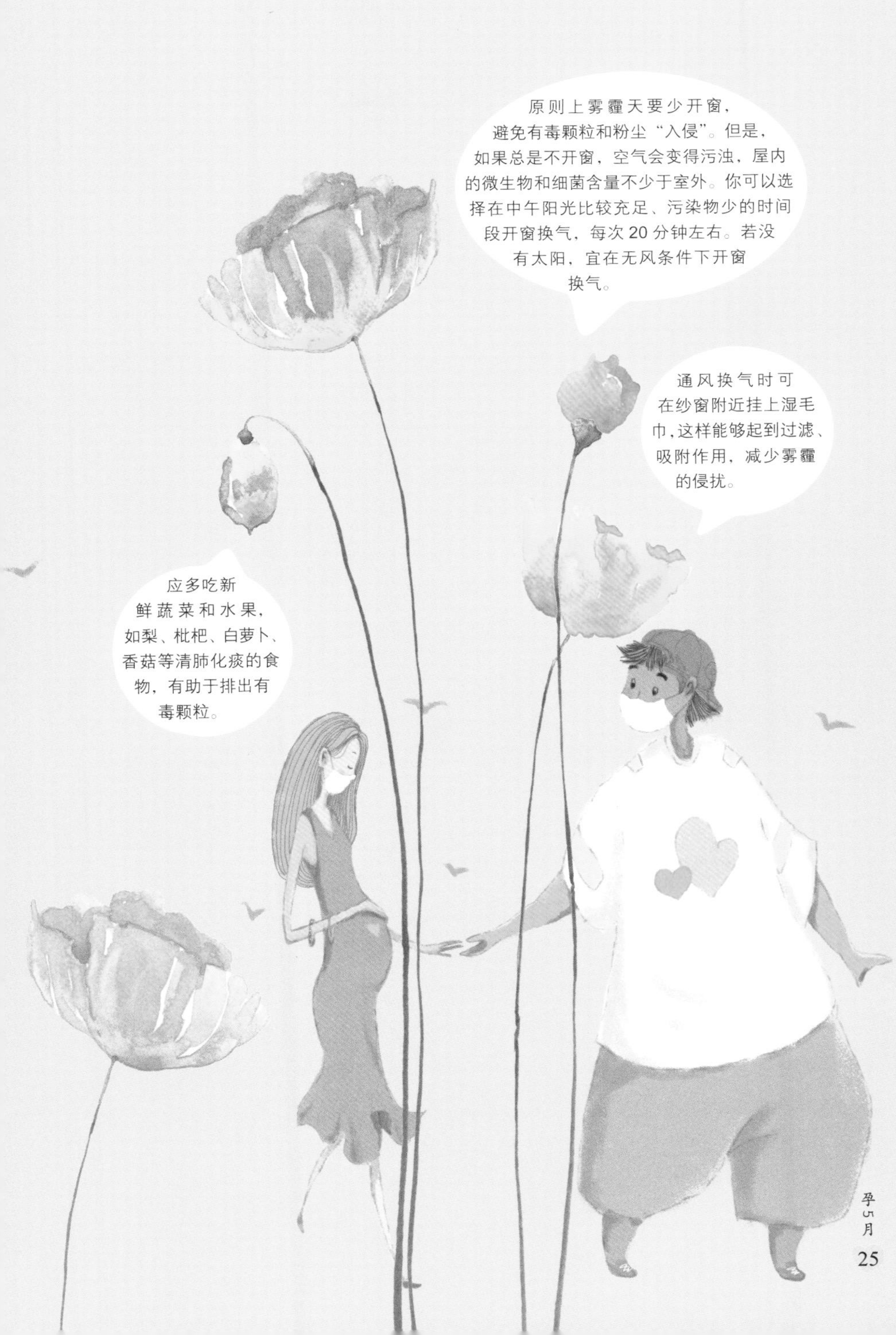
原则上雾霾天要少开窗，避免有毒颗粒和粉尘“入侵”。但是，如果总是不开窗，空气会变得污浊，屋内的微生物和细菌含量不少于室外。你可以选择在中午阳光比较充足、污染物少的时间段开窗换气，每次20分钟左右。若没有太阳，宜在无风条件下开窗换气。
通风换气时可在纱窗附近挂上湿毛巾，这样能够起到过滤、吸附作用，减少雾霾的侵扰。
应多吃新鲜蔬菜和水果，如梨、枇杷、白萝卜、香菇等清肺化痰的食物，有助于排出有毒颗粒。

重要产检：
唐氏筛查，排查唐氏综合征

什么是唐氏综合征

唐氏综合征即21-三体综合征，又称先天愚型或Down综合征，是因染色体异常而导致的疾病。60%的“唐宝宝”自然流产，存活下来的“唐宝宝”出生后有明显的智力落后、生长发育障碍、特殊面容和多发畸形等问题，而且喂养困难，免疫功能低下，容易患各种感染病。

这个月，你要进行一项很重要的检查——唐氏筛查。唐氏筛查是抽取孕妇血清，检测母体血清中甲型胎儿蛋白（AFP）和人绒毛膜促性腺激素（HCG）的浓度，结合孕妇预产期、年龄和采血时的孕周，计算出“唐氏儿”的危险系数，这样可以查出80%的唐氏儿。

唐氏筛查的最佳时间

怀孕第15~20周是做唐氏筛查的最佳时间。具体时间以产检医院的安排为准。

唐氏筛查的检查方式

唐氏筛查需抽取孕妇空腹时的血液进行检测。一般一周内可拿到筛查报告。

唐氏筛查的费用

以三甲医院为例，唐氏筛查费用一般在200元左右。

唐氏筛查的准确率

唐氏筛查可检查出80%左右的唐氏儿，因此，当检测结果显示“高风险”或“高危”时，只是说明怀有“唐宝宝”的概率高，并不代表胎儿一定有问题。后期医生会根据你的实际情况判断，是否需要进一步做羊膜穿刺检查。也可选择做无创DNA产前检测，这是采集孕妈妈外周血10毫升，从血液中提取游离DNA，就能分析出宝宝的染色体情况，准确率高，也更安全。

图解唐氏筛查报告单

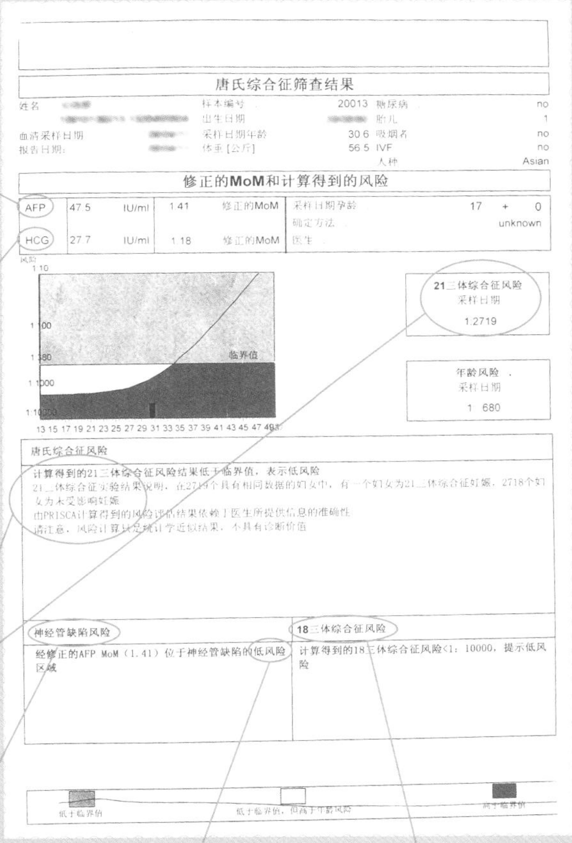

唐氏综合征筛查结果

姓名		样本编号	20013	糖尿病	no
		出生日期		胎儿	1
血清采样日期		采样日期年龄	30.6	吸烟者	no
报告日期:		体重［公斤］	56.5	IVF	no
				人种	Asian

修正的MoM和计算得到的风险

AFP	47.5 IU/ml	1.41	修正的MoM	采样日期孕龄	17 + 0
				确定方法	unknown
HCG	27.7 IU/ml	1.18	修正的MoM	医生	

风险
1:10
1:100
1:380
临界值
1:1000
1:10000
13 15 17 19 21 23 25 27 29 31 33 35 37 39 41 43 45 47 49岁

21三体综合征风险
采样日期
1:2719

年龄风险
采样日期
1:680

唐氏综合征风险

计算得到的21三体综合征风险结果低于临界值，表示低风险

21三体综合征实验结果说明，在2719个具有相同数据的妇女中，有一个妇女为21三体综合征妊娠，2718个妇女为未受影响妊娠

由PRISCA计算得到的风险评估结果依赖于医生所提供信息的准确性

请注意，风险计算只是统计学近似结果，不具有诊断价值

神经管缺陷风险	18三体综合征风险
经修正的AFP MoM（1.41）位于神经管缺陷的低风险区域	计算得到的18三体综合征风险<1：10000，提示低风险

低于临界值　低于临界值，但高于年龄风险　高于临界值

AFP

即甲型胎儿蛋白。如果胎宝宝的神经管和腹壁缺陷使AFP渗漏到羊水中，会表现为AFP升高，超出正常值范围。

HCG

即人绒毛膜促性腺激素。一般人绒毛膜促性腺激素越高，怀“唐宝宝”的概率越高。若检测的结果超出正常范围，需要进行遗传咨询，明确原因。

21-三体风险

胎儿患唐氏综合征的风险。

ONTD风险

即开放性神经管畸形风险，是神经管闭合异常造成的无脑儿、脊柱裂的总称，患有这种疾病的胎儿大多数不能成活，即使成活也存在严重疾病。

低风险

说明怀“唐宝宝”的风险低。如果出现“高风险”字样，也不要惊慌，因为高风险不一定就是怀了“唐宝宝”，还需要做羊膜穿刺检查进行确认。

18-三体风险

胎儿患18-三体综合征的风险，也称爱德华氏综合征，表现为出生后可出现发育迟缓、智力障碍、面貌异常或畸形。

羊膜穿刺，做不做

若唐氏筛查结果显示高风险或高危，医生会根据你的情况确定是否需要进一步做羊膜穿刺检查。这是目前最准确的排畸方法。

羊膜穿刺的方法

进行羊膜穿刺时，医生会通过 B 超确认穿刺的位置，然后在你的腹部穿刺位置消毒，用带孔的手术布盖住腹部，用一根细长的针由此位置刺入腹部。针会依次穿过腹壁、子宫肌层及羊膜，进入羊膜腔，抽取 20~30 毫升的羊水进行综合测定。

羊膜穿刺的最佳时间

如果需要做羊膜穿刺，一般在怀孕第 16~22 周进行，这时羊水中活细胞比例比较高，检测的数值也最准确。做羊膜穿刺时不需要麻醉，你可能会感觉腹部有点儿紧，或是有刺痛、压迫感。

羊膜穿刺的风险

有可能出现阴道出血、羊水溢出或子宫轻微收缩，通常不需要特别治疗，经过休息或安胎后能得到缓解。仅约有 0.5% 的孕妇有可能出现羊膜炎、胎膜破裂或流产。

目前羊膜穿刺技术相对完善，而且在超声波引导下完成，损伤到胎儿的可能性微乎其微，也不会造成胎儿畸形，所以若需要做羊膜穿刺，不要过于担心，听医生“指挥”就好。

不想做羊膜穿刺怎么办

如果唐氏筛查显示高危或高风险，最好做个羊膜穿刺检查。如果对这项检查有顾虑，可以在怀孕第 20~26 周时进行一次四维彩超检查，然后请医生判断有没有必要做羊膜穿刺，最大限度地避免先天缺陷胎儿的出生。

若确认是“唐宝宝”，最好及时终止妊娠。

积极预防妊娠高血压、妊娠糖尿病

高血压、糖尿病并不是一天就形成的，它们是在不良习惯的长期影响中一点一滴积累成的。孕期患上妊娠高血压、妊娠糖尿病，不仅影响自身健康，还会危及到胎宝宝的健康。所以，从现在开始调整自己，改掉那些诱发高血压、糖尿病的不良饮食习惯吧。

容易患子痫前期的孕妈妈

怀孕前血压正常的孕妇，在妊娠5个月后出现高血压、水肿、蛋白尿等一系列症状，严重时会出现抽搐、昏迷甚至死亡，医学上称为“子痫前期”，是妊娠高血压的五种状况之一。如果你有以下情形，请每天在家里测量一次血压，并定期到医院检查尿蛋白，以免患上妊娠高血压。

- 年龄超过35岁
- 孕育多胞胎
- 患有慢性血管疾病
- 年龄小于18岁、过早怀孕
- 曾有葡萄胎史
- 怀孕前就血压偏高
- 过度紧张、劳累
- 怀孕前患有肾病、糖尿病
- 肥胖、孕期体重增长过快
- 羊水过多

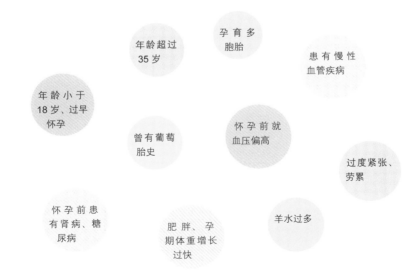

做到“四多二少”，预防子痫前期

一多：多吃富含蛋白质的食物

蛋白质是生命活动的最重要的物质基础，它能促进钠的排泄，保护血管壁，并通过氨基酸参与血压的调节，对预防高血压有重要的意义。平时要多吃富含蛋白质的食物，牛奶、豆腐、鸡肉、鱼类、海产品等，都是蛋白质的理想来源。

二多：多吃高钙食物

研究证实，缺钙也会引起高血压。可参考本书提供的方法，多吃高钙食物，必要时遵医嘱补充钙剂。

三多：多吃富锌食物

缺锌可影响蛋白质的传递，还会使人食欲下降、免疫力降低，对稳定血压不利。平时要多吃富含锌的食物，如生蚝、扇贝、牛肉、猪肝、豆类、山核桃、葵花籽和香菇等。

四多：多吃富含维生素的食物

维生素中的维生素 C、维生素 E 是抗氧化剂，它们能帮助清除血管中黏附的自由基，对稳定血压有益。新鲜的蔬菜水果是维生素 C 和维生素 E 的重要来源，每天的餐桌上都不能少了它们。

一少：少盐

吃盐过多会导致血压升高。每天吃盐的量不要超过 6 克，如果血压偏高，吃盐量要控制在 3~5 克以内。还要远离含盐量高的食物如腌制食品、熏肉、咸菜、酱菜、香肠等。若用酱油调味，要相应减少盐的用量，一般 6 毫升的酱油约等于 1 克盐的量。已经习惯了较咸口味的，可用低钠盐代替普通食盐。

二少：少油

脂肪摄入过多，可使血管中的自由基增多，容易影响到血压稳定，所以需要控油。每天烹饪用的植物油应控制在 20~25 克为宜。避免吃动物油，如猪油、牛油等。

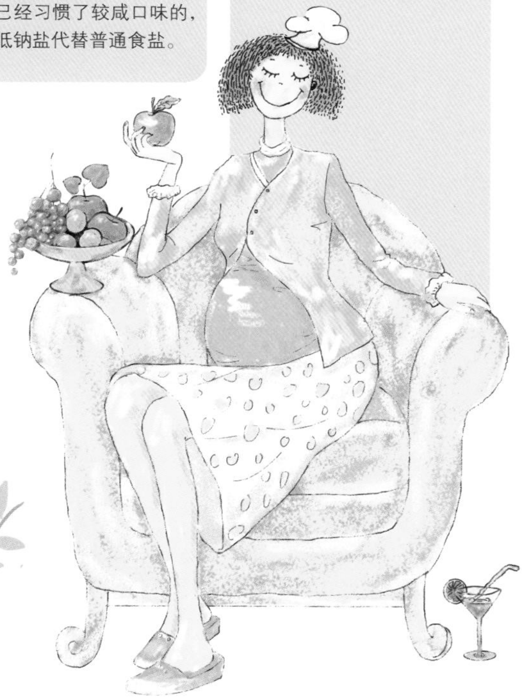

拒做“糖妈妈”

如果你为了胎宝宝能够得到足够多的营养，大吃大喝，很容易造成营养过剩，使人发胖，甚至引发妊娠糖尿病。糖尿病不仅会让你出现口渴、心跳加快、恶心、呕吐等不适，若管理不当，还会危及胎宝宝的生长发育。要想远离妊娠糖尿病，不仅要管住嘴，还要迈开腿。

少吃多餐

一次吃得比较多，分解成的葡萄糖也就多，很容易突破胰岛素的“防线”，使血糖迅速升高。少吃多餐虽然加起来的总量也不少，但每次分解成的葡萄糖不多，胰岛素能轻松胜任，使餐后血糖波动较少，可以把3餐分解成5~6餐。同时，应严格限制蜂蜜、糖浆、麦芽糖等纯糖制品及含糖量高的甜品。

注意补充膳食纤维

平时多吃富含膳食纤维的新鲜蔬菜和水果，因为膳食纤维能减缓碳水化合物的分解吸收，有利于血糖平稳。也可适当多吃五谷杂粮，五谷杂粮热量低，分解缓慢，不会造成血糖大幅度波动。

适当的运动是预防妊娠糖尿病的良药

每天坚持适当运动，可提高免疫力，增强胰岛素的活性，而胰岛素是糖尿病的“对手”。不过，你也需要注意安全，控制好运动量，不要让自己过于疲劳。

睡好也是改善血糖的好帮手

你每天必做的一件事情就是要睡好。休息够了，才有足够的精力去应付孕期的疲惫和各种不适。当然，胰岛素休息好了，也才有力量去面对升高的血糖。所以每天要保证8个小时以上的睡眠时间，避免熬夜。

产后就能远离糖尿病了？

一般来说，大部分的妊娠期糖尿病在产后都能够恢复正常，但也有一部分新妈妈在产后5~10年发展为2型糖尿病。所以，产后也要进行血糖检查，积极预防糖尿病。

和准爸爸一起做健身操，预防妊娠高血压、妊娠糖尿病

一牵手，二深蹲，三转身

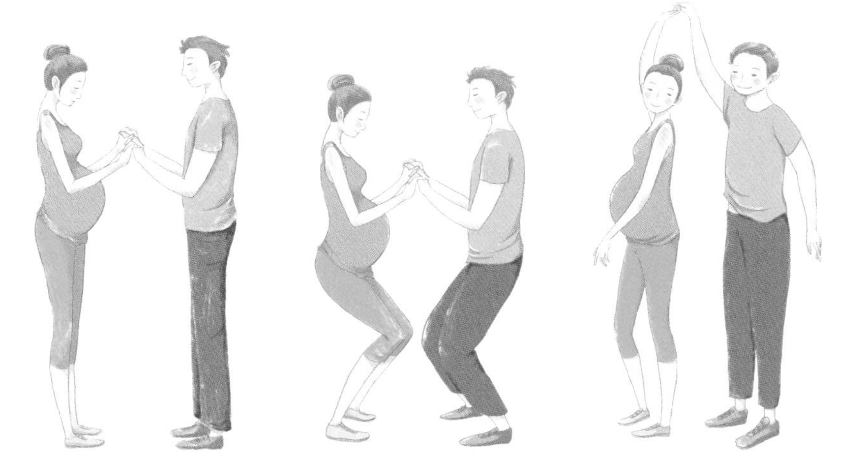

❶ 夫妻保持 20~30 厘米的距离，面对面站立，相互握住双手。

❷ 二人同时弯曲膝盖，缓慢下蹲，保持下蹲 3~5 秒，然后缓慢站起，反复做 10~15 次。

❸ 面对面站立，两人右手相握并一起举起，然后孕妈妈缓慢转身 360°，在转身过程中自然变化牵手的姿势，最后回到准爸爸的怀抱。

床上推掌小动作

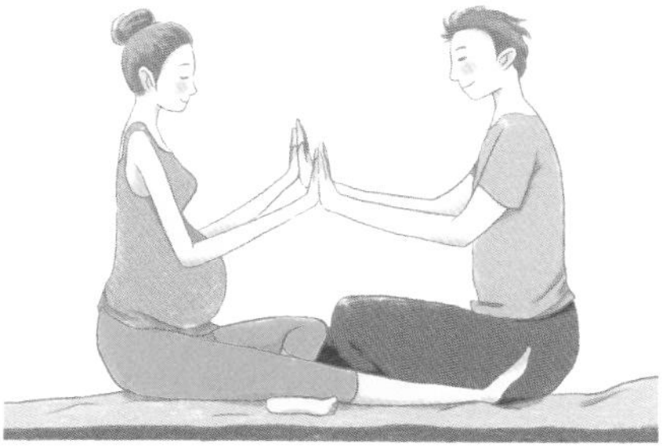

❶ 夫妻面对面坐在床上，两人都伸直右腿、盘左腿，双手掌心相对贴好。

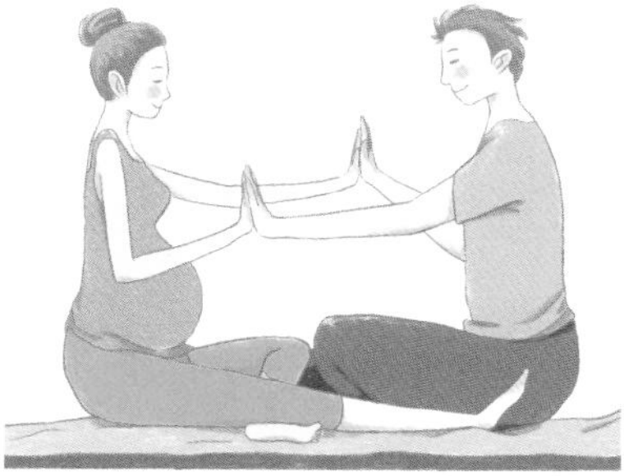

❷ 准爸爸用左手轻推孕妈妈的右手，一直推到胸前，孕妈妈再反过来推准爸爸。反复 20 次左右。

背靠背运动

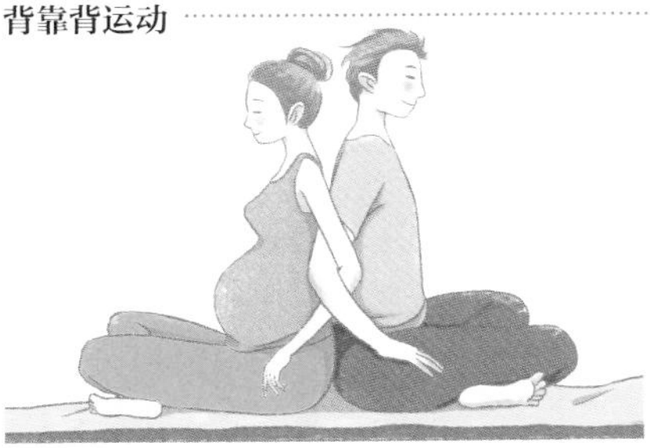

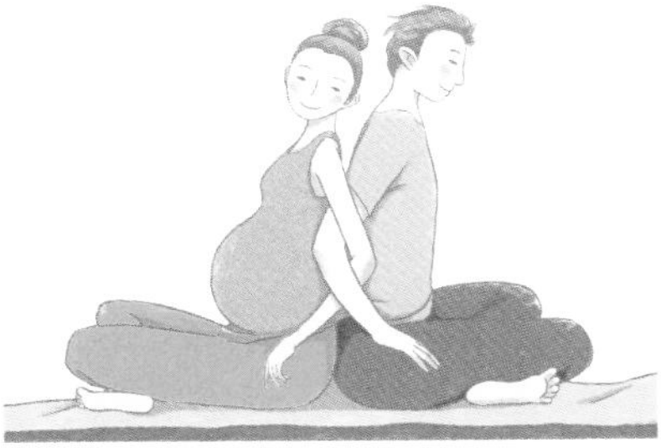

❶ 夫妻背靠背盘腿坐在床上，双手手臂弯曲，并相互交叉。

❷ 准爸爸背部缓慢用力，使孕妈妈背部向后倾斜，再回归原位。反复进行20次左右，注意不要拉扯或压迫到孕妈妈的腹部。

腿部运动

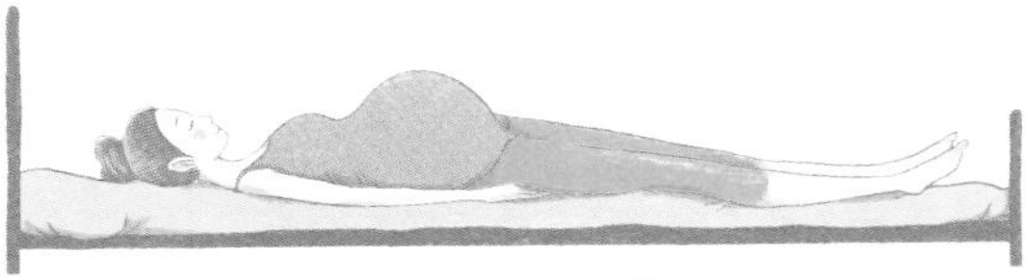

❶ 平躺在床上，双手放松放在身体两侧，双腿伸直、绷紧。

❷ 准爸爸坐在孕妈妈左腿旁，用手缓慢抬起孕妈妈的左腿，使之与床呈45°左右，坚持3~5秒，再慢慢放下左腿。反复10~15次，用同样方法帮助孕妈妈锻炼右腿。

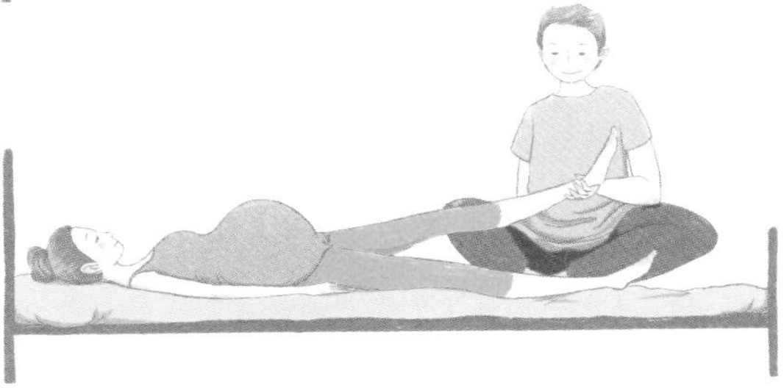

❸ 双腿自然放松，准爸爸手握你的左脚脚踝，缓慢做画圈运动，反复10~15次，用同样方法帮助孕妈妈运动右脚脚踝。

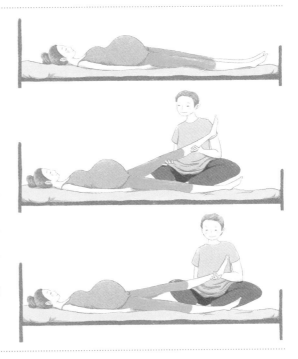

做操注意事项

◎ 以感觉不累、轻松舒适为宜，避免过度疲劳。

若阴道有出血、有液体流出，出现不寻常的疼痛或者突发疼痛、胸痛、呼吸困难、严重或持续的头痛或头晕等问题，一定要立即停止做操，并马上去医院检查。

◎ 准爸爸要注意保护好孕妈妈，避免拉扯、压迫孕妈妈的腹部，你更要避免让孕妈妈意外摔倒。

牙齿也在快速发育，主要是恒牙的牙胚在快速生长，为胎儿长牙做准备呢。

这时候，胎儿的骨骼已经结实，皮下脂肪还少，身体显得很瘦，皮肤皱皱的、红红的，样子像个小老头。不要担心，胎儿的身体正在协调生长，很快也会增加更多的脂肪！

眼睛已完全长好，能睁开和闭拢，还可环视周围。可正常呼吸，手还可以攥成拳头。

胎儿有了自己的情绪，有哭的表情，不高兴的时候还会发脾气，手脚活动也开始变得频繁，经常在羊水中变化姿势。

胎儿的身长有28-34厘米，体重约660克了。头发、眉毛、睫毛也越发的清晰了，身体看上去已有匀称感。

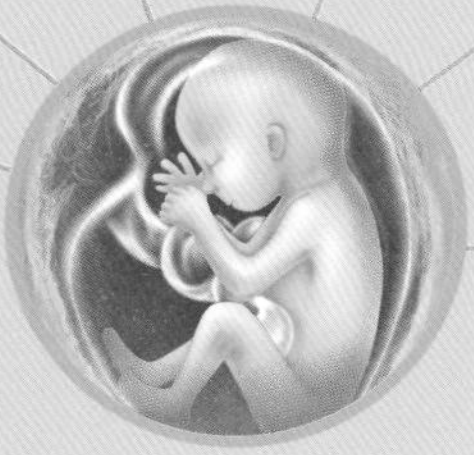

此时胎宝宝的肺已有一定的功能。

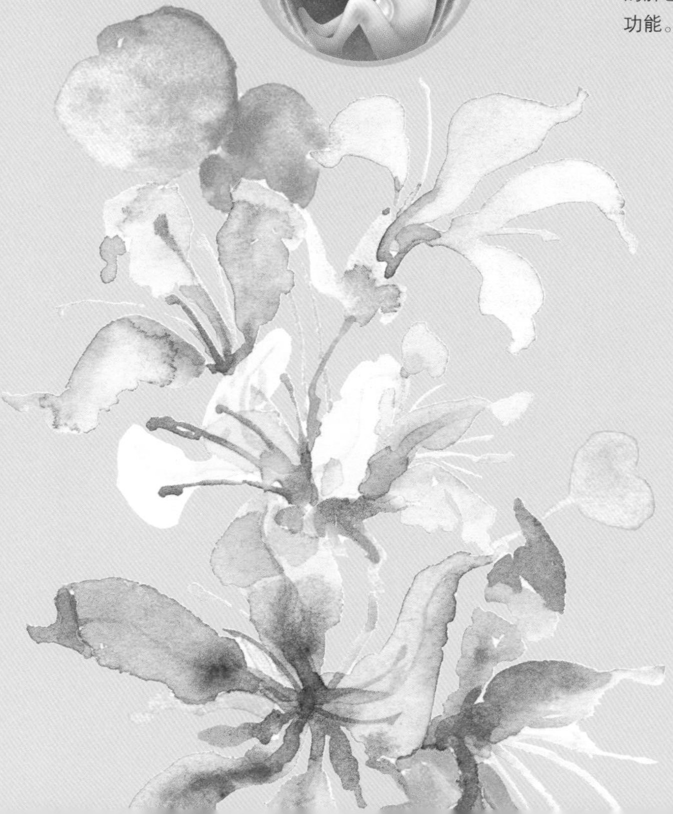

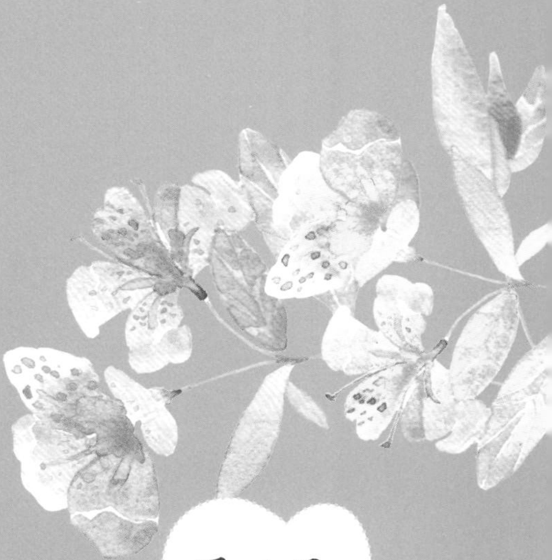

孕6月

我看到的、听到的、感受到的，
都会和你一起分享。
说不定，
在我的培养下，
你会是个小小艺术家呢！

进入胎教黄金期

怀孕6个月时，胎宝宝变得很“敏感了”，外界的声音会成为TA的记忆和模仿对象，你和准爸爸千万不要错过这个胎教的黄金时期哦~

转眼间就是第6个月啦，胎宝宝“成熟”了不少。

TA已经能够听清听到的声音，大脑也发育得更趋完善，接收的信息更多了，你说的、看的、听的，都能传递给TA！所以，胎宝宝已经进入了胎教黄金期。想让TA出生后更聪明？按照下文的指导，把科学胎教坚持下去吧！

也许有人会质疑，胎教真的有用吗？其实，胎教并不是近几年才开始兴起的，早在古代，人们就认识到胎教的重要性。隋代著名医家巢原方在《诸病源候论》中说：“欲子美好，宜佩白玉；欲子贤能，宜看诗书，是谓外象而内感者也。”

意思是说，“子在腹中，随母听闻”。孕妇在怀孕期间，接触美好的事物，听美好的音乐，读有益身心健康的作品等，能使自己陶冶性情、开阔胸襟，使气血和顺，并通过血液等方式传递给胎宝宝，会对TA未来智力与性格产生良好的、积极的影响。

不要错过任何一个胎教机会，给TA最美好的！

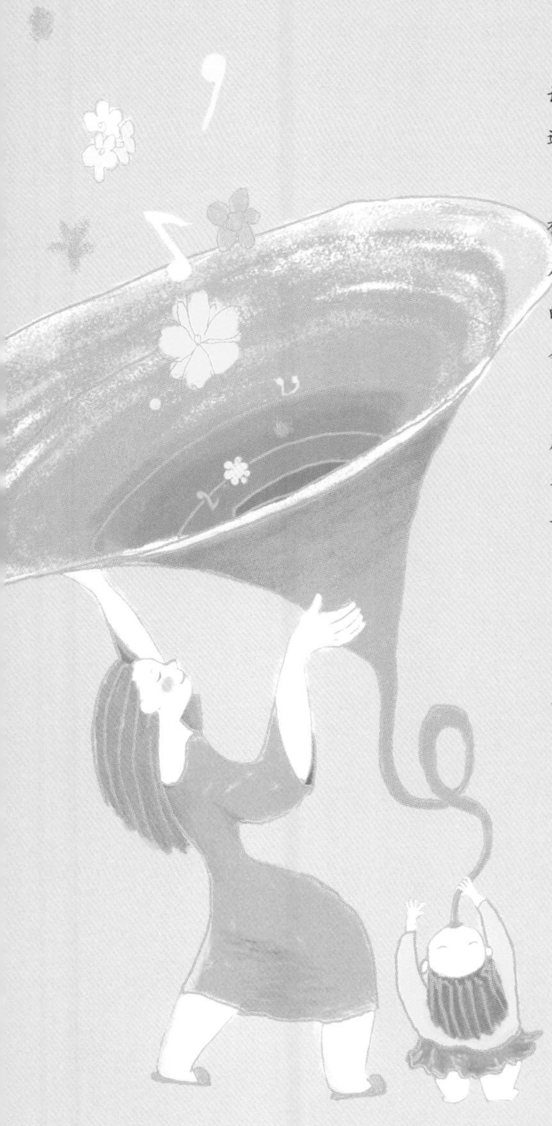

爱心，是最好的胎教

胎教首先应该是一种亲子交流，让你可以更好地将你对TA的爱意传递给TA。

在充满爱的家庭，胎宝宝时刻都被满满的幸福包围着，给TA带来十足的安全感，让TA安然舒畅地在你的子宫里生长，这样的宝宝出生后也会聪明、健康。

相反，如果孕期生活不愉快，做胎教时也十分敷衍，你的紧张、焦虑等不良情绪都会传递给胎宝宝，让TA感到失落和不安。

尤其到了这个月，胎宝宝的听力等感觉器官进一步发展，TA能较为清晰地感知到外界的声音和气氛变化。长期生活在缺爱的、负面的环境里，宝宝出生后性格也会变得敏感、暴躁。

所以，胎教应始于爱。爱心，才是最好的胎教。

晒太阳，是最安全的光照胎教方法

虽然子宫里的世界一片黑暗，但胎宝宝这个月已经会睁眼、闭眼、感知外界的光亮了，光照胎教方案可以开始了。

晒太阳，自然安全的光照胎教

每天在固定的时间外出晒太阳，记录每次胎宝宝感受阳光时的胎动频率，经过一段时间就能总结出 TA 对光刺激的反应规律。

光照胎教的注意事项

可将肚子对着阳光的方向晒，每次 20 分钟。夏季避免在紫外线最强烈的中午晒太阳，可选阳光相对柔和的上午 9 点左右或下午 5 点左右，并做好防晒工作，出门前抹好孕妇专用防晒霜；冬季宜在中午时进行光照胎教。注意不要在胎宝宝的睡眠时间进行光照胎教，以免影响胎宝宝的作息周期。

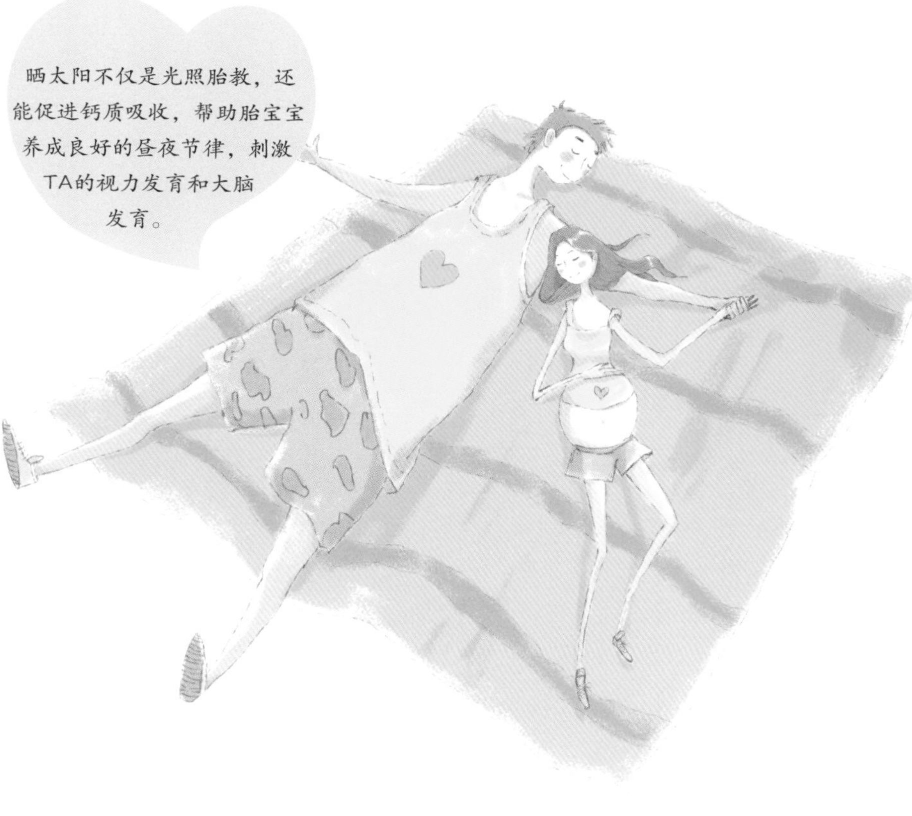
晒太阳不仅是光照胎教，还能促进钙质吸收，帮助胎宝宝养成良好的昼夜节律，刺激TA的视力发育和大脑发育。

你看的、听的、说的，都是胎教

好奇的胎宝宝已经不满足于只了解子宫内的小小空间了，想了解外面更广大的世界。满足 TA 的想法吧，给 TA 读读精彩的故事，和 TA 一起听听美妙的音乐……你看的、听的、说的，都是胎教。

一起听音乐

选一个安静的角落，闭上眼睛，静静聆听柔和、节奏舒缓、优美动听的音乐，想象自己和胎宝宝一起在欣赏，能很好地舒缓你因分娩临近而产生的烦躁、紧张情绪。适合孕期的胎教音乐有：《风铃》、《爱尔兰摇篮曲》、《月光奏鸣曲》、《小夜曲》、《春的序曲》等。

一起讲故事

每天坚持给胎宝宝讲 1~2 个童话故事，TA 有可能会记住故事情节，以及你抑扬顿挫的音调。有时讲到兴奋处，TA 还会以伸手、踢腿等小动作回应你。

一起看画册

虽然胎宝宝还看不见，但你就是 TA 的眼睛。工作累时，停下来，翻看名家画册，或者是在网上看一些风景靓丽的图片，轻轻地告诉胎宝宝你看到了什么，让 TA 感受到外面世界的精彩。

给 TA 爱的抚触

胎宝宝的神经系统发育迅速，对触觉与压力越来越敏感，这时你可抚触 TA。方法为：当胎宝宝在动时，轻轻地抚摸胎动的部位，让胎宝宝感受到你的回应，而不是 TA 自己在自娱自乐。在你抚摸时，TA 轻轻地蠕动，可接着抚摸。如果 TA 动得比较频繁，你应停下来。

负担变重了，要细心呵护身体

肚子里的胎宝宝越来越大，你的肚子被顶得越来越高，变得“大腹便便”，身体负担日渐加重，动作也变得笨拙起来，是时候调整自己，更好地适应“大肚婆”生活了。

5招轻松应对腹胀

你是不是总感觉胃里不舒服？这是因为，增大的子宫压迫了肠胃，使它们的蠕动变慢，“工作效率”不高，导致胃肠道的气体增多、内容物无法排出，会出现腹胀、消化不良等问题。这是正常现象，以下5招帮助你轻松应对。

第1招

少吃多餐

少吃多餐，减轻肠胃每次的消化排泄负担，就不会造成食物因消化不良而聚集在肠胃了。如果你每次吃得很多，或者吃大鱼大肉，就会使肠胃超负荷运转，自然容易导致腹胀。

第2招

细嚼慢咽

吃饭时大口大口吃，或者一面吃饭一面说话，都很容易吃进空气，导致胀气。因此，吃饭时，宜细嚼慢咽，坚持“食不言”的原则，这样能避免吃进空气，还可以促进食物被肠胃消化吸收。

第3招

多吃富含膳食纤维的食物

肠胃消化吸收食物、排泄废弃物和气体的方式，主要是靠肠胃壁蠕动，而膳食纤维具有促进肠胃蠕动的作用。你应多吃富含膳食纤维的食物：蔬菜类如茭白笋、韭菜、菠菜、芹菜、丝瓜、莲藕、萝卜等；水果类如柿子、苹果、香蕉、猕猴桃、火龙果等。

第4招

多喝温开水

至少要保证每天喝8杯以上的水，以滋润肠胃，促进排便、排气。注意喝水方法，对缓解腹胀更有利：早晨起床时喝一杯温开水或温的柠檬水，能润滑肠道，促进排便；吃完饭30分钟后喝半杯水，能滋润肠胃，促进肠胃对食物的消化吸收；每次喝水时要小口小口的喝，慢慢喝，分多次喝完，这样才能使肠胃吸收水分，得到水分的滋润。如果一次大量喝水，反而会让水分直达肾脏和膀胱，不能发挥作用，还会加重肾脏和膀胱的负担。

第5招

适当运动

运动时，身体里的脏腑器官也“不甘寂寞”，会跟着一起动，其中就包括肠胃。因此你应适当地进行锻炼，如每天饭后散步1小时；或在办公室里坐久了，就到外面走一走等。保持一定的运动量，可促进消化，并为分娩储备力量。

3个办法解决排气多问题

你的肠胃受到子宫的压迫后，不仅会影响到消化，还易排气，一不小心就“噗噗”地放屁，但你不要将之视为尴尬的事儿！其实，排气也是你腹胀的一种表现，用下面的办法可缓解排气：

- 每天2杯酸奶，可以调整肠道菌群，促进排便、排气，缓解腹胀现象；
- 在睡前2小时不要吃东西，以免加重肠胃负担，导致腹胀、排气增加；
- 在睡觉时尽量采用左侧卧，这种睡姿能让胃里的东西更容易向大肠内移动，利于消化。

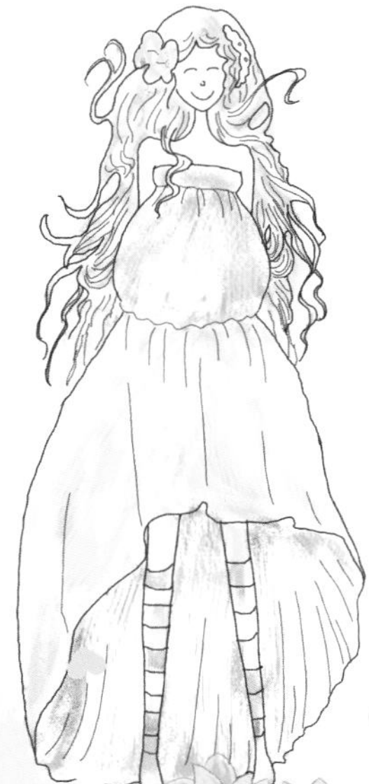

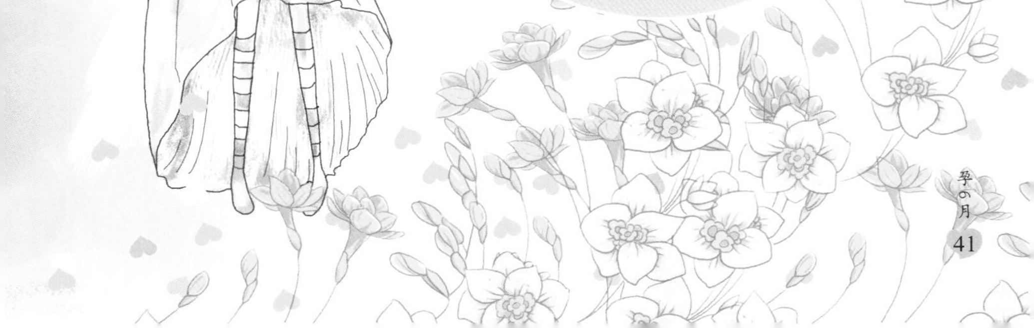

腹部凸起，学会适应身体重心的改变

孕妈手记

怀孕之后，老公一直都积极参与我的孕期生活，产检、上孕妇课程，老公始终陪同左右，很感谢他的这份体贴和关心。在我怀孕满6个月时，老公还在孕妇课程上体验了一把“带球生活”：腹部绑一个5斤左右的西瓜，并跟着我一起做孕妇操。一节课下来，老公说了句话：“怀孕真不容易，肚子一大身体的重心都往前移了，怪不得你最近常腰酸背痛。”是的，胎宝宝大了，肚子上的重量增加了，身体的重心往前移，人就特别容易腰酸背痛。还好孕妇课上有说明如何调整姿势，对缓解腰酸背痛很有作用。这就是我辛苦而幸福的孕期生活！

——瑾儿

随着腹部更加向前膨出，你的身体重心也逐渐向前转移。这时，你习以为常的各种姿势就会让你产生“不稳当”的感觉。赶紧调整一下站立、睡觉、坐着或运动时的姿势吧，尽可能地缓解因重心前移而带来的不适。

站立

站着时，要使双腿平行，双脚稍微分开，把重心放在足心附近，避免身体前倾或将重心放在足后跟。注意如果长时间站立，可将前后脚稍微错开，隔几分钟把两腿的位置前后换一下，把重心放在前面那条腿上，这样可以减少疲劳感。

睡觉

睡觉时，头枕枕头，向左侧卧，再把两个枕头放在上面弯曲腿的下方，下面的腿伸直，身体稍向前倾约30°~40°，使腹部搁在床上。不论哪种姿势睡觉，都以自己感觉舒适为宜。睡觉时不要把一条腿压在另一条腿上，以免影响血液循环，要将两腿错开。

拿取东西

拿取东西时，要弯曲膝盖，完全下蹲，单腿跪下，把要拿的东西紧紧地靠住身体，再缓慢站起来。注意蹲好后再拿东西，不能直接弯腰拿东西，这样会压迫到腹部。拿高处的东西时应让家人代劳，因为你举起双手时容易拉扯到腹部。

不仅是胎宝宝在生长，你也在成长，积极地适应孕育带来的各种改变~

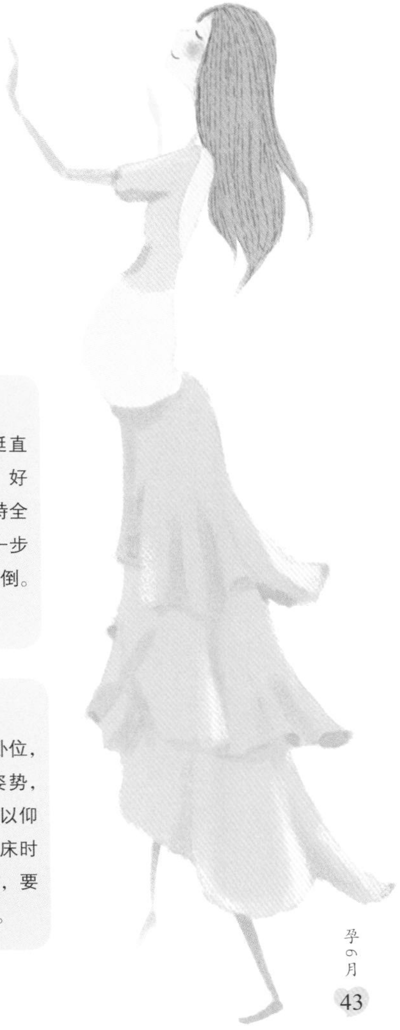

坐着

坐在椅子上时，要坐在椅子的中间，后背要笔直地靠在椅背上，股关节和膝关节要呈直角，大腿呈现水平状态。如果坐没有靠背的凳子，一定要坐直，使整个臀部都坐在凳子的中间位置，双手扶着凳子两侧。注意坐下时，不要“扑咚”一下子坐下去，应先坐在边上再一点点向后移动。忌做椅子的边缘，这样不仅容易滑落，如果椅子不稳还有跌倒的危险。不要跷二郎腿，以免影响血液循环。

走路

走路时，要抬头，挺直脖子和后背，绷紧臀部，好像把肚子抬起来似的保持全身平衡地行走。一定要一步一步踩实了再走，以防摔倒。

起床

起床时，先变成侧卧位，一手撑起身体成半坐姿势，然后起来。禁止用腹肌以仰卧的姿势直接起身。起床时也不能动作太快、太猛，要清醒一会儿再慢慢起身。

腿部压力开始变大，要注意保养

孕妈手记

怀孕可以说是一件痛并快乐着的事！记得怀孕19周时，就开始觉得双腿特别容易累，走路稍微多一些，就会觉得腿胀胀的，一按就酸疼。我以为是血压高引起的水肿，到医院检查后，医生告诉我：血压在正常范围，腿部的症状也不是水肿，而是胎宝宝长大了，腿部承受的重量比以前重了，所以会觉得累。每天坚持按摩，可以缓解这些不适。从那时开始，我就多了一项福利——老公提供的睡前腿部按摩服务！

——毛毛

在孕中期、孕后期，你可能会像毛毛一样，总感觉双腿无力、肿胀，有时候还觉得疼。这都是胎宝宝的成长带来的"甜蜜负担"，需要你花更多心思保养好自己的双腿。

做点小事关爱自己

给自己准备一两条轻薄、舒适的弹力袜，弹力袜能为腿部肌肉提供支撑，帮助血液回流，对预防和缓解腿部无力、肿胀有良好的效果。另外，当感觉累时，就坐下来休息，揉揉腿肚子，等疲倦感消退一些再缓慢地站起来。或者睡前用 40℃左右的温热水泡脚，可以有效缓解腿部疲劳。

腿部按摩很管用

睡前让准爸爸给你按摩，对缓解腿部疲劳、肿胀很有效。按摩方法为：半躺在床上，身体自然放松，让准爸爸坐在你的身旁，双手握住你的一条腿，从大腿往小腿方向来回按揉十来次，然后用手掌来回搓你的脚背、脚底，捏按脚趾。接着用同样的方法按摩另外一条腿。按摩时注意力度，以感觉稍微酸痛为宜，如果觉得力度轻了或重了，就及时跟准爸爸说。

环绕腿部小动作

❶ 平躺在床上，双手放在身体两侧，自然放松，然后右腿屈起，脚底踩在床上。

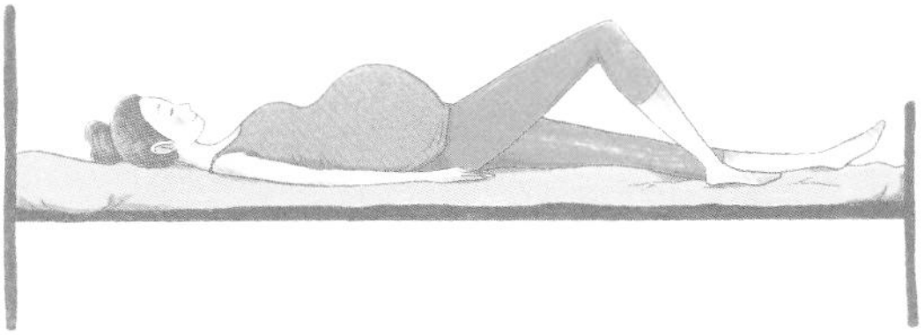

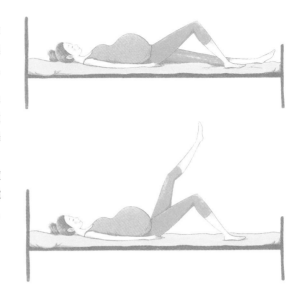

❷ 左腿向上举起到最大程度，然后做画圈运动，重复画圈运动 5~10 次。左右腿动作更换，右腿做画圈运动。

提示：腿部画圈的幅度不要太大，并保持臀部、髋关节不动。可预防静脉曲张，缓解腿部无力、水肿。

侧身抬腿小动作

❶ 侧躺在床上，让头、肩、髋在一条直线上，将上面的一条腿抬起到最大程度，保持 3~5 秒。

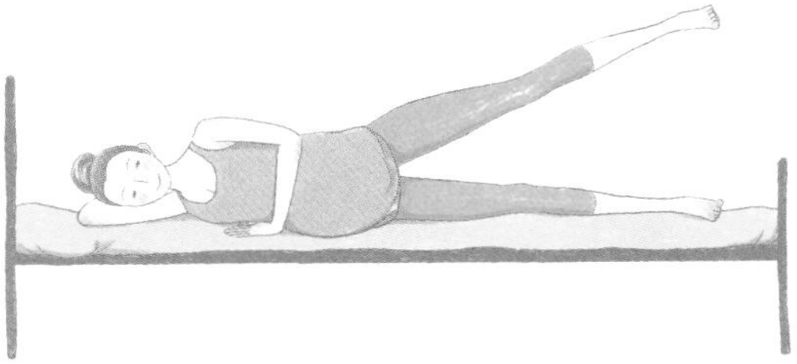

❷ 脚踝做画圈运动 3~5 次，然后将腿放下。反复 3~5 次，换侧卧的方向，用同样方法锻炼另外一条腿。

提示：抬腿时注意不要拉扯腹部。可锻炼腿部肌肉，缓解腿部疲劳。

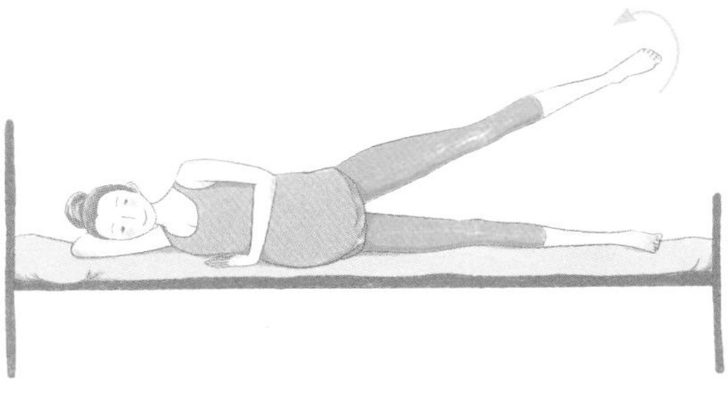

享受最美好的时光

每天早上跟胎宝宝道早上好，睡觉之前道晚安，TA会记住这一习惯的哦——你一点一滴的生活习惯，都会在无形中影响到胎宝宝。

对手工感兴趣的话，不妨做一做，你的“心灵手巧”也会传递给胎宝宝，促进TA的大脑发育。

美在生活中无处不在，带着胎宝宝一起去发现美、欣赏美、创造美吧，你对美的体悟会让宝宝也变得才华横溢。

和准爸爸一起做做孕妇操，感受到你们这么相爱亲密，胎宝宝也会满心甜蜜。

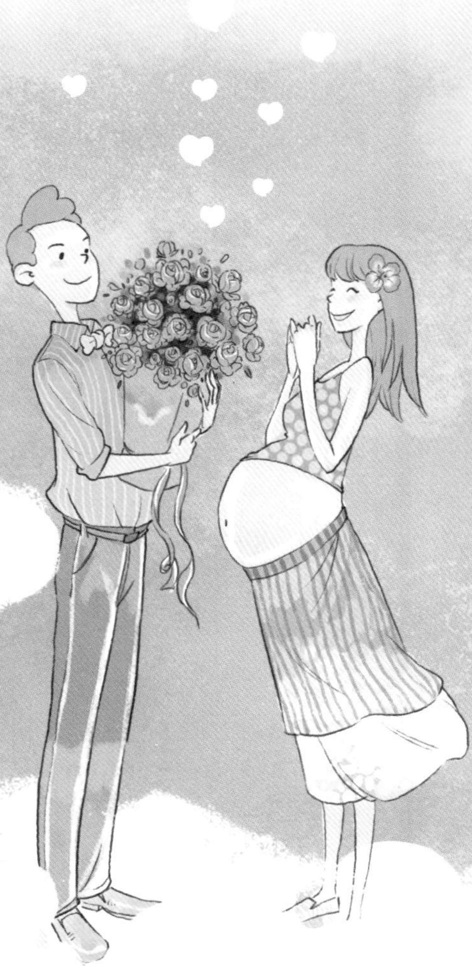

孕妈妈在感受胎动时，不妨通过胎宝宝的动作，进行联想和描绘："这一下是头在撞宫壁，练的是头功；这一下是击拳，拳功真棒；这一下是踢脚，大有足下生风、击球射门之势；又来了，这可是全身运动，舒展开怀；这一下真有力，肯定是吃饱喝足了；呵，开始变得安静了，是不是累了，要睡觉了……"

一边联想，一边为胎宝宝喝彩鼓励。这些有趣而充满爱意的联想，会增加母子之间的依恋之情，对胎宝宝出生后的心理、智力、爱好都将产生良好的影响。

血容量增加了，要注意补铁防贫血

铁是组成红细胞的重要元素之一，缺铁就会引起贫血。进入孕 6 月后，胎宝宝、胎盘与脐带的生长都需要大量的铁，日常饮食摄入的铁可能已经无法满足身体的需求，不及时补充的话，很容易发生贫血。贫血会影响自身健康与胎宝宝的发育，也会增加宝宝早产、体重低、胎死宫内和新生儿死亡等风险，所以，补铁是孕 6 月的重要任务。

自我判断是否贫血

轻度贫血

皮肤黏膜苍白，无其他明显症状。

中度贫血

常有口腔炎、舌炎、皮肤及毛发干燥、脱发、面色发黄、水肿、全身乏力、头晕、心悸、食欲缺乏、呼吸短促等症。

严重贫血

可出现心脏明显增大，还可发生贫血性心脏病，若严重贫血发生在妊娠或分娩期，易发生心力衰竭。

一目了然，孕期每天需铁量

孕早期每天需要摄入 20 毫克的铁，孕中期的铁需求量为每天 24 毫克，孕晚期则提高到 29 毫克每天，但每日摄入的铁最多不得超过 60 毫克。

多吃富含铁的食物

从现在开始，要有意识地多吃富含铁的食物，如猪瘦肉、猪肝、鸡肝、猪血、鸭血、鸡蛋黄等。也应注意，肝是解毒器官，容易堆积毒素，所以吃动物肝脏补铁，一周不要超过 2 次。

富铁食物排行榜

食物名称	木耳	海带	黑芝麻	猪血（血豆腐）
每 100 克含铁量	185 毫克	150 毫克	50 毫克	15 毫克
推荐吃法	搭配黄瓜、腐竹等做凉拌菜，或者煮粥时加入少许，也可以搭配肉类、鸡肉炖汤	做凉拌菜，或者煮汤	做菜时撒上一把，或者用来煮粥，也可以打成粉后冲糊吃	•加葱、姜煮汤，或搭配韭菜、菠菜等炒菜 •每周 1~2 次，每次 100 克左右
	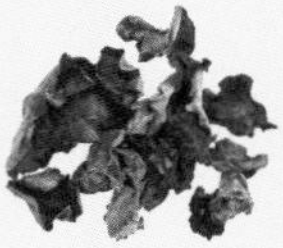	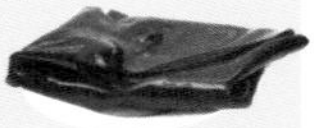	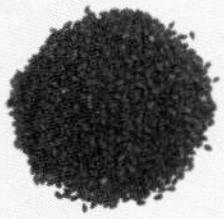	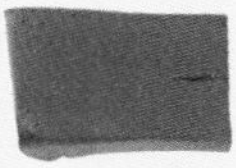
食物名称	猪肝	牡蛎	黄豆	猪肾
每 100 克含铁量	10.2 毫克	8.7 毫克	7.4 毫克	6 毫克
推荐吃法	•与青椒、胡萝卜等搭配炒菜，也可以煮汤、煮粥 •每周吃 1~2 次，每次 100 克左右	•搭配冬瓜煮汤，或者用来煮粥 •每周 1 次，每次 50~100 克	打成豆浆，或搭配排骨、猪蹄等熬汤	•煮粥时加入猪肾、姜末，做成猪肾粥，或者搭配青椒、胡萝卜、黄瓜等蔬菜做成炒菜 •每周 1~2 次，每次 100~200 克，煮粥用 20~50 克
	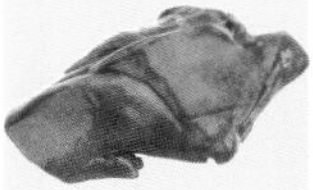	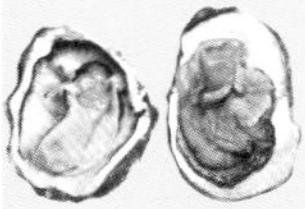	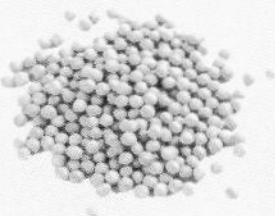	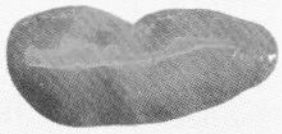
食物名称	黑米	瘦牛肉	葡萄干	鸡蛋
每 100 克含铁量	3.9 毫克	3.6 毫克	3.1 毫克	2.8 毫克
推荐吃法	搭配小米、莲子、红枣等熬粥，或者搭配黄豆打豆浆	•搭配芹菜、胡萝卜等炒菜，也可以用来煮粥、炖汤 •每周吃 2~3 次，每次 100~200 克	加餐用，每次 1 小把	每天早上吃 1~2 个煮鸡蛋，也可以搭配西红柿做菜、煮汤
	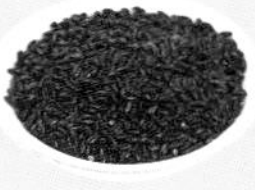	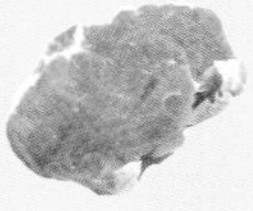	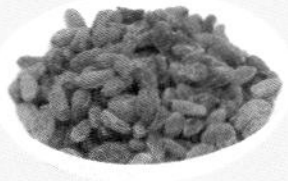	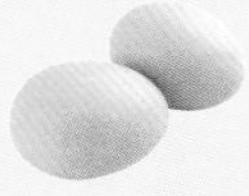

多吃有助于铁吸收的食物

营养素	对铁吸收的益处	营养来源
维生素 C	维生素 C 能与铁形成螯合物，促进铁的溶解，利于铁的吸收	西红柿、黄瓜、鲜枣、猕猴桃、鲜橙等新鲜的蔬菜、水果
B 族维生素、叶酸	B 族维生素和叶酸是合成血红蛋白的必须物质，能保证红细胞的正常增长	动物肝脏、肉类、牛奶、酵母、鱼类、豆类、蛋黄、坚果类、菠菜、奶酪等
蛋白质	肉类中的蛋白质有助于提高食物中铁的利用率	奶制品、豆制品、猪瘦肉、牛肉、鸡蛋等

注意食物的搭配

合理搭配食物可以提高营养的利用率，促进铁的吸收。例如一餐里同时吃鸡蛋和肉类，肉类中的蛋白质有助于提高鸡蛋中铁的利用率；鸡蛋搭配西红柿，西红柿中的维生素 C 可提高铁的吸收率等。减少食用影响铁元素吸收的食物，如浓茶、浓咖啡、胃药等，都可影响铁的吸收，尽量不用。

适量吃富含叶酸的食物

叶酸摄入不足也容易导致贫血，平时要多吃富含叶酸的食物，如动物肝脏、肾脏，绿叶蔬菜及鱼、蛋、谷、豆制品、坚果等。

补充铁剂

贫血较为严重时，应在医生的指导下，正确服用铁剂。常见的铁剂有硫酸亚铁、乳酸亚铁等。服用铁剂时，宜多吃富含维生素 C 的蔬菜、水果，以提高铁的吸收和在体内的利用率。

用铁锅、铁铲做饭

铁制厨具脱落下来的铁分子能与食物结合，从而增加铁的摄入和吸收率。在用铁锅炒菜时，可适当加些醋，使铁成为二价铁，可以提高铁的吸收利用率。

拍一套最美的孕期写真

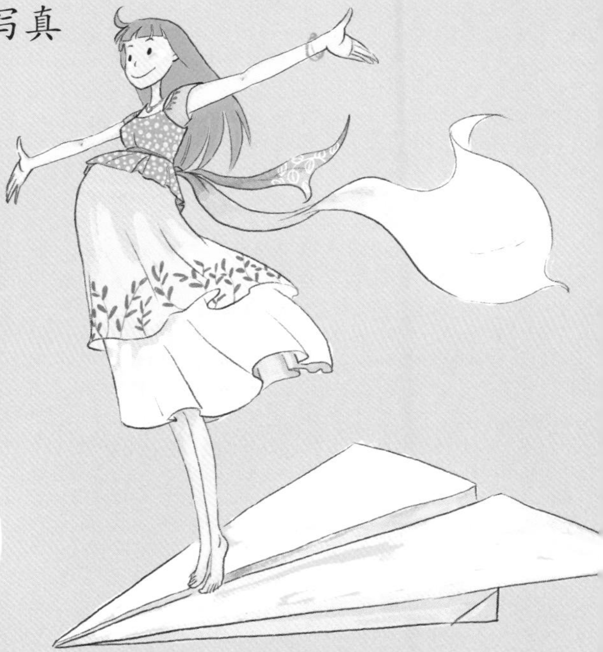

在拍写真时，要与摄影师沟通、合作好，尽情享受拍照的过程，大方地将即将为人父母的温馨和激动心情表现出来，让摄影师捕捉爱的瞬间，留下最美的纪念。

孕 6~7 月时，你的肚子凸显，曲线迷人，同时，身体还不是很笨重，是拍孕期写真的最佳时段。不过，拍摄孕期写真一定要注意安全。

安排好拍照的时间：要避开高峰期，选人少的时候去拍，避免排队。

拍摄环境空气要清新：孕期写真宜在室内拍摄，而且拍摄的场地不能是密闭、狭小的空间，一定要空气流通，保持清新。污浊的空气会让你觉得头晕、恶心。

如果要拍外景，需要提前查一查天气预报，根据气温增减衣服。

拍摄的时间不要太长：最好每隔 10 分钟就休息一下，避免劳累。

自备衣服更卫生：如果需要影楼准备，要提前跟影楼沟通，在拍摄之前对衣服进行清洗和消毒。

不要化浓妆：最好用孕妇专用的化妆品，而且不宜化浓妆，淡妆即可。

备好食物和水：如小面包、全麦面包片、水果、水等，随时补充体力和水分。

安全最重要：动作的幅度不宜过大，不安全的动作不要做，自然即可。

学着测量腹围和宫高

宫高、腹围的数值会受你体重、身体胖瘦的影响。如果你的宫高、腹围与参考表标准不一致，也不用过于担心。只要按时产检，时刻留意自己和胎宝宝的情况，发生问题应及时就医。

想知道胎宝宝长多大了？量一量宫高和腹围吧，这两项数据可以帮你推算出胎宝宝的体重。

除了每次产检时测量外，也可在家测量，并绘制变化曲线，时刻了解胎宝宝的发育情况。

宫高、腹围的测量时间

一般从怀孕第 20 周开始，每 4 周测量一次；第 28~35 周，每 2 周测量一次；第 36 周，每周测量一次。若你在家自己测量，可每天固定一个时间测量一次，以监控胎宝宝的发育和自身的体重。

宫高、腹围的测量方法

测量宫高的方法

排空小便后，平躺在床上，用软尺测量耻骨联合上缘中点至宫底的距离。

测量腹围的方法

平躺，用软尺沿着脐部围住腹部，所得的数值就是腹围。

找子宫宫底的方法

空腹，平躺下来，找到耻骨，然后在肚脐上、下或平的位置触摸，直到摸到一个圆圆的轮廓，就是子宫宫底的位置。

宫高、腹围标准

宫高、腹围标准参考

孕月	孕周	宫高正常范围	宫底	腹围正常范围
孕 5 月	第 20 周	16~20.5 厘米	孕 5 月月末，在脐下 2 横指	76~89 厘米
孕 6 月	第 21 周	17~21.5 厘米	孕 6 月月末平脐	80~91 厘米
	第 22 周	18~22.5 厘米		
	第 23 周	19~23.5 厘米		
	第 24 周	20~24.5 厘米		
孕 7 月	第 25 周	21~25.5 厘米	孕 7 月末时在脐上二横指	82~94 厘米
	第 26 周	21~26.5 厘米		
	第 27 周	22.5~27.5 厘米		
	第 28 周	23~28.5 厘米		
孕 8 月	第 29 周	23.5~29.5 厘米	孕 8 月末时在肚脐与剑突（胸骨下端）之间	84~95 厘米
	第 30 周	24~30.5 厘米		
	第 31 周	25~31.5 厘米		
	第 32 周	26~32.5 厘米		
孕 9 月	第 33 周	27~33.5 厘米	孕 9 月末时，在剑突下 2 横指	86~98 厘米
	第 34 周	27.5~34.5 厘米		
	第 35 周	28.5~35.5 厘米		
	第 36 周	29~36.5 厘米		
	第 37 周	29.5~37.5 厘米		
孕 10 月	第 38 周	30.5~38.5 厘米	足月时的宫底高度下降回到第 8 个月的高度	89~100 厘米
	第 39 周	31~38.5 厘米		
	第 40 周	32~38.5 厘米		

身体的敏感部位要倍加呵护

在整个孕期，你不仅要护好“大肚子”，还要护理好乳房、阴部等敏感部位，让自己健健康康的。

宝宝的“粮仓”——乳房护理

乳房可是宝宝的宝贵“粮仓”，一定要护理好哦，这样宝宝出生后才能吃上美味又营养的母乳。

选择合适的文胸

怀孕后，在雌激素的作用下，乳房会发生一些变化：乳晕颜色加深，或者变黑，乳晕腺更加突出。乳房增大，乳头变得敏感起来，乳房表面的纹理更加清晰，也可能出现妊娠纹。

以前的文胸可能不适合了，你需要根据乳房当前的尺寸选择合适的文胸，每天坚持穿戴。睡觉时要摘下文胸，给乳房“自由活动”的时间。

热敷乳头

乳头的皮肤很娇嫩，如果不提前做护理，等到宝宝出生后，频繁吸吮很容易造成乳头皲裂，给你带来疼痛。适当的热敷可以锻炼乳头皮肤，减少哺乳期的疼痛感。具体方法如下：

准备 50℃的水，放入干毛巾，浸湿拧干，趁热敷在乳头上，以感觉不烫为宜。一次敷 3~5 分钟。

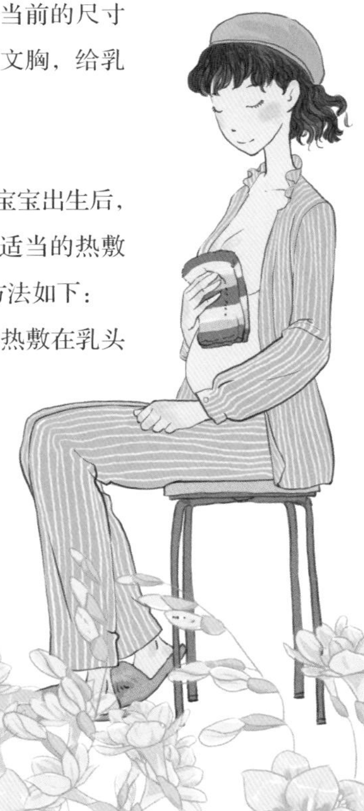

拉扯乳头

用食指、中指间隙（乳头很敏感，不要直接用手指触摸乳头）夹住乳晕部分，然后轻轻牵拉，反复 10~15 次。

保持乳房清洁

每天坚持用温水擦洗乳房，并涂抹润肤乳，以防乳房皮肤干燥。如果乳头上有硬痂或积垢，千万不要用手硬抠，可在乳头上涂抹植物油，待上面的硬痂或积垢变软溶解后再用温水冲洗干净。

适当按摩，乳房更健康

1. 右手食指和中指稍微用力按压左侧乳头的根部，反复 10 次。用同样的方法按压另一侧乳房。

2. 右手手指并拢，在左侧乳房上做画圈按摩，一次按 10 圈。用同样的方法按摩右侧乳房。

在做乳房按摩之前，最好先咨询医生。如按摩的过程中出现下腹疼痛，应立即停止按摩。

初乳有可能在悄悄分泌

在雌激素和泌乳素的作用下，你的乳房内部在悄然进行一场“变革”——分泌初乳。在你的乳房里，腺体的气泡组织发生分化，它们日后可以从血液中合成并制造出乳汁，但在分娩之前，这些腺体细胞处于“休眠”状态，等分娩之后才“苏醒”过来进入工作状态。不过，到孕晚期时，有些腺体细胞可能会不受管束而“偷偷工作”，分泌出稻草颜色的初乳。这时，更要注意乳房的清洁护理了，以便为宝宝准备最好的“粮仓”。

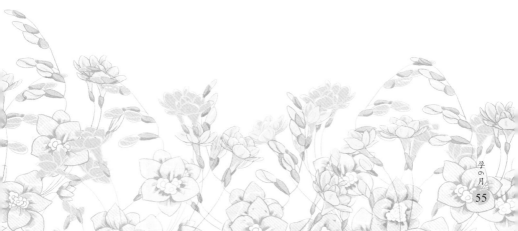

呵护好自己的“秘密花园”

举个例子

在怀孕18周的时候，小刘不时感觉阴道有些瘙痒。开始时，她没在意，但后来白带黏稠得像豆腐渣一样，量也多。经医生检查后，是阴道炎。怎么会无缘无故得这种病？结果发现小刘的婆婆患有阴道炎，而她在洗衣服时，常将自己和小刘的内衣裤放在一个盆里洗，这样传染给了小刘。

怀孕之后，激素分泌会发生急剧改变，这也影响到了阴道的内环境，私密部位也会发生变化：分泌物增多，颜色由以前的透明或半透明变成乳白色；味道上可能重一些，甜味略大、稍腥；阴唇增厚，感觉外突；阴部有肿胀、胀痛感。

“秘密花园”的日常护理细节

每天用温开水清洗阴部。

方法为：用温开水先从前向后淋洗，然后仔细清洗阴唇。洗干净后，自然晾干，再穿上干净的内裤。

勤换内裤，宜选择棉质内裤，而且清洗外阴后需换上干净的内裤，不要再穿脏内裤，否则容易增加患炎症的概率。

避免盆浴，尽量采用淋浴。

长期使用清洗液会破坏阴道正常菌群，使机体更容易受到感染。建议你每天用温开水清洗就好，如果使用清洗液，一周一次即可。

同房时使用安全套。在亲密接触时，准爸爸不要用手触摸你的“秘密花园”。

少用护垫。长期用护垫反而使“秘密花园”透气性不好而容易感染。

内衣裤单独洗涤，不要与外衣裤及他人的衣服一起洗，避免交叉感染。

大小便后要将阴部擦干净。

方法为：小便时从后向前擦拭；大便则从前向后擦拭。

出现这些症状时别大意

白带增多、稠厚，呈白色豆腐渣状或凝乳样；外阴和阴道瘙痒、灼痛，排尿时疼痛，伴有尿急、尿频；下腹坠胀、疼痛。以上是阴道炎的早期症状，你如果有这些表现，一定要及时就医，千万不要掉以轻心。

关于治疗和用药的提醒

治疗一般采用局部用药的方式，用药时一定要遵医嘱，切忌自行用药，以免药物影响到胎宝宝的健康。而且要彻底治疗，绝不能症状一减轻就自动停药。如果治疗不彻底，寄生在产道的霉菌会在分娩时感染胎儿。

切忌抓挠或用热水擦洗阴部。内裤要勤换、勤洗，并用开水浸烫，并放在阳光下暴晒。

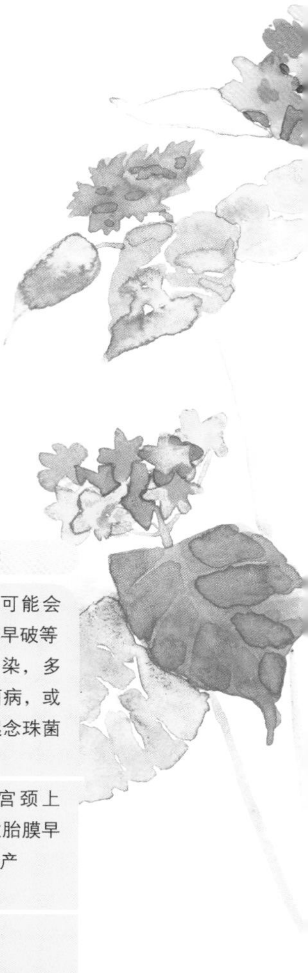

常见的孕期阴道炎

疾病名称	主要症状	对胎宝宝的危害
霉菌性阴道炎（念珠菌性阴道炎）	•外阴有明显的瘙痒和灼痛感 •白带为较稠的白色或黄白色凝乳状豆腐渣样 •阴道壁一般有充血，而且还伴有尿频、尿痛等症	•如发展严重，可能会引起早产、胎膜早破等 •胎儿经产道感染，多引起口腔念珠菌病，或在肛门周围引起念珠菌性皮炎
细菌性阴道炎	•外阴瘙痒 •白带呈稀糊状，为灰白色、灰黄色或乳黄色 •带有特殊的鱼腥臭味	如果细菌沿子宫颈上行，可能会导致胎膜早破，从而造成早产
滴虫性阴道炎	•外阴瘙痒 •白带增多呈泡沫状 •常伴有尿道口感染，引起尿痛尿频甚至血尿	•导致流产 •早产 •胎膜早破等

提前锻炼骨盆底肌肉，分娩更顺利

骨盆底肌肉是位于骨盆腔内部的底部肌肉群，大致位于尿道口、阴道和直肠周围——轻轻收缩一下会阴、肛门，那些收缩的肌肉就是骨盆底肌肉群了，它们的作用是和括约肌一起支撑尿道、膀胱、子宫与直肠，并且和分娩息息相关。从现在开始坚持锻炼这一肌肉群，会让分娩更加顺利。

提肛运动，锻炼阴部肌肉，预防便秘

轻轻吸气，并用力缩紧肛门，直到再也使不出劲为止，维持 5~10 秒钟，然后逐渐放松。每天 2 次，站着、坐着都可以进行锻炼。

注意：用力缩紧肛门时，注意臀部和肛周肌肉用力，不要缩肚子。

扭动骨盆，增强骨盆和腰部的力量

❶ 平躺在床上，双手伸直放在身体两侧，双腿屈膝，脚心平放在床上，先将右腿膝盖慢慢向右侧扭动，然后复位。

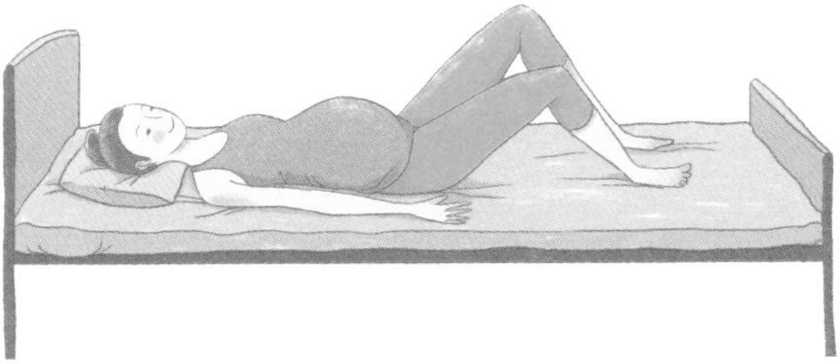

❷ 用同样的方法向左扭动左侧膝盖。

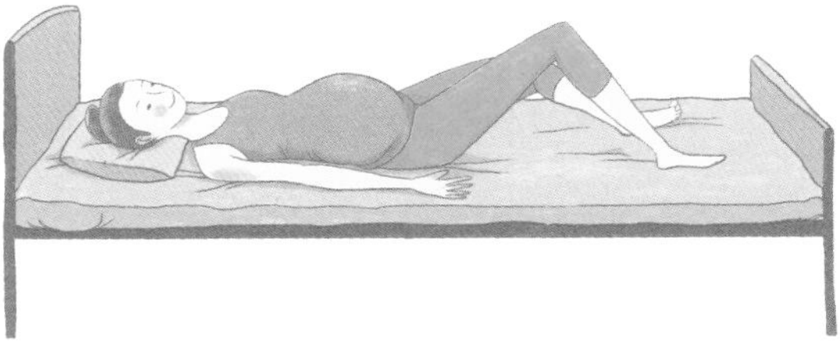

❸ 双腿屈膝并拢，用膝盖画半圆形，带动大腿、小腿左右摆动。每天早晚各做 2 次，每次 3 分钟。

注意：扭动膝盖时，要膝盖用力，尽可能不移动脚部。

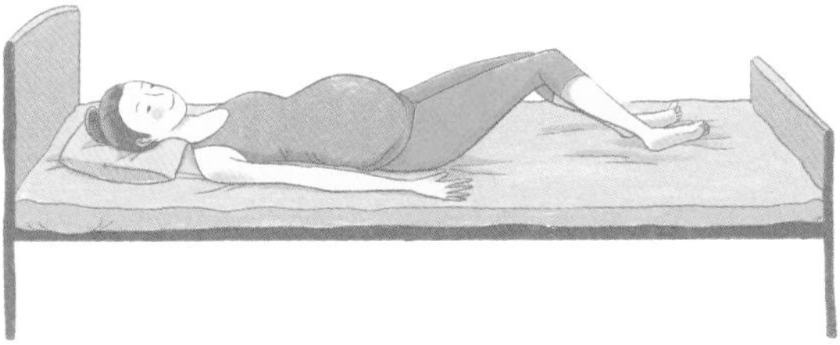

摆动骨盆，使骨盆健康有力

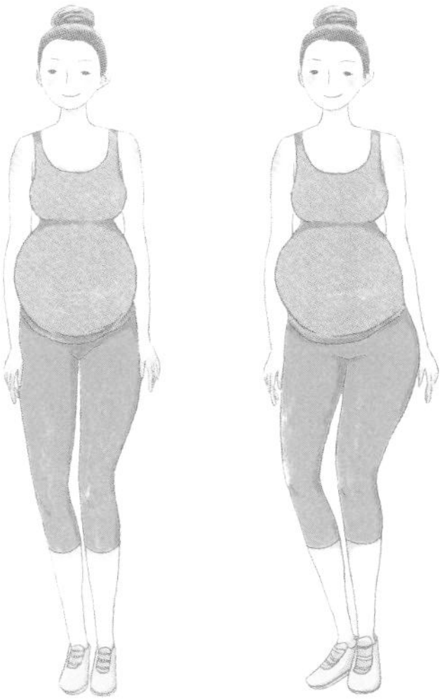

❶ 身体站直，双手垂放在身体两侧，双腿略微弯曲，肩部保持不动。

❷ 骨盆部位向左缓慢倾斜到最大程度，保持 5 秒钟，回到自然站立姿势，用同样方法向右摆动骨盆。每天 1~2 次，每次 2~3 分钟。

注意： 动作要轻柔、缓慢，摆动到最大程度时应避免拉扯腹部。

下蹲练习，让骨盆关节更灵活

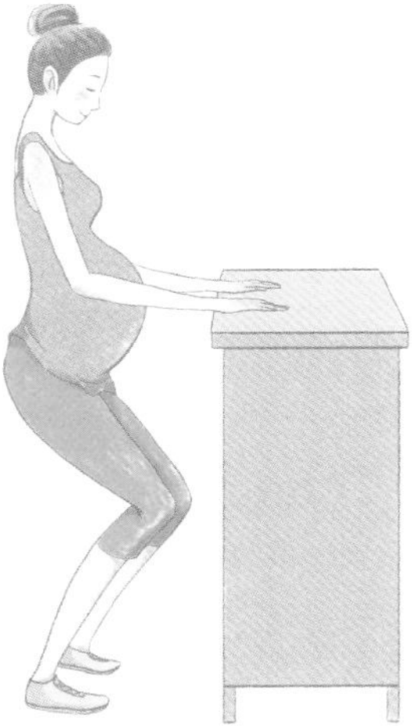

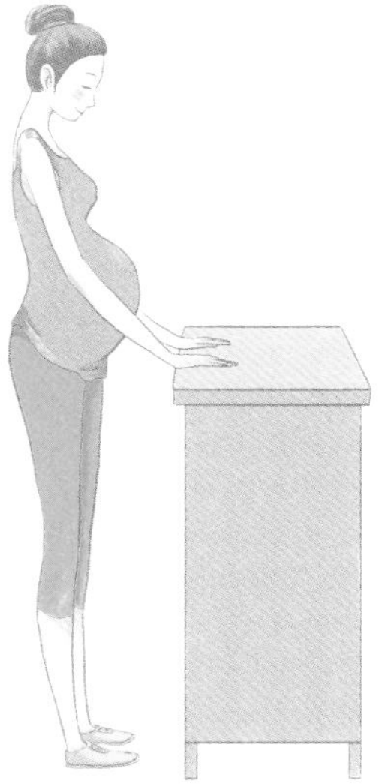

❶ 取一张稳当、不容易移动的桌子，自然站立，身体放松，双手扶着桌子，然后慢慢弯曲膝盖下蹲，保持下蹲姿势 3~5 秒。

❷ 慢慢伸直膝盖站立。动作反复 10 次，每天 2 次。

注意： 不论是下蹲还是站立，动作一定要缓慢。

重要检查提示：B 超大排畸

B 超大排畸是这个月产检的“重头戏”，这项检查能帮助排查胎宝宝是否存在畸形，如颜面部、四肢、大脑、内脏器官、心脏畸形等，非常重要。

检查项目	具体检查内容
常规检查	胎位、双顶径、枕额径、腹径、股骨长度、肱骨长度、羊水、胎动、胎心、胎心率、胎盘位置、胎盘厚度、胎盘分级、胎盘下缘
畸形筛查	• 小脑，上唇，胃泡，心脏四腔，双肾，膀胱，胫、腓、尺、桡骨，脊柱，腹壁 • 头部：查看胎儿颅骨内的结构是十分重要的，因为中枢神经系统异常对胎儿的生存及出生后的生活质量，会造成严重影响 • 排除脑积水、无脑儿、小头畸形、21- 三体的短头颅、18- 三体的草莓头等 • 面部：排除唇裂、腭裂、小颌畸形、鼻骨缺失等 • 脊柱：排除脊柱裂、脊柱肿块等 • 肋骨、锁骨、肩胛骨：排除骨骼发育不良等 • 心脏：对胎儿心脏的检查，对做超声医生的技术是一种挑战。要明确心率、心律、心脏位置、大小、心脏腔室、血管等情况，排除心脏畸形 • 腹部：排除脐部肠膨出、内脏外翻、肠道闭锁及巨结肠，肾积水、多囊肾及巨膀胱、尿道梗阻

B 超排畸的最佳时间

怀孕第 20~24 周进行，具体以产检医院的安排为准。在第 28~32 周，还要进行一次晚发畸形筛查，筛查晚发畸形如脑积水等，以补充排畸及胎儿生长发育情况的检查。

B 超排畸的费用

费用在 300~400 元不等，不同的医院会略有差别，三维和四维彩超的费用也会有差别。

做 B 超排畸的注意事项

做这项检查之前吃饱一点儿，这样胎宝宝比较活泼，能更好地进行排畸。在等候排队时，适当走一走，避免胎宝宝睡着不动而影响排畸检查。做 B 超前要排尿。

理性支持排畸检查

随着超声技术的发展，超声设备的更新，医务人员技术的提高，胎儿畸形筛查率会逐渐得以升高。但是，并不是所有畸形都能全部检出，所以即使结果显示“未发现异常”，你也不能掉以轻心，应仍然按照之前的标准，安排好饮食和生活，做好每一次产检。

解读超声波检查单

超声号 A1104131　　**产科超声检查报告单**　　序号 A20110413-P1

姓　名　　性别 女　年龄　　科别 产科　　门诊号
住院号　　床位　　临床诊断
检查项目 产科超声　　孕周[LMP]　17W5D　申请医师

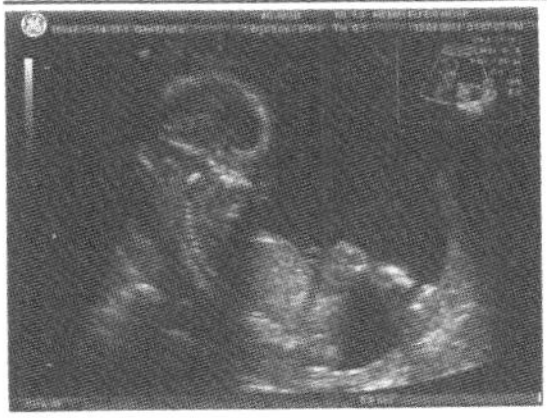

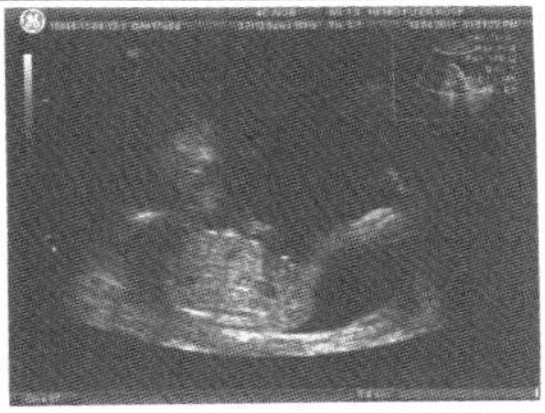

超声测量： 默认[cm]

名称	测值[cm]	名称	算值	名称	测值
双顶径BPD	3.6	FL/BPD	0.61	脐动脉　S/D	3.93
头围　HC	12.9	HC/AC	1.13	搏动指数　PI	1.24
腹围　AC	11.4	FL/AC	0.19	阻力指数　RI	0.75
股骨长　FL	2.2	体重[克]EFW	173±	羊水指数	17

超声所见：
胎位臀位，
胎儿心率：157次/分钟，
胎心胎动可见，
胎盘：位于后壁、0-1级。

超声提示：
1、单活胎，臀位(超声孕周：16周 6天)

备注： EDD: 0922　　超声医学影像工作站 GE730

录入员　　诊断医师：　　签名：　　时间

备注：该孕周已经超出常规筛查孕周时间，而且因孕周、胎儿体位、羊水量、母体因素等会影响超声检查，胎儿有些脏器不能清晰显示，请知情了解。

双顶径
胎儿头部左右两侧之间最宽部位的长度。

头围
绕胎头一周的最大长度，用来评估胎儿头部大小，预测胎儿的发育状况，以及分娩方式的参考。

腹围
绕胎儿腹部一周的长度。医生常用于和躯干前后径和躯干横径一起来推测胎儿的发育。

股骨径长
胎儿大腿骨的长度。它的正常值与相应的怀孕月份的双顶径值差2~3厘米左右，比如说双顶径为8.6厘米，股骨长度在6.6厘米左右。

胎儿脐动脉S/D值、阻力指数RI值
反应胎儿脐血流情况，医生通过这两个数值来判断胎儿的氧供情况。

胎心率
正常胎心音为110~160次/分钟，如果胎心音160次/分钟以上或持续100次/分钟都表示胎儿宫内缺氧。

超声号 A1104131　　**产科超声检查报告单**　　序号 A20110413-P1

姓　名　　性别 女　年龄　　科别 产科　　门诊号
住院号　　床位　　临床诊断
检查项目 产科超声　　孕周［LMP］　17W5D　　申请医师

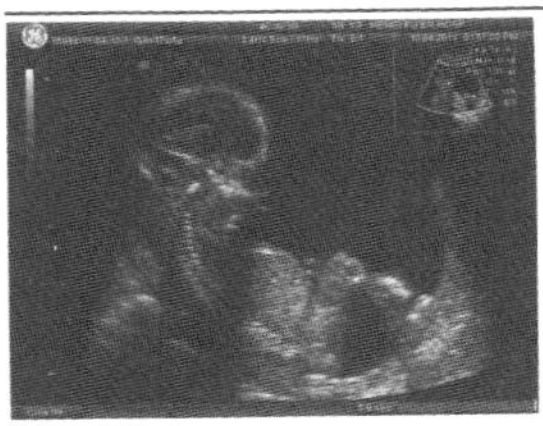

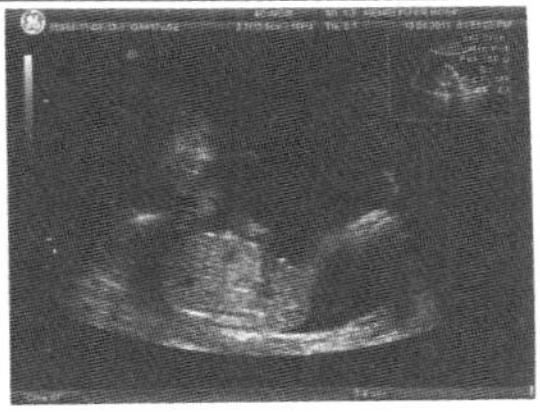

超声测量： 默认［cm］

名称	测值［cm］	名称	算值	名称	测值
双顶径BPD	3.6	FL/BPD	0.61	脐动脉　S/D	3.93
头围　HC	12.9	HC/AC	1.13	搏动指数　PI	1.24
腹围　AC	11.4	FL/AC	0.19	阻力指数　RI	0.75
股骨长　FL	2.2	体重［克］EFW	173±	羊水指数	17

超声所见：
胎位臀位，
胎儿心率：157次/分钟，
胎心胎动可见，
胎盘：位于后壁，0-Ⅰ级。

超声提示：
1、单活胎，臀位(超声孕周：16周 6天)

备注： EDD: 0922　　超声医学影像工作站 GE730

录入员　　**诊断医师：**　　**签名：**　　时间

备注：该孕周已经超出常规筛查孕周时间；而且因孕周、胎儿体位、羊水量、母体因素等会影响超声检查，胎儿有些脏器不能清晰显示，请知情了解。

羊水指数

羊水指数 <8 厘米，提示羊水偏少，羊水指数 <5 厘米为羊水过少，羊水指数 >20 厘米为羊水过多。

羊水深度

判断羊水多少的一个重要指标。羊水深度在 3~8 厘米为正常，超过 8 厘米为羊水过多，少于 3 厘米为羊水过少。

胎盘厚度

一般不超过 5 厘米。B 超检查单通常会显示胎盘等级：胎盘等级通常分为 4 级，其中 0 级为未成熟，多见孕早期、孕中期；1 级为胎盘成熟的早期阶段；2 级表示胎盘接近成熟；3 级提示胎盘已经成熟匀。

超声所见

在 B 超检查单上，通常会显示胎宝宝重点部位、器官的发育情况，医生会根据检查结果判断胎宝宝是否存在畸形、宫内发育情况是否良好等。

超声提示

B 超专业操作人员根据检查的结果，总结胎宝宝可能存在的问题。

最爱你活泼的样子，
挥挥手，蹬蹬腿，
再来一套“组合拳”！

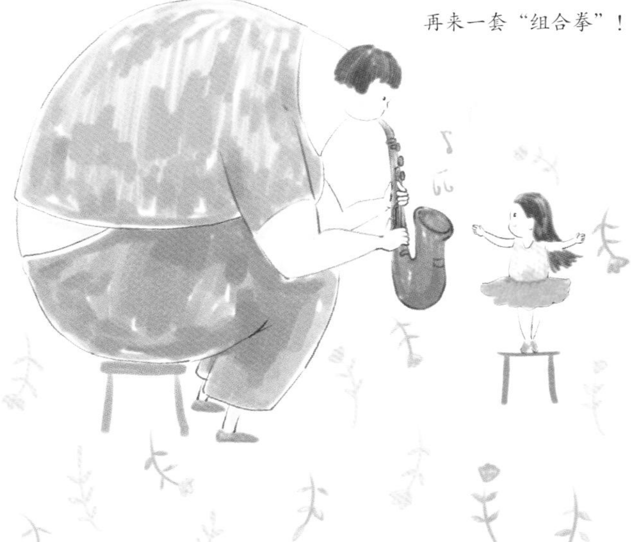

图书在版编目（CIP）数据

好孕宝盒. 在奇妙胎动中体味孕育的美好：孕5~6月／王琪编著. — 北京：电子工业出版社，2017.5

（孕育幸福事•好孕系列）

ISBN 978-7-121-30233-6

Ⅰ. ①好… Ⅱ. ①王… Ⅲ. ①妊娠期－妇幼保健－基本知识 Ⅳ. ①R715.3

中国版本图书馆CIP数据核字（2016）第263562号

逗号张文化创意
13910136213
全案策划

策划编辑：牛晓丽　张　飏
责任编辑：刘　晓
特约编辑：贾敬芝
印　　刷：北京捷迅佳彩印刷有限公司
装　　订：北京捷迅佳彩印刷有限公司
出版发行：电子工业出版社
　　　　　北京市海淀区万寿路173信箱　　邮编：100036
开　　本：880×1230　1/32　印张：19　字数：730千字
版　　次：2017年5月第1版
印　　次：2017年5月第1次印刷
定　　价：198.00元（共8册）

凡所购买电子工业出版社图书有缺损问题，请向购买书店调换。若书店售缺，请与本社发行部联系，联系及邮购电话：（010）88254888，88258888。

质量投诉请发邮件至zlts@phei.com.cn，盗版侵权举报请发邮件到dbqq@phei.com.cn。

本书咨询联系方式：QQ 9616328。

早上好，宝贝！
一朵美丽的花正在悄悄绽放，
快和妈妈一起去
闻闻甜蜜的花香吧！

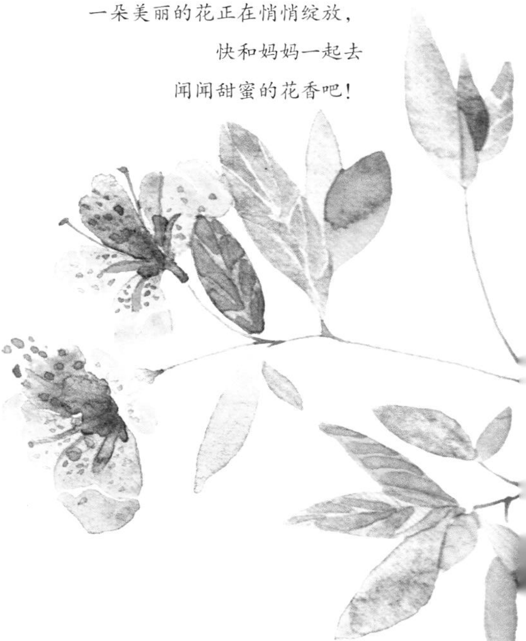

看着你在肚皮上的“舞蹈”，
想象你的笑脸，
这就是幸福的模样。

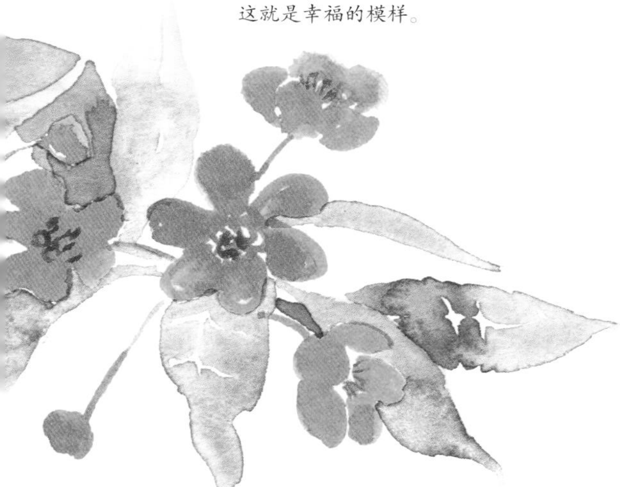

逗号张文化

孕育幸福事

好孕系列

好孕宝盒

带“球”跑的甜蜜与辛苦

孕7~8月

王琪/编著

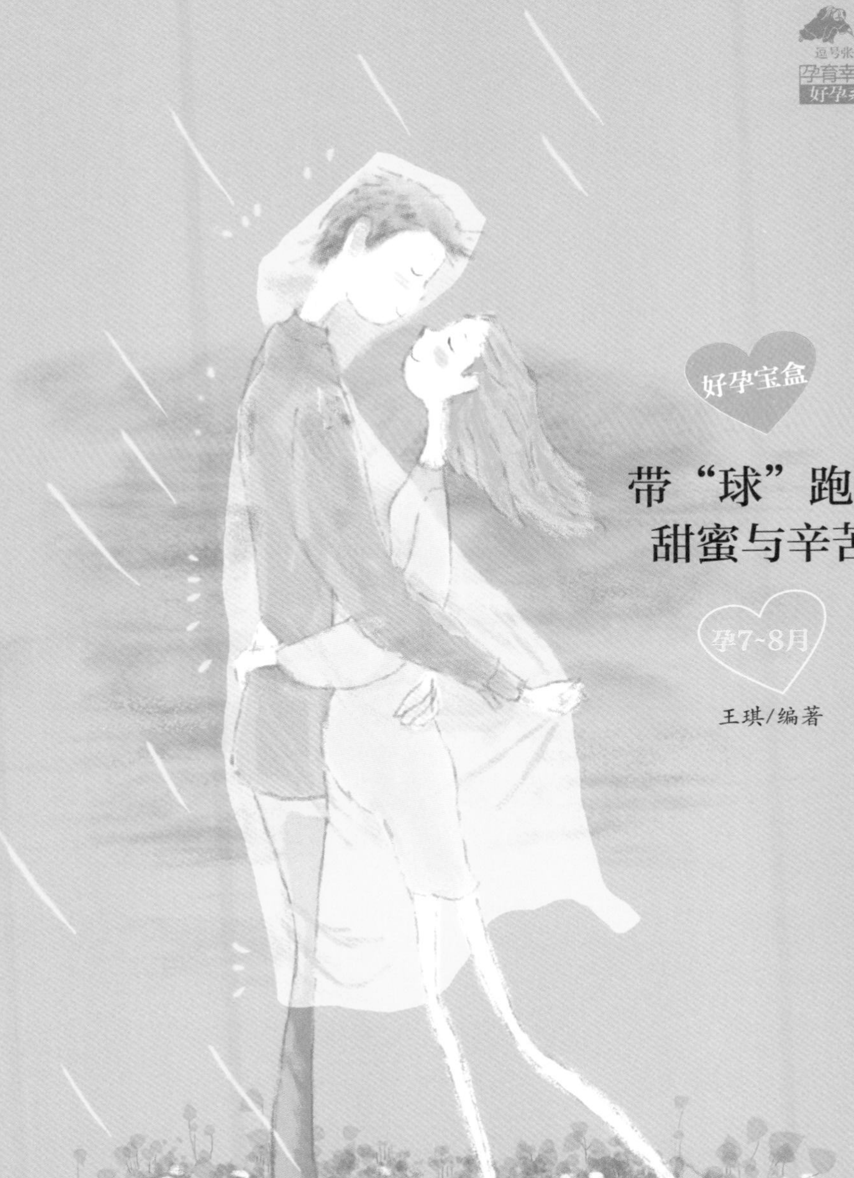

電子工業出版社
Publishing House of Electronics Industry
北京 • BEIJING

前言

在孕7~8月，胎宝宝增长“迅猛”，你的肚子如吹气球一样快速地鼓起来，越来越“壮观”，辛苦的带“球”跑生活开始了！

对胎宝宝来说，这两个月是大脑发育的第二个高峰期，一定要把握好这个机会，把胎教坚持下去，营养胎教、音乐胎教、语言胎教、光照胎教……只要是科学、安全的方法，都可以尝试。你的每一点努力与付出，都将潜移默化地影响着的胎宝宝，并在不久的将来给你出人意料的惊喜回报！

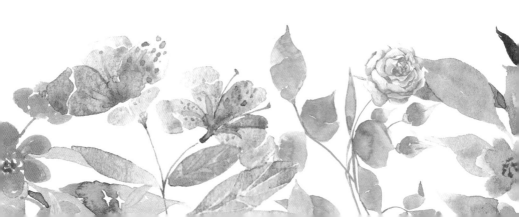

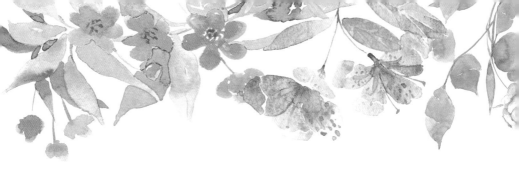

如果觉得每天听音乐、讲故事的胎教方式千篇一律太枯燥了，那就玩点儿新花样——听听大自然的声音，伴着音乐朗读，和胎宝宝一起欣赏画册……只要能让你感觉快乐、保持积极状态的行为，都能给胎宝宝带来成长的正能量。

随着子宫日渐增大，挤占更多的腹腔空间，并增加更多的身体负担，水肿、尿频、尿失禁、便秘、腰酸背痛等不适也会接踵而来。别沮丧，一切都是暂时的，只要跟着书中的方法积极调整自己，就可以轻轻松松“逐个击破”这些难题。

目录

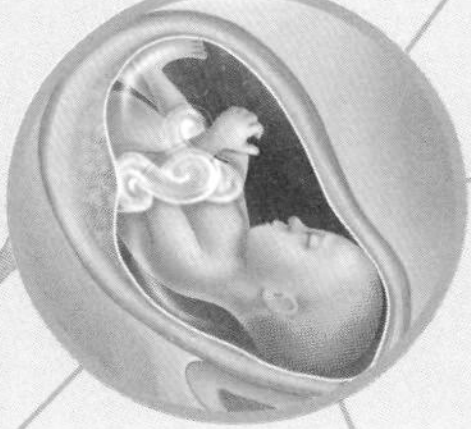

孕7月时，胎儿身长约有36厘米，体重约1000克了。对声音很敏感，对声音的分辨能力提高很多，并能听出妈妈的声音了。

此时胎儿的大脑知觉和运动功能开始发达，动作能够自控，四肢也已经发育得十分灵活，经常可以看见TA在羊水中手脚并用地玩耍呢。

胎儿的味蕾正在形成，也有特别喜欢吃的口味，如甜食，从彩超上可以看到胎儿把手指放到嘴巴里去吮吸。

胎儿的脂肪层在继续积累，正慢慢变得如瓷娃娃一般光洁，也为出生后在妈妈子宫外的生活做准备。

虽然视网膜还没有完全发育好，但是已经能够感受到光了，如果子宫外有长时间的亮光，他会把头转向光束，这说明胎儿视觉神经的功能已经在起作用了。

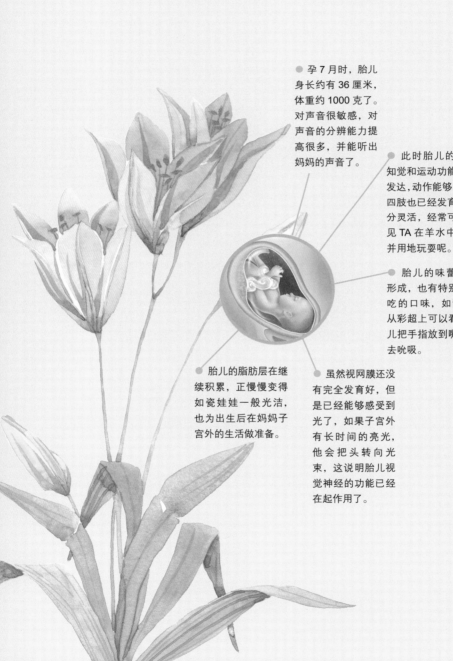

孕7月

可能我的腿会肿起来，
可能我会越来越累，
可能我晚上会睡不好，
……
但一切都抵不过你带给我的
幸福和圆满。

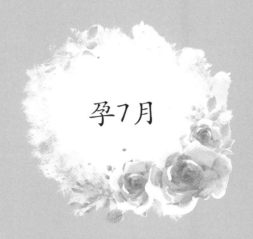

宝宝的听力、味觉、记忆力大发育

胎宝宝已经从一个浑身皮肤皱巴巴的“小老头”蜕变成了粉嫩的小可人儿，TA 的“动静”也越来越大，充满乐趣的胎动会时不常地给你各种小惊喜。

能听到越来越多的声音

孕 5 月时，胎宝宝的听力初步形成。到这个月时，TA 能听到的声音更多了。TA 已经在每天的交流中，悄悄记住了你的声音。不过，TA 也同样很喜欢准爸爸的声音，因为，男性的声音大多属于有磁性的中低音，频率低，好听也易分辨。所以，准爸爸也要积极地给胎宝宝讲故事哦！

胎宝宝也能听到外界的噪声。虽然有羊水的减震和阻隔，噪声传递到子宫里时会减弱一些，但还是要注意避免长时间待在噪声大的环境里。

当你置身声音嘈杂的环境中，如果胎动比较频繁，说明 TA 不耐烦了，在表示抗议，你就要尽快离开，到安静一些的地方安抚胎宝宝。

对光越来越敏感了

胎宝宝的视觉神经开始起作用，也开始尝试睁眼了。这时，TA 能看到的只有子宫里流动的羊水，不过当有光照进去时，TA 就会把头扭向光束。你可以每天晒太阳，让肚皮对着太阳，让胎宝宝感受到自然的光亮，锻炼 TA 的视力。

如果你有兴趣，还可以尝试着把胎宝宝对光照的反应记录下来，如胎动的变化是增加还是减少，是大动还是小动，是肢体动还是躯体动。通过一段时间的训练和记录，就能总结出胎宝宝对光亮刺激的敏感程度和反应规律。

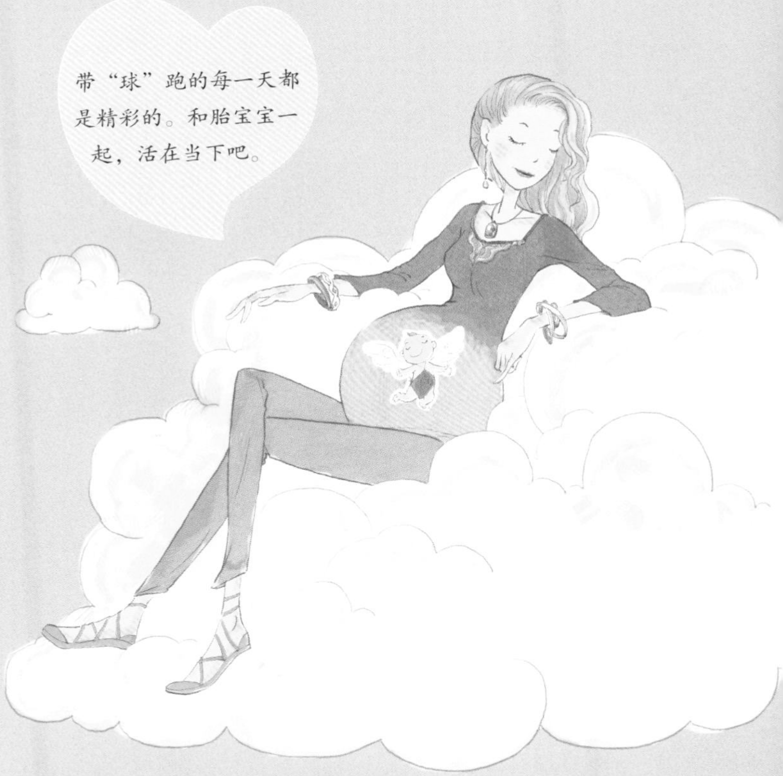
带“球”跑的每一天都
是精彩的。和胎宝宝一
起，活在当下吧。

“思想”变复杂了

胎宝宝不像以前那样“没心没肺”了，变得“有思想”了——大脑皮层表面出现沟回，脑细胞大量增殖，TA 开始会做梦，有自己的睡眠周期，记忆力也有了进一步发展。你今天播放的音乐，第二天再放时，TA 可能会用兴奋的胎动来表达“这首歌我听过”。

TA 也开始尝试着控制自己的身体，无聊时会“吃手”，被你抚摸时，TA 的大脑就会发出指令，用身体对你做出回应。

为了跟上胎宝宝成长的步伐，胎教的方法也需要调整了。首先，要根据 TA 的睡眠周期做胎教，在 TA 睡觉的时候千万不要打扰 TA。

你可以重复给 TA 听同一首歌，或讲同一个故事，锻炼胎宝宝的记忆力。当出现有规律的胎动时，别只留 TA 一人“独舞”，你的回应会让 TA 更高兴。

开始每天数胎动，守护宝宝健康

从怀孕第 28 周开始，记录胎动便是你每天必须做的事了。因为胎动次数与频率能反映出胎宝宝的健康状况，是你监护胎宝宝健康的最佳帮手。从现在开始直至分娩，需要你一直坚持数胎动。

胎动次数多少是正常

胎动次数的多少、快慢、强弱等，是胎宝宝在子宫里安危的“晴雨表”。胎动一般每小时 3~5 次，12 小时内胎动约为 30~40 次。

胎动的强弱和次数与你的体质、胎宝宝的性格有关，差异很大，有的可能 12 小时内胎动能达 50~60 次，有的甚至更多，但只要胎动有规律，有节奏，变化曲线不大，就说明胎宝宝发育是正常的。需要注意的是，如果胎宝宝在 12 小时内胎动少于 20 次，或 1 小时内胎动少于 3 次，TA 可能缺氧了，你不可掉以轻心，应及时就医。

胎宝宝常见的“小动作”

全身性运动

胎宝宝整个躯干的运动如翻身，这种运动力量比较强，而且每一下动作持续的时间比较长，一般为 3~30 秒。

胸壁运动

比较短而弱，一般不太容易感觉得到。

肢体运动

胎宝宝在子宫内伸胳膊、扭身子等，每一下动作持续时间一般为 1~15 秒，你通常能清楚地感觉到，而且还能看到肚子一鼓一鼓的。

下肢运动

胎宝宝的踢腿运动，这种动作很快，力量比较弱，每一下胎动持续时间一般在 1 秒以内，一般不太容易感觉到。但如果 TA 踢腿的力度比较大，或者做连续踢腿动作，你就能明显地感觉到。

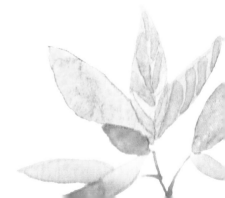

数胎动也是个技术活

1小时胎动少于3次，怎么办

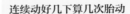

如果你的胎动记录表里偶尔出现1小时胎动少于3次的情况，但没有其他不适症状，不要着急，可把数胎动的时间延长2~3小时，如果胎动次数仍然少，应及时就医。如果表格里1小时胎动少于3次的情况比较多，但检查时胎宝宝正常，说明你数胎动的方法有可能不对，需要进行调整。

连续动好几下算几次胎动

在几秒钟内，胎宝宝做的连续停顿动作算1次胎动。胎宝宝做了一个动作，过了1分钟后再做动作，算2次胎动。

早晚动得多，中午动得少，正常吗

是不是觉得胎动记录表里的数据呈现“两极分化”——早晚动得多，中午动得少？这跟胎宝宝的生活规律有关，一般胎宝宝在上午8~12点比较活泼，下午2~3点TA可能累了或者睡午觉就动得少，晚上8~11点TA又开始活跃起来。另外，你的姿势也有可能影响到胎动哦，如左侧卧时，胎宝宝比较舒服，胎动就比较均匀；如果你站着，TA也有可能觉得累，要么懒得动，要么就用频繁胎动表示抗议。

每天数3次胎动

从28周开始，要每天数胎动，并记录在“胎动记录表”里，随时观察胎宝宝的情况。每天上午8~9点，下午1~2点，晚上8~9点，各数一次胎动，每次数1个小时。每次数完胎动后，要把数据记录在相应的表格中，并计算出胎动次数总和。3次计数相加后乘以4，就是12小时的胎动次数总和。

如果没有条件分3次数胎动，你可以在睡前1小时数胎动，然后将数字记录在“12小时胎动次数”的表格处，并进行对比，以便于观测胎动的变化情况，及时了解胎宝宝的安危，也为产检时医生进行诊断提供依据。

在“互联网+”时代，出现了不少记录胎动的APP。只需要打开APP，感受胎动时，就按一次，APP便能自动计算胎动次数并生成历史曲线。作为时尚辣妈，不妨尝试一下。

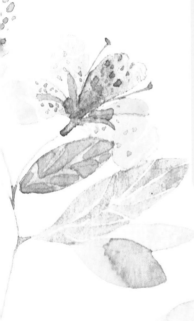

胎动记录表

你可以先把自己观察到的情况写下来，看看有哪几类内容，然后把内容分类，做成表格，这样胎宝宝的胎动规律就一目了然了。当然，你也可以直接仿照下面的表格来做。

28周							
天数							
早							
中							
晚							
12小时胎动次数							

29周							
天数							
早							
中							
晚							
12小时胎动次数							

30周							
天数							
早							
中							
晚							
12小时胎动次数							

31周							
天数							
早							
中							
晚							
12小时胎动次数							

32周							
天数							
早							
中							
晚							
12小时胎动次数							

33周							
天数							
早							
中							
晚							
12小时胎动次数							

34周							
天数							
早							
中							
晚							
12小时胎动次数							

35周							
天数							
早							
中							
晚							
12小时胎动次数							

36周							
天数							
早							
中							
晚							
12小时胎动次数							

37周							
天数							
早							
中							
晚							
12小时胎动次数							

38周							
天数							
早							
中							
晚							
12小时胎动次数							

39周							
天数							
早							
中							
晚							
12小时胎动次数							

40周							
天数							
早							
中							
晚							
12小时胎动次数							

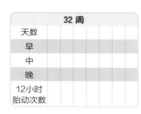

小心胎动异常

胎动是子宫内生命存在的象征，胎动过于频繁或过少，说明胎宝宝可能出现了异常状况，如宫内窘迫等，需要立即就医。下表中列举了发生胎动异常的常见情况及原因，并提供了应对措施和方案。

异常情况	异常原因	温馨提示
胎动突然减少	•发热 •羊水量减少 •服用镇定剂	•持续发热，体温超过38℃，要立即就医 •羊水量减少可造成胎宝宝缺氧，要及时就医 •若必需服用镇静剂等药物，一定要遵医嘱，发现异常要马上就医
胎动突然加快	剧烈外伤，腹部受到撞击等	及时就医
胎动突然加剧	胎盘早期剥离	同时伴有阴道出血、子宫收缩等情况，严重会导致休克，应马上就医
急促胎动后突然停止	脐带绕颈、打结	脐带过长易缠绕胎宝宝颈部与躯体，出现胎宝宝缺氧、窒息的现象，应立即就医

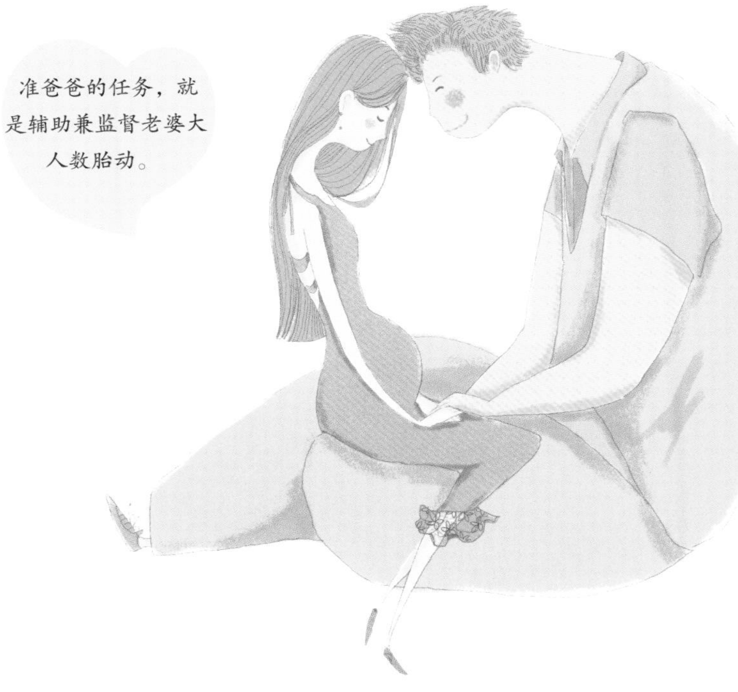
准爸爸的任务，就
是辅助兼监督老婆大
人数胎动。

女王老婆你最大

亲爱的老婆：

很感谢你！在最美的时光与我相遇。更感谢你，在事业发展的最佳时刻，为我生儿育女。

从前，你下班后做饭，偶尔抱怨说“累”，我总是不理解，还常反驳你说：“我也上班，怎么不觉得累？”怀上宝宝后，你偶尔耍耍小性子，我总觉得你在无理取闹。但看着你吃完饭后就冲到马桶一顿狂吐，我真的好心痛。

现在，每天下班后，我变为“家庭煮夫”，才知道原来自己有多不体谅你。尤其是跟你一起上了孕妇课，体验了一把“带球跑”，才体会到你每天有多累。

从现在开始，老婆，你最大！

我要做好你的贴身“管家”，你的衣食住行我全包。做你的私人按摩师，帮你揉揉肩、捏捏腿；我还要接过你的“工作”，每天给宝宝讲故事、听音乐，爱抚TA。

我保证尽最大的能力，让你每天都幸福快乐，像女王一样！

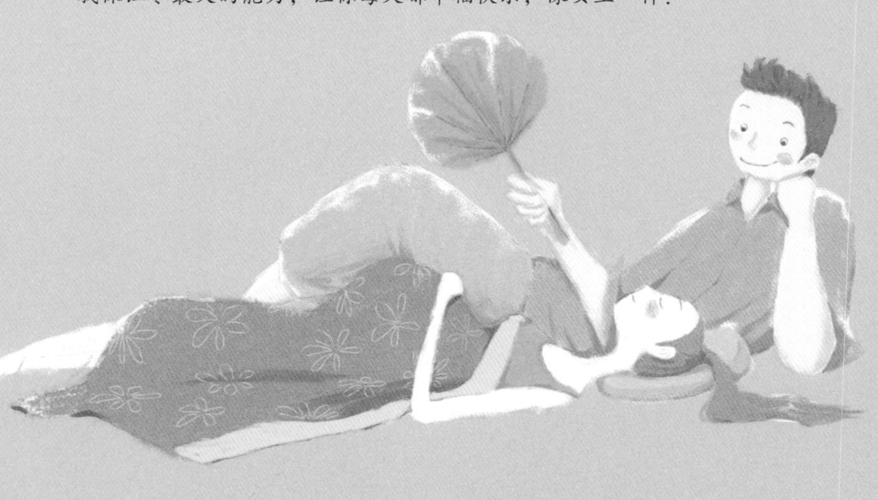

三管齐下改善腿部水肿

举个例子

灿灿怀孕7个月了，从6个半月开始，她的两条腿开始微微发肿，发展到现在，腿和脚已经肿得大了一圈，以前的鞋子基本都穿不进去了。一开始，灿灿担心得不行，以为是自己盐吃多了，得了高血压。检查后医生说，这是正常现象，平时多吃一些利水的食物，每天坚持散步、按摩腿部，就能缓解水肿。按照医生的方法，她的水肿减轻了不少。

引起水肿的两种常见原因

原因一：怀孕后，胎盘分泌大量的雌激素，造成水分和盐分在体内的潴留，容易出现腿部水肿。

原因二：随着子宫不断增大，压迫盆腔和下肢的静脉，使下腔静脉的回流受到不同程度的阻碍，因此导致了腿部水肿。

水肿是孕中晚期最常见的症状之一，一般情况下不需要治疗，通过饮食、运动、按摩等方法就能很好地得到缓解。

判断自己是不是水肿了

腿脚部位有肿胀感，脚踝、脚背、小腿变粗，平时穿的鞋穿不上了，甚至胳膊、脸部也肿起来了；用手指按一下腿，如果是正常的皮肤则会马上回弹起来，如果水肿了会出现一个坑，很久才会慢慢回弹。

如出现以下肿胀情况，要及时就医

脸部及眼睛周围肿胀，脚背、脚踝、脚趾或手指、手背的肿胀程度很严重，影响到正常生活；水肿的出现很突然，而且是在很短的时间内形成；一只脚肿胀比另一只脚明显严重，尤其是伴有小腿或大腿的触痛感。

饮食防治水肿

控制盐的摄入量

怀孕后，身体调节盐分、水分的机能下降，而盐所含的钠可吸附水分，增加水分潴留，加重水肿。所以，预防水肿应限制盐的摄入量，每天吃盐不要超过 6 克。若已经出现水肿，更要酌情减少盐的摄入量。另外，一些含盐比较多的食物，如咸菜、腌肉等，应尽量不吃；含盐分高的调味品，如酱油，也要少用。

适当吃些利水消肿的食物

红豆、冬瓜、香菇、西瓜等食物有利水消肿的功效，宜适量食用，有助于排出体内多余的水分，预防和改善水肿症状。

适当吃高钾食物

钾元素有利于身体排出多余的钠和水分，消除水肿。所以，平时应多吃富含钾的食物，如香蕉、苹果、葡萄、橄榄、茄子、芹菜等。

食材简单做，消肿效果好

红豆汤

用红豆加水熬煮至红豆熟烂，加入适量蜂蜜，吃豆喝汤，有很好的消水肿效果，还有利于你控制体重。

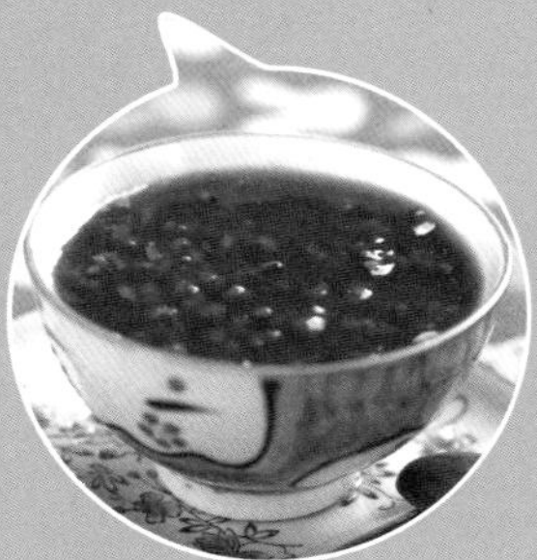

冬瓜汤

用冬瓜搭配红豆煮汤喝，也有很好的利水消肿作用，还能清肠排毒，预防和缓解便秘。

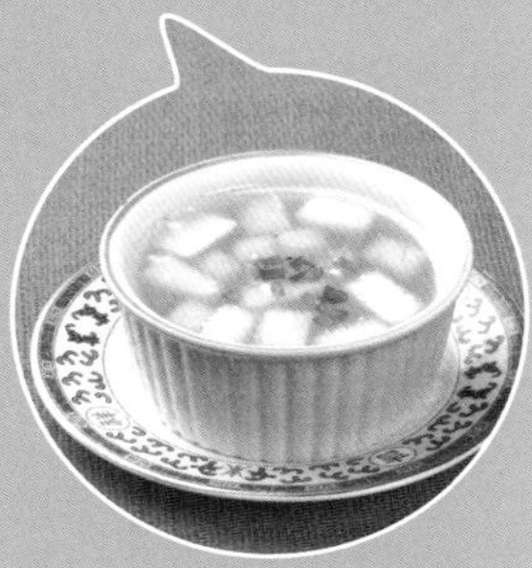

柚子茶

柚子热量低，而且含有大量的钾元素。可将柚子肉放进榨汁机中和少量的清水一起榨汁，加入适量蜂蜜调匀，然后饮用。

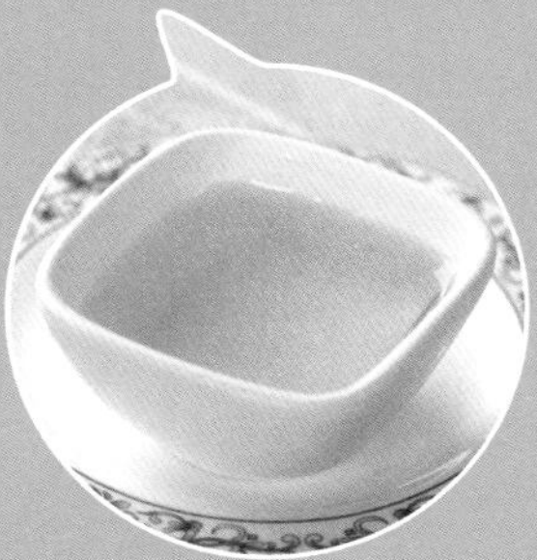

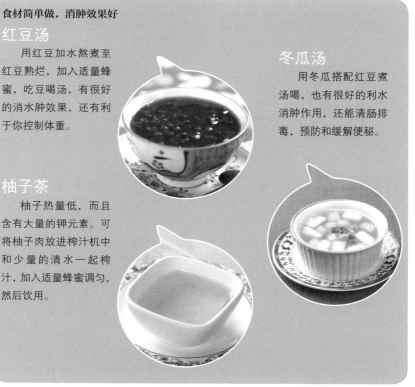

动一动，轻松消水肿

经常运动能促进腿部的血液循环，并有助于提高盐分、水分平衡能力，预防或缓解水肿。如果出现水肿现象，可以经常做下面这套运动来消除水肿。

❶ 坐在床上，眼睛平视前方，收紧臀部，双腿伸直，脚尖勾起，双手自然放在大腿上。

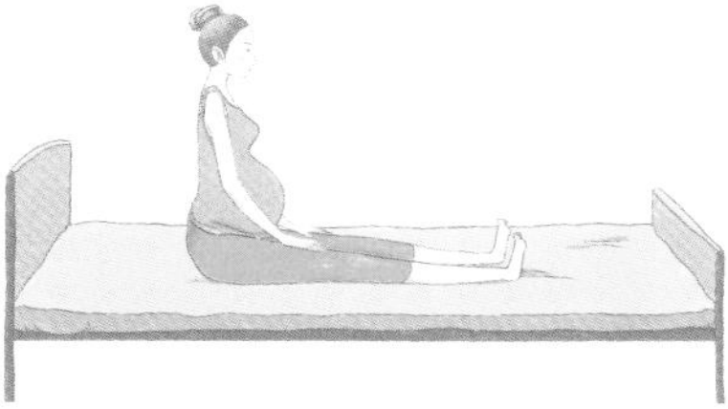

❷ 盘起右腿，将右脚脚踝关节放在左大腿上，左手按压右脚踝，右手按压右膝，按压至有酸胀感后放松，反复 10~20 次。用同样的方法按压左腿。

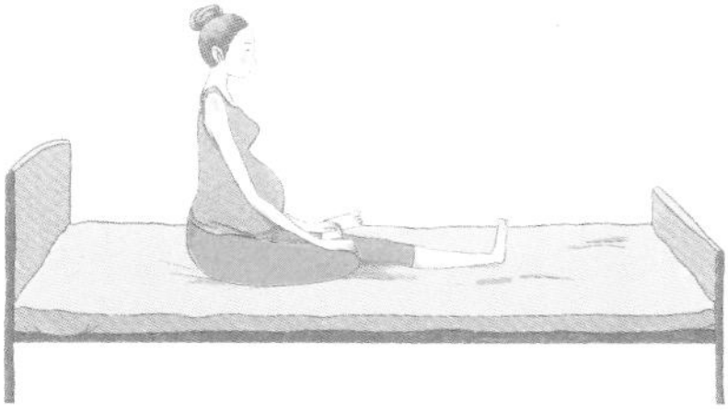

❸ 两腿恢复伸直的姿势，分开呈“八”字形，脚尖勾起，让准爸爸两手抓住脚尖，向下压至最大程度，重复 20~30 次。

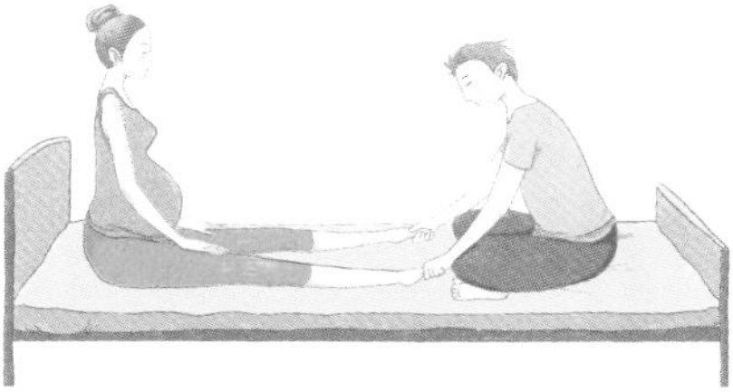

❹ 将双腿弯曲，膝盖朝外，脚掌互相触碰，然后将两腿膝盖抬高、放下，反复 10~20 次。在抬高膝盖时，应始终保持双脚相互触碰。

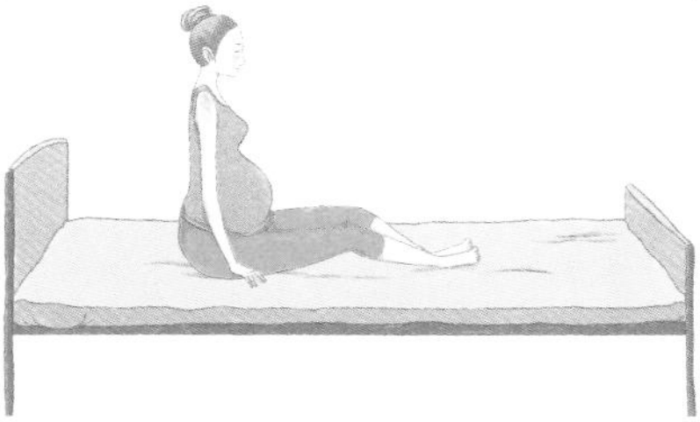

❺ 坐在床边，使双脚着地，然后双腿伸直，脚尖勾起至最大程度，保持紧绷的姿势 5 秒左右，然后放松，反复 10 次。

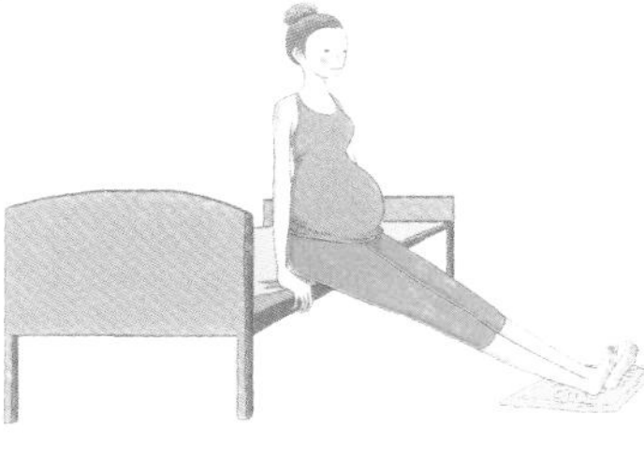

准爸爸的任务：帮孕妈妈做按摩，消除水肿

孕妈妈的肚子越来越大，连弯腰给自己按摩腿部都变成了一件难事。机会来了，身为一位称职的准爸爸，此刻不出马还待何时？赶紧学点按摩常识，殷勤地为备受水肿折磨的孕妈妈按摩双腿吧！

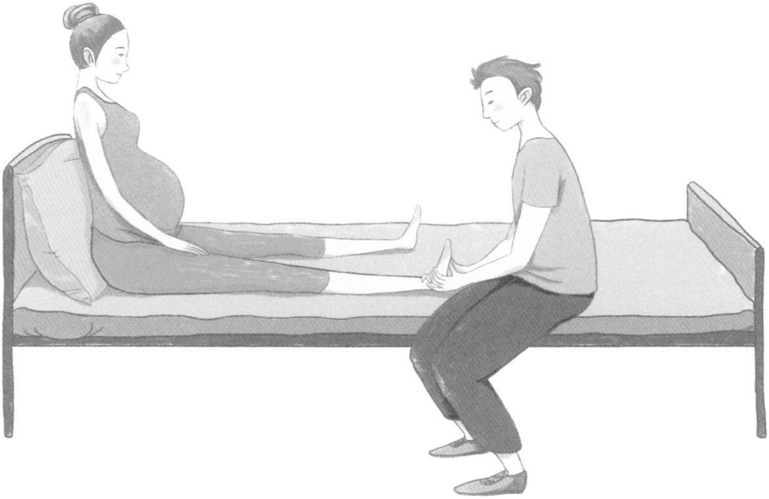

❶ 晚间用热水洗脚后，自然半坐或躺在床上。准爸爸用拇指指腹从孕妈妈的右脚掌足弓开始，来回推摩至足跟，反复 10~15 次，然后用同样的方法按摩左脚。

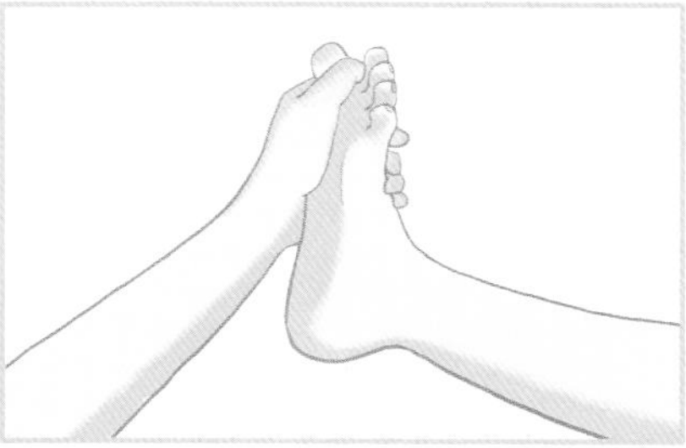

❷ 用拇指指腹按压趾缝部位，每个趾缝按压 5~10 次。

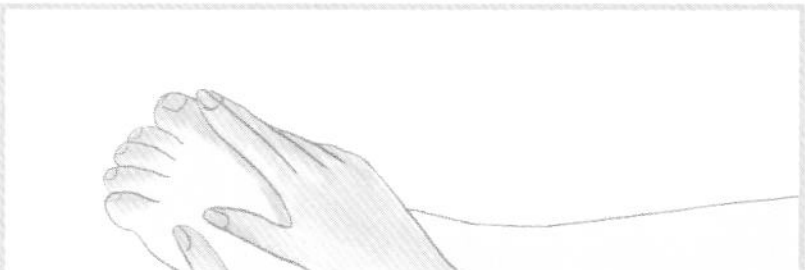

❸ 用手掌来回搓擦脚背，力度要以孕妈妈感觉舒适为宜，切忌用力过度而使孕妈妈的皮肤受伤。

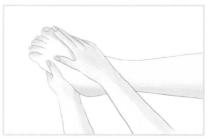

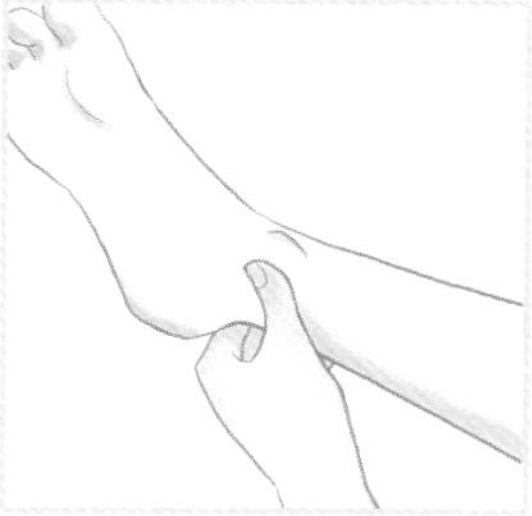

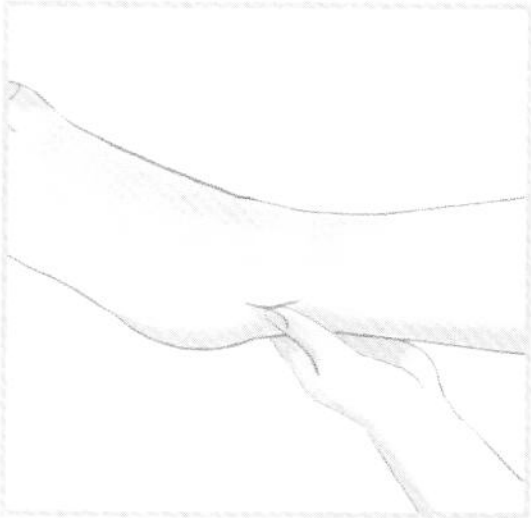

只要用对方法，消除水肿并不是难事儿。

❹ 用拇指指腹分别滑推脚踝内侧、外侧凸起的骨头下缘 5 次。先做右脚，再做左脚。

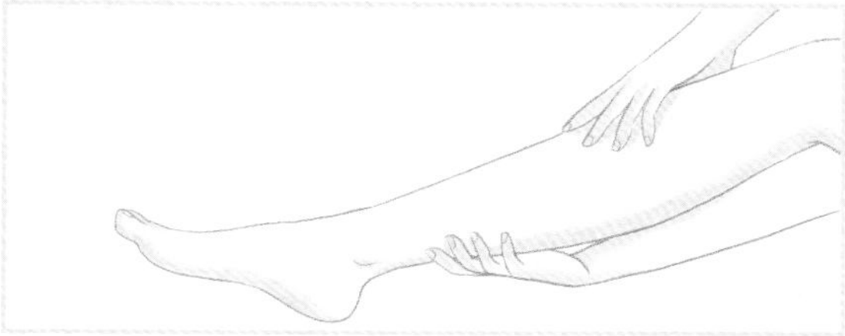

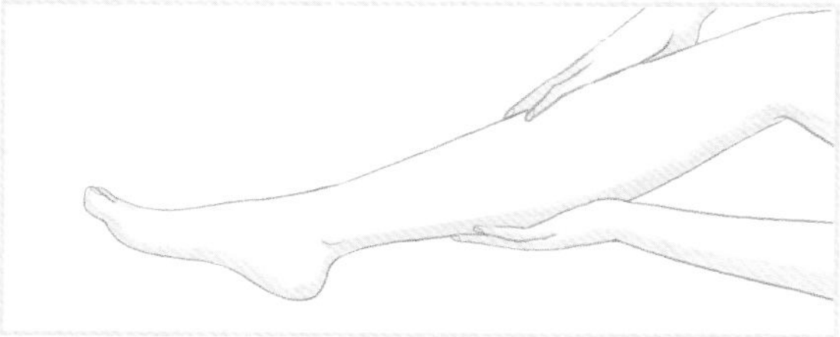

❺ 孕妈妈膝盖弯曲，准爸爸坐在孕妈妈旁边，左手握住孕妈妈的右腿正面，右手的拇指和其余四指分开，握住孕妈妈的小腿腿肚，从上往下来回捏按 3~5 分钟。再用双手手掌来回搓擦孕妈妈的右腿 1~2 分钟。先做右腿再做左腿。

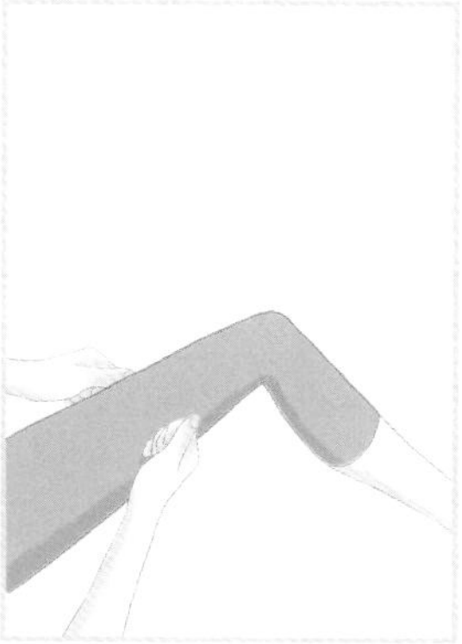

❻ 准爸爸双手攥起拳头一左一右夹住孕妈妈的大腿，用手关节凸起部位从大腿根向膝盖方向推按，力度以孕妈妈可以接受为宜，来回推按 3~5 分钟。两条腿都要做。

注意细节也能防治水肿

○ 站立时间长了，要适当坐下休息，坐的时间长了也要换换姿势，活动一下双腿。

○ 睡眠时采用左侧卧位，可以避免压迫到下肢静脉，并减少血液回流的阻力，缓解水肿症状，而且还可以减少对心脏的压迫。

○ 平躺时，可在腿部垫一个枕头，把腿抬高，能加速血液回流，让血液更容易回到心脏，减轻静脉内压，有效地缓解腿部水肿，还能预防静脉曲张。

○ 出门前最好穿上弹性（裤）袜，不要穿过紧的衣裤、鞋袜。

别害怕，这是假性宫缩

举个例子

文文是个“工作狂”，即使怀孕了也不忘工作，有时常常加班到很晚。有一次，她加班到晚上10点多，突然觉得肚皮一阵发麻，并紧绷绷的，这种情况持续了十来分钟。她心头一凛：“难道是传说中的宫缩？”她赶忙告诉同事，同事把她送到了医院。做了检查后，医生说，她这种情况其实是假性宫缩，而且没有其他不适情况发生，让她不要过于担心，但要保证充足的休息，尽量少加班。

假性宫缩在怀孕 6 周左右就会出现

俗话说“十月怀胎，一朝分娩”，而分娩需要动力，这个动力的来源就是子宫肌肉的收缩，也就是宫缩。假性宫缩则是一种偶发的子宫收缩。

其实，在怀孕 6 周左右，假性宫缩就已经开启了，只是十分轻微，感觉不到。随着孕期的推进，在怀孕 28 周左右，假性宫缩带来的反应会变得明显：整个腹部一阵阵地收紧、变硬，小腹像来月经一样疼痛，但疼痛只限于子宫下部。

假性宫缩没有规律，有时可能十多分钟一次，也可能 1 小时以上一次；每次持续的时间也不同，有时几分钟，有时则十多分钟。

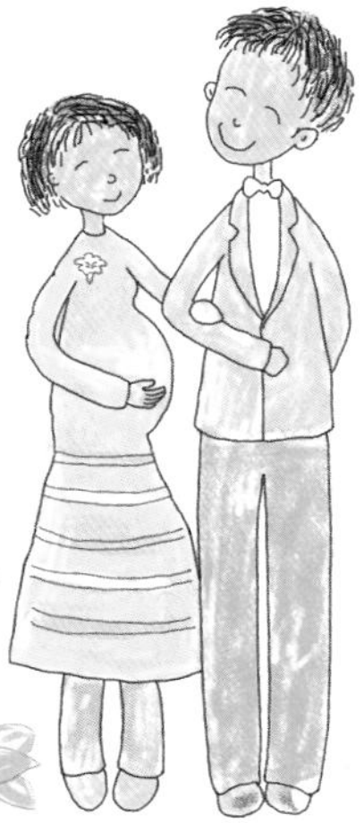

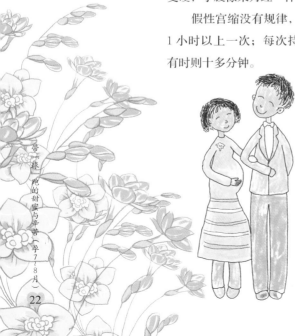

诱发假性宫缩的因素

提、搬重物

提、搬重物时，你的腰及下腹部都需要用力，这会引起腹部受压迫，刺激子宫收缩。搬重物时，最好是请别人代劳，一定要自己做时，最好先蹲下，拿起物品再缓慢站起来。

紧张疲劳

如果身体过于疲惫，精神过于紧张，也容易引起假性宫缩。遇到这种情况，先深呼吸，让自己放松下来。或者是暂时停止手上的工作，找一处空气流通的地方休息，和胎宝宝交流交流。平时要保证足够的睡眠和休息时间。

较为剧烈的性生活

孕中期时，可以适当进行性生活，如性生活时的动作比较激烈也有可能导致子宫收缩。应减少性生活次数，注意姿势和动作力度；若有不适应要立即停止性生活，并及时就医。

较为激烈的运动

做较激烈的运动，也可能会引发子宫收缩。如果你本身很容易发生假性宫缩，仍进行较激烈的运动，有可能会增加早产的风险。因此，不要做较激烈的运动，平时散步就好；也可以根据身体情况做瑜伽。

腹部受撞击

你腹部受到撞击，子宫也会出现收缩的情况。注意要防止跌倒，保护腹部，不要让它受到撞击。孕中后期，要少乘公交车等交通工具，避免长时间处于摇晃状态；若胎宝宝胎动异常，要及时就医。

着凉

“热胀冷缩”，你着凉也会出现子宫收缩的情况。尤其应注意夏天合理使用空调，不要让腿脚和腰部过于寒冷，必要时穿上袜子，盖上毯子，防止受凉。

假性宫缩对胎宝宝有害吗

如果假性宫缩只是偶尔出现，并且持续时间也不长，对胎宝宝的影响不大。如果假性宫缩没有阴道流血症状，就不必紧张。若假性宫缩频繁出现，间隔时间短，并且伴随明显的腹痛、阴道流血等症状，就要及时去医院就诊，以免发生意外。

真假宫缩的区分

	假性宫缩	宫缩
收缩频率	不规则	规则
收缩强度	会变弱	会渐强，并随着产程而变得剧烈
收缩间隔	会自行拉长，消失	会越来越短
痛的位置	局限下腹部	腹部疼痛，牵连腰背、大腿根等部位
子宫颈变化	不会有变化	宫颈口变薄变软，并随着产程逐渐打开
孕妈妈的感觉	休息会改善	持续痛觉，休息也得不到缓解

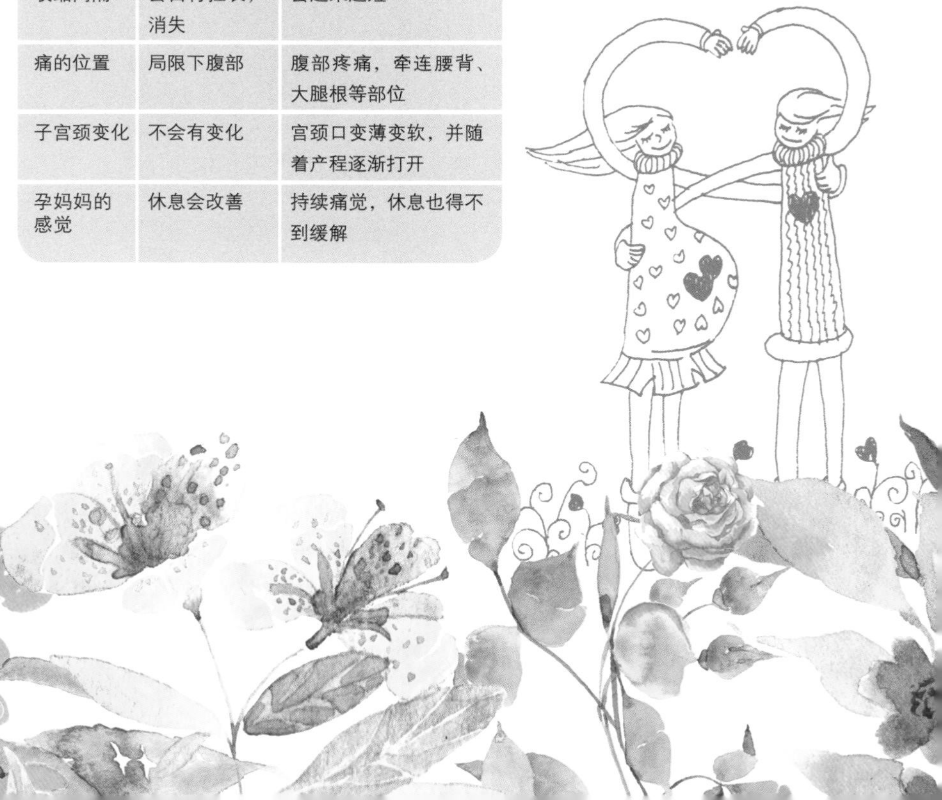

出现假性宫缩怎么应对

深呼吸

可闭目，用鼻子深呼吸或用口深呼吸的方法放松腹部。一般休息30~60分钟后，假性宫缩的情况都能得到缓解。

寻找支撑

假性宫缩发生时，你笨重的身体需要一些支撑。这时候，准爸爸要多给些帮助，确保孕妈妈的肘、腿、腰部、脖子都能得到支撑，并检查她身体各部分是否完全放松，并可在一旁带她做深呼吸，提示她一些保持轻松的要点，还可为妻子按摩，以使妻子放松。

立即休息，并视情况及时就医

立即放下工作或停止活动，条件允许时卧床休息，采取左侧卧睡姿。如果在家以外的地方，要立即找地方坐下休息。同时应开始计算1小时内的宫缩次数。若你怀孕未满37周，1小时内出现4次或4次以上“宫缩”，且每次持续30秒以上，同时有阴道出血或破水、下腹痛或下背痛、一阵阵腰酸感、便意感、下坠感等，应立即到医院就诊，以防止早产。若频繁宫缩出现在孕37周后或已到预产期，你也要立即就医，并由医生评估是否入院待产。

喝温水

出现假性宫缩时，不要过于担心，要让自己放松下来。喝一些温开水，可缓解焦虑情绪，也能安抚胎宝宝，改善子宫收缩情况。

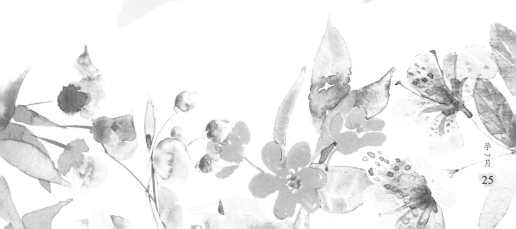

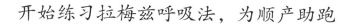

开始练习拉梅兹呼吸法，为顺产助跑

拉梅兹呼吸法，也称拉梅兹分娩法，这个独特的名字来自于一位法国的医生——拉梅兹博士，这是他根据“心理预防法”研究创制的生产呼吸方法。这种方法通过对神经肌肉的控制、产前体操及呼吸技巧的训练，可以让产妇在分娩时将注意力集中到呼吸控制上，从而转移疼痛，放松肌肉，促进分娩。

从这个月开始，你可以把练习呼吸方法提上日程了。在练习呼吸法时，可以在客厅地板上铺一条毯子或瑜伽垫，放上优美的音乐，然后盘腿而坐，放松身心，按照以下步骤练习。

刚开始时每个阶段练习 20 秒，循序渐进增加至 90 秒。多多练习，习惯成自然，到时候就能派上用场了。一旦感觉不适，应立即停止练习。

第 1 步

胸部呼吸法

应用时间：分娩开始时，子宫口开 3 厘米左右，这时子宫每 5~20 分钟收缩一次，每次收缩 30~60 秒。

呼吸方法：鼻子深深吸一口气，随着子宫收缩开始吸气、吐气，反复进行，直到阵痛停止再恢复正常呼吸。

第 2 步

轻浅呼吸法

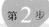

应用时间：宫缩强烈收缩时，子宫口开至 3~7 厘米，你会感觉到子宫的收缩变得更加频繁，每 2~4 分钟就收缩一次，每次持续 45~60 秒。

呼吸方法：让身体完全放松，眼睛注视一个方向，当宫缩开始时，先用嘴吸入一小口空气，规律地用 4 个“嘻”、1 个“呼”的方式呼吸；当子宫收缩强烈时加快呼吸，以大约 1 秒 1 个“呼”的呼吸方式；子宫收缩减慢时，恢复使用 4 个“嘻”、1 个“呼”的呼吸方式。

子宫收缩结束时：做一次胸部呼吸，由鼻子吸气，再由嘴巴吐气。

温馨提示：全程用嘴呼吸，呼吸时就像发出“嘻嘻”的声音。

第3步

喘息呼吸法

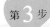

应用时间：子宫口开至7~10厘米时，你会感觉到子宫每60~90秒就收缩一次，每次持续30~90秒。这时已经达到产程最激烈、最难控制的阶段了，胎宝宝马上要临盆。

呼吸方法：先将空气排空，深吸一口气，然后快速做4~6次短呼气，就像吹气球一样。

温馨提示：喘息呼吸法的呼吸强度要比轻浅呼吸法浅。

痛起来想不起呼吸法，怎么办

在分娩时，你很可能因为疼痛而大脑一片空白，更别提用呼吸法来缓解疼痛，这时该怎么办呢？不用担心，届时，医护人员会告诉你怎么做，你配合好就可以了。

第4步

哈气运动

应用时间：第一产程的最后阶段，你想用力将胎宝宝从产道中送出，但医生要求不要用力，让等待胎宝宝自己挤出来时。

呼吸方法：先深吸一口气，接着短而有力地哈气，像吹一样很费劲的东西。

第5步

用力推

应用时间：子宫口全开，医生要求用力时。

呼吸方法：先长长吸一口气，然后憋气，下巴前缩，略抬头，用力使肺部的空气压向下腹部，完全放松骨盆肌肉，用力呼气，接着马上吸满一口气，继续憋气和用力，直到宝宝娩出。中途如果觉得累了，可用短促的呼吸来缓解疼痛，让自己休息一会儿。

重要产检：糖尿病筛查

在孕 24~28 周需要做一项十分重要的检查：糖尿病筛查。这项检查对于预防妊娠糖尿病很有帮助。

所谓妊娠糖尿病，是指在怀孕前糖代谢、血糖水平正常，怀孕后血糖升高而患上的糖尿病。怀孕前就患有糖尿病的，怀孕后则称为糖尿病合并妊娠。

孕期若患上糖尿病，会对胎宝宝发育和健康带来极大影响，胎宝宝需要分泌更多的胰岛素来消耗你血中的高血糖，时间久了就会不堪重负，导致巨大儿、呼吸窘迫综合征、低血糖症、黄疸症或低血钙症等。所以一定要重视这项检查。

糖尿病筛查流程

做糖筛当天一定要空腹！你可以带上一些吃的、喝的，抽完血后就填填肚子，别让自己饿着了。具体的糖尿病筛查步骤如下：

1

空腹抽血

在筛查的头一天晚上 8 点后，不要进食，第二天到医院抽空腹血。

2

喝糖水

抽完血后，到医护人员处领取 50 克葡萄糖粉，放入杯子中，倒入 200 毫升的水，一小口一小口慢慢喝，5 分钟内喝完。

3

再次抽血

从喝糖水的第一口开始计时，1 小时后抽血。

如果筛查结果显示一切数值均在正常范围之内，那就说明没有妊娠糖尿病，不过也不能因此掉以轻心，日常生活中需要继续注意均衡饮食、适当运动，让血糖维持在正常水平。

如果空腹血糖≥ 5.1 毫摩尔 / 升，1 小时后血糖≥ 7.8 毫摩尔 / 升，则为糖筛查异常，需进一步进行葡萄糖耐量试验（OGTT）。

葡萄糖耐量试验（OGTT）

这是检查人体糖代谢调节机能的一种方法。在正常饮食 3 天后，禁食 8~14 小时，到医院抽空腹血测空腹血糖，然后到医护人员处领取 75 克葡萄糖粉，放入杯中，倒入 300 毫升水融化糖粉，一小口一小口地喝，5 分钟内喝完。从喝第一口糖水开始计时，分别于 1、2、3 小时后抽血，测血糖值。有任何一项超标的，应及时就诊，或咨询医生。

葡萄糖（0 小时）（OGTT）：正常值 <5.1 毫摩尔 / 升

葡萄糖（1 小时）（OGTT）：正常值 <10.0 毫摩尔 / 升

葡萄糖（2 小时）（OGTT）：正常值 <8.5 毫摩尔 / 升

如有以下症状，应警惕

- “三多一少”，即：吃多、喝多、尿多，但体重减少。
- 出现疲乏无力、四肢倦怠等症。
- 视力模糊，可能还有水肿，甚至引发高血压等并发症。
- 可能会因为血糖高导致妊娠恶心、呕吐加剧。
- 阴道瘙痒，阴道炎反复发作。
- 体重超过 90 千克，或者超过正常体重的 20% 以上。

如果确诊为妊娠糖尿病，也不要过于担忧，医生会给出合适的治疗方案，你需要做的事情就是听医生的指挥，适当用药，并从饮食着手，想办法让血糖降下来。

“糖妈妈”要管理好自己的衣食住行

“糖妈妈”除了配合医生进行治疗外，还要管理好自己的衣食住行，避免一切有可能会使血糖升高的行为。

饮食上“精打细算”

控制热量摄入

不要再像以前那样大吃大喝，吃饭七分饱就可以了。另外，你还需要按照医生的要求，适当减少热量的摄入，具体以医生的建议为准。

多吃膳食纤维丰富的食物

膳食纤维可增加饱腹感，使肠道吸收变慢，具有延缓血糖上升的作用。所以“糖妈妈”平时要多吃富含膳食纤维的食物。

少吃多餐

可以将每天吃的食物分成5~6餐或更多，避免一次吃太多而导致餐后血糖迅速升高。如果晚餐与隔天早餐的时间相距过长，可于睡前1~2个小时吃一些全麦面包、饼干类食物。

吃饭细嚼慢咽

食物在消化过程中，咀嚼是第一道工序，只有第一道工序做好，食物才能更容易被胃肠道消化吸收。糖尿病患者的进食量有一定的限制，这就要求“糖妈妈”要将摄入的食物中所含的营养成分充分地吸收利用，而“粗嚼急咽”会影响营养成分的吸收，不利于病情的控制。

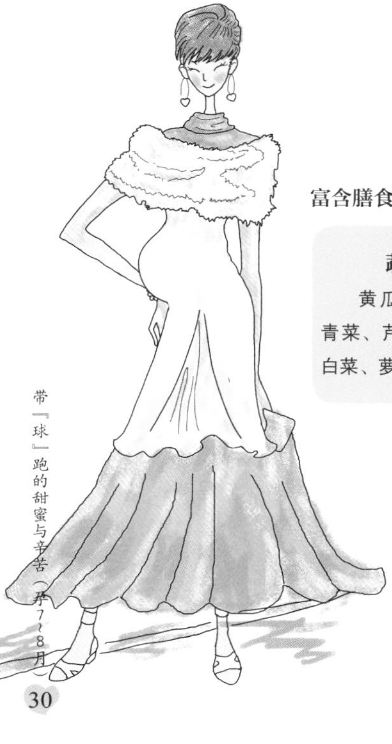

富含膳食纤维的食物

蔬菜

黄瓜、西红柿、青菜、芹菜、菠菜、白菜、萝卜等。

水果

柚子、猕猴桃、青苹果、柠檬等。

粗粮

玉米面、荞麦面、燕麦面与面粉按照3:1比例做成的馒头等。

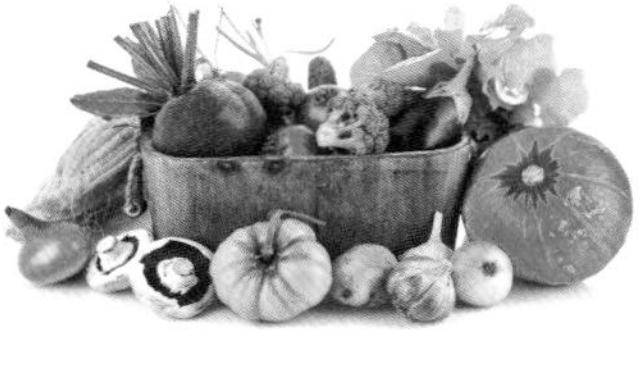

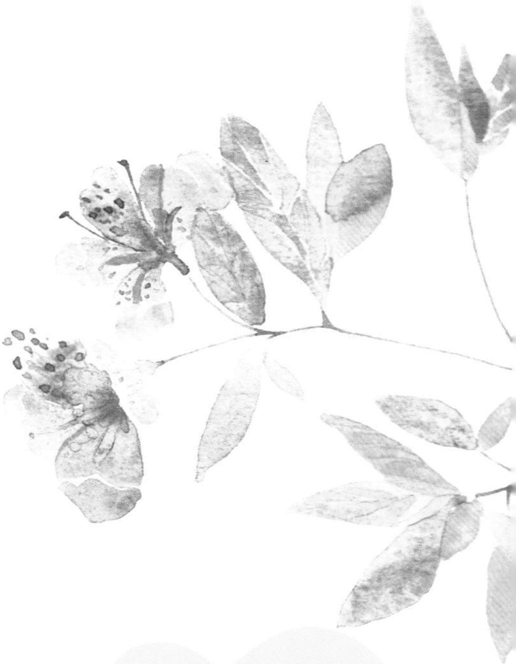

少吃不利于血糖稳定的食物

甜食类

巧克力、甜饼干、甜面包、果酱、蜂蜜等。

高淀粉食物

土豆、红薯、芋头、栗子等。

熬煮时间过长或过细的淀粉类食物，如大米粥、糯米粥、藕粉等。

油脂类

花生、瓜子、核桃、松子等。

动物性脂肪油（奶油、猪油、黄油等）。

以下“糖妈妈”应少运动

- 出现糖尿病急性并发症
- 有先兆流产、习惯性流产，需要保胎
- 合并高血压

做一些舒缓的运动

适当运动能增强身体免疫力，提高胰岛素活性，对降低血糖有益。运动宜选择散步、太极拳、孕妇操等比较舒缓、有节奏的项目。运动量不能太大，一般心率保持在每分钟 130 次以内的运动比较适宜。运动时间不宜过长，一般在 20~30 分钟内较为合适。

睡好是稳定血糖的好方法

睡眠不足也会导致血糖升高。人在睡眠的时候，身体会释放一种松果体素，这种激素有利于提高胰岛素控制血糖的作用。而睡眠不足就会减少松果体素的分泌，对于控制血糖是不利的。所以“糖妈妈”要保证充足的睡眠，尽量做到晚间 10 点左右睡觉，最晚不要超过 11 点；每天至少保证 8 个小时睡眠，中午最好休息 0.5~1 个小时。

学会监测血糖

每周测一次空腹及餐后 2 小时血糖，每隔 2~3 周安排一次全天血糖检测——三餐前及三餐后 2 小时和睡前血糖。空腹时血糖值高于 5.8 毫摩尔 / 升、餐后 2 小时高于 20.6 毫摩尔 / 升，说明血糖过高，需要注意控制，必要时遵医嘱用药。

测血糖的方法

准备工作

用温水清洁双手，准备好血糖仪、试纸、采血笔、采血针等物品。

检测方法

1. 按下血糖仪的主开关，调整代码使其与现在使用的试纸的代码相同。
2. 用酒精消毒采血的手指，然后手臂下垂 30 秒，使血液充分流到手指。
3. 将采血针装入采血笔，根据手指皮肤厚度选择穿刺深度，穿破后取适量指血。
4. 将足量指血滴入试纸圆形测试孔。
5. 仪器计数后，从血糖仪上读出血糖值，并记录监测时间和血糖值。

温馨提示

家用血糖仪的测试纸通常比医院里测试的值高 10%~15%。

正确处理低血糖情况

很多“糖妈妈”都会排斥用药控制血糖，其实，注射胰岛素控制血糖是安全的，因为胰岛素是大分子物质，不会通过胎盘被胎儿吸收的。不过，注射胰岛素后极易发生低血糖反应，而且来势很快，需要立即处理。以下为不同程度低血糖反应的应急处理方法。

轻

口服糖水，10 分钟后症状通常会消失。

严重

服完糖水后，再吃一些水果、饼干或馒头，10 分钟若症状仍未缓解，应及时就医。

神志不清

要从口颊和牙齿之间流入糖粉使其溶化咽下，如果 10 分钟后症状仍未缓解应马上就医。

越来越容易累，5招来缓解

身为“大肚婆”，你一个人承受着“两个人”的身体负担，再加上各种不适的骚扰，现在的你变得越来越容易累了：多走几步路或站几分钟就觉得双脚无力，总想睡或窝在沙发里，不想动……这些身体反应都是正常的，身体正在向你发出疲劳信号——它需要更好的呵护和休息。

坚持就是胜利！疲劳只是暂时的。

累了就休息

休息是缓解疲劳的最好方式。只要觉得累了，就坐下来或窝在沙发里休息一会儿。晚上提前0.5~1个小时睡觉，并养成午休的习惯，充足的睡眠能保证你的体力和精力。

注意劳逸结合

工作间隙，到走廊或办公楼下走一走。提高工作效率，避免加班，如果工作超出了自己的承受能力，向同事求助。

饮食健康合理

吃好喝好是保证体力的最好保障，每天合理安排饮食，保证营养均衡。忌吃薯片或糖果，它们会让你觉得更加疲劳。另外，随身携带水果、酸奶、核桃等健康零食，饿的时候吃一些。

坚持锻炼

适当的锻炼会让你体力、耐力更好。不过，在锻炼时要注意控制运动量，以锻炼后微微出汗，不觉得特别累为宜。如果锻炼过程中觉得累，先休息一会儿，等身体觉得舒服了再继续。

洗个温水澡

温水澡能让因疲劳而紧绷的肌肉放松。所以上了一天班回到家之后，不妨好好冲个温水澡。

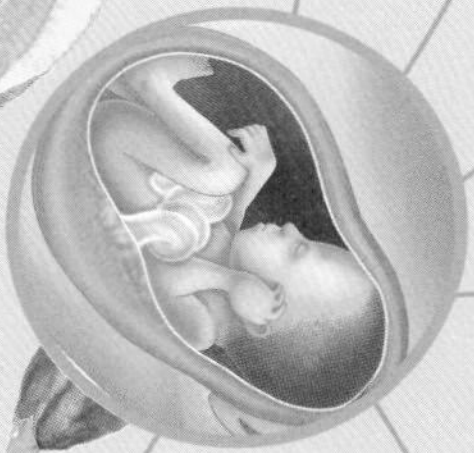

● 到孕 8 月末，胎儿的身长有 44 厘米，体重 1500 克左右。

● 此时胎儿的身体发育已完成，肌肉发达，骨骼已基本成形，皮肤由暗红变浅红色，皮下脂肪增厚，体形浑圆，能清晰地看出婴儿的轮廓了。

● 因为胎儿长大，活动空间减少，在体内大动作踢腿运动会少很多，取而代之的是扭动和摆动。

● 可以自由睁闭眼睛，能辨认和追踪光源，也能看清楚子宫内的场景。

● 头发很浓密，大脑也急速发育，大脑和神经系统已经发育到一定程度了。肺和胃肠功能已接近成熟，已具备呼吸能力，能分泌消化液。

● 这时女孩的阴蒂已突现出来，但并未被小阴唇所覆盖，男孩的睾丸也从肾脏附近的腹腔沿着腹沟向阴囊下降呢。

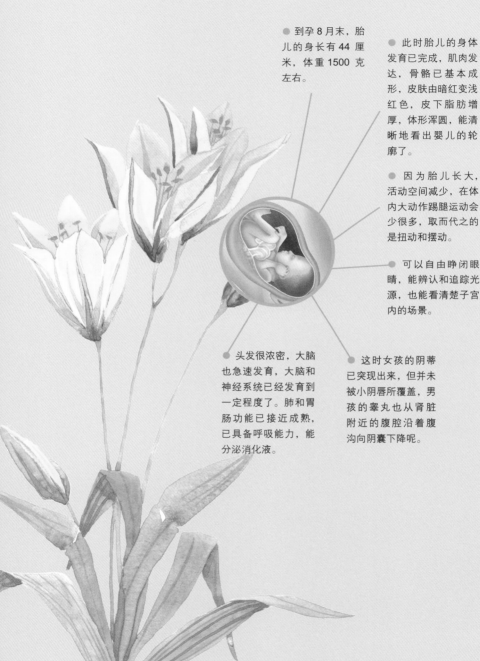

孕8月

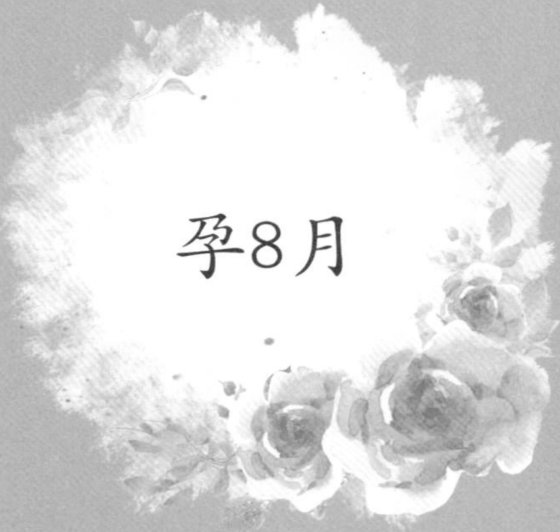

妈妈，
我的小房子越来越小了！
还有多久才能见到你？
真想快点出去，
抱抱你，亲亲你呀！

进入最辛苦的孕晚期了

子宫空间在日渐减小，胎宝宝长肉迅猛

在孕 8 月，胎宝宝的活泼劲儿简直让人想象不到，TA 不时地伸伸手、蹬蹬腿，或者打一套迷踪拳、吐一串羊水泡泡，真是一刻也不得闲。

不过，胎宝宝这时也有点“小郁闷”呢——“我的地盘怎么变小了呀？”哦！这时的胎宝宝已经是一个高 40~45 厘米、体重 1400~2100 克的“大块头”了，TA 占据了子宫大部分空间，这也就意味着子宫内的活动空间变小了，这不，TA 活动的时候，你甚至能看到肚皮上突出的小手小脚呢！

当 TA 在做“运动”，又伸展不开手脚时，摸摸肚皮，温柔地安慰一下小宝贝吧：“宝宝，坚持！坚持！再过不久，我们就能见面了。外面的世界可大了，保证你怎么活动都不嫌挤！”

呵护好身体才能更好地照顾胎宝宝

腹部还在迅猛增大中，辛苦了，心爱的孕妈妈！为了照顾好这个大大的肚子和藏在里边的小宝贝，你要更好地呵护自己的身体。

调整睡姿——左侧卧会让睡眠更舒适

如果你总是怎么睡都不舒服，睡眠质量差，精神不好，建议你调整一下睡姿。尽量用左侧卧的姿势入睡，感觉到不适时再换其他睡姿——左侧卧的睡姿会让身体处于最轻松的状态。左侧卧时，可以在腰背酸痛部位放一个枕头，能缓解不适。还可以在腿下面放一个枕头，这会让你的腿更舒服一些。

胜利在望，也不要掉以轻心，注意生活细节，关注饮食健康，以最佳的身心迎接预产期的到来！

累了要及时休息——现在的身体负担重着呢

避免长时间站立或久坐。工作时觉得累了，就放慢速度，起来走动走动，让自己休息一会儿，记得哦，现在不是拼工作业绩的时候。外出时，只要觉得累了就找地方坐下休息。

多喝水

平时要多喝水，不要等口渴时才喝，口渴是身体缺水的信号，而缺水可引起便秘、口腔溃疡、咽喉肿痛等不适。

根据天气变化做好防护

根据天气变化，适当增加衣物，避免受寒，也要避免出汗后吹风着凉。天冷外出时，要带上帽子、围巾和手套；天热时，要避免在紫外线最强的中午出门，还要注意防晒。

坚持散步——为分娩储备体力

越临近预产期，越需要运动。最好每天坚持散步 30 分钟，增强体质，为分娩储备体力和耐力。

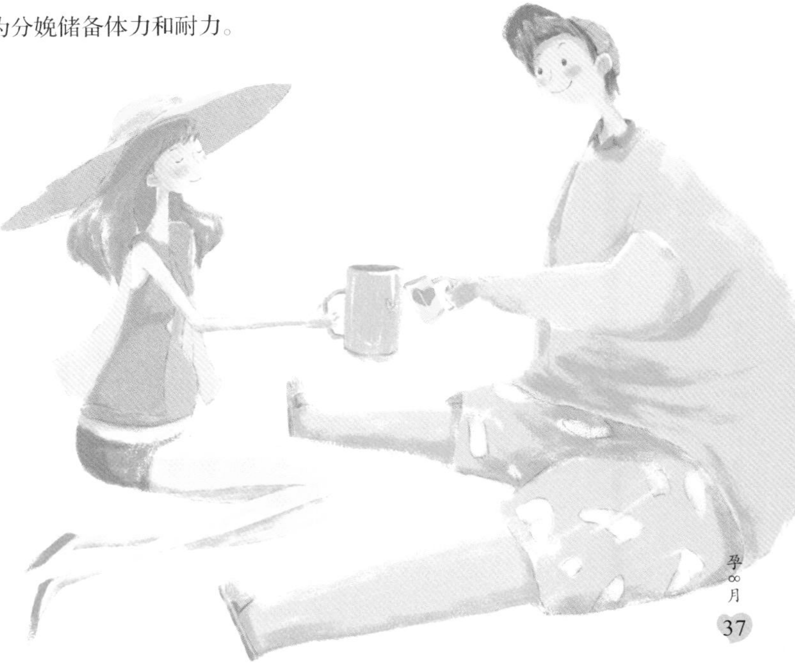

胎宝宝需要的营养有变化

现在，胎宝宝的身体长得特别快，TA 的体重主要是在这个时期增加的，这意味着你需要尤其关注营养摄入，同时也要控制好自己的体重。

避免大吃大喝

根据中国营养学会的推荐，健康女性每天需要大约 2100 千卡的热量，在孕中晚期，每天需增加 200 千卡。200 千卡的热量相当于大半碗米饭，或一片面包加一个中等大小的苹果。所以，即使在孕晚期，也不需要吃很多食物，要避免大吃大喝。

少吃多餐

越来越大的子宫会压迫到肠胃，影响肠胃的正常工作，有可能引起腹胀、消化不良等不适。少吃多餐的方式会让肠胃更轻松、舒适。

搭配合理，营养更均衡

在孕晚期，饮食的重点应放在食物搭配。同样分量的食物，搭配合理的方案会让摄入的营养更均衡。具体参考如下：

营养素	摄入量（每天）	食物来源	大约等同食物量
蛋白质	75~100 克	肉类、鱼虾、豆类及豆制品、奶及奶制品、蛋类等	300 毫升牛奶、150 克肉类、1 个鸡蛋
脂肪	60 克	食用油、牛奶、肉类、谷类、坚果等	25 克烹饪用油，以及食物中的脂肪
碳水化合物	400 克	主食、薯类、根茎类蔬菜	300 克左右谷类、100 克薯类，加上少许根茎类蔬菜
钙	至少 1000 毫克	牛奶、奶酪、酸奶、豆制品、芝麻酱、海产品、绿叶蔬菜等	•300 毫升牛奶、2 个鸡蛋，再加上绿叶菜、豆腐、干果、水果等 •在医生的指导下补充钙剂
铁	35 毫克	蔬菜、水果、肉类、蛋类、奶类、鱼虾等	•保证各种食物齐全，每周吃 1~2 次动物肝脏，每次 100~200 克 •遵医嘱补充铁剂

重要产检：筛查妊娠高血压综合征

在怀孕第29~32周，医院通常会安排进行一次妊娠高血压综合征的筛查。一定要积极配合医生，按时去做这项产检。

妊娠高血压综合征（简称妊高征）严重威胁母婴健康，是引起孕产妇和围产儿死亡的主要原因。此病多发生在妊娠20周以后至产后2周,主要表现为水肿、高血压、蛋白尿三大症状，按病情严重程度一般可分为轻度、中度和重度。

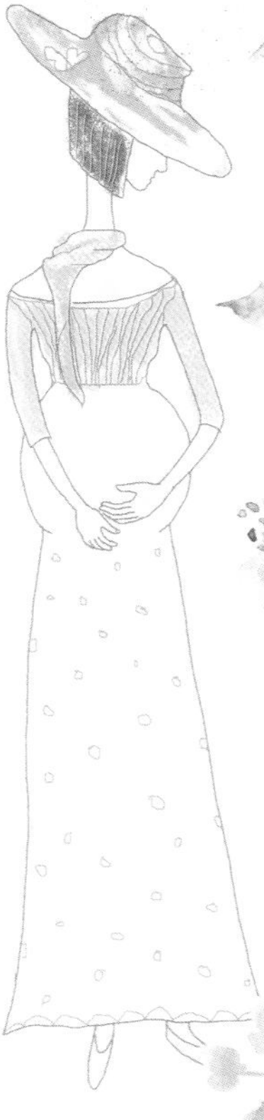

轻度妊娠高血压综合征

主要表现为血压轻度升高，妊娠20周前血压不高，妊娠20周后血压升高达130/90mmHg以上，或较基础血压升高30/15mmHg。可能伴有轻度水肿。开始时仅表现为体重增加(隐性水肿),以后逐渐加重。水肿多从踝部开始，逐渐向上发展。也可能会伴有微量蛋白尿。

中度妊娠高血压综合征

表现为血压进一步升高，但不超过160/110mmHg，尿蛋白增加，伴有水肿，可有头晕等轻度自觉症状。

重度妊娠高血压综合征

表现为血压超过160/110mmHg，尿蛋白显示强阳，水肿程度因人而异，还伴有头晕、头痛、视觉障碍、上腹不适、胸闷及恶心呕吐等症状。如果不积极治疗，就可能发展为子痫，表现为抽搐发作，或伴有昏迷，对母子的伤害特别大，甚至可能会危及生命。

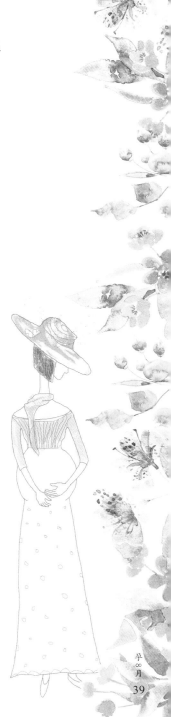

稳住妊娠高血压，这样做就对了

降下来，稳住了，不要上去！这是所有患妊娠高血压疾病孕妈妈的心愿！那么，怎么做才能让血压恢复平稳呢？

多吃有助于稳定血压的食物

以下食物含有对调节血压有用的营养物质，平时应多吃：

菠菜

含有丰富的钾，对调节血压起着至关重要的作用。

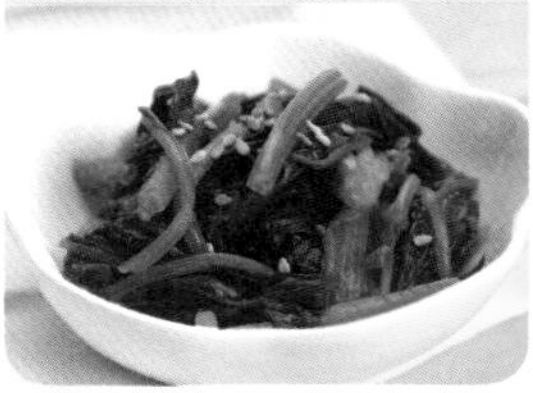

木耳

不仅有助于降血压，还含有丰富的铁、膳食纤维，可防治缺铁性贫血和便秘。

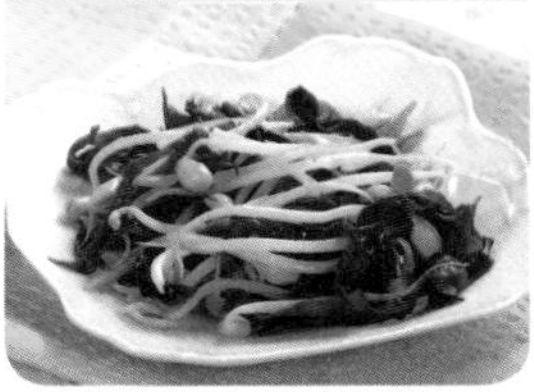

芹菜

因高血压引起头痛、头胀时，常吃芹菜可缓解上述不适。

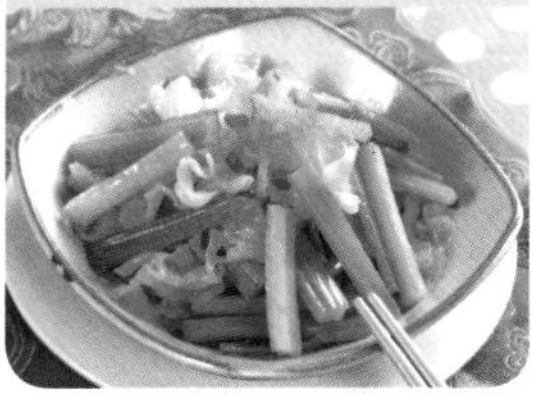

绿豆

每周吃 2~3 次绿豆粥，不仅有助于降压，减轻高血压带来的不适，还有防止血脂升高的功效。

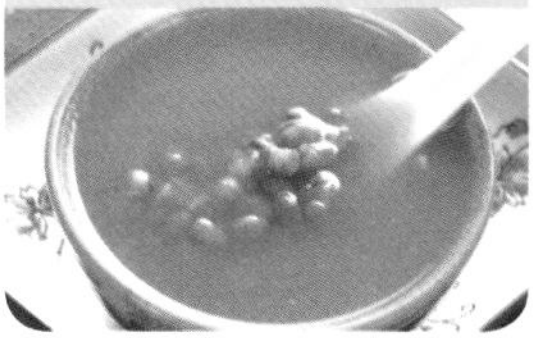

莲子心

莲子心有降压、强心作用，适用于高血压、心悸、失眠等症状。因高血压感觉不适时，可用莲子心泡茶喝。

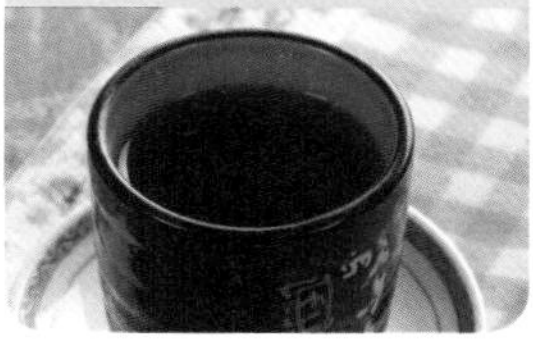

香蕉

富含钾元素，钾可以防止高食盐摄入引起的血压升高。

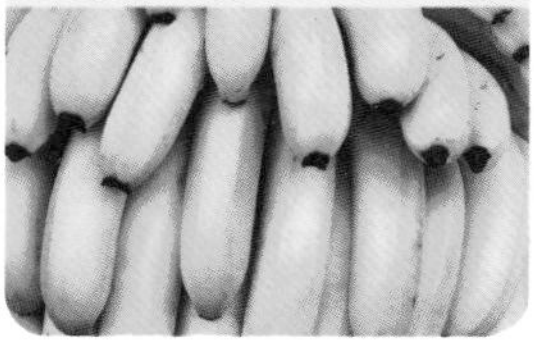

常吃润肠食物

排便时用力可使血压升高，所以，容易便秘的患者要多吃具有润肠通便功效的食物，如香蕉、苹果、红薯、土豆、南瓜、芹菜、菠菜、白萝卜、黑芝麻、燕麦、核桃、蜂蜜、酸奶等，以预防和缓解便秘。

轻度运动如散步、孕妇体操、孕妇瑜伽等，能使精神放松，帮助控制体重，并调节自主神经功能，有助于血管扩张，对血压控制有益，可根据自己的情况适量运动。当然，一些剧烈的运动，如律动操、快跑、负重等会使血压升高，你应避免做这些运动。

站站养生桩也能调节血压

每天坚持站养生桩，也有助于调节血压。方法为：自然站立，背部挺直，双脚分开与肩同宽，双膝微屈，双手放在胸前成环抱大树状，两手微屈做半握球状，自然深呼吸，使身心放松。每次站桩时间从 3~5 分钟开始，之后逐渐增加，以不觉得疲劳为度。

这个方法适合妊娠高血压疾病患者，如果高血压症状严重，则要在医生的指导下用药，不宜擅自使用这种方法，以免增加不适。

一定要休息好

每天至少睡 8~9 个小时，并以侧卧位为佳，以加快血液循环，改善肾脏供血条件。中午最好有 1 个小时左右的午休时间。

如果继续坚持上班，一定要适当减轻工作量。如有必要，可暂时停工，在家休息。

发现异常情况要及时调整

谨遵医嘱按时产检，配合医生进行治疗。一旦发现身体出现异常，要及时治疗：发现血压偏高时，要按时服药；如有下肢水肿，休息时应把脚抬高，并增加卧床休息时间等。

注意保暖并保持好心情

寒冷季节要注意保暖，因为此时容易发生血管痉挛、毛细血管收缩，是妊娠期高血压的高发期。同时应保持心情舒畅、精神放松，因为吵架、生气会使血压升高。

遵医嘱用药

如果需要使用药物控制血压，一定要在医生的指导下用药，切忌自行用药。

来点儿花样，让胎教妙趣横生

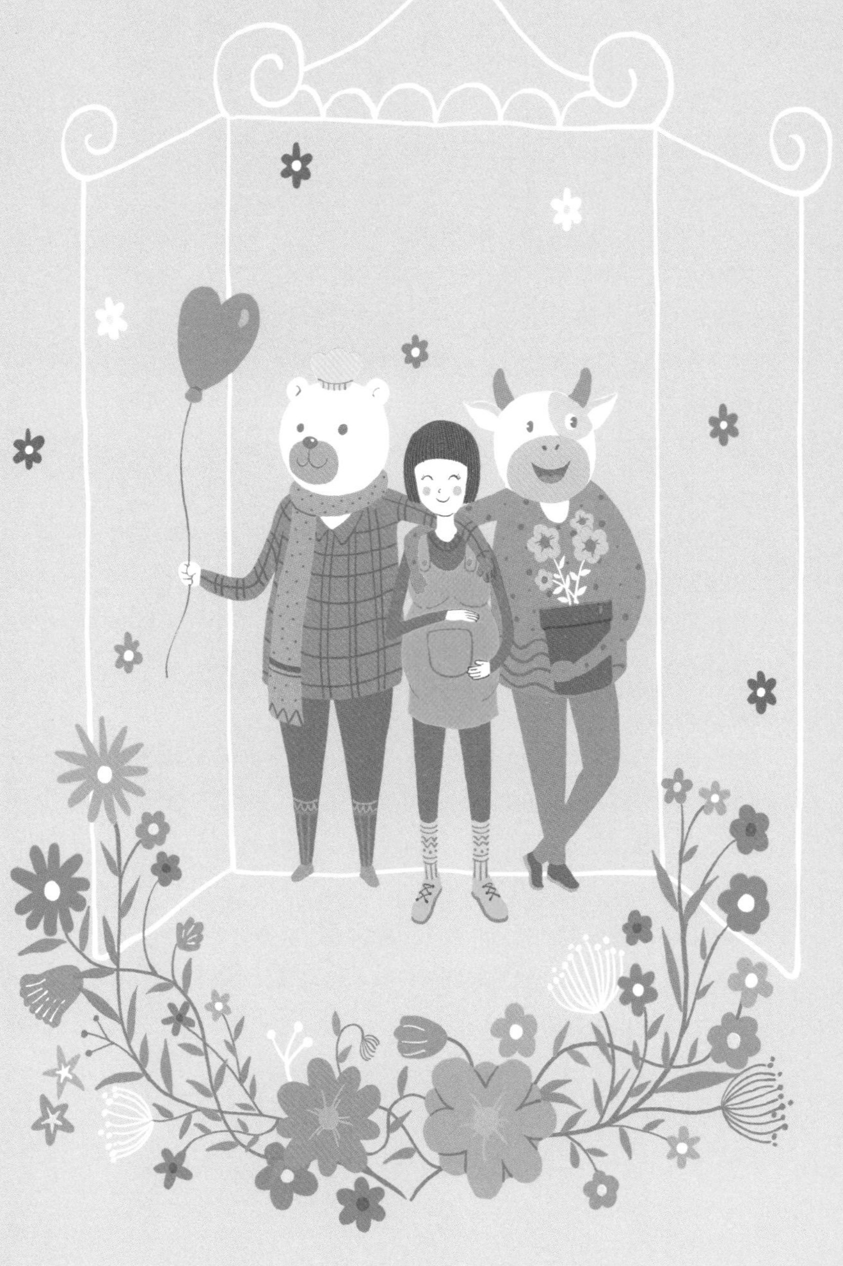

总是放音乐，我听腻了

总是给宝宝放音乐听，TA也会腻的。可以变换方式，让TA听一听不同的声音：如每天清晨醒来时，别着急起床，听听窗外的鸟鸣、风声，或者雨敲打玻璃窗的声音，这些声音会让心情变得轻松舒畅。边听边告诉胎宝宝，大自然的声音是多么美妙！

你也可选自己喜欢的诗词、散文或童话故事，在舒缓的音乐或歌曲伴奏中，慢慢朗读，给胎宝宝带来不一样的听觉感受。或者自己唱歌给胎宝宝听，温柔的歌声不仅能平复你的焦虑情绪，也是一种很好的胎教。

带宝宝一起“看”画册

胎宝宝也能“看”画册哦。选一些画面柔和、寓意美好的精美画作，和胎宝宝一起欣赏，给胎宝宝讲一讲画上的内容和故事——对美的感悟也要从小开始培养哦。

花样讲故事

一个好的胎教故事应该体现勇敢、善良、聪明、勤劳等美好的品质，故事中所蕴藏的情感要丰富，结局要美好的。

讲故事的时候，一定要声情并茂，语调要跟随故事情节而发生变化，必要时模拟动物的声音、不同人物的说话声、风声、雨声等，让胎宝宝感受到情节的跌宕起伏。还可以根据周围常见的事物为主题，自己编故事给胎宝宝听，更有创意。

多点父子间的互动

准爸爸可是胎教不可或缺的成员，胎宝宝不仅爱听准爸爸浑厚、磁性的声音，还非常喜欢准爸爸用宽大的手掌轻柔地抚摸TA。尤其当准爸爸一面抚摸孕妈妈的大肚皮，一面温柔地跟胎宝宝说话时，一家三口的甜蜜温馨，也会让胎宝宝清楚地接收到来自父母的满满爱意。

各种疼痛来袭，都是激素在捣鬼

肚子越来越大了，负担也越来越重，各种疼痛与不适不请自来，如腰背痛、足跟痛等。那么，到底是什么掌控着的身体变化呢？答案就是激素。随着预产期的临近，体内的雌激素、孕激素分泌将会快速增高。

腰背疼痛

腰背疼痛在孕晚期比较常见，属于正常的身体反应，一方面是因为预产期近了，身体会分泌大量的弛缓素和黄体素，造成了脊柱、骨关节的韧带松弛。同时，增大的子宫也在日渐压迫腰部背部神经，带来了腰背疼痛，一般不需要治疗。

站姿、坐姿正确能减少疼痛

站着时将两腿微微分开，后背伸直，挺胸，收下颌。只要站姿正确，大肚子也不会很显眼，重心不会过于前倾，从而减轻腰背负担。正确的坐姿是两脚平放在地面上，背挺直，肩膀向后压，臀部应该接触椅背，腰背处垫一只腰垫或抱枕。另外注意站起、坐下不要过快，最好扶着栏杆或扶手。

选择合适的床、鞋子等

不要睡太软的床，太软容易使腰部下陷，引发或加重腰痛。应选择鞋跟高 2 厘米左右的鞋子，不要穿高跟鞋。

注意保暖，适当运动

腰背受凉也会导致疼痛，天冷时要注意保暖。适当运动能增强体力，强壮腰肌，可散步、做孕妇体操、瑜伽等。

腰背疼痛发作时的应对措施

腰背疼痛发作时，采取侧卧位，使疼痛的一侧向上，家人帮忙按摩或热敷。如果感觉腰背呈放射性疼痛，宜仰卧，并在疼痛部位、膝盖下方放一个枕头。

腰背疼痛吃什么好

当你腰背疼痛，还常伴有小腿抽筋、坐骨神经痛，这多是由缺钙引起的，多吃油菜、小白菜、芥蓝、芹菜、虾皮、腐竹、黄豆、豆腐、牛奶等高钙食物。必要时，在医生的指导下补钙。平时还应多晒太阳。

坐骨神经痛的应对方法

除了腰背疼痛，也有少部分孕妈妈可能出现坐骨神经痛，主要症状为：腰臀部感觉疼痛、麻木，伸直伴随针刺样的感觉；刚开始可能只是腰部感觉麻痛，随着胎宝宝的增大会逐渐辐射到大腿。

当出现以上症状时，可参考“腰背疼痛”的方法，注意生活细节，适当运动，“热敷 + 按摩”，能在一定程度上缓解疼痛。但是，如果是因为患有腰椎间盘突出而导致的坐骨神经痛，一般会出现持续性强烈的疼痛，应及时就医。

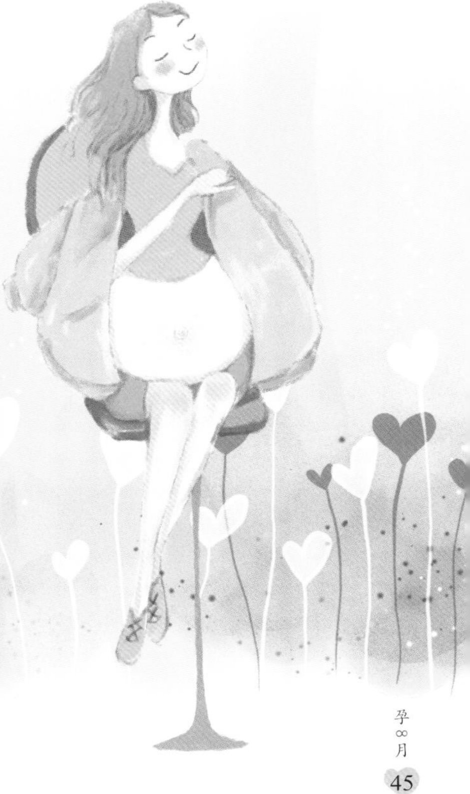

缓解腰背疼痛的小动作

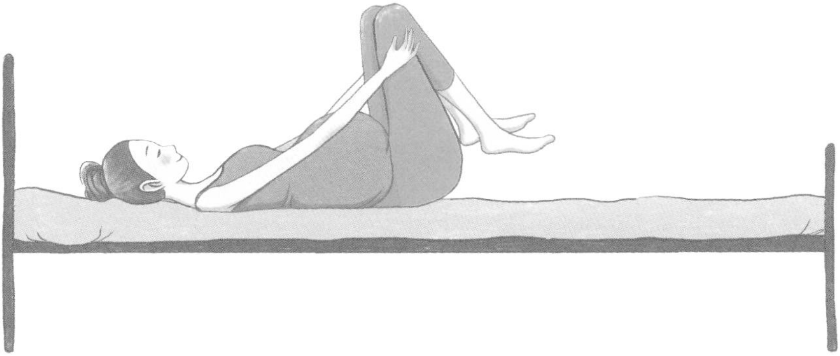

❶ 躺在垫有褥子的硬板床上，双手自然放在身体两侧，双膝弯曲，脚掌贴床。用双手抱住膝盖，慢慢拉动膝盖，使膝盖尽量靠近腹部。

注意：不要压迫腹部，坚持 5 秒，将膝盖放下。反复进行 10~15 次。

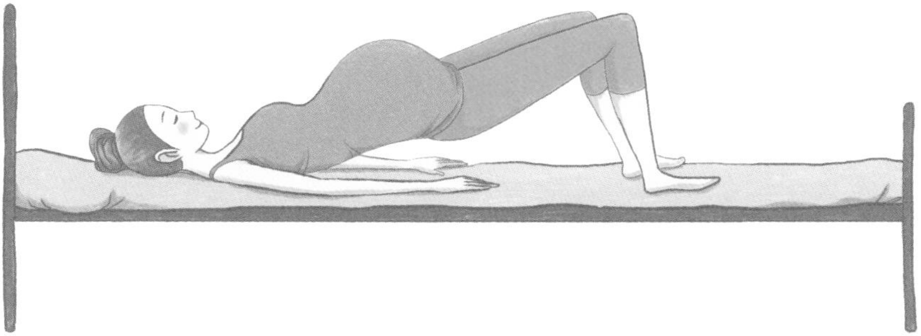

❷ 完成动作 1 后，双手放在身体两侧，膝盖保持弯曲，脊背尽量贴在垫子上不动。缓慢抬高臀部、腰背到最大程度，坚持 5 秒左右，缓慢恢复躺姿。反复 10~15 次。

预防腰背疼痛的生活细节

不要坐或站立太久，工作约 1 小时就要休息 10 分钟。坐着时，可以将椅子调到舒服的高度，在腰部、背部或颈后放置舒服的靠垫。如有腰背痛，把家务活交给家人，如果做家务，除了保护“大肚子”外，要避免弯腰的动作，因为它会加重你的腰背负担。

大腿根部疼痛

和腰背疼痛一样，大腿根部的疼痛也主要源于激素分泌变化和子宫的日渐增大。大量的弛缓素和黄体素会使韧带松弛、耻骨间的距离增加，而增大的子宫使骨盆关节承受更大压力，进而容易引起大腿根部疼痛。平时只要多注意调整，就能有效减轻大腿根部的疼痛。

起身站立

先侧身，肩部前倾，膝盖弯曲，然后用肘关节支撑起身体，腿部从床边移开并坐起来。

走路姿势

双肩放松，腰背挺直，缓慢抬腿行走。走路时，跨步要小，动作宜缓慢。

不要穿硬底鞋

如果穿硬底鞋，站立时间久了会使腿部承受的压力大，使大腿根部疼痛加剧。

坐姿

膝盖弯曲，臀部、大腿紧贴椅子，后背靠在靠背上，在背后放置腰枕。忌跨坐，以免拉扯耻骨而加重疼痛。

上下楼梯

一次迈一个台阶。先将比较有力或方便的那条腿踏上台阶，然后再迈另一条腿。

不要提重物

如果实在需要，使用双肩包背，会让人觉得轻松些。

禁止大幅度动作

做操、行走等幅度过大，会拉扯耻骨，加重疼痛。

睡觉

睡觉时，在两腿之间放一个小枕头，有助于缓解耻骨疼痛。翻身时，先移动上半身，再缓慢移动臀部和双腿，尽量减少对耻骨的牵扯。

站立姿势

两腿对称性站立，收缩臀部，挺直腰背。分开双腿时，要缓慢、小心地移动，切忌突然分开双腿或动作过猛。

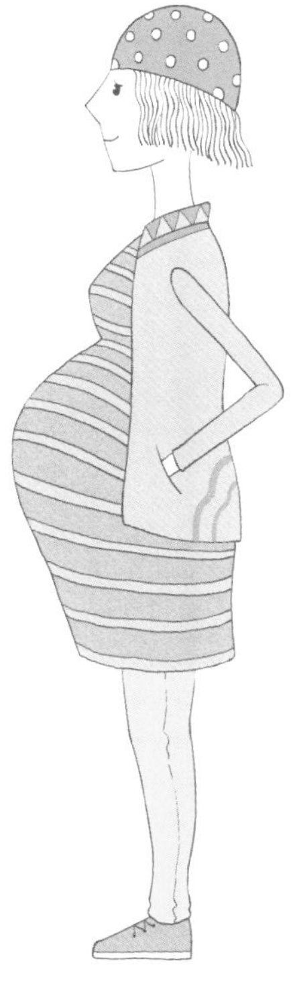

手指关节疼痛

在孕晚期，你还有可能感觉手指关节肿胀、疼痛，这也是正常现象，不必过于担心。原因还是激素——雌激素和泌乳素等激素分泌增加，使肌肉、肌腱的弹性和力量有不同程度的下降，关节囊和关节附近的韧带也会出现张力下降，引起关节松弛，从而造成手指关节和手腕关节疼痛。另外，孕晚期心、肺、肾负担加重，容易造成水肿，使手指关节变得肿胀。

手部受寒也会导致关节疼痛，要时刻为自己的手指保暖。冬天天气寒冷，外出时要带上手套，回到室内，应双手反复互搓至暖和。不论春夏秋冬，都应用温水洗手，忌用冷水。

手指交握可缓解关节痛

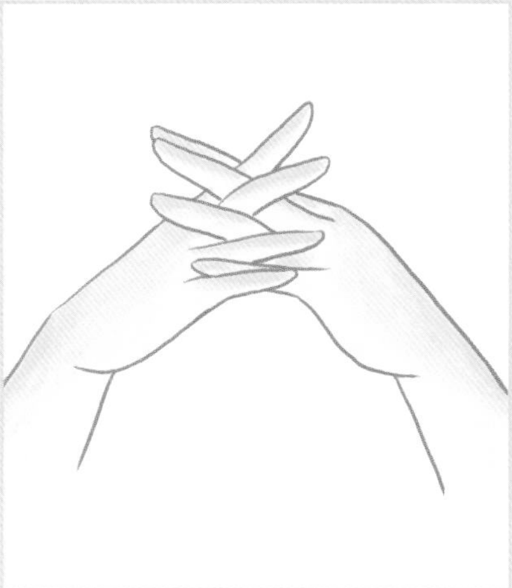

双手十指交错相握，伸直，再握住，再伸直。循环做 10 分钟。

手指弯曲减轻手指痛

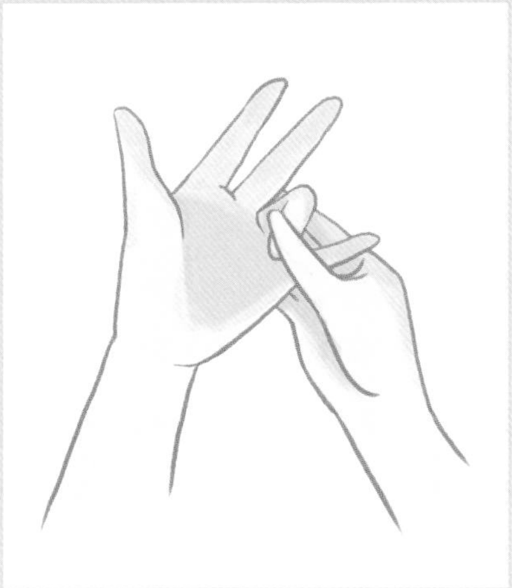

左手手指依次弯曲，用右手按压左手指尖，使左手指尖紧贴左手手掌，然后用右手按压左手指关节并向下推至最大耐受程度。反复进行 10 分钟。用同样方法锻炼右手手指弯曲度。

4 招缓解足跟痛

随着胎宝宝的成长，身体重心前移，使得足跟的负担加重，当站立或行走时间较长时，容易引起足跟痛。主要表现为：足跟不红不肿，但行走时疼痛，也可能伴有足跟肿胀、麻木疼痛等症，严重的可牵拉脚踝处疼痛。

选一双合适的鞋

孕期穿平底鞋时，身体的重心都集中在足跟上了，反而会加重足跟痛。建议选一双跟高 2~3 厘米的鞋，鞋跟的高度能帮助你把身体的重心稍微往前移，而且高度也安全，不容易发生意外。或在足跟部位垫上软垫，能减轻足跟的摩擦和损伤，减缓痛感。

痛感明显时坐下休息

站立或行走时，若感觉足跟痛明显，就找地方坐下来休息。条件允许时，脱下鞋子揉一揉足跟，感觉疼痛减轻时再站起来。

热水泡脚促进血液循环

足跟痛跟局部血液循环不畅有关。每天坚持用热水泡脚，每次泡 15~20 分钟，可以促进足跟部位的血液循环，在一定程度上缓解疼痛。

按摩缓解疼痛

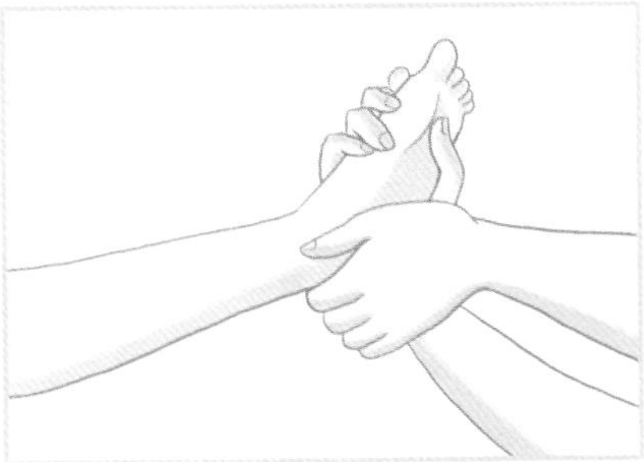

❶ 准爸爸握住孕妈妈的足跟，用拇指指腹做顺时针按揉，每次 3~5 分钟。

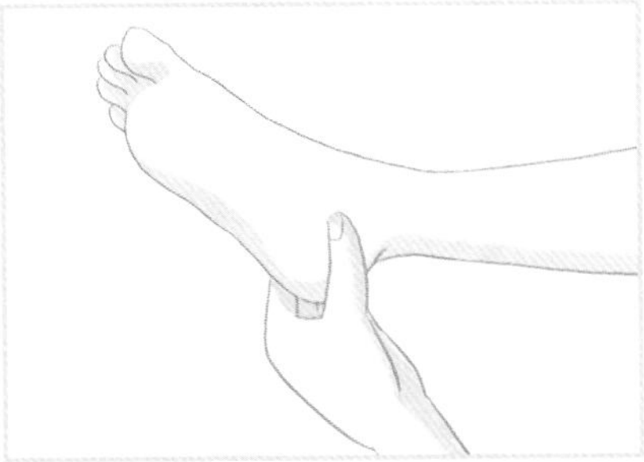

❷ 用拇指、食指夹住足跟两侧反复按压 3~5 分钟。

按摩能有效缓解足跟痛。按摩的力度以感觉酸胀或麻痛为宜。

为爱筑巢：备好婴儿用品、婴儿房

现在可以正式开启“买！买！买！”模式，给宝宝囤货了。快来看看要给宝宝囤积哪些必须用品吧！

最实用的婴儿用品，看这里

床上用品

3套：包括床垫、褥子、棉被、被套、枕头、床围等。

睡袋

2个：购买可拆卸型，四季都可用；小婴儿最好用葫芦式或信封式的睡袋。

婴儿浴盆

1个：宝宝专用，避免交叉使用造成细菌感染；配上洗澡网，避免宝宝滑入水中呛到。

水温计

1个：测试洗澡水的水温，宝宝洗澡水的水温最好在37~40℃。

奶瓶

2个：一大一小，在准备待产包时已经购买，继续使用即可。

奶嘴

1~2个：购买质量可靠的产品，不用准备太多，1~2个就够了。

奶瓶刷、奶瓶清洁剂

1套：在准备待产包时已经购买，继续使用即可。每隔1个月更换一次。

杯子、小勺子

各1个：在准备待产包时已经购买，继续使用即可。

洗发沐浴露

1瓶：新生儿洗澡只需用清水即可；难以清洁的脂溶性污迹，就用婴儿专用沐浴品进行清洁。购买婴儿专用品牌，切忌与成人用品混用。

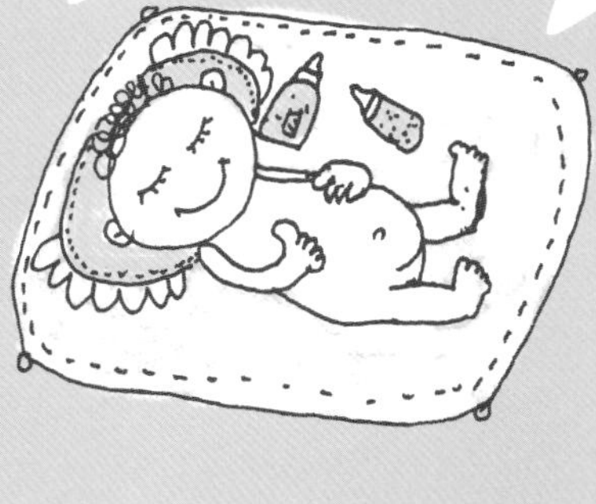

润肤露

1 瓶：根据天气情况、宝宝皮肤，酌情给宝宝使用。

护臀霜

1 瓶：宝宝长红屁股时使用。

爽身粉

1 盒：宝宝洗澡后使用；使用时注意观察宝宝是否出现过敏。

尿布

若干：使用前要清洗、暴晒。

指甲钳

1 把：宝宝指甲长得快，应勤修剪，准备婴儿专用的指甲钳。

棉签或棉花

若干：购买质量合格的产品，用来清洁宝宝的鼻子、肚脐等部位。

内衣

2~4 套：新生儿宜选连体衫，肚脐长好后可选上下分开的套装。

袜子

2 双以上：根据季节选择合适的厚度。

帽子

1~2 个：夏天宜选薄帽子，冬天宜选棉帽子。

手套、脚套

2 套：新生儿使用。

隔尿垫

若干：防止尿液漏到被子和床单上，一年四季家中必备。

尿布兜

3~4 个：用尿布时，兜在尿布外面。

毛巾、浴巾

2~3 套：分别给宝宝洗脸、洗屁股、洗澡时使用。

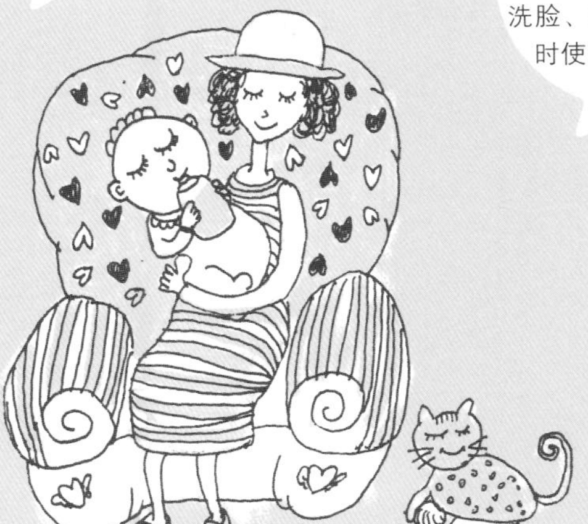

纸尿裤

若干：根据宝宝体重选择合适的尺码；购买大品牌、质量好、透气的；全天都可使用，尤其适宜晚上，以保证宝宝睡眠。

关注每一个角落，用心布置婴儿房

温度、湿度计

婴儿房的温度以22~24℃为宜；冬天可借助空调、暖气等设备来维持房间温度；夏天使用空调、风扇等降温。湿度应保持在50%左右，天气干燥时可在室内挂湿毛巾、放一盆水、使用加湿器等保持湿度。

灯光

婴儿房里的灯光要柔和，宜用低度数的日光灯或带有柔光罩的灯具。刚出生的宝宝视力没有发育完全，太强烈的灯光会对TA的眼睛造成刺激。

天花板

小婴儿会花很多时间看天花板，所以，要使用环保油漆，涂上鲜艳的颜色。至少要在宝宝入住2个月前给房间涂漆，涂完后开窗通风，使油漆味散尽。

墙面

应购买无异味的墙纸、墙画，颜色以淡蓝色、粉色、鹅黄色，有温馨感的为佳。

空调

装空调时，空调的出风口不要对着婴儿床。

暖气管

保持暖气管清洁，不用时用罩子罩起来。

打开窗户

婴儿房不论春夏秋冬，只要天气晴朗，应每天定时开窗通风2次，每次20~30分钟，以保持空气清新。忌在婴儿房里抽烟；1个月以内的宝宝要避免太多人来访探视，以免影响室内空气质量，使宝宝生病。雾霾天时，就不要开窗了，以免粉尘进入房间而引起宝宝过敏。

床

婴儿床上要有护栏，护栏的高度要高于宝宝身长的2/3，栅栏尽量选择圆柱形的，两个栅栏之间的距离不要超过6厘米。床垫最好买较硬的，不要选太软的弹簧床垫，应将床放在房间光线适中的地方，不要对着空调出风口、窗口、门口。

电器

宝宝好奇心重，喜欢抠墙上的洞或突起物。所以，婴儿房里的插座或电器开关最好用家具挡起来。若有使用延长线，最好固定在墙边，不要散落在地面上。

地板

最好用木地板，也可用易清洁的瓷砖，并在房间里铺上材质好、无异味的地垫拼图。地毯易“藏污纳垢”，婴儿房中不宜铺。

衣柜

选用边缘光滑的实木衣柜，在衣柜上粘贴可爱图案。衣柜宜放在房间的一角，不要阻挡光线、影响房间内的“交通”。

不用一次都买好，有空时就一起逛逛街，分批购买，多为二人世界创造机会哦。爱网购的你，开始“囤货”喽。

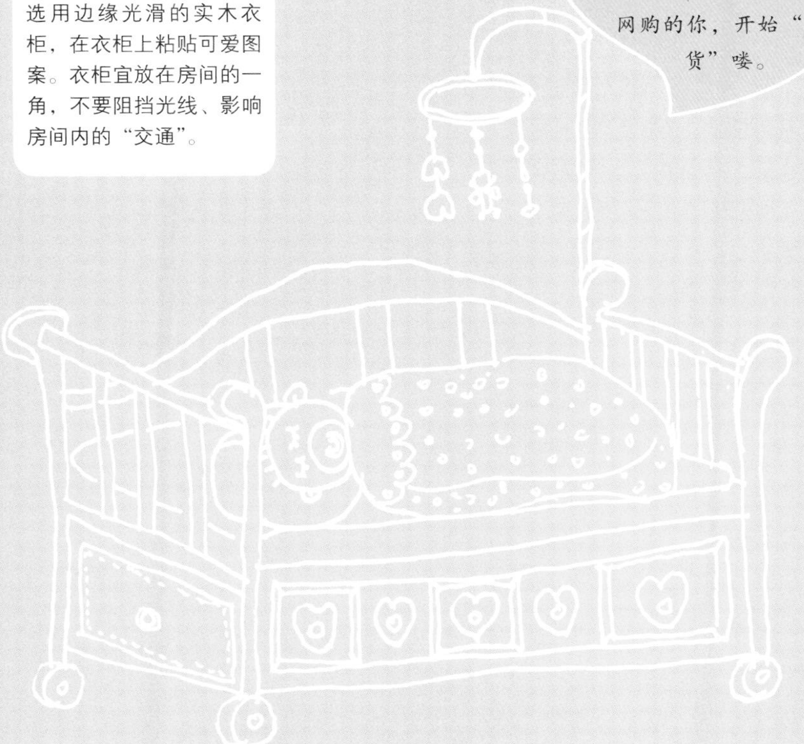

预防早产，是你最应关心的事

孕 28~37 周，胎宝宝还没有成熟，此时若生产称为早产。早产对宝宝的影响很大，严重时甚至危及生命。分娩的时间日益临近，一定要保护好自己，预防早产，让可爱的小宝宝在对的时间顺利降生。

小心这些早产征兆

有见红、破水、分泌物增加或出现水状或血状的阴道分泌物、持续腰腹背酸痛（即便躺下休息也不能有任何改善）、或每 10 分钟有 1 次以上的子宫收缩，每次持续至少 40 秒，收缩较厉害时会腹痛。以上症状都为早产征兆。

容易出现早产的情况

- 小于 20 岁或大于 35 岁
- 有反复流产史、早产史
- 胎位不正
- 患有流感、妊娠高血压疾病、心脏病、严重贫血等疾病
- 过于操劳，长期抑郁
- 孕晚期性生活频繁
- 阴道感染
- 宫颈长度小于 2.5 厘米

早产发生时的紧急措施

若有早产症状，不论轻重与否，不要慌张，立即拨打“120”或“999”，在电话中告知接线员自己的情况，让医生了解详细信息，方便迅速处置，进而降低早产风险。在等待医护人员到来的过程中，要避免用力呼吸，最好平躺下来，尽量放松心情。

做好 6 件事可预防早产

1. 定期产检

要定期产检，以及时诊断出可能出现的早产迹象，如子宫颈张开、多胎妊娠、子宫肌瘤、子宫畸形等。只有及早发现，及时处理，才能避免早产的发生。

2. 避免久站和提重物

要避免站立过久，以免过度压迫宫颈口，尤其是你被诊断为有子宫颈张开的迹象时，更要注意。提重物也容易压迫子宫，引发早产，所以提重物的任务应交给准爸爸。

3. 减少活动量

减少活动量，也可减少早产隐患。运动以散步为主，每天 20~30 分钟，每走 10 分钟最好休息一会儿。

4. 出现子宫收缩，必须休息

如果你处在紧张之中，或做强度过大的活动，体内的压力会刺激子宫，子宫就开始出现收缩。尽管这种收缩很强烈且很紧凑，但只要不是经常性的，通常不会有提前分娩的危险。但你也要卧床休息，直至这种症状消失，必要时遵医嘱服用阻止子宫收缩的药物。

5. 发烧、咳嗽，必须马上看医生

发烧可能会引起子宫收缩，应立即就医，在医生的指导下物理降温或吃退烧药，让体温降下来。剧烈的咳嗽可导致子宫强烈收缩，所以，一旦有喉咙痒、轻微咳嗽的症状时，应立即就医。

6. 避免性生活

这个月龄，子宫明显增大，对任何外来刺激都非常敏感，这时应禁止性生活，以免发生意外。

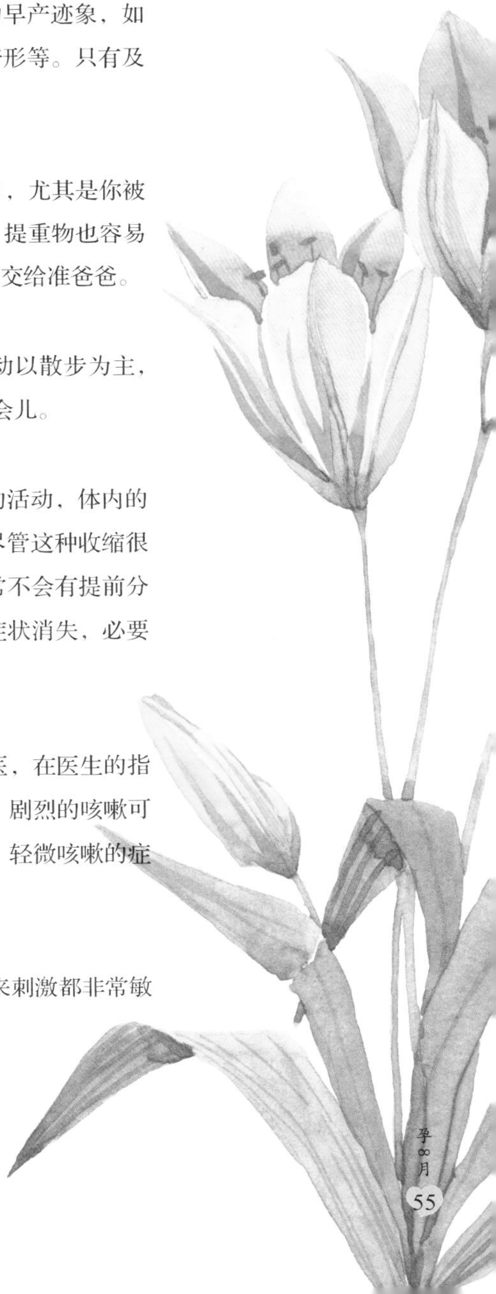

易引发早产的食物不要碰

辛热性调味料

如茴香、花椒、胡椒、桂皮、辣椒、大蒜等做菜时要少放。

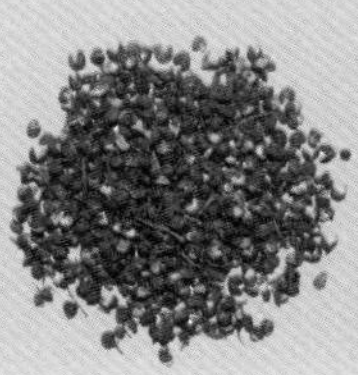

山楂

山楂活血化瘀，可加速子宫收缩，导致早产，要尽量避免使用。

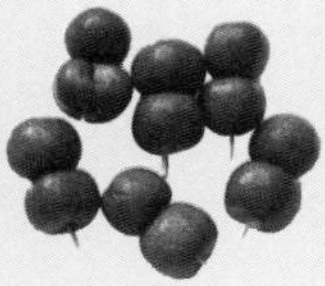

薏米

薏米对子宫肌有兴奋作用，能促使子宫收缩，可诱发早产。

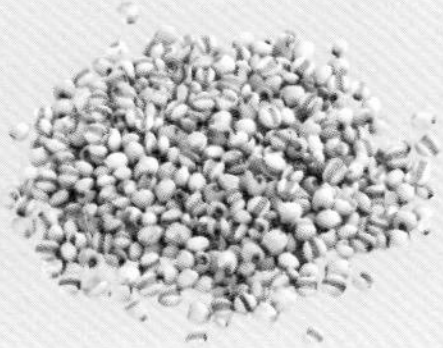

马齿苋

马齿苋性寒凉而滑腻，对子宫有明显的兴奋作用，易造成早产。

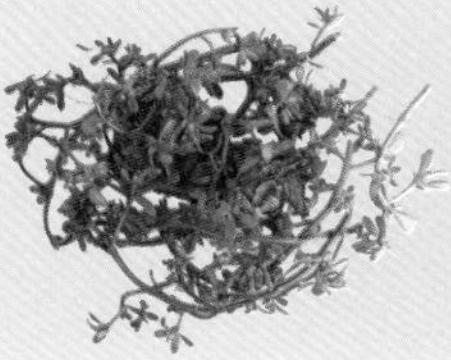

螃蟹

螃蟹性质寒凉滑利，可促进子宫收缩，易导致早产。

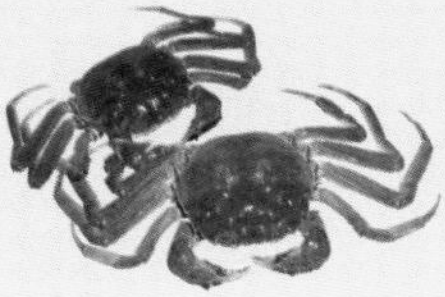

甲鱼

甲鱼性味咸寒，有较强的通血络、散淤块作用，容易诱发早产。

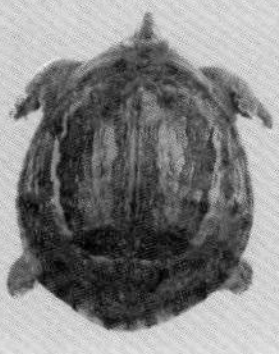

桂圆

桂圆甘温大热，易致胎热，极易活血动胎气，而导致早产。

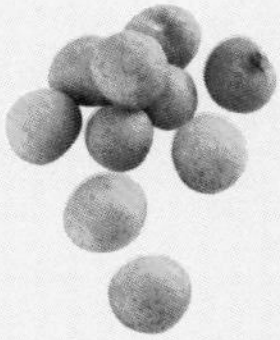

人参及人参制品

含有人参皂苷，可促使子宫收缩，有诱发流产、早产的可能。

芦荟

芦荟含有一定的毒素，食用不当可引起恶心、呕吐、剧烈腹痛、腹泻等不适，不利于胎宝宝的稳定。

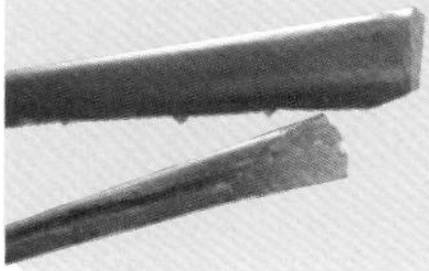

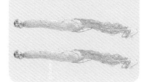

怀双胞胎更应注意的 3 个问题

怀双胞胎是一件可遇不可求的大喜事，但是，在收获双份喜悦的同时，身体也将承受更重的负担。尤其到了孕晚期，更容易出现心慌、气喘、腰酸背痛等不适，也易发生意外，所以怀双胞胎后一定要加倍小心。

1. 睡好、休息好最重要

进入孕晚期，胎宝宝生长发育迅速，这会让怀双胞胎的你负担变重。睡好、休息好，为自己和胎宝宝保存体力，是双胞胎孕妈妈的大事。

睡觉时宜多采用左侧卧的睡姿，可在双腿之间垫上一个枕头，能预防和缓解双腿无力、水肿等不适。睡得难受时要起来活动活动，或者让准爸爸帮忙按摩按摩发酸的后背。避免采取仰卧的睡姿，因为仰卧时胎宝宝的重量会压迫你的腹部和下腔静脉，使你出现胸闷、头晕、恶心呕吐等不适，还会影响到子宫供血。

同时要保证充足的睡眠，每天至少睡 8~9 小时，中午最好午休 1~2 小时。如果还觉得累，但又睡不着，不妨闭目养神，让自己身心都放松放松。

2. 适合散步，应有人陪伴

适当的运动可增加体力，有利于分娩，双胞胎孕妈妈也要坚持运动哦。散步容易把控运动量和频率，比较适合你。散步时，必须有人陪同，一旦觉得累了就找地方休息，别勉强自己继续走路。

3. 密切注意各种症状

双胞胎大多会早产，也容易发生胎位不正，所以一定要密切关注身体的变化，当出现早产症状时应立刻去医院。

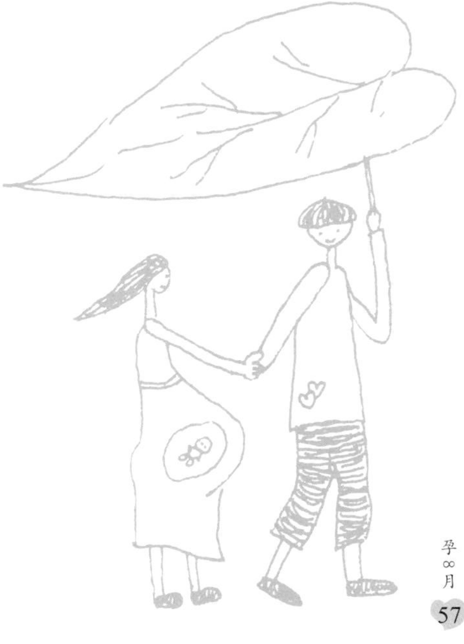

孕晚期腹痛，正常现象 OR 危险征兆

腹部被撑得滚圆滚圆的，像一层天然的保护屏障，无怨无悔地包容守护着里边的胎宝宝。而腹痛，总是令人恐慌，尤其到了孕晚期，腹痛常被认为是分娩的征兆。实际上，孕晚期腹痛有好几种情况，需要仔细甄别，区分对待。

子宫增大压迫肋骨导致腹痛

胎宝宝越来越大，使子宫被撑大了很多，而增大的子宫不断刺激肋骨下缘，从而引起肋骨钝痛，从感觉上来说像是腹痛。这属于生理性疼痛，不需要特殊治疗，注意睡觉或卧床休息时，尽量采取左侧卧，可减轻疼痛。

假宫缩导致腹痛

假宫缩可引起下腹轻微胀痛。假宫缩频率不一致，持续时间不恒定，间歇时间长且不规律，宫缩强度不会逐渐增强，不伴下坠感，白天时疼痛不明显，晚上时疼痛明显。你应保证充分的休息，每天的睡眠时间不少于 8 小时，中午最好午休 0.5~1 小时。如宫缩频繁时，应卧床休息，如果伴有下坠感、出血等症状，应及时就医。

胎动导致腹痛

孕晚期时，胎宝宝活动的空间越来越少，TA 偶尔会很用力地蹬你，有时 TA 的头部还会撞到你的盆底肌肉，让你觉得疼痛。如果胎动较规律，分别为早上八点至十点，下午两点到四点，晚间八点到十一点，在这三个时间段胎动较频繁，且胎动≥ 30 次 /12 小时或≥ 4 次 / 小时为正常，对这种腹痛，不需要特殊治疗。

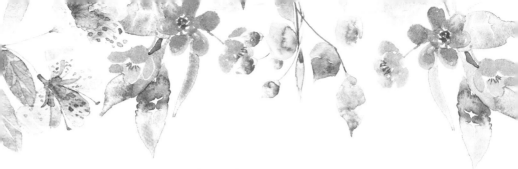

胎盘早剥导致腹痛

正常位置的胎盘在胎宝宝娩出前，部分或全部从子宫壁剥离，称为胎盘早剥。轻型胎盘早剥时，阴道流血，出血量较多，颜色暗红，可伴有轻度腹痛或腹痛不明显。重型胎盘早剥时，突然发生的持续性腹痛或腰酸、腰痛，积血越多疼痛越剧烈。应对方法：阴道流血、腹痛，只要出现任意一项，都应立即去医院就诊。

先兆子宫破裂引起腹痛

曾经接受过剖宫产或子宫肌瘤切除术，瘢痕愈合不佳，在孕晚期或分娩过程中，容易出现子宫体部或子宫下段发生的破裂。可分为以下两种情况，先兆子宫破裂：下腹持续剧痛，极度不安，面色潮红，呼吸急促。子宫破裂瞬间：撕裂样剧痛，破裂后子宫收缩停止，疼痛可缓解，随着血液、羊水、胎儿进入腹腔，腹痛又呈持续性加重，出现呼吸急促、面色苍白、脉搏细数，血压下降，甚至导致休克状态。应对方法：立即就医。

> **其他有可能导致腹痛的因素**
>
> 急性阑尾炎：腹痛，并伴有体温升高的症状。发生阑尾炎后，疾病发展会很迅速，应立即就医。
>
> 肠梗阻：术前做过腹部手术，手术后若发生肠粘连，孕晚期时，常容易出现肠梗阻，主要表现为腹痛，并伴有呕吐、腹泻等症状，应立即就医。
>
> 胆石症和胆囊炎：孕期激素水平的变化，或孕前就有胆石症，孕晚期容易诱发胆石症和胆囊发炎，主要表现为上腹部疼痛、恶心、呕吐、发烧，饮食后疼痛加剧，应立即就医。

关注胎位，有问题可纠正

进入孕 8 月后，长大了的胎宝宝已经不能再随心所欲地转来转去，位置相对固定，胎位也成为产检的重点内容。若发现胎位不正，最合适的纠正时间为孕 30~32 周。孕 32 周以后，胎位基本上就确定了。

正常胎位是什么样子

枕前位是正常胎位，这种胎位在子宫里的“景象”为：胎宝宝背朝前胸向后，两手交叉于胸前，两腿盘曲，头俯曲，枕部最低。只有头位中的枕前位，胎宝宝在分娩时，才能自行完成“儿头回旋”的一系列动作，顺利娩出母体。

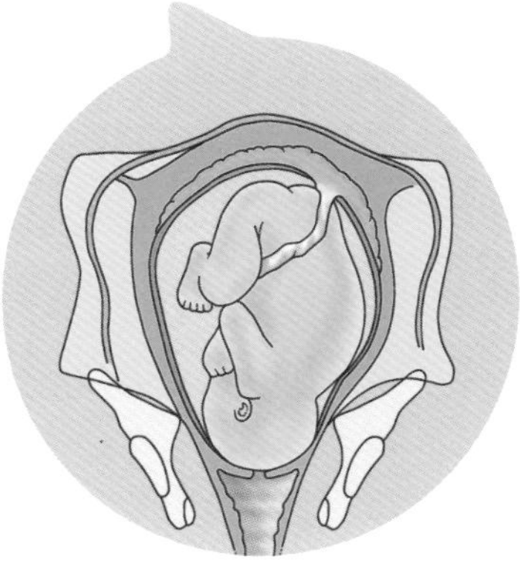

胎位不正的情况

头位

胎宝宝头在下方，臀在上方，额或面先露。

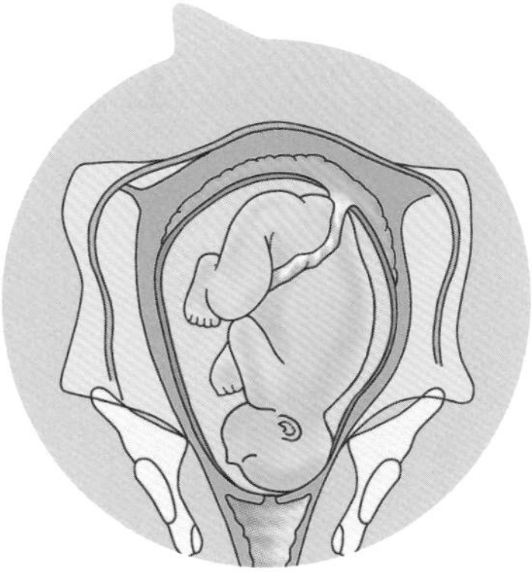

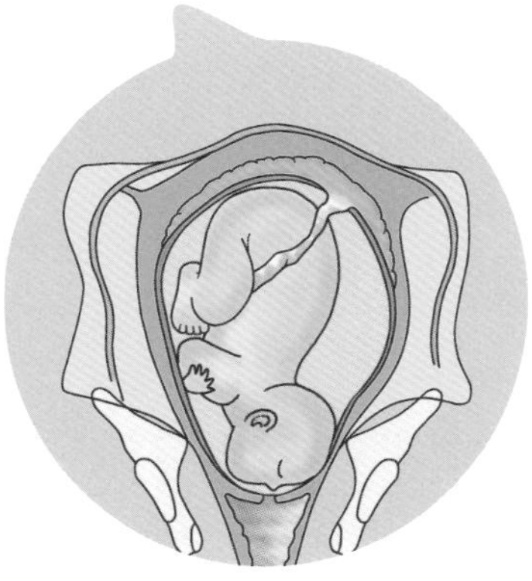

臀位

胎宝宝臀在下头在上。臀位还分伸腿臀位、完全臀位、足先臀。

伸腿臀位：分娩时臀部先出，两腿向上伸展至脸部，这是臀位最常见的一种。

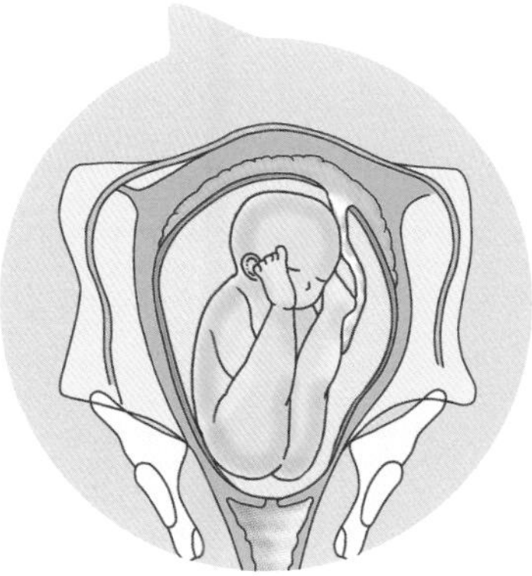

完全臀位：臀部先出，两腿膝盖折合，交叉放在腹部处。

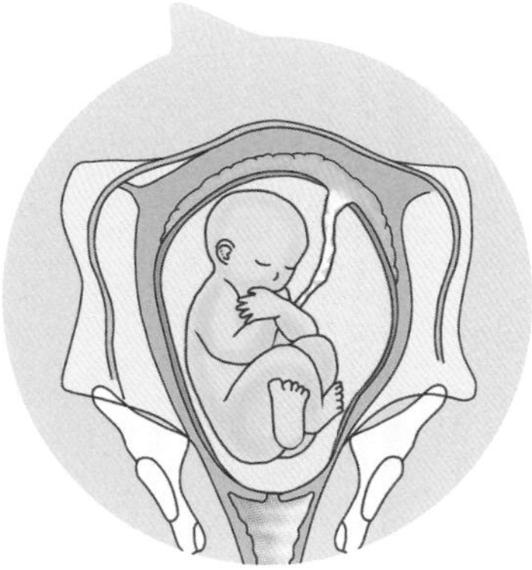

足先臀：一只脚或两只脚向下伸展，比臀部先出。

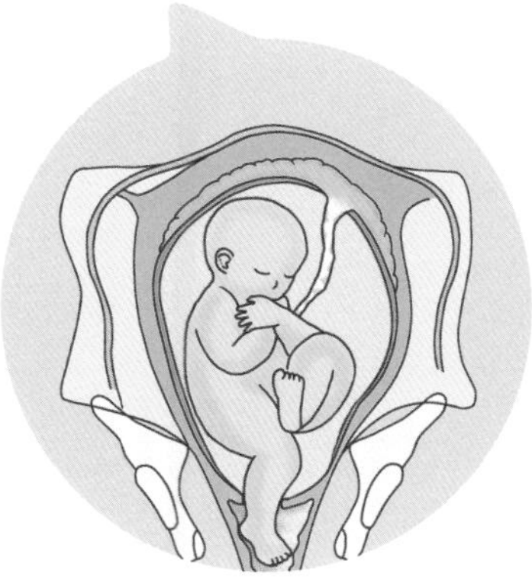

横位

胎宝宝横卧在子宫内，分娩时肩膀或手为先露部位。

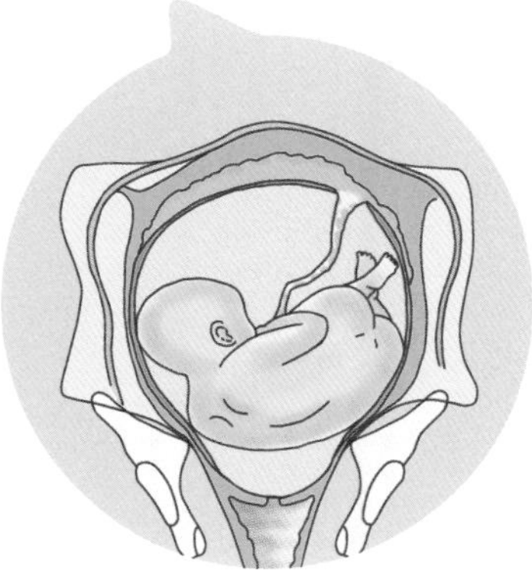

胎位不正对母子都有害

胎位不正会增加分娩的难度：延长产程，分娩更费力；分娩时会阴拉撑厉害，易造成更大的裂伤；分娩时容易失血过多、发生感染；剖宫产概率高等。同时，分娩时胎宝宝会因为通过骨盆困难而造成头部变形；产程延长，增加胎宝宝缺氧、脑部受伤、窒息以及宫内死亡的概率等。

膝胸卧位纠正操，帮胎宝宝恢复正常胎位

若产检时发现胎位不正，可以在医生的指导下对胎位进行纠正，最常用的方法是膝胸卧位纠正操。

具体做法是：排光小便，放松裤带，跪在铺有褥子的硬板床上，头贴床上，侧向一方，双手放在头部两侧，胸部尽量与床面贴紧，臀部抬高，大腿与小腿呈 90°。每天 2 次，开始时每次 3~5 分钟，以后增至每次 10~15 分钟，可使胎臀退出盆腔，增加胎头转为头位的机会。

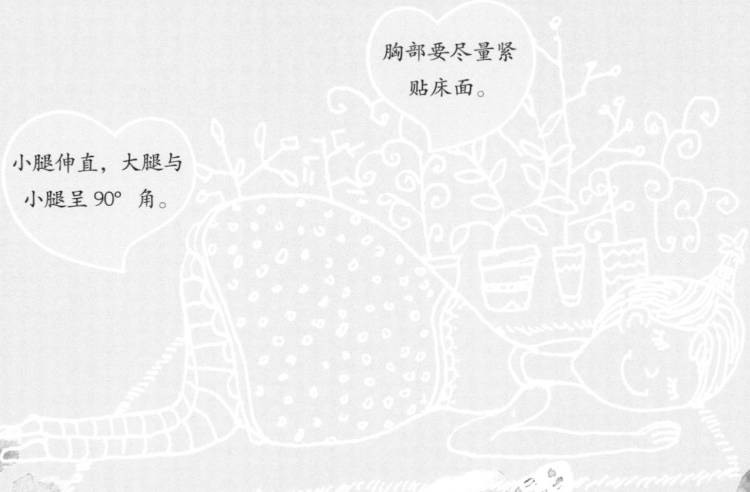
胸部要尽量紧贴床面。
小腿伸直，大腿与小腿呈 90° 角。

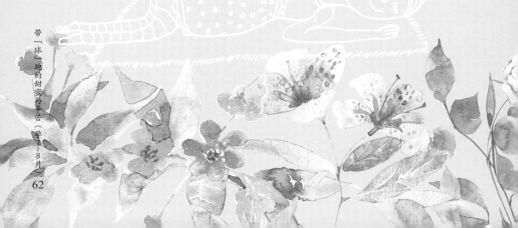

"摸摸"你的笑脸，
"拉拉"你的小手，
虽然还有"阻隔"，
却依然温暖了我
的心！

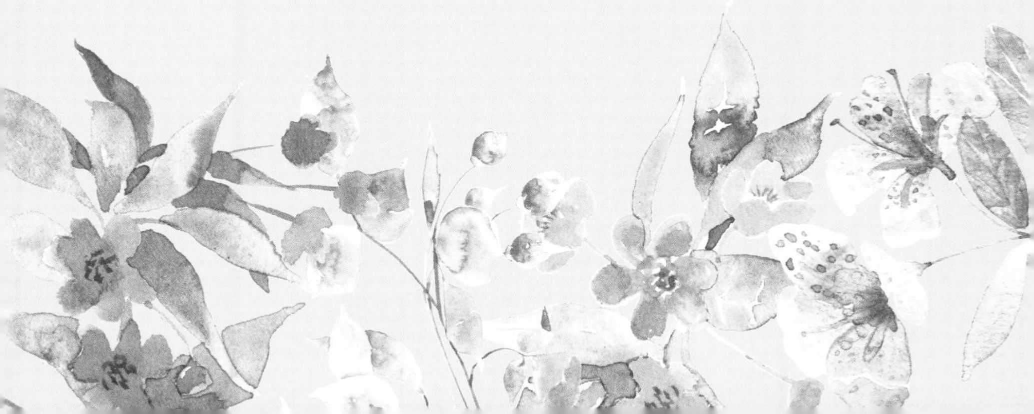

图书在版编目（CIP）数据

好孕宝盒. 带“球”跑的甜蜜与辛苦：孕7~8月 / 王琪编著. — 北京：电子工业出版社，2017.5

（孕育幸福事•好孕系列）

ISBN 978-7-121-30233-6

Ⅰ. ①好… Ⅱ. ①王… Ⅲ. ①妊娠期－妇幼保健－基本知识 Ⅳ. ①R715.3

中国版本图书馆CIP数据核字（2016）第263566号

逗号张文化创意
13910136213
全案策划

策划编辑：牛晓丽　张　飏
责任编辑：刘　晓
特约编辑：贾敬芝
印　　刷：北京捷迅佳彩印刷有限公司
装　　订：北京捷迅佳彩印刷有限公司
出版发行：电子工业出版社
　　　　　北京市海淀区万寿路173信箱　　邮编：100036
开　　本：880×1230　1/32　印张：19　字数：730千字
版　　次：2017年5月第1版
印　　次：2017年5月第1次印刷
定　　价：198.00元（共8册）

凡所购买电子工业出版社图书有缺损问题，请向购买书店调换。若书店售缺，请与本社发行部联系，联系及邮购电话：（010）88254888，88258888。

质量投诉请发邮件至zlts@phei.com.cn，盗版侵权举报请发邮件到dbqq@phei.com.cn。

本书咨询联系方式：QQ 9616328。

因为你，

心中充满喜悦。

因为你，

我会更加勇敢。

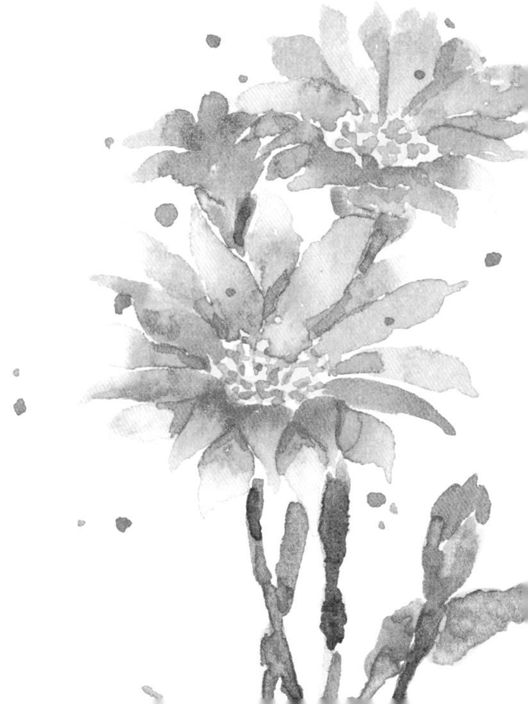

终于到了“收获”的季节，

来吧，宝贝！

世界那么大，

我们一起去看看！

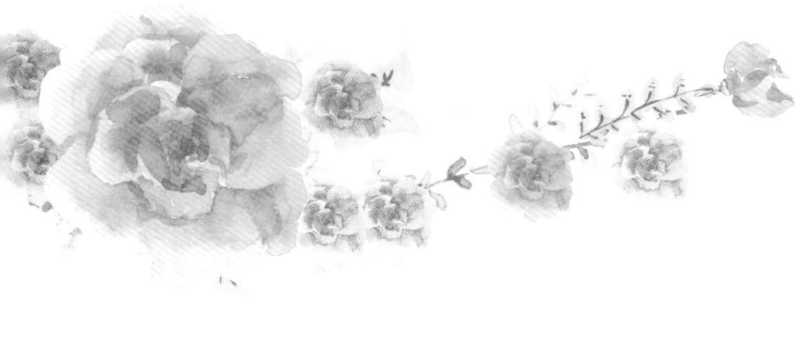

逗号张文化

孕育幸福事

好孕系列

好孕宝盒

为顺利分娩做足准备

孕9~10月

王琪/编著

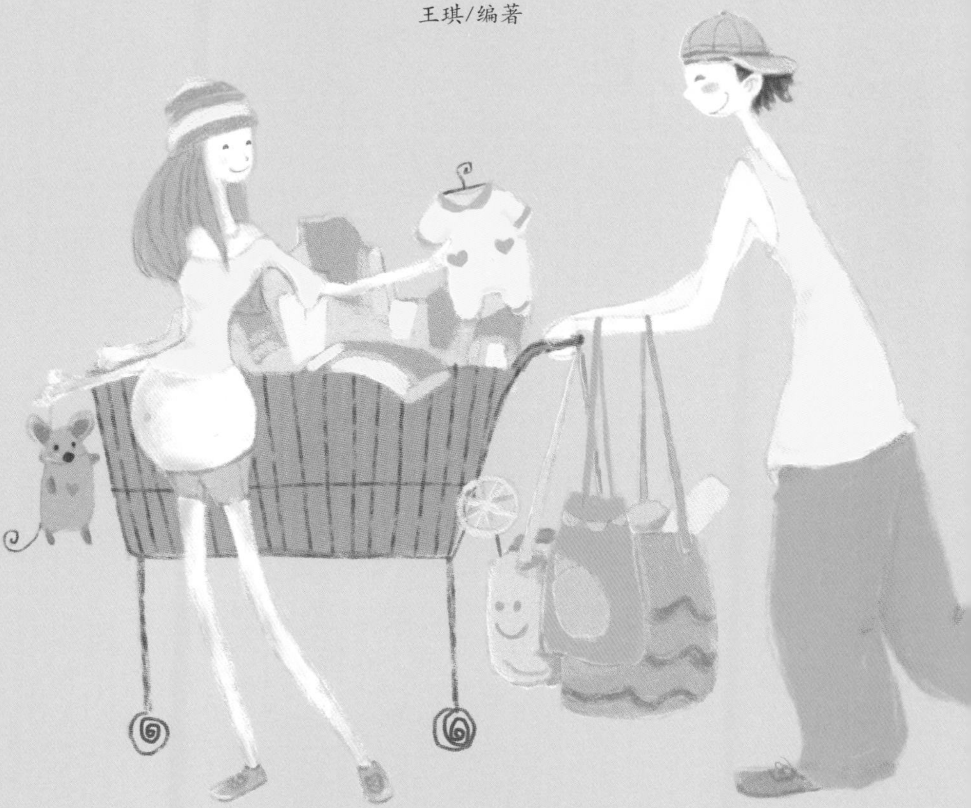

電子工業出版社
Publishing House of Electronics Industry
北京 • BEIJING

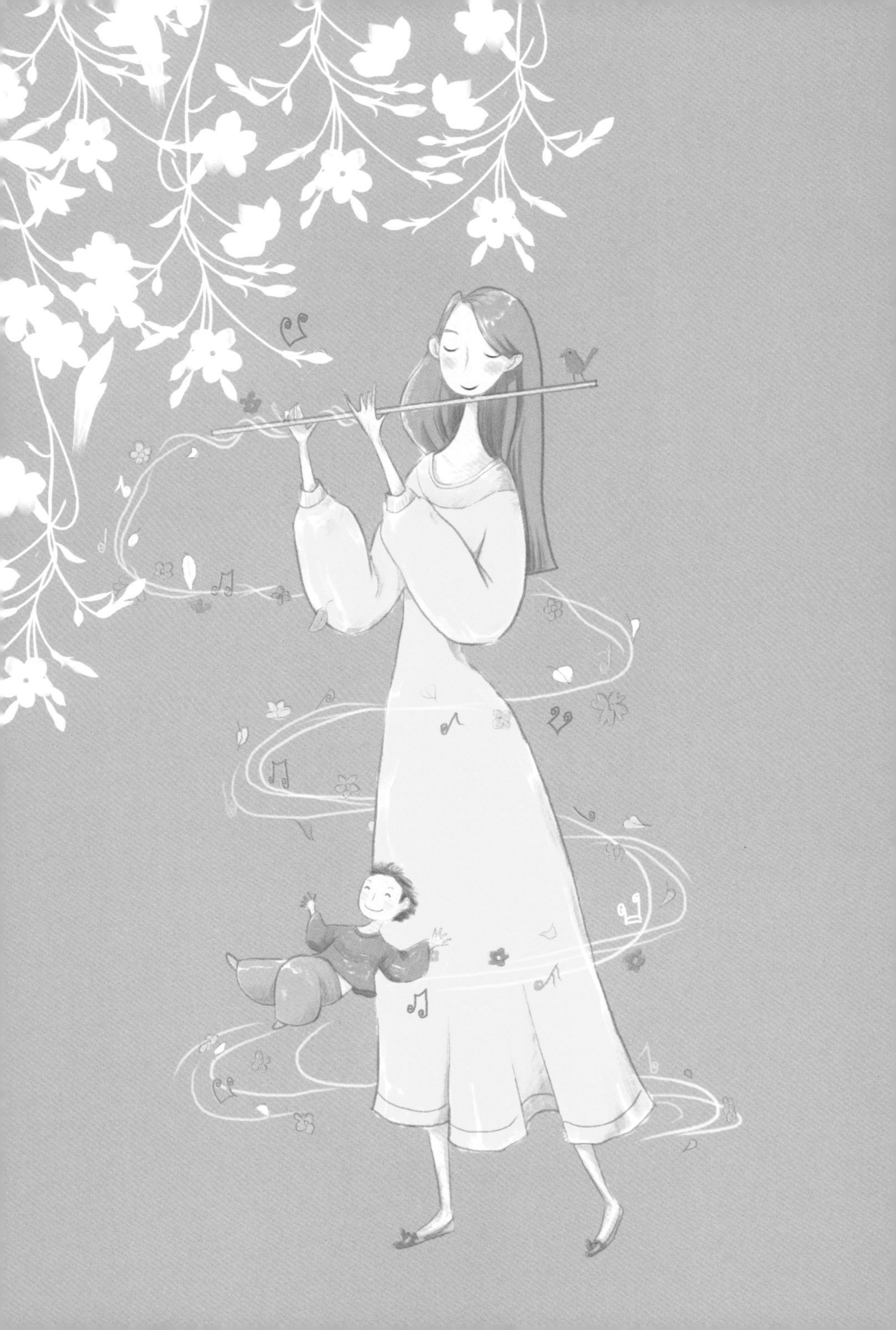

前言

期待吗？很快，你就能和宝宝见面了。

是不是也有对分娩疼痛的恐惧、对自己的不自信，以及随之而来的忐忑不安，甚至变得焦虑？

接下来的时间里，直到分娩之前，胎宝宝还会持续增大，把你的肚皮顶成个滚圆的大皮球，并且压得你腰酸背痛，连走路、翻身或者动作幅度大一些，都感觉不轻松。肠胃在子宫的挤压下，降低了消化功能，并且带来难受的胃灼热……

这些都是正常现象，不用担心，本书会一一帮助你解决这些“麻烦”。

如果你还在职场“拼杀”，那么现在应该好好地规划一下产假和坐月子的各种问题了。让身体和心灵都放松下来，做一些自己喜欢的事，和家人、朋友多多交流，让心灵回归平静，对分娩建立起足够的信心。

知道吗？你的自信与从容也会“遗传”给宝宝，对 TA 的性格、人格都会产生积极的影响哦。

为了宝宝娩出时那一声动人的啼哭，加油！

目录

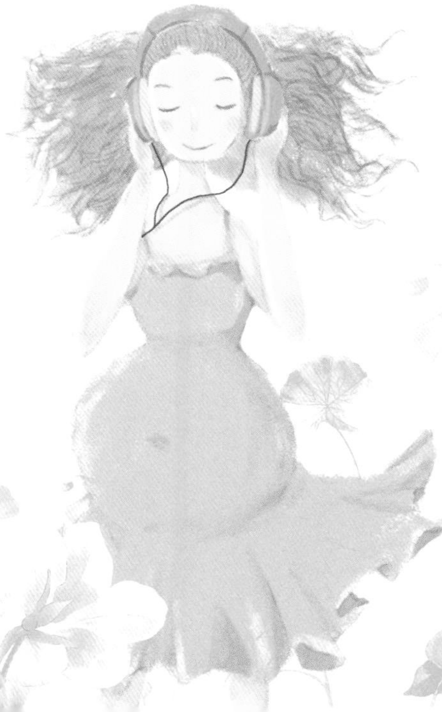

● 有了皮下脂肪，肚子和脸上的细纹已经消失，是圆鼓鼓的小人儿了。皮肤也有淡红色的光泽感。

● 胎儿的呼吸和消化系统发育接近成熟，如果早产也较容易存活。

● 子宫里的空间已显得很拥挤，胎儿的活动余地变小，有时TA的手肘、小脚丫和头部可能会清楚地在腹部突现出来。

● 到孕9月，胎儿的体重为2000~2700克，身长约为48厘米。

● 男孩的睾丸下降至阴囊中，女孩的大阴唇隆起，左右紧贴在一起，这标志着胎儿的生殖器官几乎已经完备。

● 为配合分娩，胎儿已经将身体转为头朝下的姿势，头部已经进入骨盆，随时准备来到世界上。

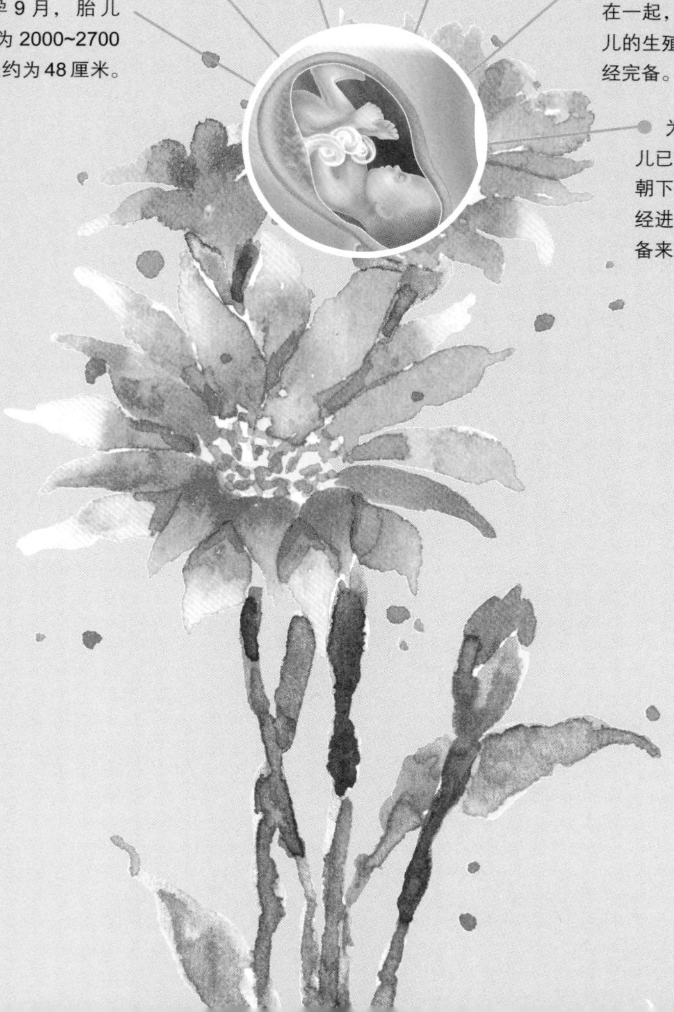

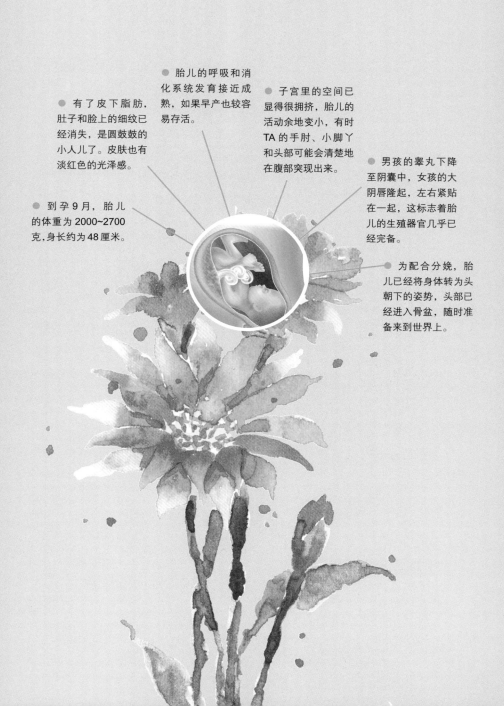

孕9月

妈妈，你还好吗？

那么多的不适会让你很难受吧？

你的努力和辛苦，

我一直都知道。

我会努力成长，

爱你，我亲爱的妈妈！

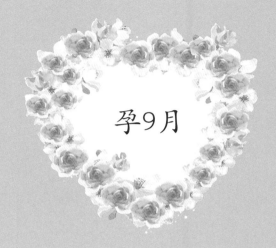

可爱的小天使就要来了

转眼间就到第 9 个月了，珍贵的孕期已经过去了大半，在这个月里，胎宝宝一天一个样，变得越来越漂亮了。

孕 9 月胎宝宝模样成熟记

第 33 周

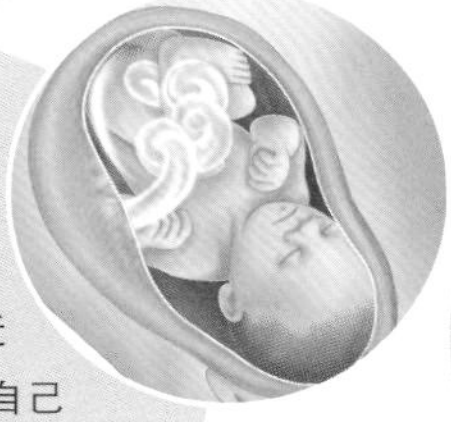

大约有2000克，身长约为 45 厘米，呼吸系统、消化系统、生殖器官发育接近成熟，而且开始建立自己的睡眠生物钟，可以按时“睡觉”和“起床”了。

第 34 周

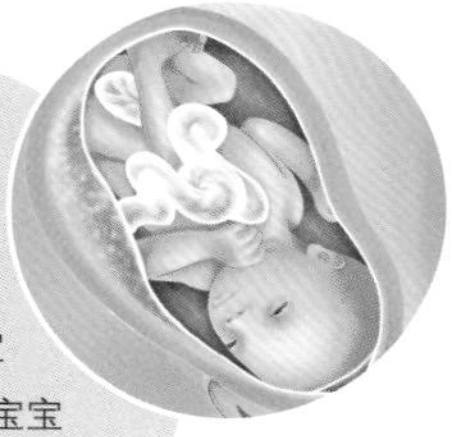

皮下脂肪比以前大为增加，皱纹逐渐减少，身体也开始变得圆润起来，有的宝宝已经长出胎发了。胎宝宝已经为分娩做好了准备，头部已经进入骨盆。

第 35 周

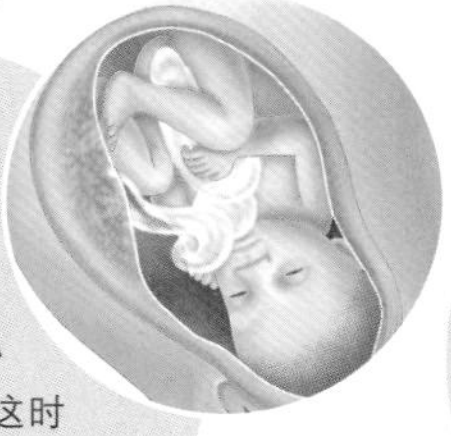

体重接近 2500 克了，越长越圆润，使你越来越辛苦了。到这一周，TA 的听力已充分发育，这时给 TA 听音乐，或者跟 TA 聊天，TA 能记住哦。

第 36 周

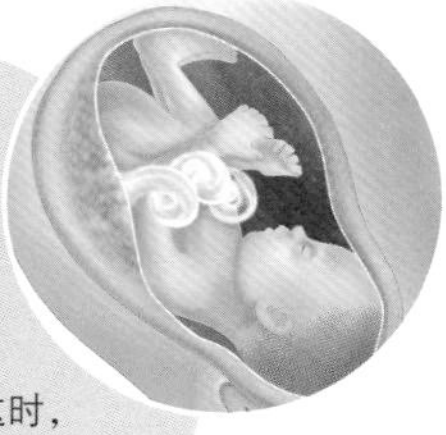

约有 2700 克重，还长指甲了，肾脏已经发育完全，肝脏开始投入工作、承担起处理一些废物的重任。这时，当 TA 活动时，你可能从腹部突起看到 TA 的手肘、小脚丫和头部。

胎宝宝在积极地为分娩做准备，所以，你也要多给自己一些信心，越是到最后关头，就越需要放松心情。坚持胎教吧，这是一种很好的放松方式。

听听音乐、唱唱歌

胎宝宝的听力基本发育健全，坚持每天进行音乐胎教哦。《春江花月夜》、《雨打芭蕉》等都是不错的选择。在听的过程中，你可以随着音乐的旋律，时而沉浸在一江春水的妙境，时而徜徉在芭蕉绿雨的幽谷。

也可每天哼唱一些旋律欢快、向上的抒情歌曲，或摇篮曲。在唱的时候，要保持心情舒畅，就像宝宝在自己面前一样，充分把心底的感觉传递给胎宝宝。

爱的抚触

每天抚触胎宝宝，顺序为：头部→背部→臀部→肢体，让 TA 感受到你的爱意，还能促进胎宝宝的大脑发育。最好在晚上 9 点左右做，每次 5~10 分钟。

在进行抚触时，要注意胎宝宝的反应，如果 TA 轻轻蠕动，说明可以继续进行；如果 TA 用力蹬腿，说明你的抚摸让 TA 感觉不舒服，要停下来。

用你的自信和快乐感染胎宝宝

随着预产期越来越近，你的情绪可能会变得起伏不定，时而为宝宝即将出世而兴奋，时而又因分娩而紧张、焦虑。好好地调整一下自己，让心绪平静下来。别让焦虑、紧张影响到胎宝宝的成长。

实在有问题难以纾解，一定要向家人、朋友求助，告诉他们你的不安，接受他们的安慰与疏导，让自己变得淡定从容起来。

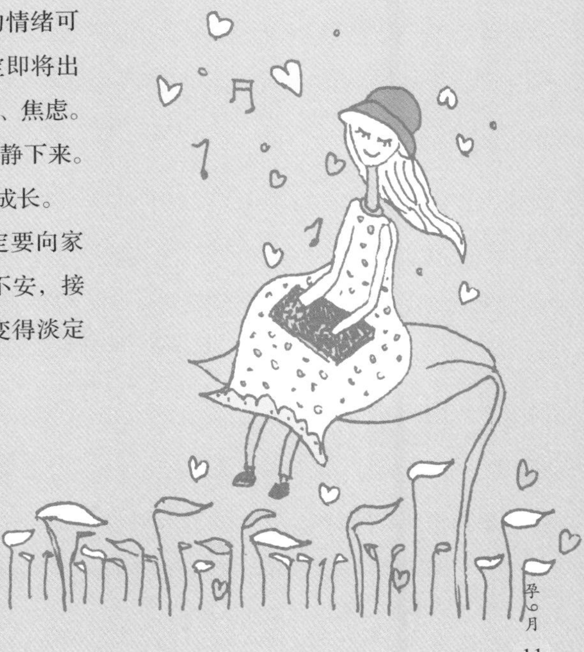

子宫持续增大，给你带来诸多不适

胃灼热，食欲变差

在人体的食管末端有一个瓣膜，叫食管底部括约肌。正常情况下，食物进入胃里后它就关闭起来，但如果瓣膜软弱无力关闭不全时，就会导致胃酸反流，引起食管灼热，也就是平常所说的胃灼热现象。

如果你常有胸口或胃灼热、疼痛、酸热物由胸口涌至喉咙、有想呕吐的感觉，同时常伴有胸闷、消化不良，或者上腹疼痛等症，那就是胃灼热了。

若胃灼热已严重到影响日常饮食了，应及时寻求医生的帮助。

孕晚期为什么发生胃灼热

进入孕晚期之后，身体分泌的激素可松弛平滑肌和食管底部括约肌，使胃酸反流，产生胃灼热。同时，巨大的子宫对胃部有较大的压力，胃排空速度减慢，胃液在胃内滞留时间较长，也容易使胃酸返流到食管下段。

少吃容易引起胃灼热的食物

如果你有胃灼热的症状，建议少吃酸性食物，如橙子、橘子、西红柿、葡萄等；少吃油腻、高脂肪的食物，如炸鸡腿、薯条、肥肉等；少吃高糖分食物，如蛋糕、巧克力、冰激凌、糖果等；少吃刺激性食物，如茶、咖啡、醋、辣椒等，以及碳酸饮料和容易引起胀气的食物（如洋葱、红薯）。

少吃多餐缓解胃部压力

一餐吃得太多，胃的压力大，需要分泌更多的胃酸来消化食物，而胃里胀满的食物又会刺激括约肌使之变得松弛，从而容易引起食物和胃酸倒流。因此，孕晚期应少吃多餐，每天三餐加两次加餐，使胃一次消化食物的负担减轻。饭后不要立即躺下，应至少坐着休息 30 分钟，然后站起来走一走，以促进消化。

其他缓解胃灼热的小窍门

睡觉时左侧卧，能帮助消化，减少胃酸分泌；垫高肩部和头的位置，可避免胃酸反流。

生姜有止呕、缓解胸闷的功效，用来泡茶喝，对胃灼热有改善作用。可将1小块生姜洗净，去皮，切片，放入茶杯中，冲入开水闷泡5~10分钟，晾温后饮用。

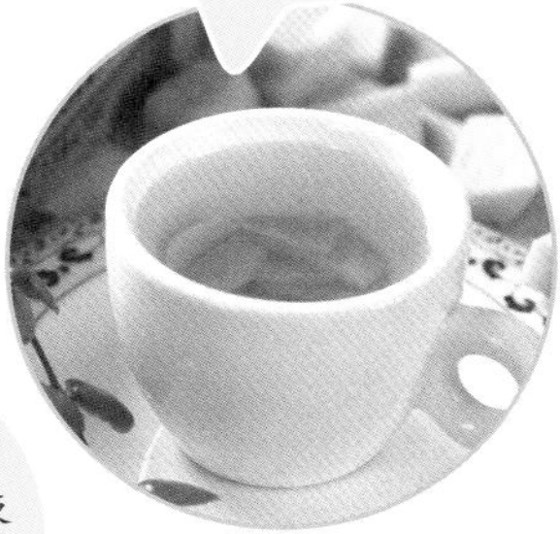

绿叶蔬菜多属于碱性食物，对胃酸有中和作用。每天要保证吃200~300克的蔬菜，宜用蒸煮的方式烹饪，或做成蔬菜沙拉。

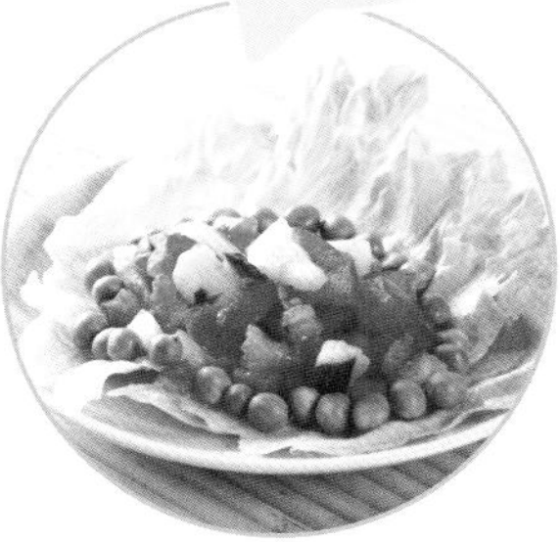

饭后咀嚼口香糖，可促进唾液分泌，中和胃酸，减缓胃灼热。

经常吃燕麦粥，不仅能保护胃黏膜，其含有的膳食纤维可促进肠胃蠕动。但是，在煮燕麦粥时不宜加奶油，因为奶油不容易消化，易引起胃灼热。

饭后多喝水，有助于稀释胃酸，还能润滑肠道，促进消化。可在饭后30分钟，喝一杯水，要小口小口地喝，不要一次性大量喝水。

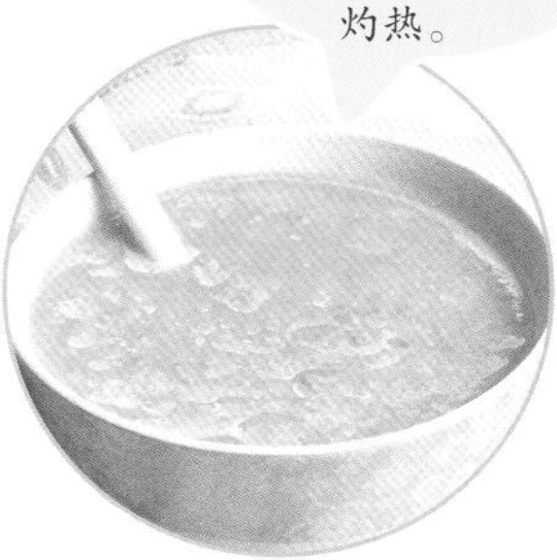

便秘情况变严重了

在孕晚期，体内会分泌大量的孕激素，这些激素带来的副作用之一，就是胃肠消化功能减弱，同时，不断增大的子宫会逐渐压迫胃肠道，到胎头入盆时，胃肠道（尤其是直肠）受到的压力更明显。这些原因叠加在一起，会使得便秘的症状更加严重，有可能几天都没有大便，严重的可能会 1 周左右不能排便，同时还伴有腹胀、腹痛、食欲缺乏、痔疮等症状。

要想改变便秘的症状，需要从饮食、起居等多个方面入手，一起进行改善。

晨起喝一杯温开水，润肠效果好

早晨起床，首先要做的事情就是喝一杯温开水，“激活”肠胃功能，顺便给肠子洗个澡。可以在白开水里加少许盐，或者滴几滴柠檬汁，润肠效果更好。

起床后就上“大号”，养成定时排便好习惯

经过一晚上的“休眠”，晨起一杯温开水的刺激让肠胃恢复到了工作状态。这时你去上厕所，排出昨天新陈代谢产生的毒素，让你一天的心情都变得舒畅。即使没有便意，也要上厕所，逐渐养成排便反射。

酸奶可促进肠胃蠕动

上午 10 点左右加餐时，可以喝一杯酸奶。酸奶中的乳酸菌可以促进肠胃蠕动，帮助消化，改善便秘。

多吃蔬菜、水果，保证排便顺畅

你的饮食中绝对不能少了蔬菜和水果，它们是膳食纤维的良好来源。应保证每天至少吃 300~400 克蔬菜、100~200 克水果。孕晚期便秘加重的，应少吃肉，适当增加蔬菜、水果的食用量。

还可以在饭后喝一杯水果蔬菜汁，有助于消化，其营养成分也更容易被人体吸收。如芹菜汁、胡萝卜汁、番茄汁、苹果汁、梨汁等，都是不错的选择。

水不离身，软化大便易排出

排便困难，多是因为大便干燥引起，多喝水能软化大便、润滑肠道。每天要水不离身，时不时喝上几口，千万不要等到口渴才喝水，口渴是身体缺水的信号。

每天动一动，提高肠活力

总是坐着也会影响胃肠的血液循环，加重便秘。每隔 1 个小时，就要起来活动活动，还可以做提肛运动：收缩肛门，坚持 3~5 秒，然后放松，反复进行十几次，能锻炼肛门括约肌，对促进排便有益。

每天饭后 1 小时散步，或者做孕妇操，每次 20 分钟左右，中间觉得累了就休息。

排毒果汁推荐——芹菜苹果猕猴桃汁

原料：芹菜、苹果、猕猴桃各适量，冰糖少许。

做法：1. 芹菜洗净，切段；苹果洗净，去皮，去核，切小丁；猕猴桃对半切开，挖出果肉。

2. 将所有材料放入搅拌机中打成果汁即成。

功效：芹菜、苹果、猕猴桃都富含膳食纤维，可促进肠胃蠕动。

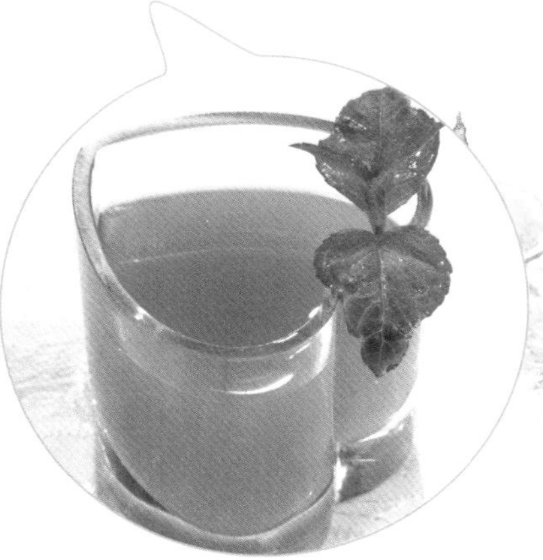

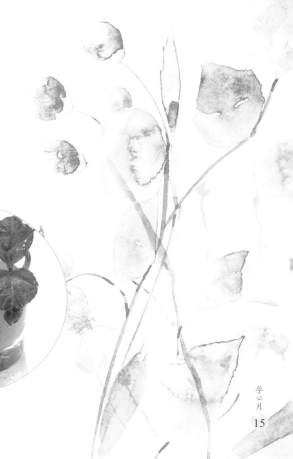

痔疮也来骚扰你

逐渐增大的子宫向下压迫直肠，阻碍了静脉血液回流，导致肛门周围疼痛、瘙痒、肿胀，痔疮也极易发生。排便时还可能发生肛门疼痛或出血的情况。

一旦患上痔疮，要及时就医。同时，在日常生活中要注意多吃富含维生素 C、膳食纤维的新鲜蔬菜、水果，以润肠通便。还要注意忌口，远离辛辣刺激性食物，这类食物可加重便秘症状，加剧排便时肛门疼痛、出血的情况。

不太美观的静脉曲张

在孕期的最后 2 个月，子宫对盆腔静脉和下肢静脉的压迫日益明显，使静脉血回流受阻，静脉压不断升高，从而导致静脉曲张。具体症状表现为小腿、脚背及外阴部出现蚯蚓般的条状物，呈青色，形状突出，在腿上蜿蜒而行，有时血液还会积聚成球状，并且常常感觉腿部发胀、酸痛、麻木和乏力。

静脉曲张是孕晚期常出现的不适现象，不用担心，用以下方法可以缓解静脉曲张带来的不适：

1. 睡觉时采取左侧卧位，能减轻子宫对下腔静脉的压迫，进而减小双腿静脉的压力。

2. 休息时垫高双腿，帮助下肢静脉血回流。坐着的时候要避免双腿交叠，以免阻碍静脉血的回流，加重静脉曲张。

3. 适当按摩双腿，能促进血液循环，防止血液淤积在静脉内。

4. 在医生的指导下穿合适的医用弹力袜，能缓解小腿发胀、酸痛、麻木和乏力等不适。

5. 平时还要避免提重物，以免加重对下肢的压力。

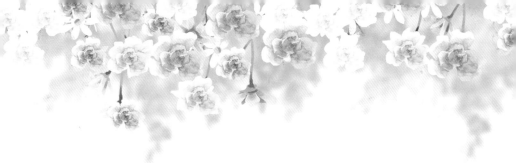

尴尬的尿失禁

胎宝宝越来越大，膨隆的子宫会侵占更多腹腔内的空间，给膀胱造成不小的压力，使骨盆底肌变得松弛，让人总想上厕所，甚至出现尴尬的尿失禁——大笑、咳嗽或打喷嚏时，尿液会不自觉流出来。

为了避免尿失禁的尴尬，你可试试下面的方法。

不要为了避免尿失禁而少喝水。孕期需要的水分本来就比平时多，少喝水反而容易加重便秘、上火等不适症状。

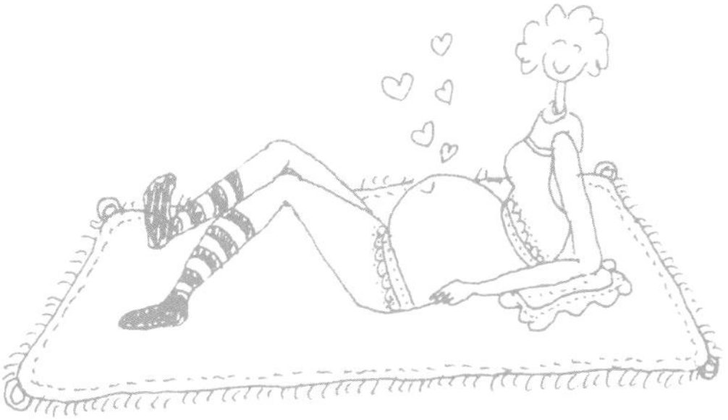

科学饮水

在白天多喝点水，但不要过量或大量喝水。睡前1~2小时内少喝水，以减少夜间上厕所的次数。

勤上厕所

只要有尿意就去上厕所。上厕所时，身体稍微往前倾，有助于彻底排空膀胱。

使用护垫

备好护垫，尤其是出门或参加活动时，以防“突发事件”。

加强骨盆底肌锻炼

每天宜进行骨盆底肌锻炼，方法为：坐位或仰卧位，慢慢地收紧肛门的肌肉，坚持5秒左右，再慢慢放松肛门的肌肉。1天做10次左右。

注意：有先兆早产及出血、腹胀症状的，不宜做骨盆底肌锻炼。

尽量左侧卧

睡觉时尽量多左侧卧，以减少膀胱的压力。

少吃利尿食物

西瓜、冬瓜、红豆、葡萄等食物具有利尿作用，这能加重尿失禁症状，要少吃。

经常感觉呼吸不畅快 Q&A

Q：我现在怀孕33周了，最近感觉呼吸越来越困难，平时走几步路就觉得喘，这种情况正常吗？

A：正常。孕晚期时，血容量增加，心脏负担加重，再加上子宫增大，使胸腹腔之间的膈肌上升、胸腔容量相对减少，所以你会觉得呼吸沉重、困难。

Q：晚上睡觉时不能平躺，一平躺就觉得胸口憋闷，喘不过气来。即便是左侧卧，还要时不时地坐起来透透气，稍一活动就心慌气短。这正常吗？

A：遇到这种情况应尽快到医院进行详细检查，很有可能是高血压、心脏病等引起的，你一定要重视。

Q：常觉得呼吸不够顺畅，会影响到胎宝宝吗？

A：常常觉得吸进的空气不够用，还有些喘不过气来，这是你的肺没有足够的空间扩张，身体发出"抗议"而已，对胎宝宝基本上没有什么影响。

Q：常觉得呼吸沉重，在饮食方面有什么禁忌吗？

A：要少吃多餐，把原来的一顿饭分成2~3顿；忌暴饮暴食，吃得太多也会让人觉得胸闷、呼吸沉重。

Q：睡觉时的姿势会影响到呼吸吗？

A：会。如果你平躺，增大的子宫、胎宝宝会压迫腹腔，就会出现胸闷、喘不上气等不适。你最好采取侧卧或半躺的姿势，这样会让呼吸变得顺畅一些。

Q：听说给肺部减压能让呼吸变得顺畅，那么，怎么给肺部减压呢？

A：当感觉呼吸不舒畅时，可坐在椅子上，背部挺直，然后提胸，肩膀向后，可以让肺部放松，使呼吸变得顺畅。注意千万不能一直就瘫坐在躺椅上或者是床上，这样只会增加肺部的负担。

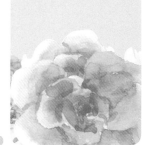

Q：运动会不会让呼吸变得更沉重？

A：适当运动可增加肺功能，改善呼吸沉重、不顺畅等问题，你应根据自己的身体状况，选择散步、孕妇操等方式锻炼，运动强度以锻炼后不觉得劳累为宜。当发现自己有气喘、上气不接下气的情况时，应放慢节奏，一直等到呼吸顺畅为止，再继续酌情运动。

Q:居室空气的质量会不会加重呼吸沉重的症状？

A：会。清新的空气让人心旷神怡、身体放松；污浊的空气会让你觉得胸闷、呼吸不顺畅、头昏。所以要保持居室通风，每天至少开窗通风2次，每次至少20分钟。准爸爸不要在家里抽烟。

Q：胸式呼吸能让呼吸变得顺畅吗？

A：做胸式呼吸有助于改善呼吸沉重、气喘等现象，使呼吸变得顺畅。具体方法是让身体保持站位，深吸一口气，同时将双臂向外伸直再向上举。然后头向上抬，慢慢地吐气，同时两只手臂放回自己身体的两侧，头向下看。

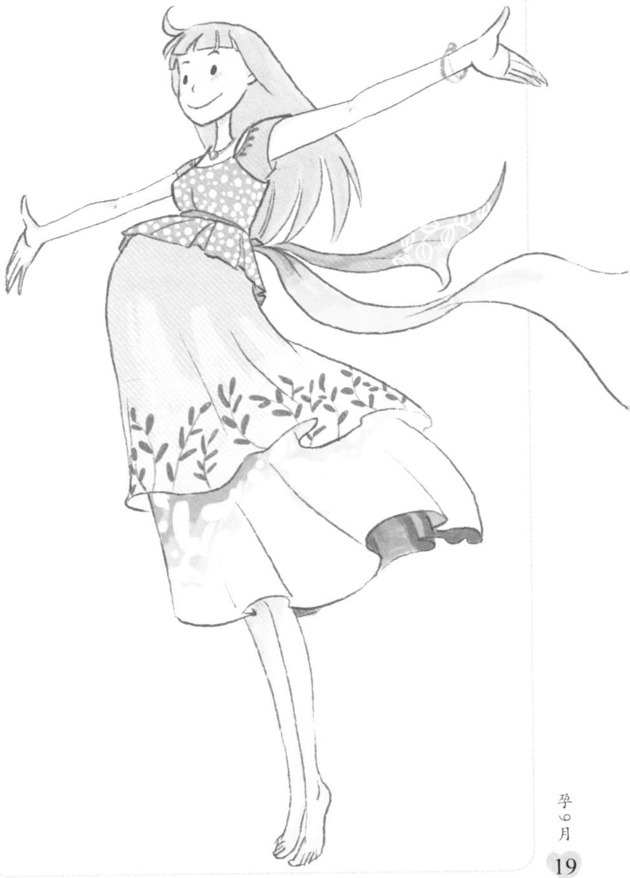

放平心态，调节产前抑郁、焦虑

辛苦怀胎，经历孕吐、恶心、便秘、水肿等诸多“磨难”，终于胜利在望了，但你新状况可能又来了——如夜里睡不着、睡不深，夜尿频繁；情感脆弱，依赖性很重，总想黏着丈夫，不愿意独处；变得敏感，常因一点儿小事就生气、发脾气，或情绪变得低落等，这些都是产前焦虑症的表现。这可不是什么好现象，对你、对胎宝宝都不利。

产前焦虑的原因

对不同的孕妈妈来说，导致产前焦虑的原因各有不同，但概括而言，大多都出于对以下问题的担忧：担心胎宝宝畸形，害怕分娩时疼痛，患有高血压、糖尿病等并发症。整天宅在家里，与外界交流少，注意力集中到种种消极因素上。担心宝宝出生后自己的职业受影响，或家庭经济压力加大等。

如果你也在为上面这些问题而焦虑，请仔细梳理一下自己的情绪，不要让自己受困在抑郁的情绪里，否则对你和胎宝宝来说，都是个灾难。

产前焦虑、抑郁的危害

产前焦虑的危害很大。孕妈妈焦虑、抑郁情绪会刺激肾上腺素分泌，容易导致代谢性酸中毒，引起胎宝宝宫内缺氧；严重焦虑甚至可导致早产、流产，分娩时产程延长、新生儿窒息，产后容易出现抑郁症等。产前焦虑、抑郁不仅会影响休息，导致食欲缺乏，使产力不足而影响分娩，还会影响内分泌，导致自主神经紊乱，使分娩时宫缩无力，造成难产。

如果常常感到焦虑，要克服这些不良情绪，最好的办法就是放平自己的心态，对未来、对那些不确定的东西，不要想得太多，坦然面对、欣然接受最好。即使有一些问题，如胎位不正、骨盆狭窄等，医生也能帮你解决。现代的医疗技术可助你生产，并能确保母婴安全，真的没有什么要担心的。

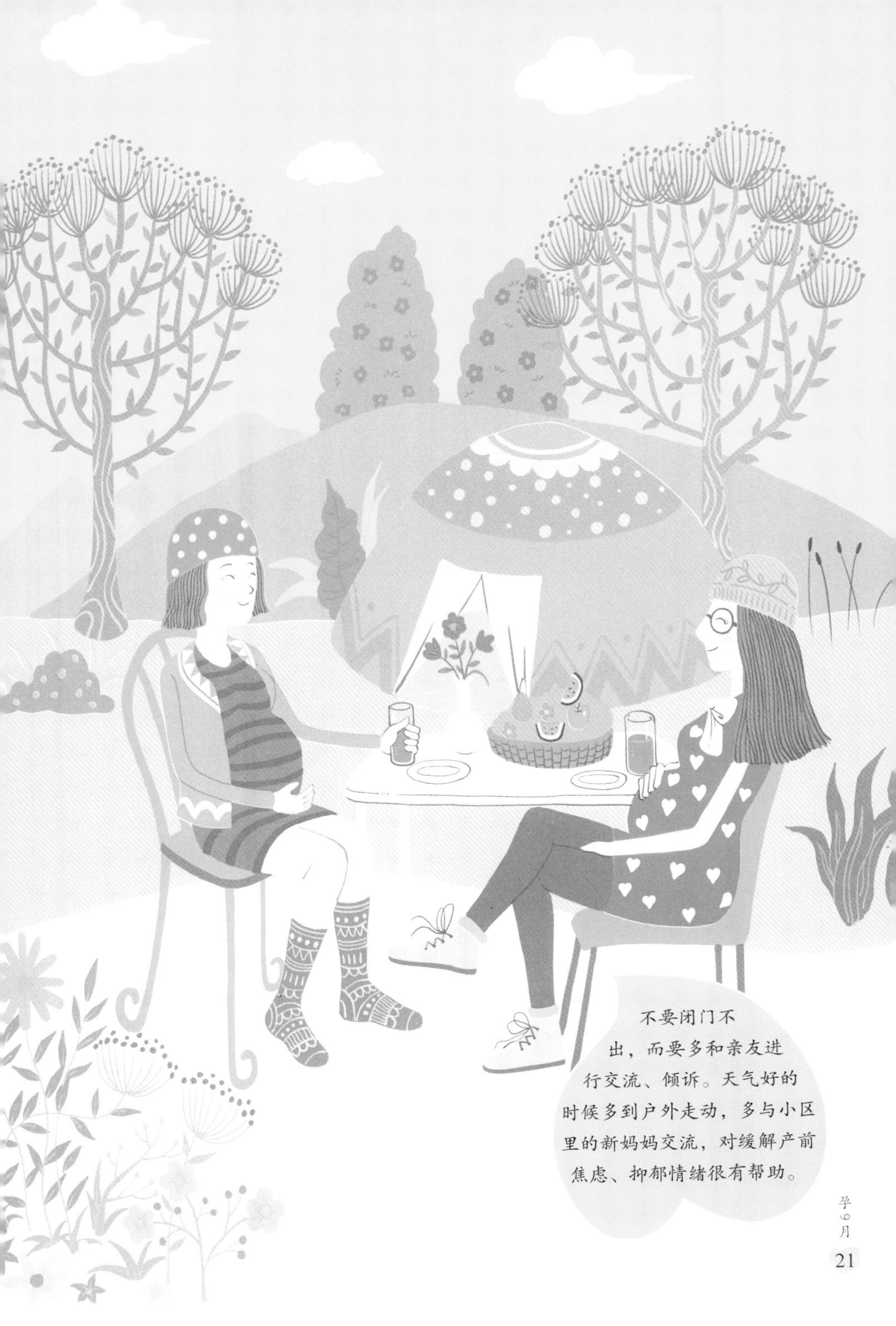

不要闭门不出，而要多和亲友进行交流、倾诉。天气好的时候多到户外走动，多与小区里的新妈妈交流，对缓解产前焦虑、抑郁情绪很有帮助。

监护胎心马虎不得

认识胎心监护

胎心监护，是用胎心监护仪将胎心率曲线和宫缩压力波形记录下来的胎心胎动宫缩图，是评估胎宝宝宫内情况的指标之一。

也许有人觉得，只要胎动正常，胎心监护不是特别有必要。其实，胎心监护的意义十分重大——当子宫环境不适合胎宝宝生存时，最早出现问题的是胎宝宝的心脏和中枢神经系统，而通过胎心监护仪检测胎心，能及早发现问题。

在医院做胎心监护

在医院做胎心监护时，医生会让你放松地坐在椅子上或躺在床上，然后，医生在探头上涂抹耦合剂，再放到你的肚子上，当听到胎心时，用带子将该探头与记录宫缩的探头一起固定在肚子上，然后启动仪器进行监测，同时把一个按钮让你拿着。

当胎宝宝出现持续活动的情况时，你需要按下按钮记录胎动。正常情况下，20 分钟的胎心监护过程中，胎动要至少 3 次。

必要时可居家监护胎心

从怀孕 32 周开始，患有高血压、糖尿病、心脏病、哮喘以及年龄超过 35 岁的孕妈妈，宜在家进行胎心监护，每天早、中、晚各 1 次，每次 20 分钟。居家监护胎心的步骤：

第 1 步

检查胎心仪

如果是充电式胎心仪，直接打开电源，检查电量。若是电池式胎心仪，使用前打开电池盖，按照正负极装入电池。

第 2 步

开启机器

在胎心仪的音频输出口插入耳机，旋转开关，开启机器。

第 3 步

涂耦合剂

胎心仪开启后，在探头上涂上耦合剂。

第 4 步

听胎心

慢慢用手感应胎宝宝的位置，找出检测胎心的最佳位置，然后用胎心仪的探头紧贴腹壁，获得最佳的音频信号，调节音量听宝宝的胎心。

胎心正常的4个指标

1. 正常胎心规律而有力，似钟表滴答声，为120~160次/分。如果<120次/分或>160次/分时，可间隔10~20分重复听1次，如果还不正常，提示胎宝宝宫内缺氧。

2. 胎心监护20分钟，胎动次数应该在3次以上，如果少于3次，则表示胎动异常。

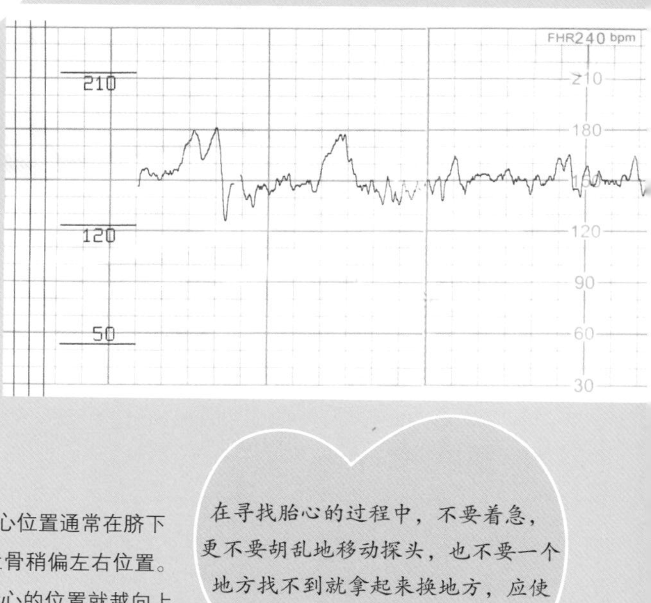

FHR240 bpm
210
180
120
90
60
50
30

寻找胎心的正确方法

● 怀孕第24周之前，胎心位置通常在脐下正中，有时需要移动探头向耻骨稍偏左右位置。随着孕程的发展，越往后，胎心的位置就越向上移，到怀孕第36周时，胎心通常会在肚脐和胸骨中间的水平位置。寻找胎心时，根据上面胎心的大概位置，用探头按照1厘米左右的范围，慢慢移动，寻找听胎心的最好位置。

在寻找胎心的过程中，不要着急，更不要胡乱地移动探头，也不要一个地方找不到就拿起来换地方，应使探头一直贴着皮肤移动，直到听见清晰的胎心音。

● 产检时，要注意观察医生听胎心的位置，回家后自己重复听，以确定胎心的位置。

● 根据胎动找胎心：胎动通常是胎儿手脚在动，所以右侧感觉胎动频繁时，胎心一般在左侧；如果左侧感觉胎动频繁，胎心一般在右侧。

3. 当出现胎动时，胎宝宝的胎心率表现为上升，一般胎心率在胎动时会增加至少 10 次 / 分。

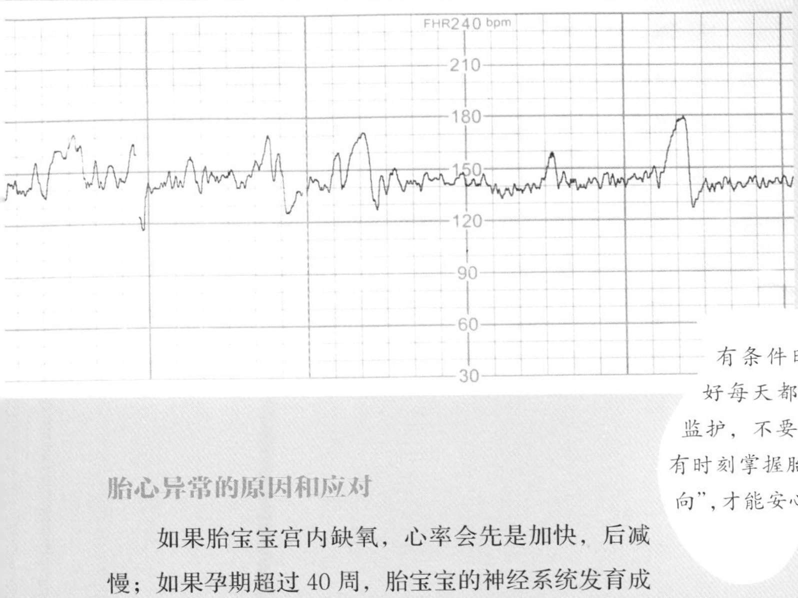
FHR240 bpm
210
180
150
120
90
60
30

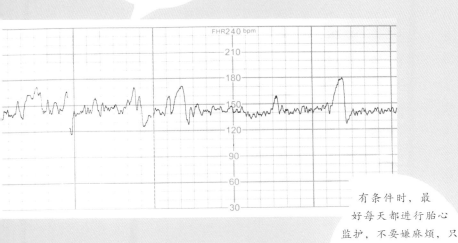

有条件时，最好每天都进行胎心监护，不要嫌麻烦，只有时刻掌握胎宝宝的“动向”，才能安心，不是吗？

胎心异常的原因和应对

如果胎宝宝宫内缺氧，心率会先是加快，后减慢；如果孕期超过 40 周，胎宝宝的神经系统发育成熟，胎心率也有可能低于 120 次 / 分。

如果你发热或患有甲亢等疾病，服用保胎药物安保片，以及本身心率很快，胎宝宝的心率有可能变快；服用普萘洛尔药物，也有可能导致胎宝宝心率减慢。

不管是哪种原因引起的胎心异常，胎动频繁或减缓甚至消失时，都应立即就医。

全面准备，向分娩冲刺

上班的孕妈妈要安排休产假啦

准爸爸一般都可以休陪产假，好好利用这段时间吧：和爱人一起经历分娩，并照顾好辛苦的妈妈和宝宝。

确定休产假的时间

从怀孕第 7 个月开始，你就可以申请休产假了。具体什么时候休产假，要看你的身体状况，一般建议在第 9 个月开始休产假。你应明确产假的天数，确定好产假的起始时间和结束时间。2016 年，国家法规规定，产假在原来 98 天的基础上，延长 30 天。具体要根据各地方的规定执行。

提前沟通好工作交接问题

提前与主管领导沟通，尽快结束手头的工作，或者列出工作明细表，及早确定代理人。你的工作代理人可能是一个人，也可能是分给不同的人负责。

在休产假之前，多跟工作代理人沟通，让他（她）了解你工作的脉络与流程，提前进入状态。

休产假期间与公司保持联系

在休产假期间，要多跟你的工作代理人、主管领导联系，了解对方的工作，也让自己随时了解到工作动态。虽然有些麻烦，但不要吝啬你的时间和耐心，这是职场生存的长久之道。

规划好产假后的安排

在产假结束之前，你需调整好自己的状态，适应好新妈妈和职场人这两种身份。在回单位工作前，应该与主管领导、工作代理人多多沟通，了解休假后自己的工作内容，使自己一回到单位就能迅速找回原来的感觉。记得装扮好自己，换个发型，或买几套漂亮的职业装，以全新的状态去上班。

休产假了，做些什么呢

休产假啦，要利用好产假，休息好，为生产和产后的育儿储存体力。不过，不要总是睡和坐着，可以花点儿小心思，让产假生活变丰富起来。

□ 研究美食

之前一直忙工作，下厨时间很少。休产假时，不妨研究一下美食，尝试做一些新菜品。

□ 看看书

在还没有分娩之前，休产假了意味着有大段的空闲时间，可以利用这段时间看一些自己喜欢的书，或者是学习专业知识，或者学习自己感兴趣的内容，充实自己。

□ 准备待产用品和婴儿用品

之前上班，逛街的时间不多，这时你可以和爱人、家人多逛逛母婴用品店，购买待产用品和婴儿用品。

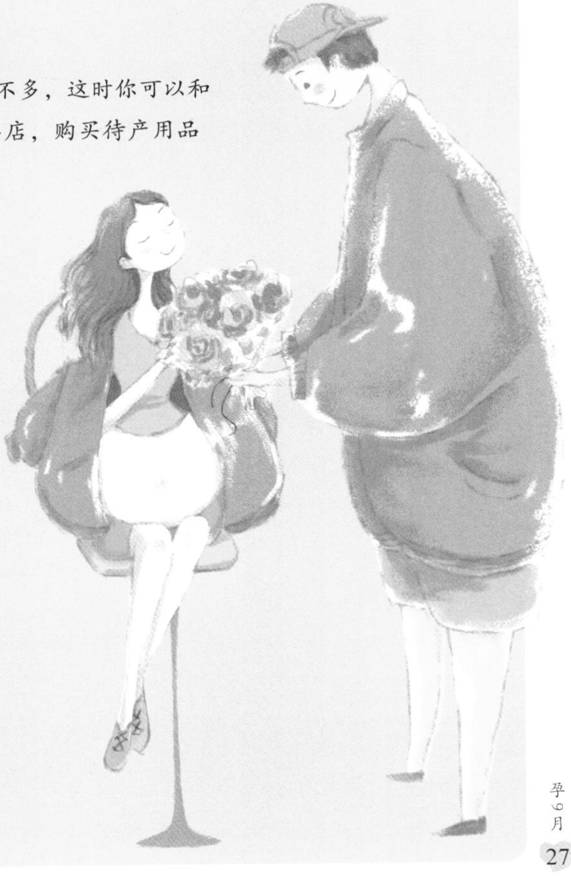

□ 学习分娩育儿知识

可以参加产前培训班、育儿培训班，多了解分娩知识，学习怎样护理、养育宝宝，让自己在分娩、养育宝宝时不至于慌乱。

□ 做一些兼职

如果闲不下来，就做一些兼职吧，不仅能给宝宝挣奶粉钱，还能活络大脑哦。不过，接兼职工作时，一定要考虑到自己的身体情况，不要让自己过度劳累。

动一动，为顺利分娩加把油

现在的你已经不宜再做运动量大的项目，而更适合做一下轻松的运动，比如散步、有助于自然分娩的体操等。下面这一组运动非常适合现在做，对促进分娩十分有益。

抬臀运动

平躺在床上，屈膝，抬臀，尽量抬高，然后缓缓下落，恢复至平躺状态。重复数次。可锻炼骨盆的灵活性，增强腰部肌肉，减轻腰痛。

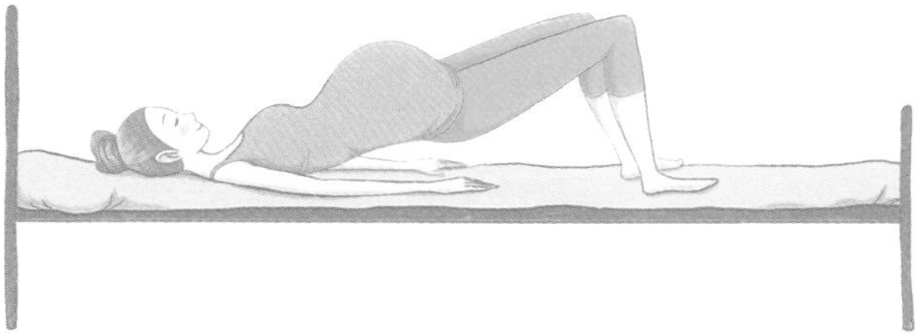

髋关节运动

平躺在床上，弯曲双膝，两手放在身体两侧。深呼吸，双脚脚底相对，弯曲的双腿一面分开一面抖动，分别贴于床面，再合拢双膝。可促进腿部血液循环，锻炼髋关节。

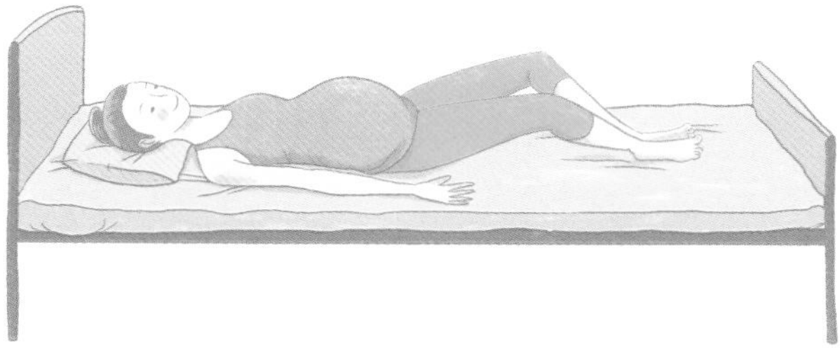

骨盆运动

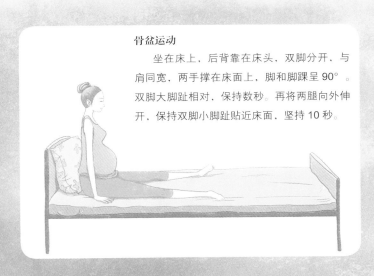

坐在床上，后背靠在床头，双脚分开，与肩同宽，两手撑在床面上，脚和脚踝呈 90°。双脚大脚趾相对，保持数秒。再将两腿向外伸开，保持双脚小脚趾贴近床面，坚持 10 秒。

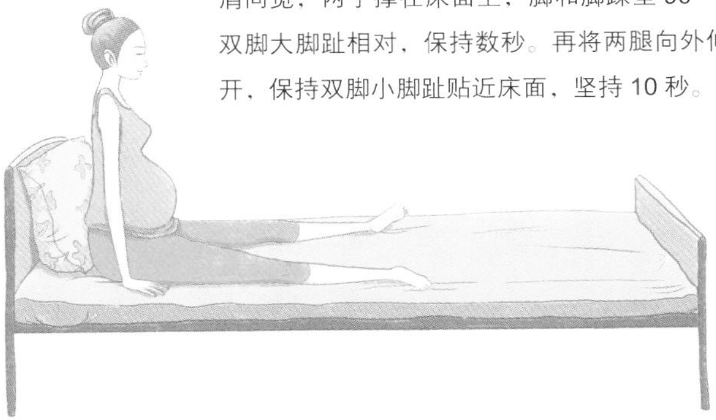

孕晚期运动注意事项

• 每次不宜超过 15 分钟。这个时期，你的负担很重，运动时要避免过度劳累与心动过速，所以每运动 15~20 分钟，就停下来稍做休息。

• 注意补充水分。运动前后、运动中，要注意补充水分，避免脱水，控制体温上升的速度。因为你体温上升了，胎宝宝的心跳也会变快。你的体温每上升 0.5℃，胎宝宝的心跳就会增加 10~20 下，容易影响到 TA 的健康和安全。

• 避免跳跃和震荡性的运动。震荡或跳跃性的运动都容易使你重心不稳，出现滑倒或碰撞到物体，引发早产。

• 避免在天气炎热和闷热时运动。在过分炎热的天气下做运动，可能让你中暑。最适宜运动的温度为 26℃左右。

备好待产包，为分娩时刻准备着

待产包准备得越充分，临产就越从容。下面这份清单很详细，可照着备一些。也可向有经验的妈妈取经，看她们都准备了哪些东西。

一些医院会准备专门的待产包，为避免重复，最好提前问一下待产医院。

待产包

1个

•选择空间容量大、分类袋多的。

•将自己和宝宝的物品分类放置。

开襟外衣

2套

•天热时准备棉质、轻薄透气的睡衣。

•较凉时要准备保暖、开襟外套。

内裤

6条

多带几条，方便更换。

产妇护理垫

10片

产后使用时要勤更换。

拖鞋

2双

•选择鞋底柔软、防滑的拖鞋。

•天冷时应选包跟的棉拖鞋。

哺乳文胸

3件

选择前开式或吊带开口式的，方便给宝宝喂奶。

洗漱用品

1套

•牙刷、梳子、小镜子、脸盆、洗私处的小盆、香皂等。

•毛巾要准备4~6块，可用于擦洗身体不同部位。

卫生巾

2包

选用安全正规的卫生巾，提前到正规商场去购买。

餐具

1套

•饭盒、筷子、杯子、勺子、带弯头的吸管等。

•如果家里有，提前装好即可，不需要另外购买。

出院衣服

1套

准备一套适合出院当天穿的服装。

妈妈食品

若干

可提前准备好红糖、巧克力等食品。巧克力可用于生产时增加体力，红糖是产后补血之用。

纸尿裤

2包

新生宝宝一天大概用8~10片NB码纸尿裤，应先准备3天的量，不够用再买。

新生儿衣服

3套

根据季节选择衣服厚度。住院时替换能用即可，不用准备太多。

抱被

2条

冬天宜选夹棉抱被，夏天宜选薄的棉质抱被。

奶瓶

2个

准备2种不同容量的宽口径玻璃奶瓶，一个用来喂奶粉，一个用来喂水。

手帕

5条

分别用来给宝宝擦嘴、擦鼻涕等。

配方奶粉

1罐

考虑到有些妈妈开奶困难或奶水不足，最好先准备一罐配方奶粉。

奶瓶刷、奶瓶清洁剂

各1个

宜选择海绵刷头的奶瓶刷，加上奶瓶清洁剂进行涮洗。

杯子、小勺子

各1个

宝宝不接受奶瓶时，用来喂水。

入院证件

夫妻双方身份证、产检病历及围产卡、准生证、医保卡、生育保险凭证等。

手机和充电器

充电器事先放在待产包中，手机随身携带即可。

纸、笔

随时记录阵痛时间及宝宝出生时间、每次大小便时间等。

银行卡和现金

一定要带好现金，买点小东西的时候也方便。事先向医院了解清楚支付方式。

相机或摄像机

用于记录宝宝的出生及成长每一个重要过程。

确定合适的医院

不一定要选择资质最好的医院，而应选择最适合你的医院。

选择合适的医院进行分娩非常重要。一般建议在进行产检的医院分娩，大夫会对你的健康状况更了解，方便及时判断。

如果有回老家分娩，或者更换医院的打算，要综合多方面因素仔细考虑，再进行选择。

怎么选择合适的医院呢？

口碑好

医院口碑好，医护人员水平高、素质强，能让你分娩时的安全有保障。可以多上相关网站看看网络评价、媒体报道，也可以多问问周围人的选择，多种渠道搜集信息，了解医院的口碑。

离家近

不论是产检还是分娩，选择医院时都宜采取就近原则。如果选定的医院离家比较远，则要考虑交通问题：交通是否便利，是否有直达的公交车。如果交通不方便，经常堵车，就需要重新选择了。

医院的环境

顺产一般需要在医院住上 2~3 天，剖宫产需要住院 5~6 天。所以医院的环境很重要。如果医院正在施工，尘土飞扬，比较嘈杂，那就重新找医院吧。

医院的性质

和综合医院相比，专业性强的妇幼保健医院相对而言更适合分娩。不过，患有心脏病、肺结核等严重疾病的孕妈妈，最好选择在大型的综合医院进行分娩，这些医院有更丰富的处理同类型疾病的经验。

开始准备月子里用的东西

预产期近了，坐月子也快了，可以着手准备月子里要用的东西了。

月子用品清单

用品	数量	说明
吸奶器	1个	• 奶水多的妈妈，奶胀时需要用吸奶器将奶吸出来 • 剖宫产或者奶水不多的妈妈，用吸奶器吸奶，有助于乳汁分泌 • 乳头内陷的妈妈，可以用吸奶器把乳头吸出来
哺乳衣	4套	除了哺乳文胸外，还要准备几套外穿的哺乳衣，避免将上身衣服掀开而受凉，以及不雅观的情况出现
防溢乳垫	1打	哺乳期使用，控制渗乳、保持干爽
产妇专用盆	3个	分别用来擦身子、洗“秘密花园”和洗内衣裤
抗菌棉质内裤	6条	产后恶露多，为保持“秘密花园”的卫生，应准备若干抗菌防臭的棉质内裤
产妇帽	1顶	• 预防着凉 • 遮住头发，使哺乳、育儿更方便
月子鞋	1双	夏天准备薄的布鞋，冬天应准备包跟的软底棉鞋

四季月子用品细节

季节	气候特点	月子用品
春	潮湿、温暖	• 衣服不容易干，建议多准备几套棉质家居服，以备不时之需 • 容易出现感冒、过敏等不适，应准备一些对哺乳影响不大的感冒药、治疗过敏的软膏等药物
夏	天气炎热	• 容易出汗，应多准备一些毛巾擦汗 • 胃口会变差，可准备一些开胃的小零食
秋	干燥多风	• 多准备几套保暖的家居服 • 容易皮肤干燥，需要准备滋润效果好的润肤乳
冬	天气寒冷、风大	• 准备加厚的月子帽、睡衣、棉拖鞋、厚袜子等 • 容易皮肤干燥，应准备滋润效果好的润肤乳

树立信心，分娩并不可怕

越是临近分娩，就越容易紧张：害怕分娩的疼痛和“折磨”，担心难产要做剖宫产手术……其实，分娩没有那么可怕。

相信自己，相信你的身体，TA 会默默配合你，进行自我调节。你的身体也会在分娩时分泌镇痛雌激素，帮助你从容地应对分娩的疼痛。任何疼痛都抵不过宝宝出生时那一声嘹亮的啼哭！

相信爱人、家人、朋友，他们会陪在你身边，他们是你的坚强后盾，会为你安排好一切，给你加油、鼓励，并照顾好你。

相信医生，在分娩时，他们会帮助你，教你呼吸、教你用力，帮你减轻疼痛，直至你的小宝贝顺利诞生。

“为母则强”，你一定能战胜对分娩的恐惧，从容地迎接宝宝的到来。

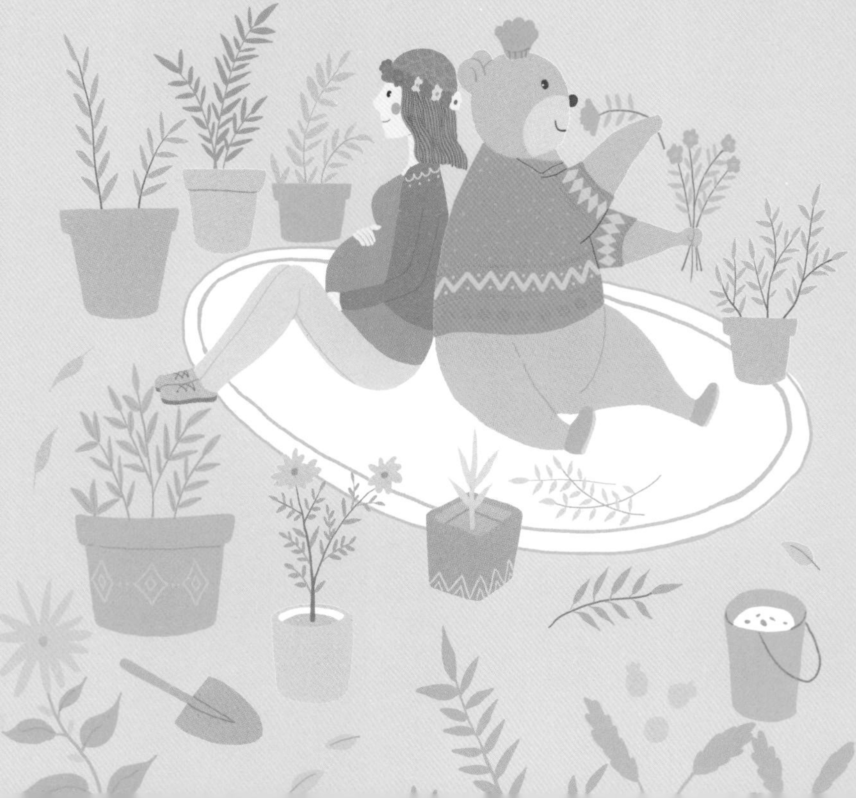

调整睡姿与饮食，“带球”也安睡

孕晚期睡不好是常事儿。睡眠不足，对你和宝宝都有影响，找出原因，然后按相应的办法调整自己，会让你睡得安稳一些。

调整睡姿

小米睡觉时习惯了仰卧，孕早期、孕中期没什么感觉，但到第9个月时，总感觉有东西把自己压得胸闷、喘不过气来，医生建议左侧卧，但睡着睡着又想平躺，真心难受。

到孕晚期时，胎宝宝重量大增，会压迫到大静脉，阻滞血液从腿和脚流向心脏，引起胸闷、气短，导致睡不实，容易醒来。要想改善这种情况，睡觉时宜以左侧卧睡姿为主，觉得不舒服时应及时更换睡姿。不论是左侧卧还是平躺，你可以借助一些“小工具”让自己睡得更舒服：

睡姿	调整方法	具体操作	作用
平躺	膝盖下放枕头	入睡前，把一个枕头垫在膝盖部位下方的位置，使膝盖、小腿放在枕头上	缓解腿部的不适
侧卧	两腿间放枕头	两条腿弯曲，然后在两腿之间夹一个枕头	减轻腹部的压力，缓解腿部不适
	腹部下放枕头	在腹部下面加一个枕头	减轻腹部压力
	脚下放枕头	在小腿、脚踝下放一个枕头	促进血液回流，减轻水肿
	后背放枕头	在后背放一个柔软又有质感的枕头	缓解背部疲劳

调整睡眠时间，保持心境平和

思思怀孕9个月了，最近总是睡不好。虽然每天晚上都睡得挺早的，9点多就睡了，但没睡多久就醒了，虽然感觉很累很想睡觉，但老是觉得心里压抑，睡不着，常常折腾到凌晨4~5点时才昏昏沉沉地再次睡去。

如果睡得有些早，大脑得到休息、经过自我修整后，会处于兴奋状态，使人觉得既累又睡不着。孕期雌激素和黄体素的大量分泌，也会使你变得敏感，情绪不太稳定，容易焦虑、忧郁、失眠。

改善的方法是调整睡眠时间，每天晚上 10 点半左右睡觉，最晚不超过 11 点。也要调整情绪，保持平和的心情，睡前听听音乐、看看书，与准爸爸、家人聊天，转移掉压抑、忧郁、焦虑等不良情绪。切忌睡前太兴奋或生气。

调整饮食习惯

小晴怀孕后立马升级做了“女王”，老公百依百顺，吃喝玩乐都由着小晴的性子来，每天都要吃夜宵。进入孕晚期后，小晴的日子就没有以前那么舒坦了，总是睡不好，睡觉时感觉肚子胀胀的。

睡前吃夜宵，会增加肠胃的负担，使肠胃总是在“加班”消化食物，自然会“吵到”其他器官，使大脑兴奋，影响到睡眠。解决的办法就是改掉吃夜宵的习惯，特别是睡前 2 小时不宜吃东西。晚餐应清淡、易消化，避免吃高盐分、高糖分、高脂肪食物，另外，睡前不宜饮用咖啡、茶等有提神作用的饮品。

睡前少喝水

孕晚期的尿频可能会让你晚上频繁起夜，影响到睡眠质量。除了增大的子宫压迫膀胱，紧张、焦虑也会导致尿频。泌尿、生殖系统感染也会导致尿频，并常伴有小便时尿道或阴部疼痛、灼热等症。

建议晚上睡觉之前上一次厕所，将尿液排净。睡前 30 分钟尽量不喝水。控制好情绪，如感觉压力大或为某些问题焦虑时，应多跟家人、朋友聊一聊，让心情稳定下来。

另外，建议每天用温水清洗阴部，擦干，换上干净的内裤，以预防感染；出现小便疼痛，阴部瘙痒、灼热等症状时，要立即就医。

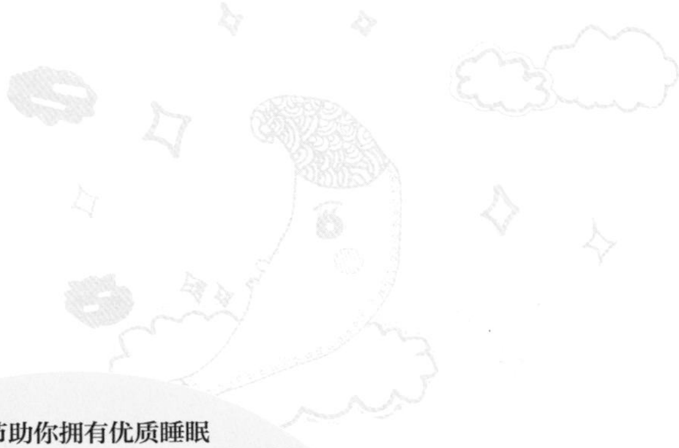

小细节助你拥有优质睡眠

房间温度、湿度

适宜的室内温度为20~23℃，适宜的室内湿度为40%~60%。每天应定时开窗通风，每次20~30分钟，每天至少2次。

卧具要舒适

宜用棕床垫，或在硬板床上铺9厘米左右厚度的棉垫；枕头应松软、高度适宜；被子厚度要“应季”，以自己感觉温暖又不热为度。

适当运动

白天适当运动，可消除紧张，转移不良情绪，使你的心情变好，还能诱发疲劳感，促进深度睡眠。所以即便是孕晚期，也要坚持运动。散步是孕晚期最适宜的运动，每天都要坚持散步。

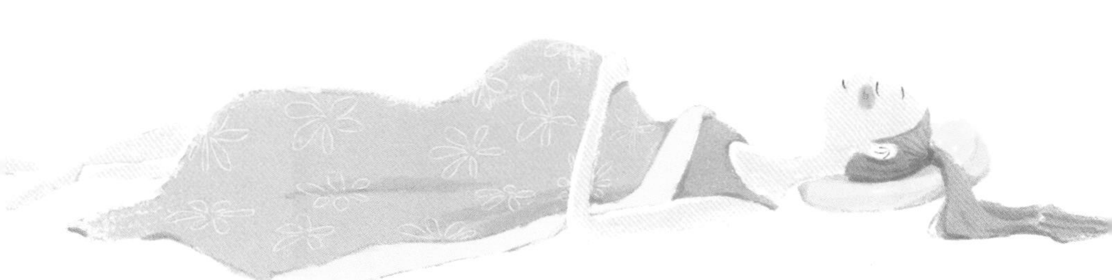

是顺产还是剖宫产？现在基本上可以确定了

关于顺产还是剖宫产哪种方式好，众说纷纭。不过，采取哪种分娩方式，你说了不算，而需要医生根据你的身体情况、胎宝宝宫内发育情况等，综合评定哪种分娩方式更适合你。

N 种身体状况决定剖还是不剖

胎宝宝窘迫或胎位不正

脐带绕颈、胎盘功能不良、吸入胎便、胎位不正等症状出现后，经过医生处理仍未改善，应施行剖宫产，以防止危险发生。

产程迟滞

宫颈扩张时间超过 20 小时称为产程迟滞。当产程迟滞情况发生还坚持阴道分娩，有可能导致宝宝颅内出血、缺氧等情况，应施行剖宫产。

骨盆结构异常

如果有骨盆结构上的异常，比如骨盆骨折病、头盆不对称等，无法让胎宝宝顺利通过，应采取剖宫产。

前一胎采取剖宫产

第一胎剖宫产，再次分娩也可能选择剖宫产，以避免意外的发生。一般来说，一次的前胎剖宫产手术，可增加近 1% 的子宫破裂概率。

子宫曾经历过手术

进行子宫肌瘤等手术后，子宫会留下瘢痕组织，可增加孕晚期或分娩过程中子宫破裂的概率。

巨大儿

胎宝宝体重超过 4000 克，会增加顺产的难度。当产程不顺利或出现难产时，就需要采用剖宫产。

母体不适合顺产

如果你患有重大疾病，如先兆子痫、心脏病等，经医生评估不能顺产的，应剖宫产。

胎盘因素

胎盘的位置及变化也会影响生产方式，如胎盘位置太低、前置胎盘或胎盘早剥等，都是剖宫产的可能原因。

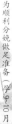

如果医生评定你不适合顺产，别盲目坚持。现代医学发达，剖宫产的成功率很高，不用太过忧心。

顺产 PK 剖宫产

顺产和剖宫产各有各的好处，也都各有缺点，下面我们就来看看它们 PK 的结果。

分娩方式	费用	优点	缺点
顺产	基本价格在 800~1500 元（不含住院费）	1. 产后恢复快。生产当天就可以下床走动。仅有会阴部位伤口，一般 3 天左右可以出院 2. 产后可立即进食，乳汁分泌快 3. 花费较少 4. 并发症少 5. 对宝宝来说，从产道出来其神经、感觉系统得到锻炼，促进发育 6. 腹部恢复快，可很快恢复原来的平坦	1. 产前阵痛，分娩过程的痛感强烈 2. 有可能引起阴道松弛、骨盆器官脱垂的后遗症，侧切可能会引起一些并发症 3. 生产时间没办法准确预知 4. 过程中可能会遇到其他的未知情况
剖宫产	一般三级医院，正常费用在 5000~6000 元（不含住院费）	1. 免除宫缩时的阵痛 2. 当胎宝宝、或你有异常，不能顺利娩出胎宝宝时，可以挽救母婴生命 3. 阴道、会阴不易受到损伤 4. 第一胎是剖宫产，第二胎多数都是剖宫产 5. 宝宝足月但又未发动，可自由选择日子和时间出生	1. 费用高 2. 失血量比顺产的多 3. 容易引起伤口感染、手术意外、子宫粘连、子宫损伤等情况 4. 手术中麻醉意外发生的概率较高 5. 不可预知的手术意外 6. 产后恢复慢，伤口护理不周还容易发生感染

这些检查可帮助确定生产方式

顺产 OR 剖宫产，需要“数据”来说话。在预产期前的一两个星期，医生会让你做以下检查，再确定采取哪种分娩方式。

B 超可确定胎位，看宝宝大小

临近预产期，医生会安排你做一次 B 超，作为判断分娩方式的依据之一：一是胎宝宝的大小，如果超过 4 千克，或长了个又大又圆的脑袋，会增加顺产难度，通常建议剖宫产。二是胎位和胎头位置，头位，且胎头降入骨盆，是顺产的“硬性标准”之一。如果是横位、臀位，或者胎头位置不佳，则需要剖宫产。

验血、验尿，确认健康状况

很多人觉得每次产检都验血、验尿，在分娩之前就没必要再验了。其实，产前验血、验尿很重要。因为从上一次检查到产前，你的身体有可能会发生变化，医生会根据检查的结果，分析是否有不利于顺产的因素，以及根据你的血型准备血源，以防生产过程中发生意外。

胎心监测，了解胎宝宝的情况

胎心是否正常，直接反映了胎宝宝的生命强弱。胎心率为 120~160 次 / 分，节律整齐、强弱适中，适合顺产。如果胎心率超过 160 次 / 分，或低于 110 次 / 分，要及时排查原因，有可能需要立即进行剖宫产。

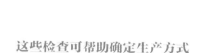

查心电图，确认你能否承受分娩

在预产期之前，医生会安排你做一次心电图，以了解你的心脏功能，确认你是否能承受顺产。检查前要先休息一会儿，让自己平静下来，不要在匆忙的状态下做心电图。在检查时，尽量放松，不要紧张，也不要说话，以免出现干扰现象，影响心电图的清晰度。注意不要空腹做心电图，以免出现低血糖、心跳加速等，影响检查的结果。同时带上前一次的心电图报告，供医生参考。

做心电图的流程

第1步 排队，等医生或护士叫号。

第2步 核对姓名、性别、年龄、孕周等信息。

第3步 听医生“指挥”，平躺在心电图机旁的检查床上，并暴露胸部和四肢。

第4步 医生用酒精棉球擦拭心电电极贴放部位。

第5步 医生将4个夹子按照一定的顺序，分别夹在你的四肢，使金属片放置在你的肢体内侧。

第6步 再将6个小球放置在你的胸前区。

第7步 最后医生操作机器，在规定时间内做完检查，并打印检查单。

能不能顺产需要看综合性的指标，心电图检查结果只是参考。所以当心电图上出现“心律不齐”等字样时，别着急，听听医生的说法~

做盆骨评估，判断胎宝宝能否顺产

一般在怀孕第 37 周左右，医生会给你测量骨盆，根据骨盆大小、胎宝宝情况，以及你的身体素质，综合评定是否可以顺产。骨盆大小正常、形态正常，胎宝宝大小属于正常范围，则有利于胎宝宝娩出，狭小或畸形骨盆容易导致难产。

了解你的骨盆

骨盆是由骶骨、尾骨、左右两块髋骨以及其韧带联结而成。两侧髂耻线及骶岬上缘的连线，形成骨盆“骨盆界线”。界线将骨盆分成上、下两部分，上部分为大骨盆，也称“假骨盆”，具有支持怀孕时增大的子宫的功能，但它跟是否能顺产没有关系；下部分为小骨盆，我们常说的骨盆指的就是小骨盆，它的大小会影响胎宝宝的娩出方式。

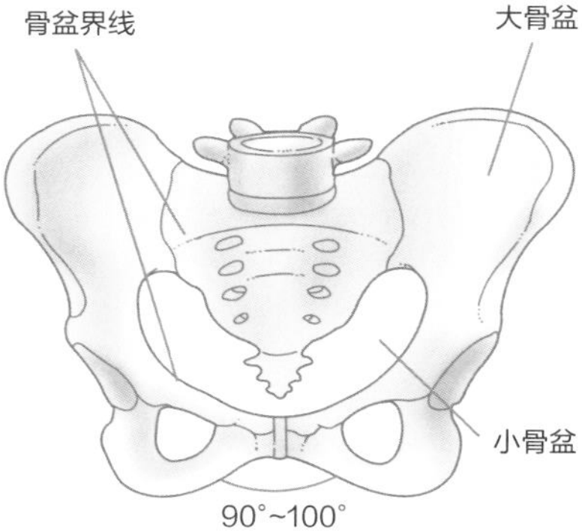
骨盆界线
大骨盆
小骨盆
90°~100°

骨盆测量的数值与分娩方式的选择

进行骨盆测量时，你需要脱掉裤子，躺在检查床上，医生会拿出专用的测量工具，为你测量各种数据。你需要做的，就是听医生的“指挥”，或平躺，或侧卧，配合好医生。

骨盆外测量的正常值

部位	正常范围
两髂前上棘外缘的距离	23~26 厘米
髂嵴间径，髂骨外缘最宽距离	25~28 厘米
骶耻外径，由第 5 腰椎棘突下凹至耻骨联合上缘的中点	18~20 厘米
出口横径，坐骨结节间径	8.5~9.5 厘米
出口后矢状径	8~9 厘米。若后矢状径与出口横径之和大于 15 厘米，表明骨盆出口狭窄不明显
耻骨弓角度	正常值约 90°，小于 80° 为不正常

骨盆大小在正常值范围，胎宝宝个头不大，身体又棒，通常都能顺产哦。不过，骨盆大小不是衡量是否能顺产的唯一指标，临产时有可能出现其他情况，医生会具体情况具体分析，要做的事情就是配合医生~

骨盆内测量的正常值

部位	正常范围（单位：厘米）
耻骨联合下缘至骶岬上缘中点的距离	12.5~13，这个数值减去 1.5~2，即为骨盆入口前后径的长度范围
两坐骨棘间的距离	10
坐骨棘与骶骨下部间的距离	5.5~5.6，小于这个数值属中指骨盆狭窄

需要采取剖宫产的情况

骨盆情况	特别说明
骶耻外径≤ 16 厘米，骨盆入口前后径≤ 8.0 厘米	骨盆入口狭窄，胎头不能入盆经阴道分娩
骶耻外径 16.5~17.5 厘米、骨盆入口前后径 8.5~9.5 厘米	• 如果你身体好、产力足，胎宝宝个头不大，可尝试顺产 • 胎宝宝体重超过 3.5 千克，建议剖宫产
中骨盆平面狭窄	• 容易发生持续性枕横位或枕后位 • 宫口开后，胎头能转至枕前位自然分娩，个别情况需手转胎头阴道助产 • 若宫口全开，胎头仍在坐骨棘水平以上，或出现窘迫征象，应剖宫产
坐骨结节间径与出口后矢状径之和小于 15 厘米	建议剖宫产
坐骨结节间径与出口后矢状径之和大于 15 厘米	母婴情况良好，可考虑顺产

顺产 OR 剖宫产 Q&A

Q：顺产时借助产钳拉宝宝的头部，会不会伤害到宝宝？

A：在顺产中，借助产钳的概率非常低，在万不得已时才会使用，只要医生操作得当，是不会伤害到宝宝的。

Q：无痛分娩真的不痛吗？

A：无痛分娩并非真的无痛。无痛分娩其实就是药物镇痛法，能减轻你在分娩时的一些痛楚，以使得分娩的过程更加轻松、容易。但无痛分娩也不是每个女性都适合，采用无痛分娩前应咨询医生，遵从医生的意见和建议。

Q：孕晚期进行性生活，可以促进分娩吗？

A：孕晚期禁止性生活！孕晚期若进行性生活，极易造成胎膜早破，甚至引起宫内感染危及母婴安全。

Q：矮个子生产容易宫缩无力吗？

A：产力大小跟个子大小没有关系。子宫收缩是自主神经的收缩，力量非常大，身体健康的正常女性都具有产力。分娩是否能顺利，跟呼吸、用力的技巧有关，在整个分娩过程中，你需要配合医生，适当地调节呼吸、放松心态、正确地运用力气，这样才能保持最佳的产力，使胎宝宝顺利娩出。

Q：无痛分娩对宝宝有影响吗？

A：只要操作得当，无痛分娩对宝宝不会有影响。实施无痛分娩时，麻醉药物的剂量相当于剖宫产的1/10，甚至更少，经由胎盘吸收的药物量微乎其微，所以你若采用无痛分娩，不用太担心。

Q：顺产剖宫产哪个痛？

A：从疼痛程度上来说，顺产要比剖宫产疼。顺产是分娩之前疼痛1天左右，而剖宫产是手术后疼痛较长一段时间。疼痛并不是决定采用哪种分娩方式的影响因素，应听取医生的建议，选择合适自己的分娩方式。

Q：孕前中度宫颈糜烂，必须剖宫产吗？

A：不一定，单纯的宫颈糜烂并不是剖宫产的指征。如果你各方面的情况一切正常，可以采用顺产的方式。另外，孕期激素水平升高，有可能加重宫颈糜烂，这是正常现象，不必过于担心。

Q：剖宫产生出的宝宝是否容易患多动症？

A：不是的。顺产时，产道的挤压使宝宝的脑部、肺部等器官得到锻炼。虽然剖宫产使宝宝错失了这些锻炼机会，但只要宝宝的身体、智力发育正常，就不必太担心。

Q：曾做过剖宫产手术，应间隔多久再次怀孕？

A：做过剖宫产或子宫肌瘤手术的女性，再次怀孕时间应在术后2年。

Q：剖宫产安排在预产期前好，还是预产期后好？

A：如果没有任何临产征兆、原因，可在怀孕38~40周进行剖宫产手术。如果出现羊水过多、脐带绕颈等情况，医生会根据具体情况安排手术时间。原本计划顺产，但过了预产期仍没有动静时，医生会根据检查情况进行催产或剖宫产。

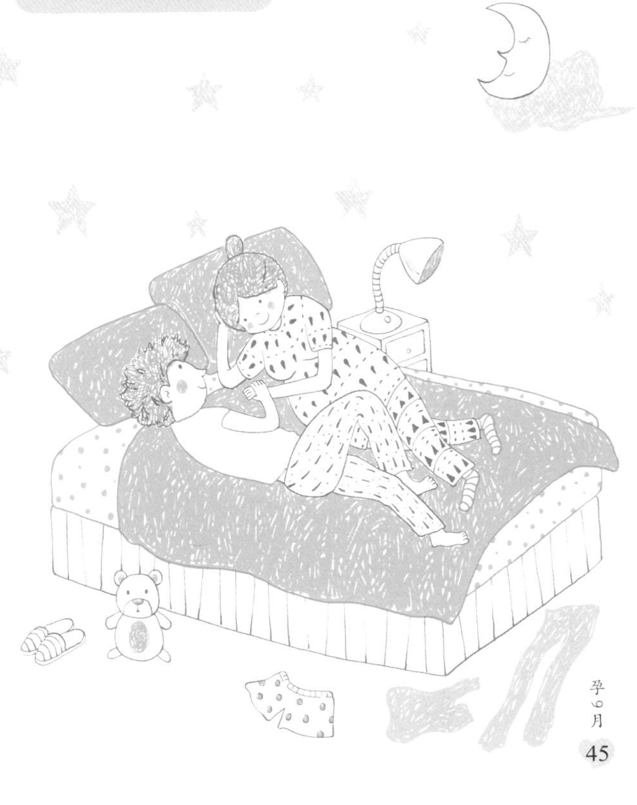

现在胎儿重约3000克左右，身长51厘米左右，有着圆圆的身体，粉红色的皮肤。

骨骼变得结实，头盖骨变硬，指甲越过指尖继续向外生长。

胎儿头发长出约2厘米，内脏、肌肉、神经等都非常发达，已完全具备生活在母体之外的条件。

在各个分器官发育过程中，肺部是最后一个成熟的器官，在分娩后几个小时内，胎儿才能建立起正常的呼吸模式。

这个时期，胎儿比以前安静了许多，不太爱活动了，这是因为此时胎儿的头部已固定在骨盆中，TA将会向下运动，压迫子宫颈，为分娩做好准备。

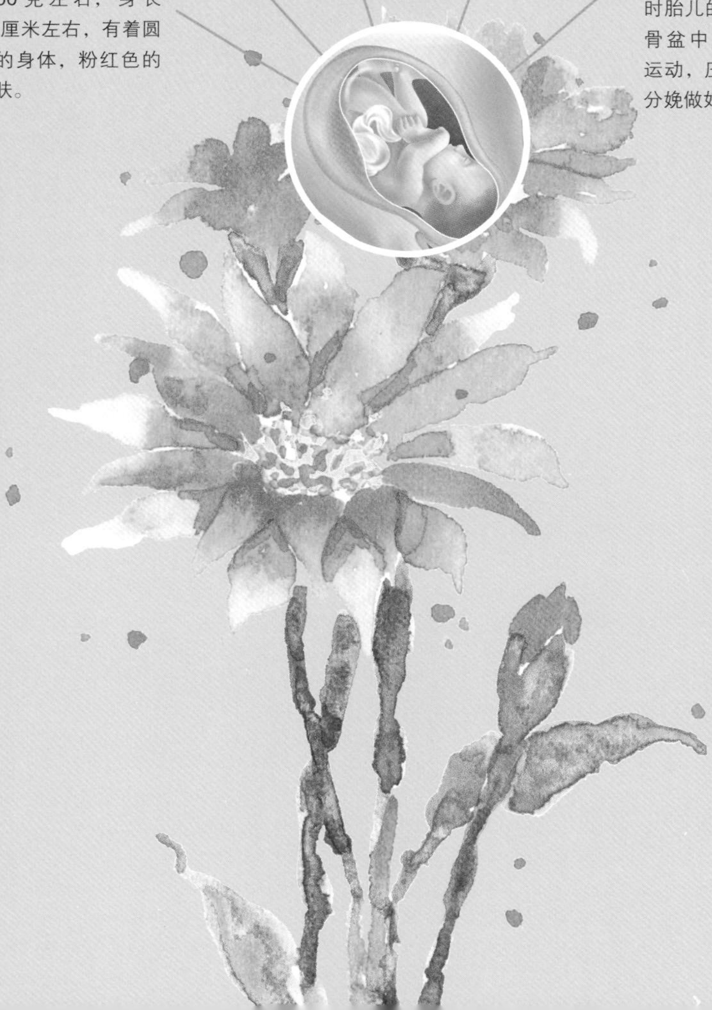

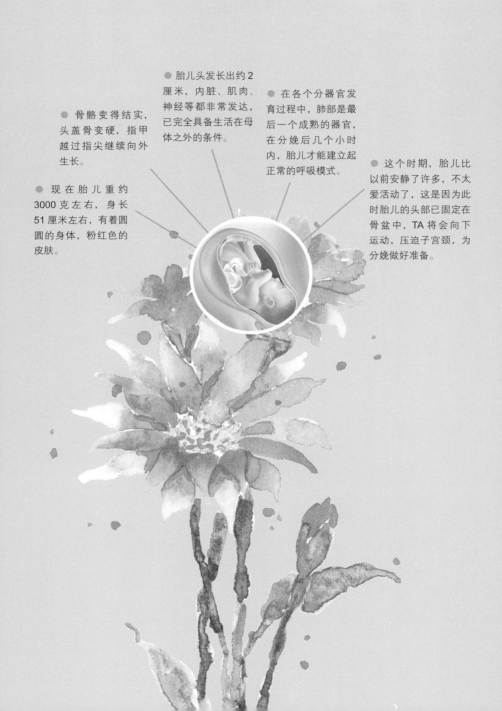

孕10月

亲爱的宝贝，你还好吗?
这一天终于来到，
你我团圆在即，
妈妈有一点小小的紧张。
不过，有你的陪伴，
我会勇敢!

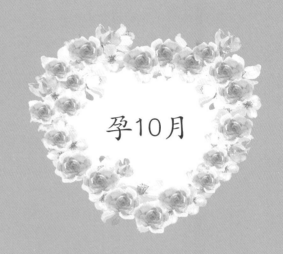

宝宝已经发育成熟，随时可能降临

分娩倒计时正式启动！不过，胎宝宝仍在继续努力让自己变“强壮”。

原来 TA 身上覆盖着的细细的绒毛和白色的胎脂逐渐脱落，皮肤也变得光滑起来，摸上去比鲜花还娇嫩。等 TA 出生后，你就可以尽情地爱抚 TA 了，而且一定会爱上与 TA 肌肤相贴的感觉。

当然，胎宝宝也在为出生做准备。TA“挣扎着”转动身体，头部进入骨盆，使自己的姿势更适合分娩，这样可减轻你分娩时的疼痛。如此体贴的小人儿，是不是觉得很暖心？

只是，不是每个胎宝宝都很乖，有的胎宝宝可能比较调皮，还有半个月才到预产期，但 TA 就已经迫不及待地要出来“见世面”。也有的胎宝宝太“安分”了，一直等到预产期，甚至预产期后 2 个星期，才 “姗姗来迟”。所以，你得时刻做好准备，迎接 TA 的到来，又不能太过心焦。

聪明的小宝贝知道 TA 应该在什么时间来到你的身边！

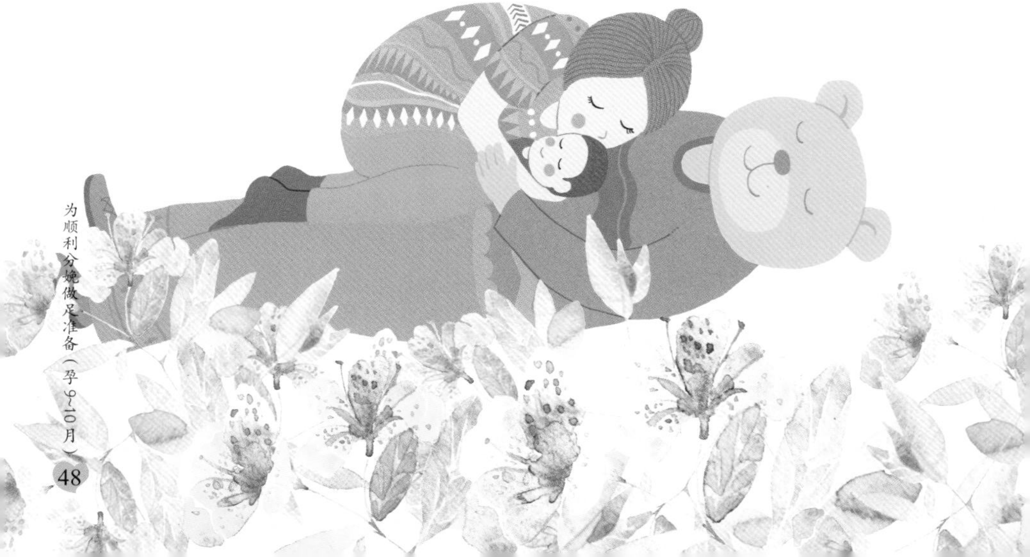

分娩倒计时，需要做这些准备

宝宝在为分娩积极“备战”，你也不能落后！

在这个月，你需要学习分娩知识，还要练习呼吸。“知己知彼，百战不殆”，对分娩全面了解之后，你会发现，原来分娩也不是很可怕嘛！

当然，还要做好心理准备，因为从此以后，你不再是一个人，要承担起养育宝宝的重任。不要怕自己做不好，准爸爸、家人、朋友都会帮助你。

别忘了拉上准爸爸，一起为宝宝准备一个干净舒适的家。不妨做一个“甩手掌柜”，“指挥”老公来个大扫除。

把暂时用不到的东西也收起来吧，杂乱无章也会让人分神，影响好心情。给家里通通风，擦擦窗，窗明几净的家相信宝宝也会喜欢的。

最后要提醒你一件事儿，分娩很耗费体力的，休息好最重要，每天至少保证 8 小时睡眠。只有休息好了，分娩时，才有力气把宝宝娩出，才能快点儿跟宝宝见面。

合理补充营养，储备最佳产力

为了保证生产时的体力，这个月你一定要吃好，保证膳食纤维、维生素、蛋白质以及钙、铁、锌等的充足摄入，为分娩做好充足的准备。

脂肪

25 克 / 天

在这个月，你需要为催乳做准备了。脂肪是乳汁分泌的必需营养素之一，你每天要保证25克左右的摄入量。植物油、肉类、坚果是脂肪的主要来源。除了正常饮食外，经常用莲藕、红枣、猪蹄一起炖汤，也能补充脂肪，还有助于泌乳。

蛋白质

80~100 克 / 天

在最后 4 周，蛋白质的补充仍然不能松懈，每天至少保证80~100克的摄入量。肉类、鱼虾、豆及豆制品、奶及奶制品、蛋类都是蛋白质的理想来源。一般每天保证 400~500 毫升牛奶、150 克左右肉类或鱼类、1~2 个鸡蛋，基本上能满足蛋白质的供应。

碳水化合物

500 克 / 天

最后一个月，你的新陈代谢能力达到巅峰，体重也会迅速增加，所以要控制碳水化合物的摄入，每天不超过 500 克。这时宜吃粥、面汤等容易消化的主食，既能减缓便秘，又能保证生产时的体力。

膳食纤维

20~30 克 / 天

胎头入盆后，肠道承受的压力会加大，更容易发生便秘，所以每天至少要保证摄入 20~30 克的膳食纤维。谷类、豆类、蔬菜、薯类、水果是膳食纤维的良好来源，每天的餐桌上至少要有 200~300 克蔬菜、150 克水果、100 克薯类。加餐时，可以吃全麦面包、麦麸饼干等富含膳食纤维的“零食”。

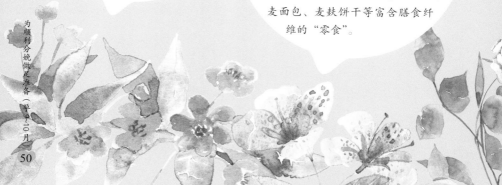

顺利分娩的“保护神”——钙、锌

□ 钙：强健骨盆

分娩时，子宫会从弱到强地反复收缩，把胎宝宝和胎盘强力推出，这时，心血管系统循环加快，骨盆也为此承受巨大的张力。而缺钙则会导致心脏的收缩舒张缺乏力量、骨盆不够强健，胎宝宝就可能会被骨盆卡住而出现难产。所以，最后几周，补钙行动仍然不能放松。

应以食补为主，可多吃富含钙质的食物，牛奶、豆制品是钙的良好来源。鱼搭配豆腐为补钙最佳搭档，因为豆腐含钙量较多，而鱼中含维生素D，可以促进钙吸收，这样搭配应是孕晚期餐桌上的必备食谱。每天坚持晒太阳补充维生素D，以促进身体对钙的吸收。

□ 锌：促进子宫收缩

锌可增强子宫有关酶的活性，促进子宫收缩，把胎宝宝推出子宫腔。如果缺锌，子宫收缩无力，无法自行娩出胎宝宝，就要借助产钳、吸力等外力才能娩出胎宝宝，严重缺锌则需要剖宫产。最后一个月，不要忘了补锌。可多吃富含锌的食物，如猪肝、瘦肉、鱼、紫菜、牡蛎、蛤蜊、豆及豆制品、花生、核桃、栗子等。服用锌剂应在医生指导下。

越是到最后时刻，越要注意营养。为了期待已久的见面，多花些心思在餐桌上吧。

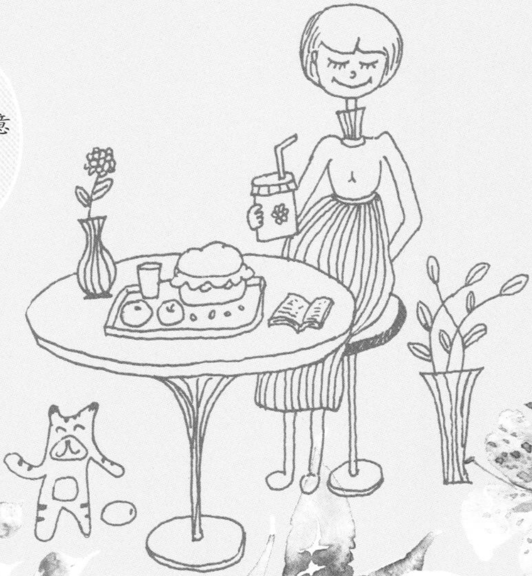

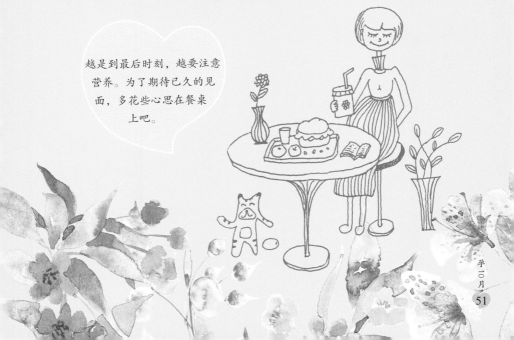

现在应该有胎头入盆的感觉了

什么是入盆？胎宝宝什么时候会入盆？入盆时你会有哪些感觉？入盆是不是意味着快生了……现在的你是不是也正被这些问题困扰着？别急，下面我们会一一为你解开“入盆”的秘密。

什么是胎头入盆

胎头入盆，就是胎宝宝的头部进入骨盆之中。准确来说，是胎宝宝头部的双顶径进入了你的盆腔入口以下。这标志着胎宝宝已经为分娩做好了准备。

胎头入盆的时间

如果是第一胎，一般在怀孕第 37~39 周入盆，也有一部分孕妈妈是在宫缩产生后胎头才入盆。生过宝宝的孕妈妈，大多是在临产后胎头才入盆。在孕 37 周进行产检时，医生会对你的骨盆进行测量，对胎宝宝的各项指标进行评估，以确定是否可以顺产。如果没有头、盆不称的情况，你不必太在意胎宝宝入盆的时间。

胎头入盆后多久生产

胎头入盆并不代表着马上就会分娩，这只是能进行自然分娩的一个条件，是即将分娩的信号，而不是分娩的信号。第一次怀孕的孕妈妈，一般在胎头入盆 2~3 周才开始分娩；怀第二胎的孕妈妈，通常入盆后就会直接进入到分娩阶段。

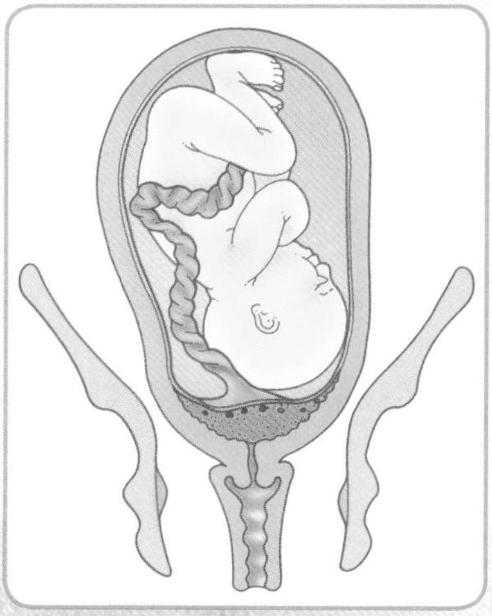

胎头入盆的感觉

出现宫缩

胎头入盆后会对宫颈有所压迫，有可能会引起宫缩。此时的宫缩多半不规律，发作时间也短，不必过于担心，同时应适当缩短日常活动时间，避免刺激子宫而使宫缩频繁。

尿频

胎头入盆后，胎宝宝的重量和增大的子宫会进一步压迫膀胱，膀胱难以正常贮存尿液，使你常感到尿意连连，总是想上厕所。

坠痛感

时不时感到下身有坠痛感，肚皮发紧，私密处有少许疼痛。从外观上看，胎宝宝的位置好像往下降了。

宫高下降

怀孕第9个月左右，子宫底处于孕期最高点，而入盆后，子宫底便会回归到孕8月的高度，出现宫高下降的现象。

痛经的感觉

胎宝宝不断向下，你会感到一阵阵类似痛经的感觉，其实这是明显的宫缩。胎宝宝越是向下，你的痛感会愈发明显。若胎头入盆后，出现规律性痛感、出血、羊水破了，应立即就医，准备生产。

腹部形状发生变化

胎头入盆后，胎宝宝的重心往下坠，使你的肚子看起来像一个柚子，摸上去硬硬的。虽然肚子在变大，不过你却不会感到很累，甚至会比怀孕第9个月时感觉舒服一些。

呼吸轻松，胃口变好

胎头入盆后，胎位向下移，子宫对心脏、肺、胃等器官的压迫会明显减轻，这些器官逐渐恢复正常功能，会感到愈发轻松，呼吸顺畅，胃口变好，吃得也比上个月多了。

胎头不入盆的应对方法

有的孕妈妈胎头入盆早，只要没有宫缩的症状，其他指征都正常，就不用太担心。但是，如果胎头迟迟不入盆，还伴有宫缩的症状，就要格外留心了，要提防早产的可能。

胎头还未进入骨盆之中，称为“胎头不入盆”。导致胎头不入盆的原因有很多：胎宝宝太大，头部与骨盆无法对称，胎头难以下降；脐带绕颈、前置胎盘等。排出以上原因，胎头依然迟迟不入盆，你可以适当做些运动，“引导”胎头入盆。

□ **散步**

怀孕第10个月，每天早晚在公园、小区等环境优雅的地方散步，每次30分钟左右。或者将散步分3次进行，每次15~20分钟。可锻炼骨盆韧带，增进体力，加快入盆。

□ **爬楼梯**

如果你所住的楼层不高，每天回家时建议爬楼梯，尽量少坐电梯。爬楼梯能充分锻炼腿部和臀部肌肉，有利于胎宝宝入盆，加速分娩的进度。爬楼梯时若感到疲劳，一定要及时休息，爬楼梯时最好有家人陪伴。若医嘱交代不能爬楼梯时，不宜进行这项运动。

□ **调整坐姿促进胎头入盆**

长时间坐着，胎宝宝可能会呈枕后位姿势躺着，即胎宝宝的脑后部朝向你的脊椎骨，这样胎宝宝就会很难入盆，而且由于先露部位的位置过高，也不是最佳的分娩姿势。

调整方法：注意向前倾斜着就座，让膝盖低于臀部，有助于胎宝宝的背部转向你的前面并向下移动。

□ **放松腹部肌肉加快胎头入盆**

肚子绷得比较紧，容易改变胎宝宝身体和先露部位与骨盆的角度，使入盆困难。应放松肚子上的肌肉，并尽量让腹部向前挺。

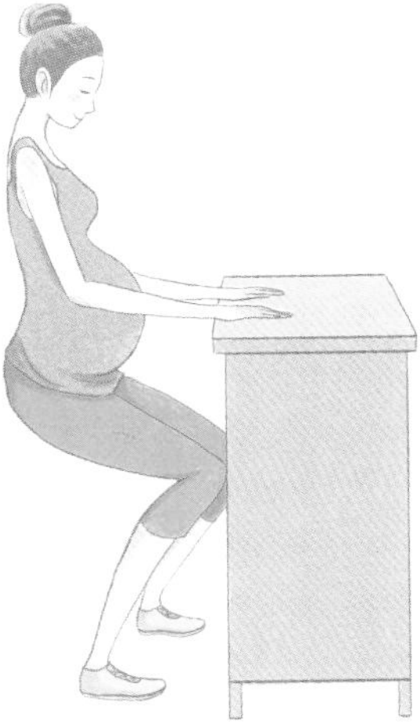

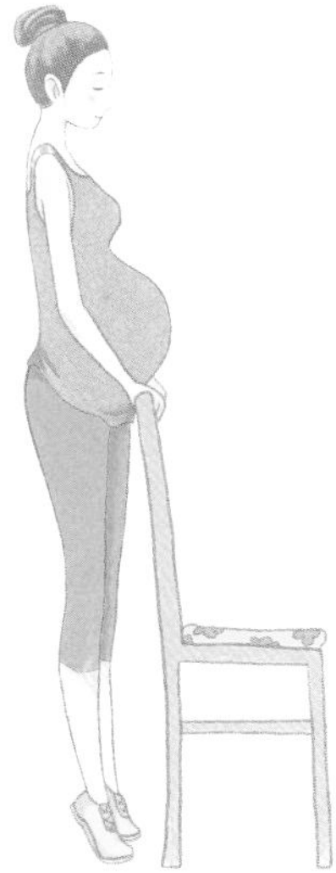

□ **小马步**

双手扶住桌子边缘，双脚平稳站立，慢慢弯曲膝盖，骨盆下移，两腿膝盖自然分开直到完全屈曲。慢慢站起，用脚力往上蹬，直到双腿及骨盆伸直为止，重复做10次左右。可锻炼骨盆肌肉。

□ **腰部运动**

手扶椅背，缓缓吸气时手臂用力，脚尖踮起，腰部挺直，使下腹部紧靠椅背。再慢慢呼气，手臂放松，脚还原。可锻炼腰部、骨盆肌肉，缓解腰痛，加快入盆。早晚各做5~6次。

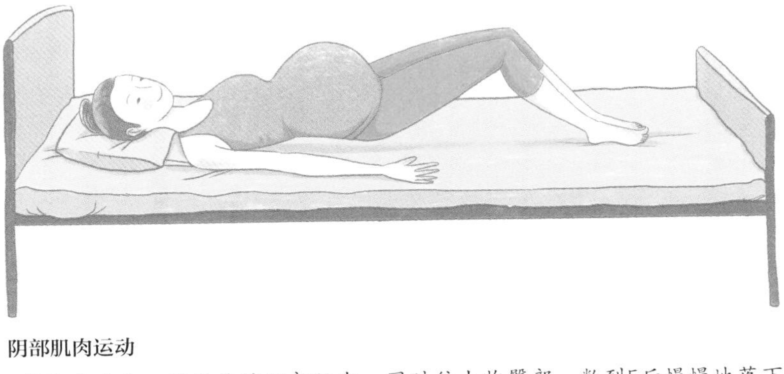

□ **阴部肌肉运动**

仰卧在床上，慢慢收缩阴部肌肉，同时往上收臀部，数到5后慢慢地落下，反复10次。可促进会阴、骨盆处血液循环，锻炼会阴、骨盆肌肉，有助于加快入盆，为分娩储备力量。

乳房已经迫不及待要工作了

如果你不小心压到了乳房，便流出淡黄色或白色乳汁，或者没有压迫到乳房，也会有少量分泌物不自觉地流出时，不要担心，这是正常的，因为乳房已经做好了哺乳的准备，迫不及待要“上岗”工作了。

漏奶应小心应对

孕妈手记

现在怀孕9个月了，我发现有漏奶的现象，侧睡压迫到乳房时漏奶比较明显，把衣服都弄湿了。我以为是睡觉时流口水造成的，还被老公笑话了。后来好几次都这样，发现不是流口水造成的，就赶紧去医院检查，原来是乳房已经迫不及待地要工作了，说不定生产之后宝宝的“口粮”很足哦。

——盈盈

漏奶并不是哺乳期的专利，在孕晚期，你也可能像盈盈一样，出现漏奶的现象。在怀孕后，胎盘会分泌大量的雌激素和黄体素，这两种激素会刺激乳腺内的腺管及腺泡发育，使乳房及乳头逐渐变大，乳晕也会变大，颜色还会变深。再加上脑垂体开始不断分泌泌乳素，泌乳素的浓度会随着孕周的增加而变高，到孕晚期时，血中的泌乳素浓度可高出平时的10倍。因此，在孕晚期，可能开始分泌乳汁，甚至会有乳汁外溢，浸湿衣服。

漏奶了怎么办

正常的漏奶，说明你的乳房已经迫不及待想要“工作”了，开始分泌初乳，这是一件值得欣喜的事情，可按下面的办法处理。每天用温水清洗乳房，清洗完之后在乳房周围擦拭润肤乳。漏奶时要将乳汁擦拭干净，换上干净的内衣，时刻保持乳房清爽。内衣要合身、稍宽松，避免乳房受到挤压而导致漏奶，在内衣里垫上棉质乳垫，防治乳汁浸湿衣服而造成尴尬。

即使挤压到乳房才有有漏奶的现象，也需要在包里放一套乳垫，说不定白天时也会派上用场。

乳垫有一次性和可重复使用两种，不论是哪种，接触乳房的面一定要是纯棉的。不能使用塑料衬里，还要经常更换，因为塑料不透气，乳房在潮湿环境中待久了容易引发炎症。乳垫要经常换洗，放在阳光下暴晒。

异常漏奶可能是乳房疾病引起的

异常的漏奶，准确来说是不正常的分泌物从乳房流出，乳房有脓性分泌物流出，分泌物有异味，或常伴有乳房肿胀、疼痛，身体发热等症状。这有可能是乳房疾病引起的。如果怀孕前乳房内有依赖性肿瘤，怀孕后由于雌激素的增加，会刺激肿瘤快速生长。如果乳房有不正常分泌物流出，还伴有乳房肿痛、身体发热等症状时，要及时就医，排查病因，以便及时治疗，避免更严重的后果。

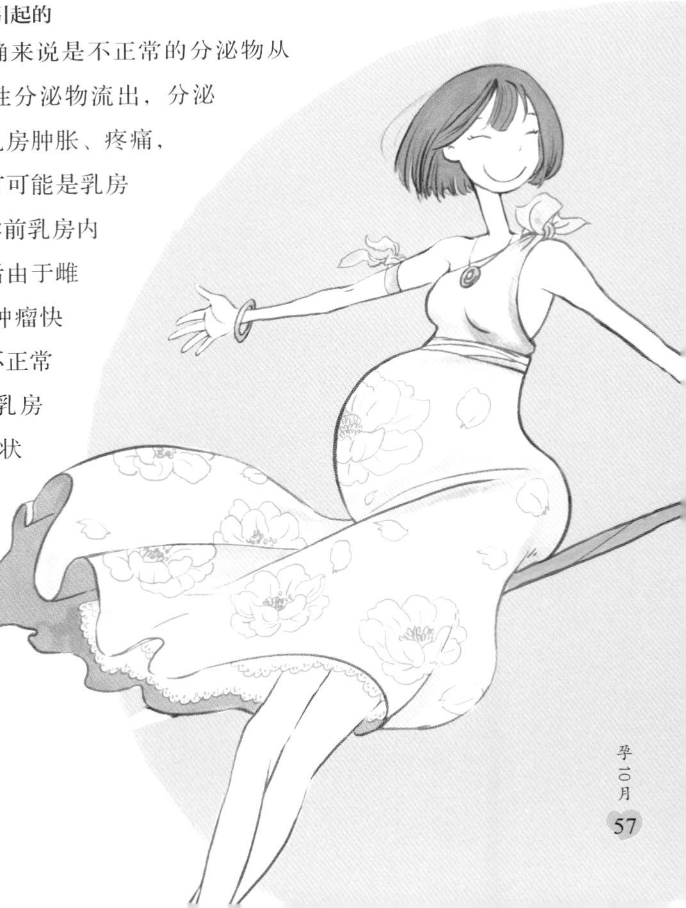

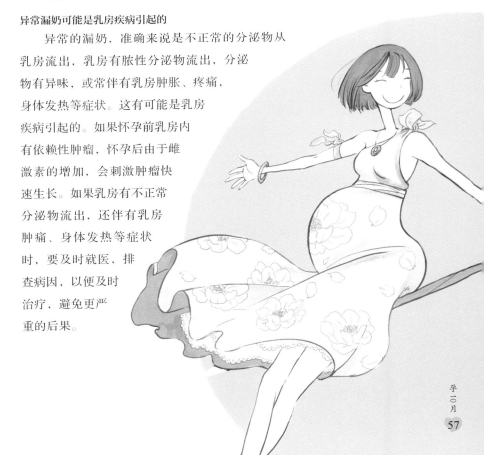

“催乳”工作可以开始了

母乳是宝宝最天然、最安全的食物，它营养丰富，含有免疫因子，能帮助宝宝增强体质，抵抗外界病毒。储存母乳不一定非得到产后，其实在分娩之前，你就可以做一些催乳的工作了。

护理好宝宝的“口粮”

乳房是宝宝食物的仓库，是乳汁的来源，孕晚期你一定要做好乳房护理。每天用温水清洗乳房，保持乳房清洁干净，选择合适的棉质文胸，避免乳房受压迫。每天晚上睡觉前用温热的水浸湿毛巾，将毛巾拧干后用来敷乳房，对疏通乳腺有益。

营养全面均衡
做好“大奶牛”

孕晚期是储备能量的高峰期，你要抓住这一时期，保证摄入充足的蛋白质、矿物质、维生素等营养元素，为分娩和做“大奶牛”提供营养支持。另外，乳腺是乳汁流经的通道，通道通畅了，分娩后下奶会变得顺畅。你可以多吃一些具有通络、催乳作用的食物，如鲫鱼、丝瓜、芝麻等，以疏通乳腺。

乳头凹陷，从现在开始纠正

如果乳头凹陷，在分娩前就要开始进行纠正。具体方法为：每天晚上清洗乳房后，用拇指、食指捏住乳头，轻轻向外拉拽。

分娩后，给宝宝喂奶之前，可用吸奶器或乳头矫正器，把乳头吸出来。如果乳头凹陷的情况比较严重，就要寻求医生的帮助，在医生的指导下进行矫正。

乳房小，奶水会不会少

乳房小的，担心自己的奶水不够。其实，奶水的多少与乳房大小没有必然联系。有研究证明：每个乳房不论大小都有数十个乳小叶和数百万个乳腺腺泡，因此，所有孕妇都具有泌乳的职能。奶水与泌乳素有关系，泌乳素水平高则奶水充足。

有的人乳房大，只是说明乳房的脂肪含量多。但乳腺发育不好，腺细胞不是很多。乳房小的人，但哺乳期间乳腺腺细胞很多，会突然增大并且奶水充足。在分娩前后，要注意补充营养，产后让宝宝多吮吸乳房，刺激脑下垂体分泌泌乳素，从而刺激乳房分泌奶水。

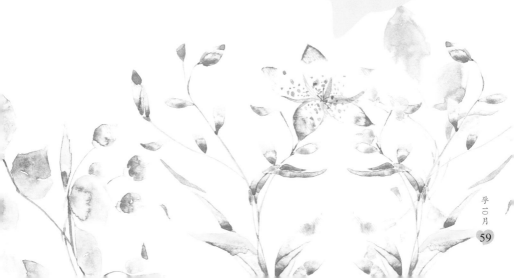

最后一个月，准爸爸需要忙些什么

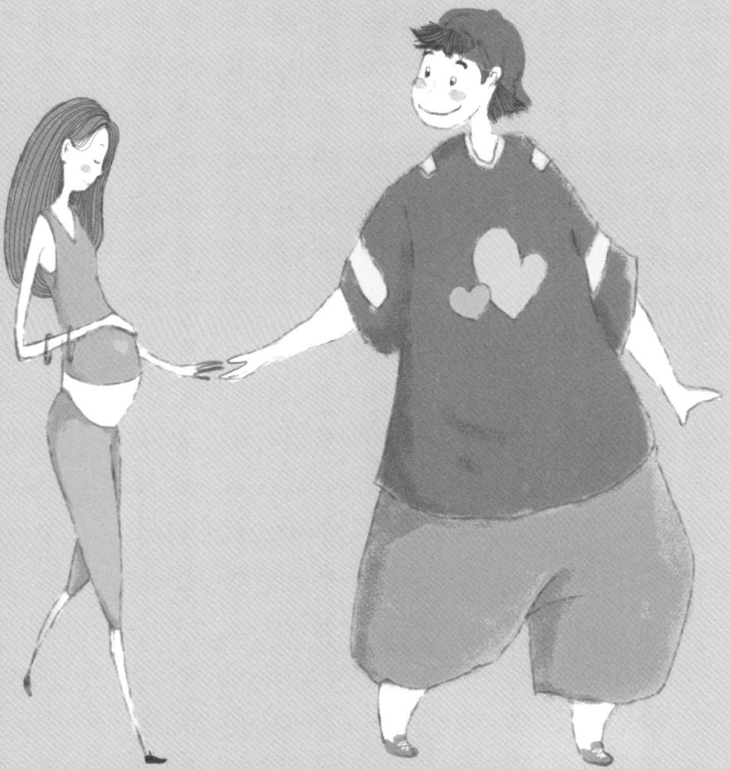

胎宝宝足月了，随时可能与你见面，你需要和孕妈妈一起清点待产包里的物品，放在显眼的地方，以备不时之需。再将家里的被褥、衣服、床单等清洗干净，并在阳光下暴晒，让孕妈妈睡得舒服，穿得漂亮。

为了增强孕妈妈的产力和信心，你要化身成“督导”，每天督促孕妈妈进行适量运动。别忘了和孕妈妈一起练习拉梅兹呼吸法，当阵痛来临时，她常会大脑空白一片，这时，就需要你出马来帮她减轻疼痛了。

还有，坐月子、育儿知识也得积极学起来了，作为新时代奶爸，更要成为育儿“博士”。

留心各种产征，它们将提示你何时入院待产

预产期只是宝宝出生的大概时间，而不是准确时间，宝宝在预产期前后 2 个星期内出生都是正常的。正是因为这种不确定性，才让人担心。其实，临近分娩，你的身体会出现征兆，只要正确破译，就不会临阵慌乱了。

不要紧张，只要你身体健康、胎宝宝指征正常，一般不需要提前住院。在家观察，等胎宝宝发动、想要出来时再入院就可以了。

5 种情况要提前入院待产

大部分孕妈妈都是等到有分娩迹象了再到医院待产，但也有一部分人需要提前入院待产。

胎位不正

胎位不正，如横位、臀位等，可能无法顺利顺产，需要通过剖宫产分娩，所以最好提前入院待产，以防意外情况发生。

多胎妊娠

双胞胎或多胞胎早产的概率比较大，而且分娩的风险也比较大，提前入院待产有利于及时处理分娩适宜。

第一胎剖宫产

第一胎是剖宫产的，再次生育最好提前入院待产。因为第一次剖宫产，使子宫上有瘢痕，如果瘢痕愈合不佳，缝合处子宫壁薄，临产时很容易发生意外，提前入院待产，可以及时了解和评估母婴情况，对母婴安全比较有保障。

孕期疾病

如果患有高血压、糖尿病、心脏病等，要提前入院待产，这样能避免疾病给分娩带来的风险，保障母婴安全。

超出预产期

怀孕时间已经超出预产期，最好就入院待产，这样可以由医生定期评估胎盘功能，做好胎宝宝宫内状况的监护，为分娩做好准备。

预示产期临近的 3 种征兆

临产征兆 1：见红

发生时间

分娩前24~48小时。

发生原因

胎头开始下坠，子宫下段与宫颈发生扩张，使得附近的胎膜与子宫壁发生分裂，毛细血管破裂出血，并与宫颈里的黏液混合，形成带血的黏性分泌物。

见红特点

阴道流出茶褐色、粉红色或红色的混合黏液，质地黏稠，出血量少于月经量。

孕妈行动

一般见红后还需要1~2天或更长的时间，才可能临产，如果没有出现规律的宫缩，可暂时在家观察；每隔3~4个小时，用晾温的开水清洁外阴。或适当走动，但避免剧烈运动，不要操劳过度，也不宜只卧床休息。如果见红的量超过月经量，颜色比较鲜艳，或伴有腹痛，则应立即就医。

一般来说，见红后的 24 小时内就会开始阵痛，进入分娩阶段。但也有的人见红后几天甚至一周后才分娩。所以，有见红时，不要慌张，要细心观察见红的质地、颜色、量等，看身体是否有腹痛、宫缩等症状，再做入院准备。

临产征兆 2：阵痛

发生时间

分娩前12~14小时。

发生原因

子宫强力收缩，造成暂时性的缺氧而引发疼痛因子释放，另外胎宝宝压迫产道与骨盆，都会出现疼痛。

阵痛特点

有可能是全身痛，也有可能是拉伸痛或者压迫痛，或感到腰背、腹部以及臀部疼痛。刚开始时，你会感觉钝性背痛或者刺痛，疼痛向下发射到大腿。随着产程的推进，阵痛慢慢集中到腹部，你会出现腹痛以及肚子发硬的感觉。之后，阵痛逐渐变得有规律，且越来越密集。

孕妈行动

阵痛刚开始出现，羊水还没有破时，洗个温水澡放松一下，或者吃点儿零食给自己补充能量。当阵痛变得强烈，每10~15分钟左右出现一次，每次持续时间超过30秒钟，让你有腹胀或有腰酸的感觉时，不论是否见红或破水，应立即就医。

阵痛开始，突然想上卫生间怎么办

如果没有大量的阴道出血，可在家人的陪同下上卫生间。但是，如果遇到宫缩频繁、疼痛强烈的情况，很有可能是胎宝宝的头已经进入产道，这时应让医生检查后，得到允许再上卫生间。如果医生要求你卧床，这时就需要家人或护工帮忙了，你需要在床上解决“个人问题”。

还有一种情况，子宫口开得比较大，胎宝宝在产道里刺激你的直肠，让你有便意，但其实并不是真的需要上卫生间。

临产征兆3：破水

发生时间

分娩前数小时或临近分娩时。

发生原因

环绕在胎宝宝周围有一个充满液体的囊袋，即羊膜。当宫缩加强，子宫腔内压力增高时，羊膜囊破裂，囊内的淡黄羊水就会流出。

破水特点

呈喷射状从阴道涌出，感觉就像小便一样；也有的呈涓涓细流甚至一滴滴地流出，这是因为胎头进入盆腔，阻塞了羊水的涌出。

孕妈行动

保持平卧姿势，不要站着或坐起来，以免脐带脱落而造成严重后果；为防止感染，应在平躺后垫上卫生垫。让家人马上送你到医院。

在生产阵痛前的破水是早期破水，早期破水可能会引起细菌感染或脐带脱垂。所以，破水之后，为防止影响胎宝宝的情况发生，不管在什么场合，都应立即平躺，防止羊水流出。

容易被忽略的其他临产征兆

胎头下降感

临近分娩前，你也许会感到上腹部比以前舒服，食量增加了，呼吸也轻快了许多，尤其是会有一种宝宝要掉下来的感觉，这是胎头进入骨盆入口的缘故。

分泌物增多

分娩前数日或在即将分娩时，阴道的分泌物明显增多。这是因为在临产时子宫颈管软化，分泌出白色的水样分泌物，以便胎宝宝能够顺利通过产道。

总是有尿意

胎头下降到骨盆，压迫膀胱，下腹常有胀满感，造成排尿次数增多，时间间隔变短，有时还有可能会感到排尿困难。

腰酸腹胀

为了促进胎头下降，子宫会频繁收缩，可能回因此感到腰酸腹胀，也有可能会觉得肚子发硬。

水样液体涓涓细流

有的出现水样液体呈涓涓细流状从阴道流出，常把这种情况误认为是分泌物增加，其实这是破水的一种表现。

出现以下情况，要及时就医

即便在没有发生宫缩的情况下，羊膜破裂，羊水流出；阴道流出的是血，而非血样黏液；宫缩稳定而持续的加剧，胎动明显减少或消失。

解读分娩全过程，轻松分娩无压力

恐惧往往源于无知，了解得越多，信心越充分，担心也会越少。整个分娩的过程一般划分为第一产程、第二产程和第三产程三个阶段，一起来了解一下这三个产程，以及在当时你需要怎么做来加速产程吧。

第一产程：宫口扩张期

	特点	医生在做什么
潜伏期	• 阵痛间隔为 5~15 分钟 • 阵痛持续时间为 30~40 秒 • 阵痛状态：子宫收缩较弱，你的行动可以维持平常状态 • 胎宝宝和产道状态：胎宝宝向子宫口下降，但子宫口和会阴部只开了一点点 • 子宫口状态：打开 0~3 厘米。这个阶段子宫口扩张比较慢，2~3 个小时扩张 1 厘米 • 持续时间一般约 8 个小时，也有的长达 16 个小时	• 每隔 2~4 个小时检查 1 次阴道，观察宫颈扩张程度、先露下降情况，了解产程进展情况 • 每隔 15 分钟听一次胎心，了解胎宝宝宫内有无缺氧表现
活动期	• 阵痛间隔：3~5 分钟逐渐发展成 1~2 分钟 • 阵痛持续时间：由 40~60 秒逐渐延长至 60~80 秒 • 阵痛状态：子宫收缩变强，你的行动会很吃力，还出现腰部疼痛，随着子宫口的扩张，疼痛越来越厉害，很想用力把胎宝宝娩出 • 胎宝宝和产道状态：胎宝宝头部下降，迫使子宫口慢慢打开，逐渐向肛门方向转动身体，慢慢出来 • 子宫口状态：打开 4~10 厘米 • 持续时间 16~18 小时，有生育史的需要 6~8 小时	• 跟潜伏期相同，继续观察宫缩情况、检查胎心 • 检查是否破水，观察羊水的性状和量

写给陪产的准爸爸

阵痛开始时，孕妈妈常容易慌张，你的镇定、信心都能给她带来勇气。阵痛开始后，需要十多个小时才开始分娩，在这段时间里，你陪孕妈妈散散步，能缓解疼痛。配合医生提醒她放松，不要大喊大叫，并引导她正确呼吸，减轻疼痛。

你需要做些什么	陪产人员的工作
• 下床走动，或者冲个热水澡，变化待产姿势，以增进骨盆血液循环 • 适当利用重力的力量，采取半坐卧姿势，加快产程进展 • 利用宫缩间歇上床休息，保证分娩时有充分的体力和精力 • 每隔 2~4 小时排便排尿 1 次，以防盆腔过分充盈妨碍先露下降 • 少量多次进食一些容易消化的食物，如烂糊面、清蛋糕、鸡蛋面、稀饭等	• 照顾你吃喝，建议少量多次进食易消化营养丰富的食物，并供给足够的饮水 • 及时提醒你排尿、排便 • 记录宫缩开始时间、持续时间、间隔时间、宫缩强度、吃的食物、呼吸情况等，及时反馈给医生 • 引导你通过呼吸减轻疼痛，或者给你打气，帮你转移注意力等
• 调整呼吸，或骑坐、俯卧在生产球上，以缓解疼痛 • 照常吃喝，趁着宫缩间隙上厕所 • 躺在床上休息，保存体力	协助和鼓励你找出缓解疼痛的方式，尝试各种方法，如慢舞摇摆、坐摇椅、做生产球摇摆，集中注意力在某个地方等，帮助你缓解疼痛，或记录宫缩情况等

第二产程：胎宝宝娩出期

子宫颈口全开到胎宝宝娩出，即为第二产程，持续 1~2 小时，有生育史的可能缩短至 15~30 分钟。这时子宫破水，子宫口全开，羊膜囊多数自然破裂，羊水流出。下面医生就要为你接产了。

第二产程宫缩频繁而强烈，医生需要密切监测胎心是否有急性缺氧的现象，通常每隔 5~10 分钟听一次胎心。如果胎心减慢，医生会立即给你进行阴道检查，经变换体位、吸氧，或借助器械助产，以尽快结束分娩。

当你宫口全开（有生育史的孕妈妈宫口开到 4 厘米）、宫缩规律有力时，医生就开始做接生准备。这时，你会被送到产房，医生会让你躺在产床上，并调整成半坐卧姿。同时，护士给你做会阴消毒，以及准备接生用品。

这时医生会让你双足蹬在产床，两手握住产床把手，宫缩时深吸气屏住，然后如排便样向下屏气用力。与第一产程相比，阵痛稍微减轻，但频率越来越密集，间隔 1~2 分钟，持续 60~90 秒或更长。

在宫缩间歇时，医生会要求你呼气并使全身肌肉放松，宫缩时再继续屏气用力，以加速产程进展。当胎宝宝下降时，胎头压迫到骨盆，你会感到有向下用力的冲动。为配合医生，你只需要在医生的指导下屏气用力，在宫缩间歇时，抓紧时间休息，进食一些热量高的流质食物。等胎宝宝完全娩出后，医生会将脐带剪断。

第三产程：胎盘娩出期

第三产程是胎宝宝娩出后，医生将宝宝脐带剪断，再到胎盘自行剥落或协助排出的一段时间。一般需要 5~15 分钟，如果宝宝出生后 30 分钟，胎盘仍不排出，则需要在严密消毒后由医生用手取出胎盘。如果你有撕裂或侧切的情况，还需要进行消毒和缝合伤口。

医生剪断脐带后，还要对新生儿进行检查、评分，为新生儿系上“手镯”（写有性别、出生时间、妈妈名字等标志的手条），在病历上印脚印，并为新生儿擦擦油澡，以清除腋窝、腹股沟等处的油脂。宝宝被“打扮一新”后送到你的怀里，让你跟宝宝早早地紧密接触。

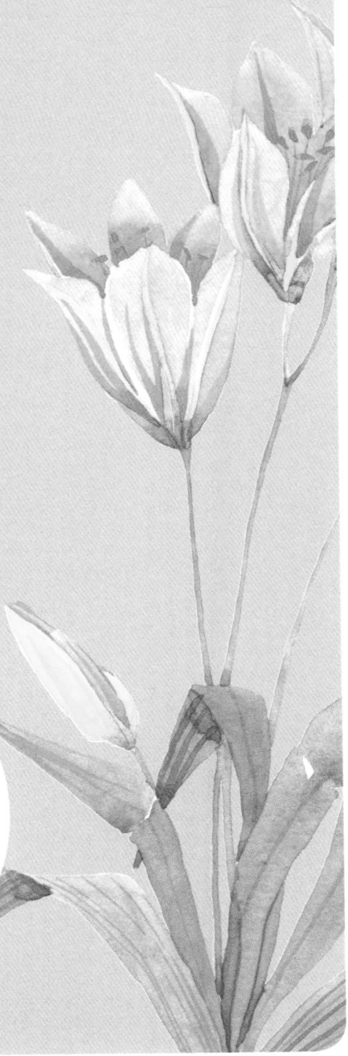

写给陪产的准爸爸

进产房陪产，不仅仅是给孕妈妈打气，更重要的是与她一起呼吸用力，一起分娩，让她知道你也在努力，让她更有信心和勇气。在频繁的宫缩让孕妈妈疼痛难忍时，你可以腾出一只手来，给她按摩背部、腰部、腹部，有助于减轻她的疼痛。分娩时用力，孕妈妈会口渴，你要及时给她端上水杯；当她觉得没力气时，及时给她送上巧克力。

图解产程中胎宝宝的“经历”

1

在第一产程，胎宝宝向子宫口下降，但子宫口和会阴部只开了一点点。

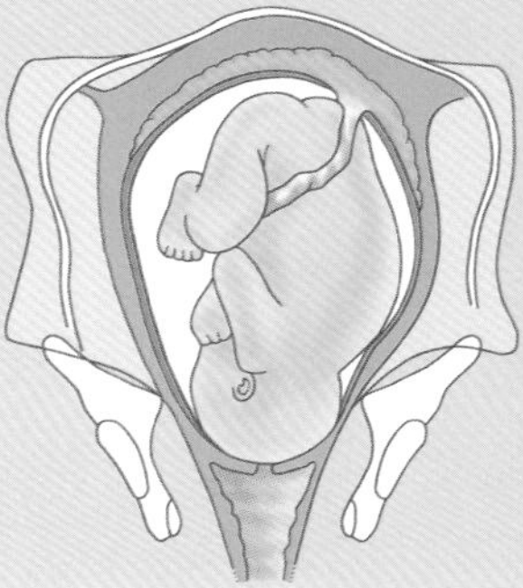

2

随着时间的推移，宫缩变得强烈，间隔时间变短，胎头下降，迫使子宫口慢慢打开。

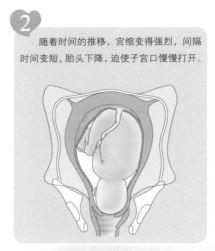

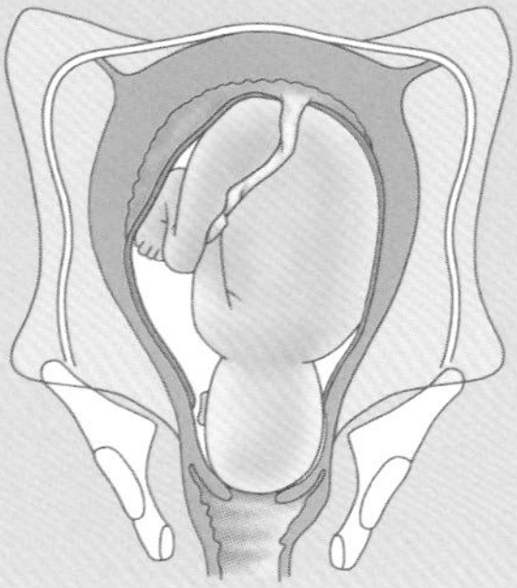

3

子宫口全开后，胎宝宝向你的肛门方向转动身体。

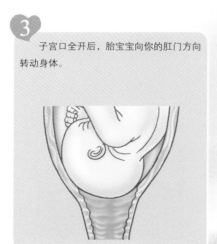

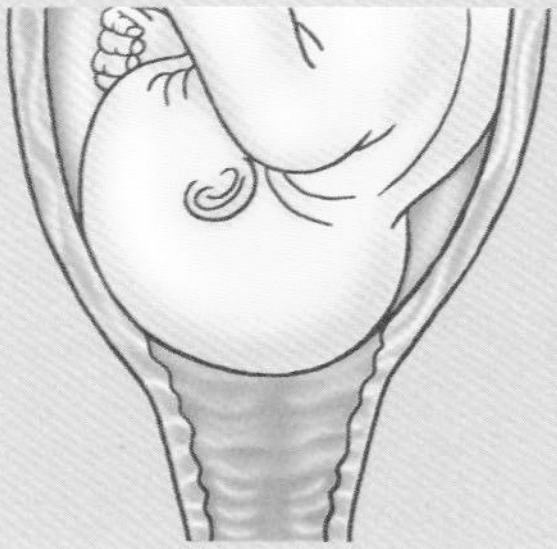

4

这时，你进入第二产程，需要按照医生的方法屏气用力。在频繁用力之后，胎宝宝的头若隐若现。

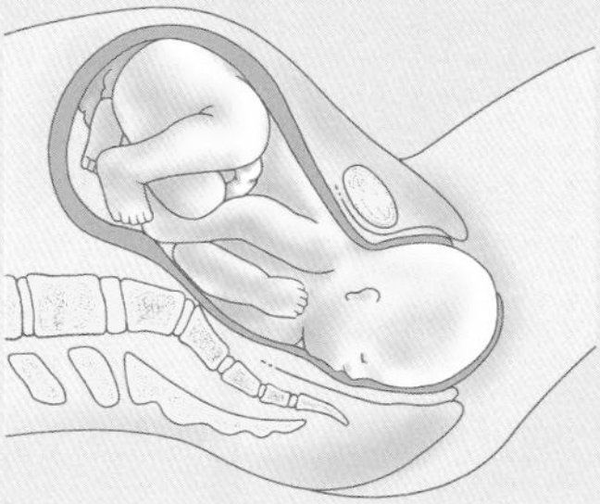

5

你需要不断用力才能看见胎宝宝的头，但医生不要求用力时切忌用力，以免用力过度造成会阴撕裂。

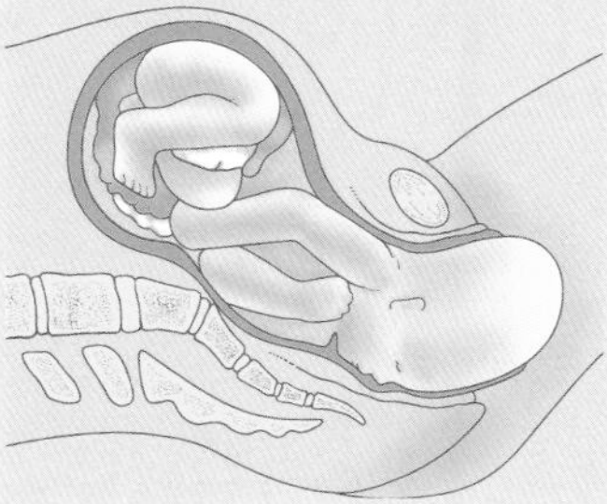

6

宝宝头出来后，身体转动四分之一，一般肩膀和身体会一起出来。

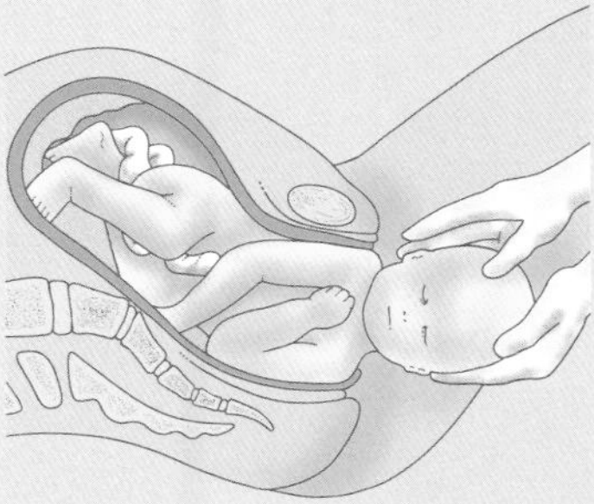

7

等胎宝宝完全娩出后，医生会将脐带完全剪断，等胎盘娩出，分娩就结束了。

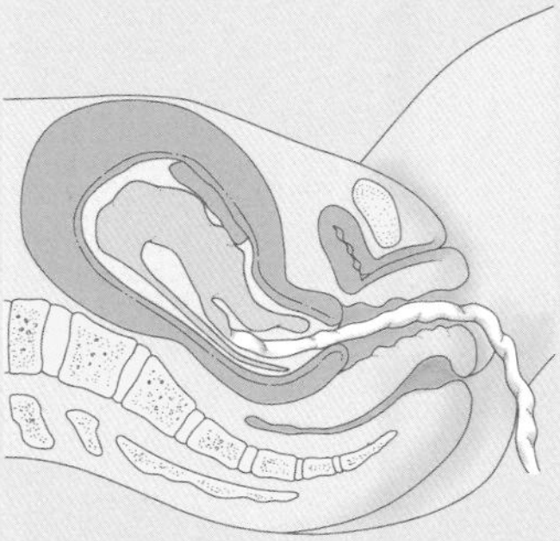

分娩中的尴尬事，无需介意

尴尬事 1：呕吐

分娩时，胃会暂时停止“工作”，使你更有力气分娩。但因为宫缩和你的用力，胃里的食物容易向上涌，使你有恶心、呕吐的感觉。注意从阵痛开始之后，应吃容易消化的流质食物，避免吃固体食物或不容易消化的食物。

尴尬事 2：牙齿咔哒咔哒响

阵痛的突然来临会让你紧张，身体发抖，上下牙齿相互摩擦而发出咔哒咔哒的声音。当阵痛来临时，深吸一口气，然后根据疼痛程度或浅呼吸或短促呼吸，以缓解疼痛，减少牙齿摩擦的发生。

尴尬事 3：排气、排便

当宝宝通过产道慢慢下降时，会挤压到直肠，使一些气体被迫从肛门排出。还有在宝宝快出来的那一刻，需要用力才能把宝宝挤出来，这时很有可能将便便也排出了。在医生看来，这是人体器官的正常运动，是分娩中的正常现象。你不用感到难看和不好意思，应继续调整呼吸，在医生的指导下用力，医护人员会为你清理好的。

尴尬事 4：头脑一片空白

在分娩的紧要关头，疼痛很容易让你头脑一片空白，完全忘掉产前培训课上学习的内容，忘掉以前练习过的减缓阵痛的呼吸方法。如果丈夫可以陪产，可让他事先和你一起学习呼吸方法，这样他能在关键时刻，在旁边提醒你如何呼吸和用力。也可跟着医生的节奏，她们会告诉你怎样呼吸和用力。

尴尬事 5：痛得骂人

宫缩带来的疼痛让人忍无可忍，你可能痛得尖叫、骂人。这都是正常现象，是你遭遇疼痛和筋疲力尽最直接的表现。但大喊大叫会消耗体力，到宝宝娩出时，就没有体力了。

尴尬事 6：丈夫陪产时惊慌

丈夫陪产本是一件幸福的事儿，但也有的男性心理承受能力弱，在陪产过程中惊慌失措，甚至晕倒。如果不能确认丈夫可以经历如此严峻考验，应让妈妈或婆婆陪你，或选择导乐帮助你分娩。

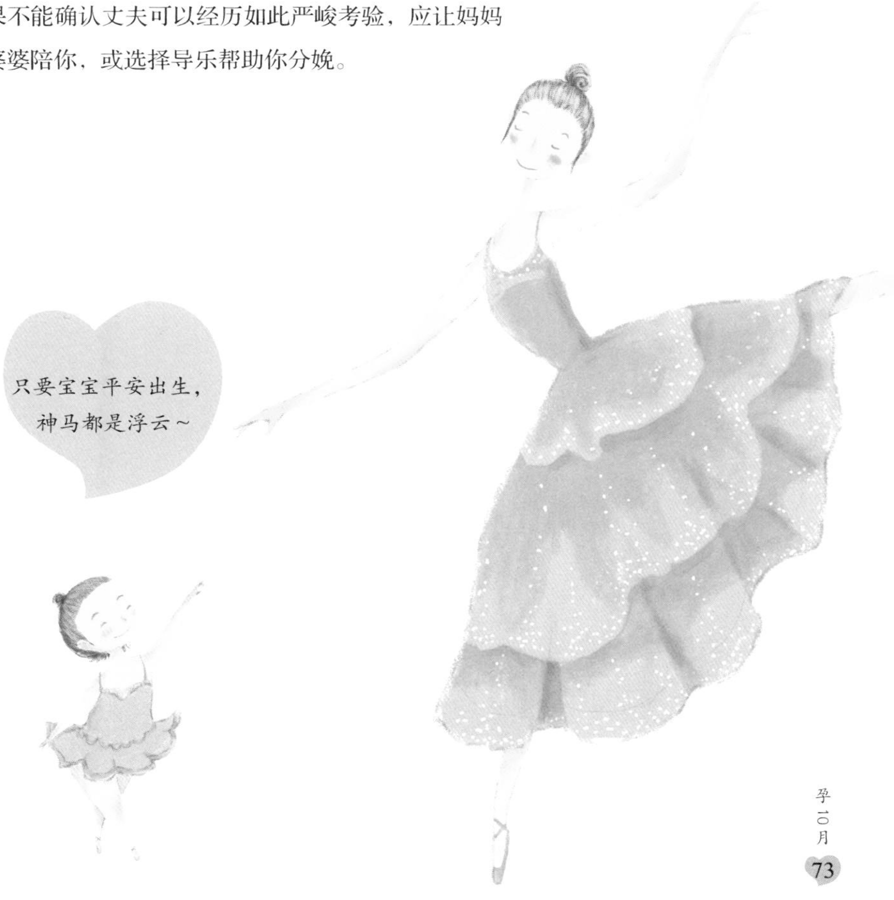
只要宝宝平安出生，
神马都是浮云~

分娩中的雷区，千万不要踩

在分娩时失去冷静、歇斯底里，或者用错方法，只会增加分娩阻力，尤其是以下“雷区”，尽量不要踩。这样你才能保存最佳产力，更轻松地娩出宝宝。

雷区 1：闭上眼睛

疼痛会让你觉得有些头晕，不自觉地闭上眼睛。人在闭起眼睛时，会让痛感更加明显。所以阵痛来临，觉得头晕时，还是睁开眼睛更好。可以把视力集中在一个点上，采用正确的呼吸方法，以减轻疼痛。

雷区 2：大喊大叫

疼痛时喊叫能分散一些注意力，减轻一部分疼痛，但是持续地大喊大叫，会打乱缓解阵痛的呼吸节奏，还会耗费体力，让你后面用力时感觉使不上劲儿。因此，你喊叫的声音小一点儿，能舒缓你的痛感，也不会打乱呼吸节奏。尽量不要过分关注阵痛，可以跟丈夫、家人聊天，转移注意力。

雷区 3：过分用力

当宫口全开时，你会觉得宝宝往下沉，特别想用力把他（她）娩出。于是，常会出现医生不要求用力，但你不自觉用力的情况。这时，应听医生的话，医生不要求用力时，轻浅呼吸，释放一下紧绷着的身体；当医生要求用力时，再深呼吸，然后屏气用力。

面对分娩的阵痛，不要怕，用以前练习过的呼吸方法巧妙应对。如果大脑一片空白，那就听医生的话，她让用力就用力，让休息就休息，千万不要踩中雷区，白用力不说，还容易让自己受伤~

雷区 4：手部过于用力

在分娩时，手需要握住产床扶手，以方便用力。但有时你会用错力，常会将力气集中在手部，过度拉扯扶手。不要忘了，用力时将力量集中在腹部。手部抓住扶手，力度不要过强，只需要达到方便自己蹬腿用力即可。

雷区 5：身体向后仰

阵痛来临，如果你习惯性地将身体向后仰，认为这样能缓解疼痛，这就错了。后仰只会加剧阵痛，而蜷缩起身体会让你更轻松。可以采用胸膝卧位来缓解疼痛，方法为：趴在地板或是床上，胸部和膝盖着地，臀部翘起，重力就会向相反的方向起作用，疼痛就会减轻。

雷区 6：憋气

你如果没有练习过呼吸方法，当阵痛来临时就不自觉地憋气，认为这样能缓解疼痛，也是不对的。憋气会使身体不自觉地用力，这样会增强阵痛的感觉，有时甚至会出现头晕的现象。所以阵痛来临时，不要憋气，可按照本书提供的呼吸方法来缓解阵痛。

雷区 7：蹲坐

人在腹痛时会习惯性地下蹲，以让身体适应疼痛。在阵痛加强时，可能你也会习惯性地蹲坐。蹲坐并不能减缓疼痛，不过可以在丈夫的保护下，叉开腿坐在分娩球上，分娩球的柔软和弹性有助于缓解疼痛，叉开腿的动作还有助于打开产道。

永生难忘的痛，豆豆妈的分娩经历自述

豆豆已经5个月了，分娩的过程至今记忆犹新：阵痛、宫缩、破水、腹痛、等待十指全开……虽然每个阶段都伴随着疼痛，但新生命的降临，却让我觉得一切都值了。以下就是我的分娩经历，写出来跟姐妹们共勉。

我的预产期是10月30日。在11月2日，早晨起床后，我发现内裤上有一些红色的黏液，像是来月经一样，这是宝宝的信号，TA要出来了。忙给医生打电话，医生说阵痛缩短到5、6分钟一次时，就来医院。

到晚间11点左右，阵痛开始，起初只是小腹有一点钝钝的痛感，没有规律，大概十多分钟一次，跟痛经差不多，这种痛感持续了大约2个小时。到3日凌晨2点左右，疼痛开始变得强烈起来，感觉肚子也硬硬的，阵痛间隔缩短至5分钟一次。

我喊醒老公和婆婆，去医院。记得当时我还很激动，一点儿也不慌张，有一种上战场的兴奋。大约凌晨3点，值班医生给我测了胎心、检查了宫口，宫口才开了一指多一点，我被送到病房休息。

天慢慢亮了，阵痛缩短到4分钟左右一次，每次持续30秒，感觉被人用力揍了小腹一拳，我尽力地控制自己不要喊出来。老公在旁边鼓励我，说用以前学过的呼吸法调节，我感觉啥用也没有。期间护士来了一趟，说应吃早餐，要不然等进产房时没有力气生产，我硬撑着吃了几口粥和一个小面包。

8点时，我感觉下身有水流出来，恰好这时医生过来检查，说是破水了，让我平躺着。之后，一大波痛感来袭，阵痛间隙越来越短，感觉整个腰腹部位像被狠狠碾碎了一样。我hold不住了，开始不停地哼哼，不停地扭动，但无济于事。

这样密集的阵痛持续了一段时间，医生过来检查宫口，说只开到 3 指。我问医生还要多久才能开到 10 指，医生说还早着呢，大部分人需要 4~8 个小时。什么，还要痛那么长时间，大吼："不生了！我要剖宫产！"

不知过了多久，医生又来检查，说开到 6 指了，老公开玩笑说"老婆，坚持就是胜利！我们马上看到胜利的曙光了"。

迷迷糊糊中，一阵想要拉粑粑的感觉猛烈地袭来，我跟老公说想上厕所。婆婆赶紧把医生找来，一检查，十指已经开全了！

终于被护士给推到产房了，5 位医护人员一起围上来，告诉我怎么用力，怎么呼吸，说真的，当时整个人意识都模糊了，只想着怎么在下一次阵痛来时用力，已经感受不到痛了。

只记得最后一次用力时，医生按着我的肚子，我配合她一起使劲儿，顿时感觉下身一阵稀里哗啦，宝宝终于生出来了！接下来还要按着肚子排出胎盘，当时都已经麻木了。

当护士把宝宝抱来时，我哭了，感觉什么痛都值了。也许，就因为伴随着疼痛，所以才会刻骨铭心，才想着把最好的都给宝宝。

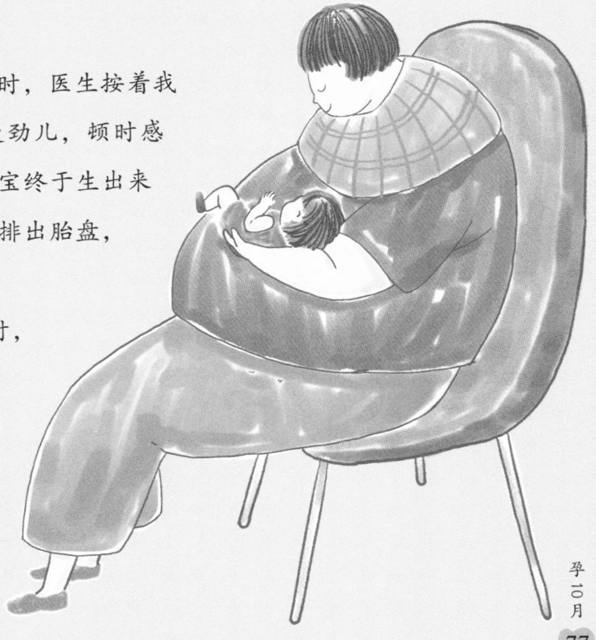

自然分娩，非“切”不可吗？

侧切是“会阴侧切术”的简称。在“那里”拉一刀？光听一听就足够让人寒毛直竖了！是不是自然分娩都得侧切呀？！

为什么要侧切

阴唇和肛门之间的部位是会阴，它通常只有2~3厘米。生产时，阴道内层的黏膜褶皱完全展开，中间肌肉层充分扩张，会阴拉伸至10厘米左右，以便于胎宝宝通过产道娩出。

虽然你的身体为分娩做好了充分准备，但实际上，当直径约10厘米的胎宝宝头部娩出时，如果没有助产医生的帮忙，保护会阴部，很容易出现会阴撕裂的情况。若这时你没有力气了，会影响宝宝的娩出，使产程延长。

所以，医生会在看到胎头快露出阴道口时，第一时间判断宝宝大不大，会不会造成会阴严重撕裂，然后再决定要不要施行侧切。

这样做能减少侧切的概率

经常锻炼括约肌，可增加会阴部的弹性，减少分娩时侧切的概率。锻炼括约肌的方法：自然站立，身体放松，绷紧阴部和肛门肌肉，坚持10秒左右，然后放松，反复进行100次。也可以在小便时锻炼括约肌：先解前段小便，然后绷紧阴部、肛门肌肉，使小便停止，坚持3~5秒，然后继续解小便，反复几次直至小便排空。

侧切会影响产后性生活吗

在怀孕期间，激素水平发生变化，会使你的韧带、肌肉变得松弛，其中就包括阴道变得松弛。侧切后，瘢痕可使阴道的弹性减弱，在一定程度上会影响性生活。不过，人体有自我修复的能力，产后只要注意护理，通过缩阴提肛运动，能使阴道恢复到怀孕前水平，使你产后的夫妻生活也能甜甜蜜蜜。所以不必过于担心侧切对产后性生活的影响。

需要做侧切时，如果坚持不动这一刀，会阴会有不同程度的撕裂，严重的甚至撕裂到肛门。而且会阴发生撕裂，伤痕比会阴侧切的伤痕更大，伤口的边缘很不整齐，这样不仅会使伤口愈合时间延长，也极易形成疤痕，让产后性生活时有异物感。

你必须知道的产后侧切伤口护理方法

顺产一般住院 3 天，在住院期间，护士会定时帮你清洗外阴，使外阴保持干燥清洁。

上厕所后，先用卫生纸由前向后擦拭，以避免细菌感染，再用温开水清洗，晾干后垫上干净的卫生巾。

出院后，每天用晾温的开水清洗外阴 2 ~ 3 次，清洗时要从前往后洗，清洗后自然晾干，然后换上干净的内裤。

选用合格安全的卫生巾，及时更换，保持外阴干燥，切忌一张卫生巾用到恶露浸透。

睡觉或卧床时，宜向无会阴伤口的一侧侧卧，这样可以减少恶露流入会阴伤口的机会。

产后 1 个月内不要提举重物，也不要做任何耗费体力的家事和运动，任何过早过重的体力活动，都可能造成盆底组织损伤，拉扯会阴，影响伤口的愈合。

如果发现会阴伤口出现瘙痒的情况，应及时就医。

在伤口未愈合前，不宜做缩阴提肛运动，应等伤口完全愈合并且不感觉疼痛后再锻炼。

在伤口未愈合前，不宜进行性生活。

剖宫产，你应了解的事

剖宫产之痛

很多人以为剖宫产不痛，其实只是手术过程中因为麻醉作用而感觉不到疼痛，术后依然逃脱不了疼痛。

剖宫产要承受哪些疼痛

伤口痛：剖宫产在你的子宫、肚皮上都留下了一道伤口。当麻醉消除，疼痛就会毫不留情地来袭。

插尿管的疼痛：在手术前，插导尿管会让你觉得胀痛；手术后如果不小心，导尿管被拽下来，需要插一次，你就得再忍受一次疼痛。

产后子宫缩痛：子宫收缩排出血块，会有疼痛。为了排出子宫内积液和积血，帮助子宫收缩和恢复，医护人员会按压你的腹部，这时你感觉到剧烈的疼痛。

顺产 PK 剖宫产，哪个更痛

顺产时，你面临的瞬间疼痛等级最高；剖宫产时，因为麻醉的关系体会不到疼痛。但是，分娩后，顺产的恢复快，在较短的时间内疼痛消失；剖宫产的则是伤口痛、宫缩痛一起来袭，疼痛比顺产更长，恢复也更慢。

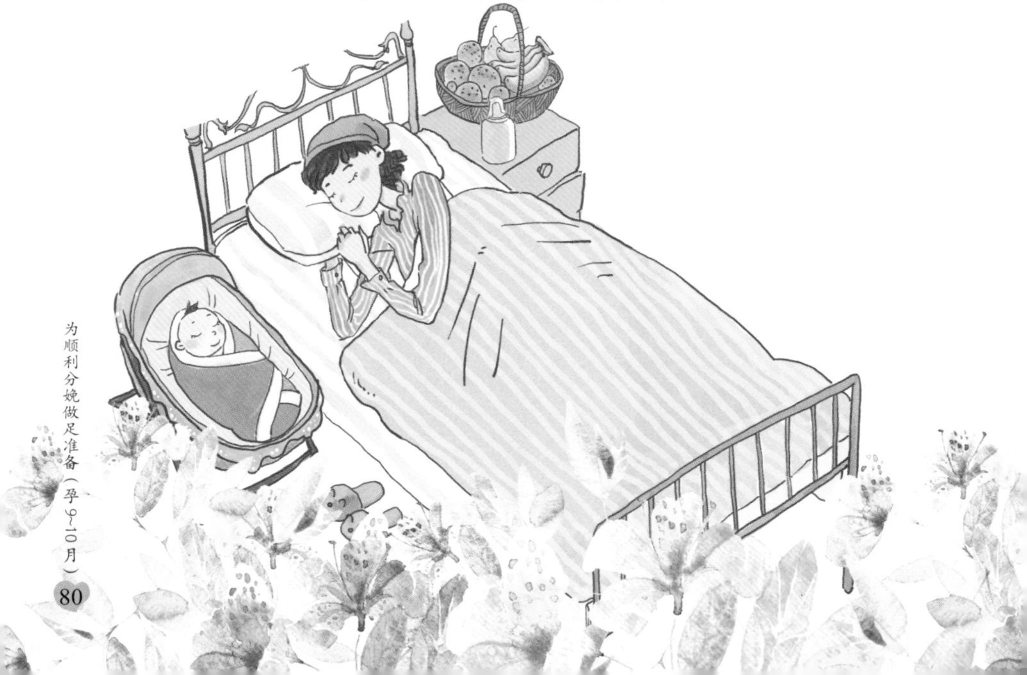

剖宫产手术前后的注意事项

剖宫产术前准备

在手术之前的晚上，要保证充足的睡眠，保持愉快、平静的心情，避免过分紧张和焦虑。手术之前的几个小时，做好腹部、外阴清洁，脐窝较深的也要进行清洁。在等待医护人员安排你做术前准备时，放松自己最重要，可以听音乐、看杂志、微信聊天。在手术之前至少 4 小时，不要喝水。

除此之外，你还需要配合护士做好以下事情：取静脉血 2~3 毫升，以备手术中需要输血时配血用；用剃毛刀刮去腹部、腰部等处毛发；脱掉裤子、文胸，穿着宽松、可以撩起来的上衣，等待护士把你推进手术室。

剖宫产后的饮食

术后 6 个小时内，需要禁食禁水。如果觉得口干，可以让家人拿着棉签蘸温开水，擦拭一下干裂的嘴唇。6 个小时后，可以进食一些流食，如米汤、萝卜汤、菜汤等，忌喝牛奶、豆浆等容易胀气的食物。

等肛门排气后，可以少量吃一些稀饭、面片汤、馄饨等半流质食物。排过大便后，可以逐渐恢复以前的饮食。但饮食要清淡、易消化，而且少食多餐。

刀口护理

在住院期间，配合医生换药就可以了。出院后，洗澡时要用防水贴贴在刀口处，避免刀口碰水。还要按照医嘱，定时到医院换药。

术后 2~3 周，术手刀口结疤，疤痕开始增生，局部会出现发红、发紫、变硬，并突出皮肤表面。等到伤口颜色变成暗褐色，疤痕就会出现痛痒，这时你不仅要保持疤痕处清洁卫生，还要注意千万不能用手搔抓、用衣服摩擦疤痕或用水烫洗的方法止痒，以免加剧局部刺激，导致发炎。

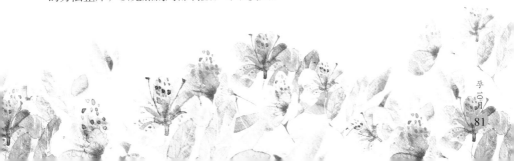

剖宫产后的 24 小时照顾

手术后 2 个小时，需要在重症监护室度过。如果没有意外情况，医护人员会把你送回病房。在手术后的 24 小时内，你和你的家人需要注意这些事项：

采取正确的躺卧姿势

你需要头偏向一侧、去枕平卧在床上，预防呕吐物的误吸。6个小时后，可以垫枕头了，也可将床稍微抬高一些。在自己能承受的范围内，稍微侧卧，将被子或毛毯垫在背后，以减轻身体移动时对切口的振动和牵拉痛。

及时开奶

虽然你躺在床上，不能抱宝宝，但你可以让护士或家人帮忙，给宝宝喂奶，让TA吃上初乳。

累了就睡

手术时流失了不少血液，在手术的第一天，你会觉得很累。只要你觉得累了就睡，睡眠是身体自我修复的重要方式。

注意个人卫生

如果出汗了，就请家人帮忙，用温热的湿毛巾擦擦身体，但注意不要触碰刀口。护士会定时给你冲洗下身，你只需要配合好护士就可以了。

勤翻身

麻醉药过后，如果你能忍受疼痛，要勤翻身，能避免长时间平躺导致的腰背酸痛，还能促进肠胃蠕动。

注意导尿管

手术24小时需要保留导尿管，翻身时要小心，不要碰掉导尿管。

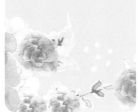

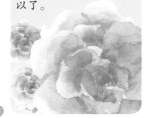

最令人担忧的分娩问题

预产期临近了，这也是孕期较容易发生危险的时刻，最怕的就是发生意外，像胎膜早破、急产、过期妊娠等，都要足够重视，做好预防。还需要学习一些紧急状况的处理方法，为安全加重保障。

胎膜早破冷静处理最重要

胎膜早破指的是在临产前胎膜自然破裂。怀孕满 28 周，但不足 37 周，发生胎膜早破，可导致早产。怀孕满 37 周后，因胎位不正，羊水受压太大，也容易造成胎膜早破。

导致胎膜早破的原因

性生活	诱发子宫收缩，使你腹部受到挤压、碰撞，造成羊膜腔内压力增加，导致胎膜早破
妇科炎症	阴道炎、宫颈炎容易引起胎膜感染，导致胎膜破裂
胎位不正	臀位、横位及头盆不称的，可因羊膜腔内压力不均而发生胎膜早破
胎膜发育不良	孕期饮食不合理，如体内缺乏维生素 C、铜、锌等元素，容易导致胎膜变脆，缺乏弹性，引发胎膜早破
创伤和机械性刺激	羊膜腔穿刺、反复阴道检查等，也容易对子宫造成刺激，引发胎膜早破
多胎、羊水过多	由于羊膜腔内压力过高，容易发生胎膜早破

胎膜早破的临床表现

阴道持续有液体流出，量可多可少，持续的时间也可长可短，一般开始时量多然后逐渐减少，也有的人间歇性流出液体。另外，咳嗽、打喷嚏、负重等，羊水容易流出，量也有可能变多。

4 招教你迅速分清“漏尿”OR“胎膜早破”

第1步

看颜色

羊水的颜色是无色、透明的，偶尔混合少量血液变成淡粉色。尿液一般呈淡黄色，火气大或喝水少时，还有可能呈黄色。

第2步

闻味道

尿液有氨水味，羊水没有异味。

第3步

看流量

漏尿通常流出的量较少，而羊水是从阴道流出，一般量大，且后续时多时少。

第4步

可控性

可以尝试收缩阴道或用力压迫肛门附近，能停止的就是尿液，不能停止的就是羊水。

足月胎膜早破紧急处理

及时入院待产。医生会监测你的体温、心率、宫缩、羊水流出量、性状及气味，必要时做 B 超检查，以了解羊水量，胎儿电子监护进行宫缩应激试验，了解胎宝宝宫内情况。

如果出现临产征兆，阴道分娩条件良好，没有头盆不对应的情况，一般等待自然分娩；若羊水量少，不能耐受产程，或是出现胎宝宝宫内窘迫、胎盘早剥、脐带脱垂等情况，需要施行剖宫产。如果没有临产症状，但发现有明显羊膜腔感染体征，应立即使用抗生素，终止妊娠。

未足月胎膜早破

密切观察孕妇体温、心率、宫缩、白细胞计数、c- 反应蛋白等变化，以便及早发现患者的明显感染体征，及时采取相应措施保胎。如果出现临床感染征兆，在抗感染的同时，需要立即终止妊娠。

家中“急产”怎么办

正常情况下，从见红到出现阵痛，再到破水、分娩，你几乎得“熬”上十几个小时，甚至更长时间，才能与宝宝见面。但急产的发生却是在 3 个小时内完成，如果处理不当，很容易影响母婴的健康与安全。

产程不足 3 个小时为急产

从阵痛到完成分娩，只要少于3个小时，都属于“急产”。发生急产时，会出现以下症状：破水、出血，出现便意；短时间内就出现有规律的下腹疼痛，间隔时间极短；突然感到腰腹坠痛，很短的时间内就有排便感，甚至如厕用力排便时，便会把宝宝娩出；有的甚至可在阴道口看见胎头露出。

急产对母婴的危害很大

对胎宝宝的危害：急产过程中，因为宫缩快而强，很容易导致胎宝宝缺氧、缺血，发生宫内窘迫。还有可能导致宝宝头部血管破裂，发生颅内出血。另外，急产时消毒措施一般都做得不够，处理不好易导致新生儿脐带感染。

对妈妈的危害：宫缩快而急，宝宝迅速娩出，容易造成会阴撕裂，甚至宫颈、阴道发生撕裂伤。接生准备不足，消毒不够，很容易导致产后出血和感染，也容易出现胎盘滞留不下、子宫恢复能力降低等情况。

容易发生急产的情况

有过生育史的，子宫颈容易扩张；前一胎也是急产的，这一胎发生急产的概率高；曾经接受不孕症治疗的，可能发生子宫构造异常，使急产概率增高；胎宝宝体重过轻，小于2500克的。

发生急产时的应对措施

一般只要按照规定按时产检，认真学习分娩知识，随时掌握母婴动态，通常能避免在家急产。但万一发生急产，要冷静面对，告诉自己一定能做到让宝宝平安降生。

1 打急救电话

立即拨打急救电话，告知接线员当前你的情况，按照医护人员的指导进行处理。

2 准备接生用品

发生急产时，应半坐卧在床上；家人准备2条干净的毛巾，一条铺在你的屁股下方，等宝宝出生后用另一条毛巾包裹、擦拭宝宝。

另外，还需要准备这些接生用品：手帕1条；酒精1瓶（如果没有可用白酒代替），剪刀1把。将剪刀用酒精或白酒浸泡、消毒。

3 帮助你分娩

家人将手洗干净、擦干，一手轻轻地压住会阴部，一手护着宝宝的头部，引导宝宝微微上移，缓缓地滑出产道。等宝宝的头出来后，顺着宝宝的身体方向慢慢地旋转娩出。

4 包好并擦拭宝宝

宝宝娩出后，应小心地用干净毛巾包裹，并擦拭宝宝身上的羊水和胎脂。

5 剪脐带

将脐带对折，然后用橡皮筋或细绳紧紧地绑上，再用干净的剪刀剪掉，注意脐带要留至少距离宝宝腹部5厘米以上。

6 轻拍宝宝

对宝宝进行简单处理后，将宝宝倒提起来，轻轻地拍拍TA的脚底并轻轻地按摩TA的背部，让TA哭出来，然后立即用干净、柔软的大毛巾包裹住，再用一条干净的手帕给宝宝擦净口鼻，让TA呼吸。

7 不要着急拉扯胎盘

通常在宝宝娩出15分钟内，胎盘会伴随宫缩而娩出。如果没有娩出，不用急着拉出来，待到医院再处理，以防拉出时有胎盘残留，或处理不当造成损伤。

8 自我按摩

分娩后，你的阴道会大量出血，且持续的时间较长，应立即按摩自己的腹部，使子宫缓缓地缩小到肚脐以下，这样能减少出血。

9 及时就医

等宝宝出生后，应立即去医院检查，对母子做“善后”处理。

在室外发生急产时的应对措施

在路上、工作岗位上发生急产时，应立即向路人求助，请路人帮忙拨打急救电话，或立即送至医院。如果救护车还没有到，或者来不及去医院，你又出现要生产的现象，应请路人帮忙，将你移到避风、僻静的地方进行接生。方法与室内的急产应对方法一样。在室外可能没有条件进行消毒，这时路人需要用随身携带的水洗干净双手，然后再接生，以减少感染的机会。

按时产检，随时掌握自己和胎宝宝的情况。发生急产时也不要慌张，冷静、正确地处理，才是上策。

避免急产，重在预防

有生育史的

在产检时，发现胎宝宝体重较轻，或者有早产可能时，应留意是否出现见红、阵痛等分娩现象，一旦出现见红或阵痛，应立即与医院联系，按照医生的指导对可能的急产做紧急处置，并立即就医。

不论是第一次怀孕，还是有过分娩经验，从预产期前2周开始，都不宜单独“行动”，应身边随时有人陪同，以防发生意外时，有人帮忙处理，能及时就医。

第一次怀孕的

一定要定期进行产检，预产期前2周避免外出活动，避免从事体力劳动。一旦出现见红、破水、子宫绷紧、下腹部疼痛、腰痛、便意感等临产征兆，应立即去医院待产。

已知可能发生急产的

一旦发生临产征兆，应立即去医院待产。超过预产期仍然没有动静，有可能需要进行剖宫产或催产。

宝宝“留级”了，催产 OR 剖宫产?

预产期到了，但宝宝还是没有任何动静，成了“留级生”。不要过于担心，只要不超过预产期 2 周时间，都属于正常分娩。不过，你需要做好下面的事情，为分娩做准备。

再次确认预产期

到了预产期你还没有分娩征兆，应立即去医院，确认预产期是否正确，必要时进行 B 超检查，推算预产期。

坚持数胎动

你需要每天早、中、晚各数一次胎动，平时注意观察胎动。观察内容包括：胎宝宝是否活动，活动的次数、强度是否与往常一样。如果胎动减少或明显不动，可先抚摸腹部，轻轻拍拍，胎宝宝做出回应，说明正常；若反复几次，胎宝宝都没有回应，应立即到医院检查。

定期检查

你需要每 3 天到医院进行一次产检，以了解胎宝宝大小、胎头下降的位置、羊水多少、胎心监测、胎动情况、脐血流等。

41 周时需入院待产

超过预产期 1 周，胎宝宝还没有动静，医生通常会要求你入院待产。

如果胎宝宝正常，只是单纯过期，医生会根据你和胎宝宝的实际情况，打催产针，进行催产。如果羊水少于 8 厘米，胎宝宝有宫内窘迫、胎头无法入盆等情况，需要立即进行剖宫产。

运动也能催产

对于母婴情况良好，只是单纯过期的情况，可在医生的指导下进行运动催产。

❶ 手扶桌面，双脚平稳站立，慢慢弯曲膝盖，臀部下移，两腿膝盖自然分开至完全弯曲，就像扎马步一样，坚持 5 秒左右。

❷ 慢慢站起，用脚力往上蹬，直至双腿及骨盆伸直。反复进行 10~15 次。

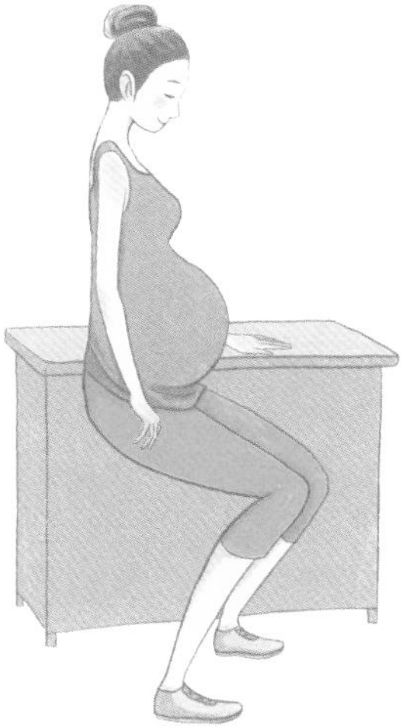

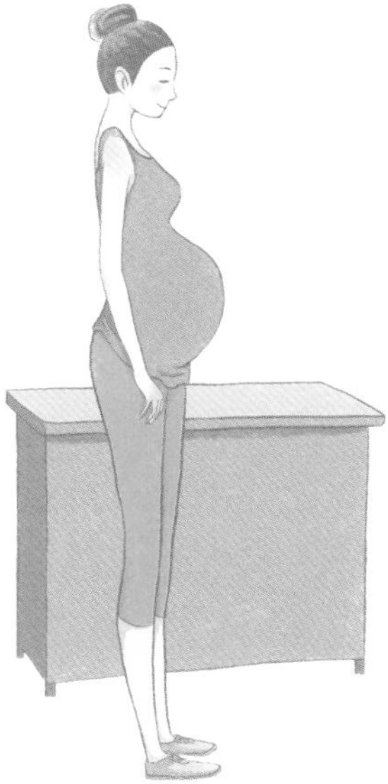

❸ 右腿伸直，左腿做 360° 画圈动作，然后换右腿。反复做 10 次。

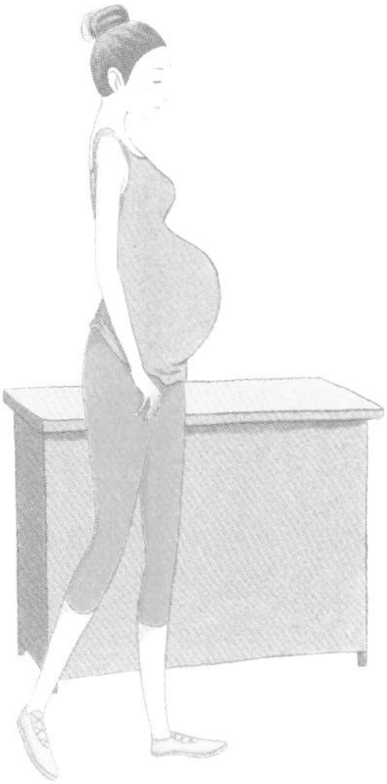

❹ 慢慢吸气，手臂用力握紧扶手，脚尖立起，腰部挺直，吸气到最大程度时屏气 3~5 秒钟，然后慢慢呼气，手臂自然放松。反复 5~6 次。

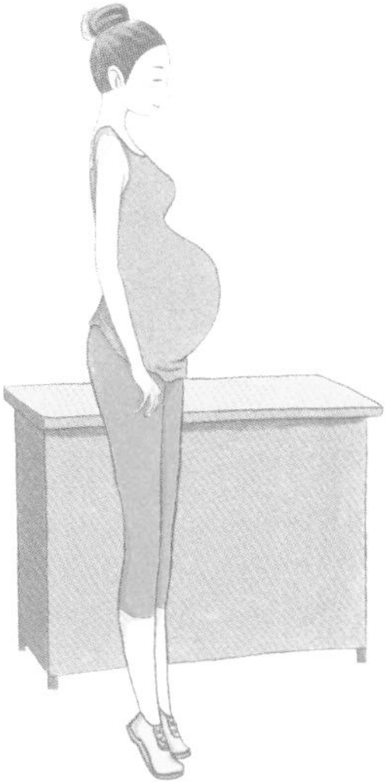

❺ 慢慢地往上收臀部，收缩阴部肌肉，5 秒后慢慢放松臀部和阴部肌肉。反复 10 次。

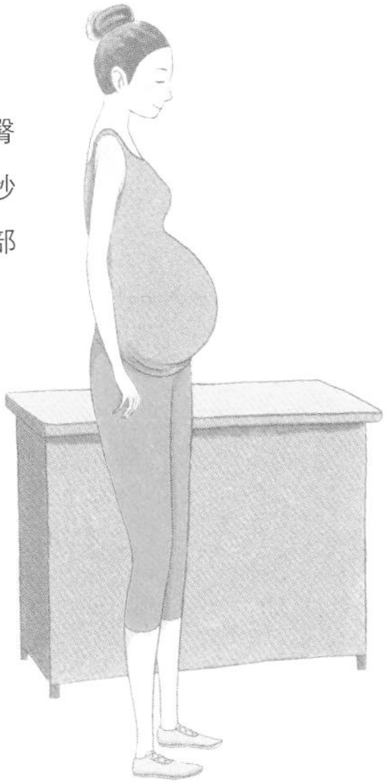

预产期只是你生产的大概时间，你不一定在预产期那天分娩。在预产期前后1～2周分娩，都属于正常现象！

过期妊娠很危险，一定要警惕

怀孕前月经周期规律的，妊娠达到或超过 42 周（≥ 294 天）即为过期妊娠。过期妊娠属于病理妊娠的一种，会威胁你和胎宝宝的健康与安全。当过了预产期，还没有分娩征兆时，应及时就医。

过期妊娠的危害

胎盘老化、功能衰退，可导致胎宝宝缺氧，出现宫内窘迫的情况，严重的可导致胎宝宝宫内死亡，或者出生后因脱水、贫血、肺部感染等夭折。若胎盘功能没有衰退，胎宝宝继续生长，最后形成巨大儿，头颅变硬，两肩变宽，会增加分娩难度，造成难产，胎宝宝颅内出血、产道损伤等的概率都会增加。

发生过期妊娠的原因

胎宝宝较大，迟迟未入盆，宫颈未受到应有的刺激，使产程被推迟，血中雌激素水平过低，怀有无脑畸形胎儿或羊水过多，活动量少，营养摄入过多，遗传因素。

预防过期妊娠的方法

坚持产检，在超过预产期，但又未达到 42 周时，应每 3 天到医院检查一次，随时了解自己和胎宝宝的动态。或是适时催产，在第 41 周时，如果还没有分娩征兆，医生会采取催产措施或实施剖宫产。

随着孕产知识的普及，过期妊娠的现象越来越少。不论怎样，只要超过预产期了，宝宝还没有动静，就要立即去医院检查，跟着医生的“节奏”走~

分娩后准爸爸应做的事

不要以为妻子回到病房就 ok 了，在产后 24 小时内，陪产爸爸要化身妻子的“贴身监护”，密切观察妻子的情况，一旦发现妻子不舒服，要立即找医护人员。

陪产也耗费准爸爸不少体力，等妻子回到病房后，将照顾宝宝的事情暂时交给家人，陪妻子休息一会儿。

妻子生产时流了不少汗，为了保证身体洁净，可以用温的湿毛巾给她擦身体，让她觉得身上清爽一些。

妻子还很虚弱，你要当好她的“助力”，及时送上水和营养的流质、半流质食物。

生产后妻子会很累，跟医生护士学几招按摩方法，让妻子舒服一下。

化身奶爸，冲奶粉、换尿布，赶紧来实践一下你之前学的育儿知识吧。

宝宝出院时要办出生证明，这时可以把之前起的名字“晒一晒”，给宝宝确定一个好听又有寓意的名字。

在住院期间，准爸爸要“控制”来探视的亲友，每天2~3人即可，探访的时间要短，以保证妻子的休息。

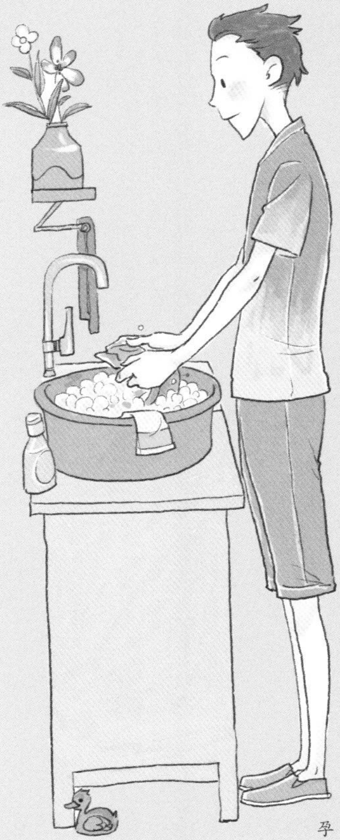

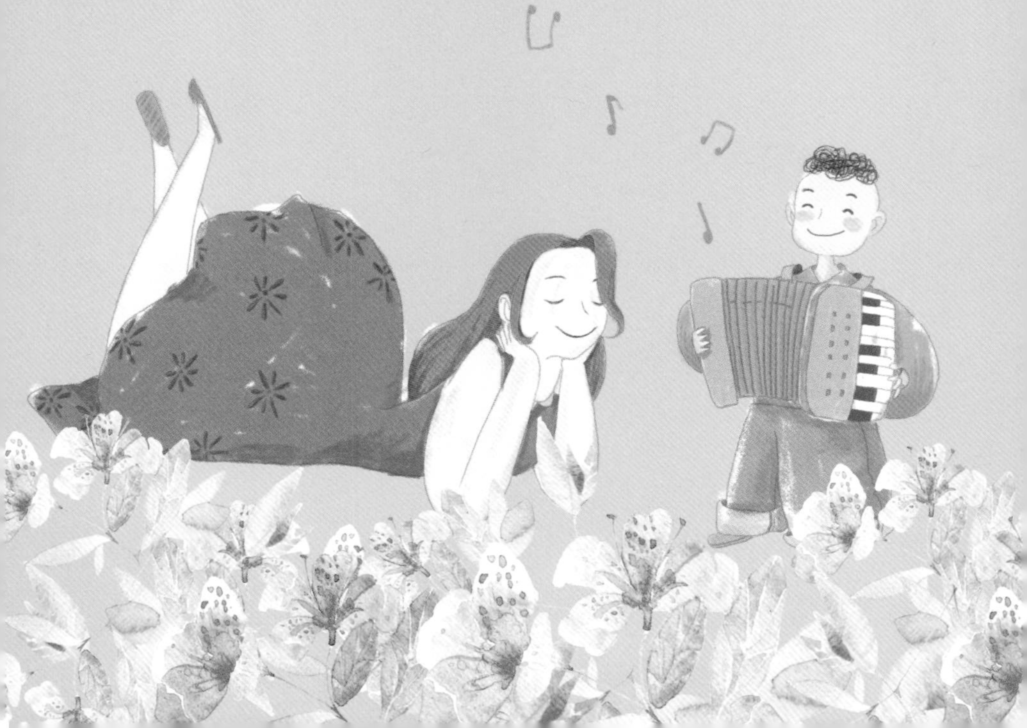

爱你，
是我的本能。
像鱼儿离不开水面；
像小草需要太阳。
我的生命，
在拥有你的那一刻，
变得辉煌！

图书在版编目（CIP）数据

好孕宝盒. 为顺利分娩做足准备：孕9~10月／王琪编著. — 北京：电子工业出版社，2017.5

（孕育幸福事•好孕系列）

ISBN 978-7-121-30233-6

Ⅰ. ①好… Ⅱ. ①王… Ⅲ. ①妊娠期－妇幼保健－基本知识 Ⅳ. ①R715.3

中国版本图书馆CIP数据核字（2016）第263564号

逗号张文化创意
13910136213
全案策划

策划编辑：牛晓丽　张　飏
责任编辑：刘　晓
特约编辑：贾敬芝
印　　刷：北京捷迅佳彩印刷有限公司
装　　订：北京捷迅佳彩印刷有限公司
出版发行：电子工业出版社
　　　　　北京市海淀区万寿路173信箱　　邮编：100036
开　　本：880×1230　1/32　印张：19　字数：730千字
版　　次：2017年5月第1版
印　　次：2017年5月第1次印刷
定　　价：198.00元（共8册）

凡所购买电子工业出版社图书有缺损问题，请向购买书店调换。若书店售缺，请与本社发行部联系，联系及邮购电话：（010）88254888，88258888。

质量投诉请发邮件至zlts@phei.com.cn，盗版侵权举报请发邮件到dbqq@phei.com.cn。

本书咨询联系方式：QQ 9616328。

孕育幸福事
好孕系列

好孕宝盒

随时随地做胎教

王琪/编著

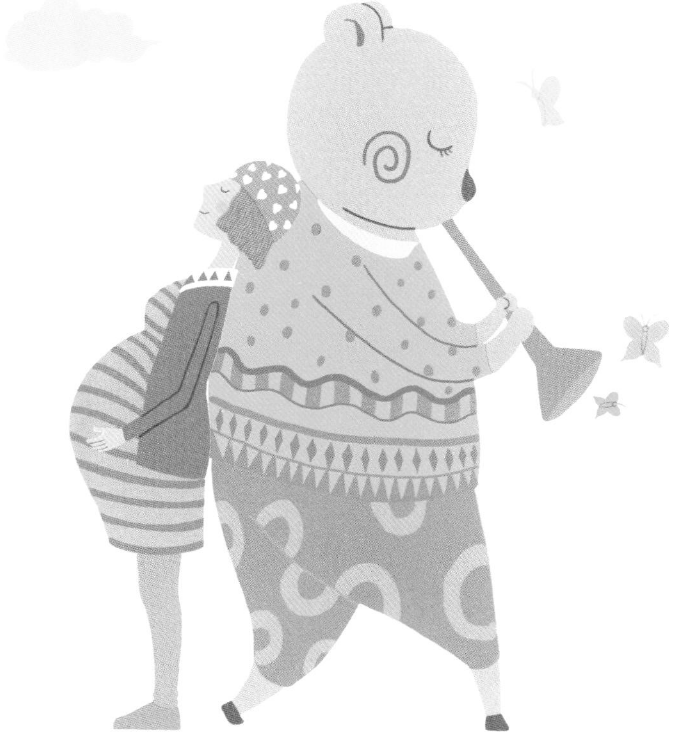

電子工業出版社
Publishing House of Electronics Industry
北京 • BEIJING

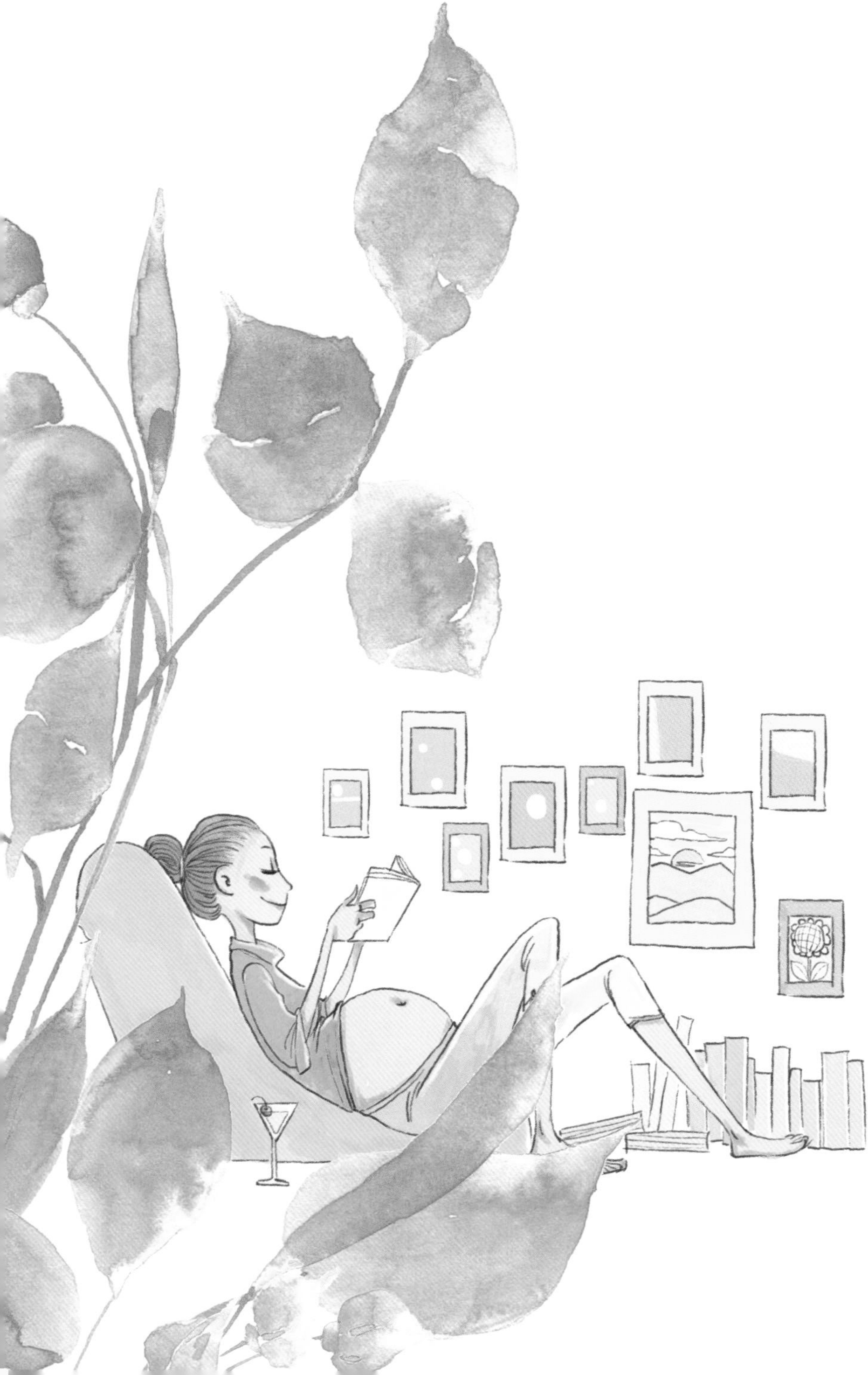

前言

泡一杯香茶，蜷在软软的沙发上，让我们开始吧！

温馨的小故事、精巧的手工、朗朗上口的儿歌、优美的古典音乐、有趣的互动游戏……这些都是我们为你精心挑选的、适宜用来做胎教的各类素材。

当然，你不必一条条照着去做，那样太教条，也不是我们的初衷。这本书所做的不过是“抛砖引玉”，期待着给智慧的你带来更多的灵感和想法，希望你将生活中的点滴升华为胎教，让肚子里的小宝宝受益。

对了，如果你已经意识到：“原来胎教就是我自己的生活啊”，并愿意为之努力，那这本书的目的就达到了。

把胎教融入到你每天的孕期生活中去吧，把你生活中的点点滴滴、把你对胎宝宝的爱与关怀，分享给他，传递给他，这就是最好的胎教。

希望在将来的某一天，当你亲爱的小宝宝如你所愿，快乐健康地成长，成为一个有理想、有抱负的青年，可以脱离你的羽翼呵护，去开拓自己的人生，实现自己的梦想时，你偶然想起这本小书，对自己说：“我当时没有选错”，那便是对这本书最大的肯定了！

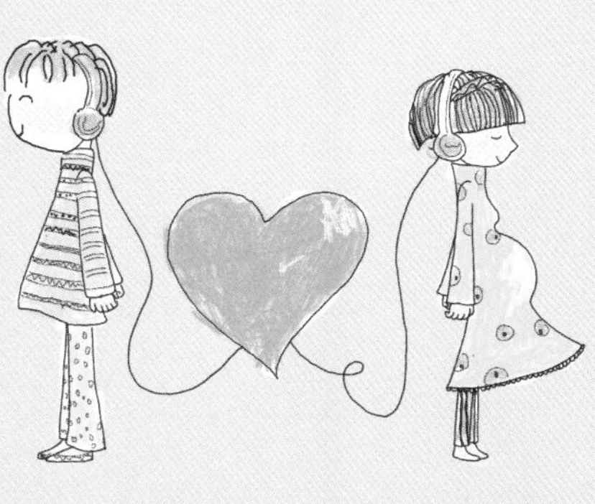

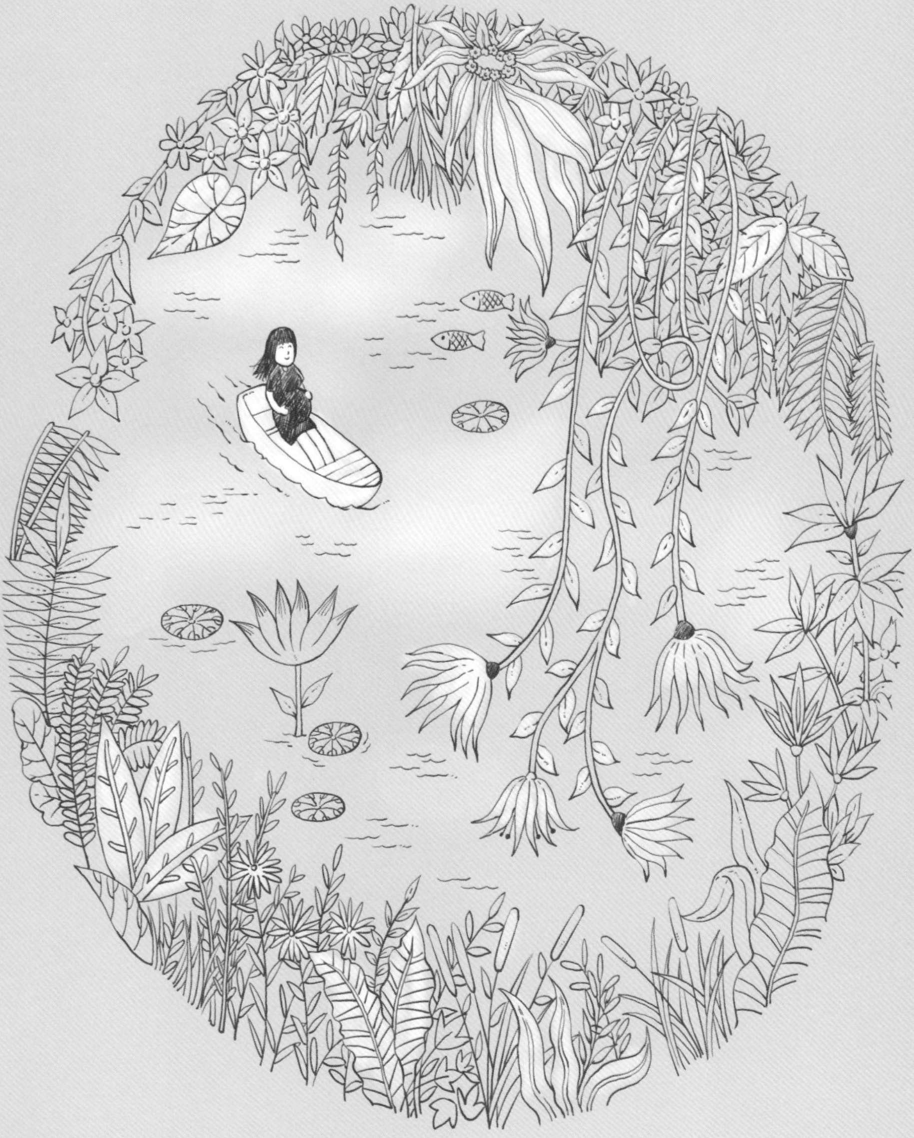

目录

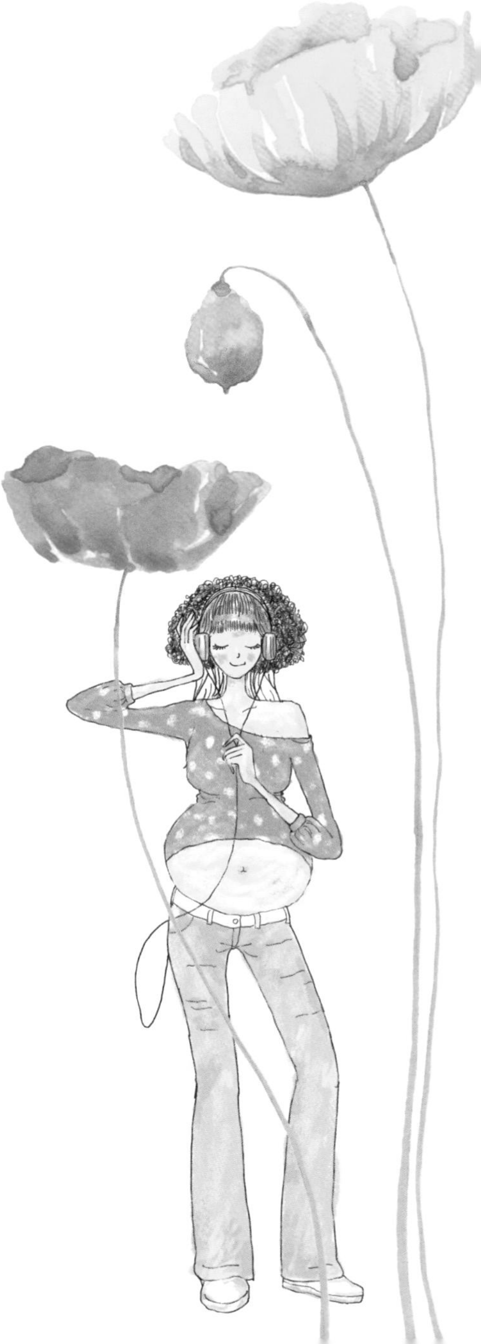

把爱与美好传递给胎宝宝

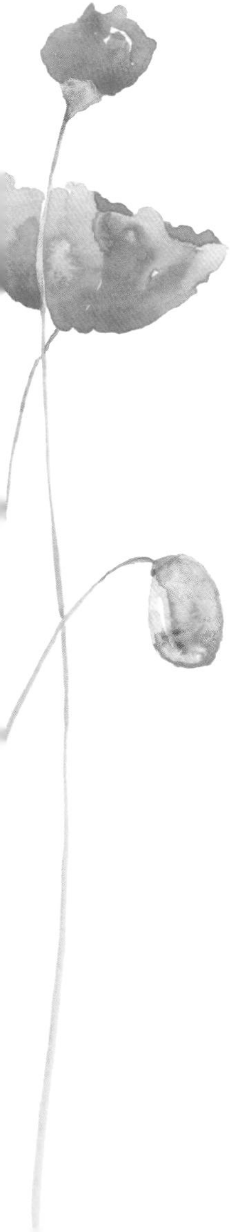

把你的爱传递给胎宝宝

胎教是没有定式的，从某种意义上说，妈妈的爱就是最好的胎教。妈妈依靠本能与宝宝聊天，为宝宝挑选最适合的故事、音乐、游戏……就是非常好的胎教。

成功的胎教都会强调准爸爸的参与，因为，胎宝宝非常喜欢听准爸爸浑厚、低沉的声音。不信试试，当准爸爸跟胎宝宝说话时，胎宝宝会不会有积极的反应?

胎教不一定能创造奇迹，却可以在一定程度上激发胎宝宝的潜能，让他在生命之初即能感受到父母的爱。认真爱他，不正是你们孕育他的初衷吗?

每一天都和胎宝宝分享美好

做胎教要有规律，要持之以恒，不能想起来就做一做，想不起来就不做了；也不要将胎教当成一项任务来完成，把自己弄得很疲惫。

将胎宝宝乐于接受的刺激，源源不断地传递给他，这一过程需要你有足够的毅力和耐心。

你也应该知道，胎教从来都是自由的，不必拘泥于任何形式。感到胎宝宝在腹中做运动时，可通过轻柔的抚摸，让他感受到你的珍惜与呵护；也可将你经历的美好事情说给他听，让他跟你同欢笑，共愉悦，这才是胎教的终极目标。

美好心境成就完美胎教

当心情愉悦时，人的大脑皮层易兴奋，这对血压、脉搏、呼吸、消化液的分泌均有利，也会使子宫内供氧、供血充足，有利于胎宝宝的健康发育。在这样“一片祥和”的环境中，胎宝宝更愿意接触外面的世界，对外界的一切充满了好奇心与学习热情，这时进行胎教，效果会更好。

心情不好时，不要做胎教。因为此时做胎教，有可能会把坏的情绪传递给胎宝宝，胎宝宝会变得烦躁不安。

心烦意乱时，试一试快速让心静下来的方法

- 做适合孕期的各种运动
- 撕纸条
- 抱住一个人或一棵树
- 躺下
- 做各种手工

好情绪 PK 坏情绪

	好情绪	坏情绪
孕妈妈	• 身体处于最佳状态 • 胎盘的血液供应充足 • 不易发生流产、早产及妊娠并发症	• 血压升高 • 胎盘血液循环出现障碍
胎宝宝	• 活动缓和而有规律 • 对器官组织的形成、分化及生长有利 • 有利于脑组织的发育	• 孕早期，易引起兔唇、腭裂、心脏缺陷等 • 孕后期，易引起胎动过速、早产、死亡等
宝宝出生后	• 性情平和、情绪稳定、不经常哭闹 • 智商、情商较高 • 易形成良好的生物节律，如睡眠、排泄、进食等	• 体重低、睡眠不良、挑食 • 爱哭闹、爱发脾气 • 十分好动，易患多动症

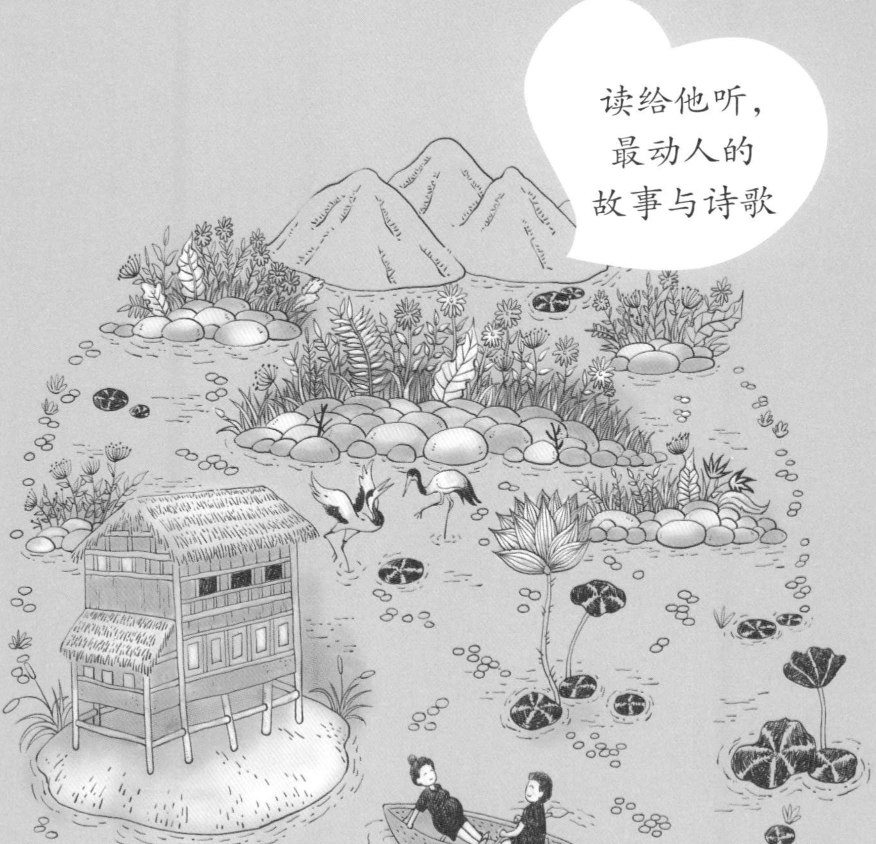
读给他听，
最动人的
故事与诗歌

听，宝贝，

这是我的声音，

或清脆婉转，或温柔低沉……

一字一句，

把最动人的故事读给你听。

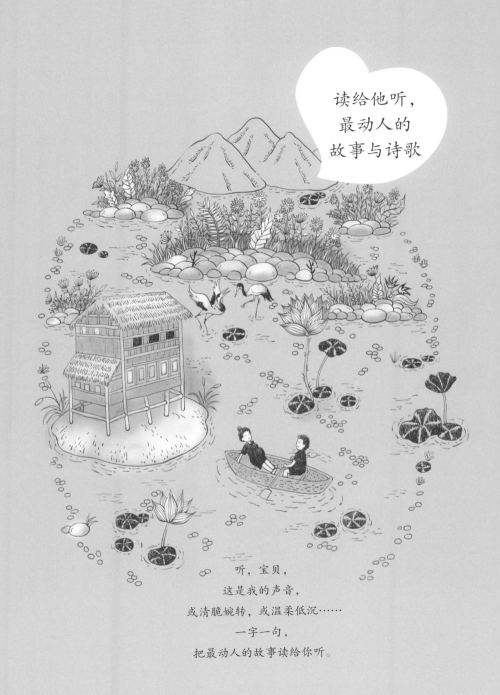

绘声绘色给宝宝讲故事

给胎宝宝读故事，可以培养他未来的阅读兴趣、提高他的想象力和语言表达能力，还能增加与宝宝的亲近感。那如何才能做好故事胎教呢？

很简单，只要做到以下几点就可以啦！

选好故事书

除了一般的胎教故事书外，幼儿画册也是较为合适的胎教书。幼儿画册色彩丰富、富于幻想，语言多为儿语，最能唤醒美好的想象，让人的心中充满幸福感和愉悦感。

“胎宝宝会不会喜欢我选的故事书呢？”先尽量不要考虑这个问题，应将阅读范围拓宽一些，内容上尽量选择那些充满爱的、美好的、积极的故事，那些充满暴力、恐怖的故事，一定不要讲给胎宝宝听。

讲生活中的故事

除了图书，你还可以给胎宝宝讲生活中的一切，如看见柳树发芽了，就讲一些春天的趣事；待秋天的叶子落了，便讲一讲这是收获的季节；若想起童年的往事了，也可细细地讲给他听。

讲你喜欢并且熟悉的故事

你熟悉的事物讲起来会更轻松，更容易带上个人色彩。如果你喜欢动物，讲讲小动物的故事，这时你就会把对动物的爱融入其中。如果你喜欢植物，在给胎宝宝讲美丽的花花草草时，

讲故事时，你应找到一个让自己最舒服的姿势，集中精力，每个字都清晰地吐出来，声调缓和，绘声绘色。你的情绪是不是积极，胎宝宝是能感觉到的。另外，读胎教故事时，准爸爸也应该多多参与，效果会更好哦！

也会把你对植物的爱，通过讲故事的方式，传递给胎宝宝。

充满感情地朗读

当你读故事时，胎宝宝是真的在听、在感受的。你对故事的感受也能通过某种途径巧妙地传递给胎宝宝。所以，尽量做到充满感情地读故事，将故事内容在头脑里形成一个个具体的形象，以便将这些形象传递给胎宝宝。

故事不一定要依照原文逐字逐句地念，而是经过你的大脑，将文字转化为你的东西后，再用你自己的语言把故事讲给胎宝宝听。胎宝宝听到的，应该是你理解后的故事，这样你才能把故事形象地传递给他。

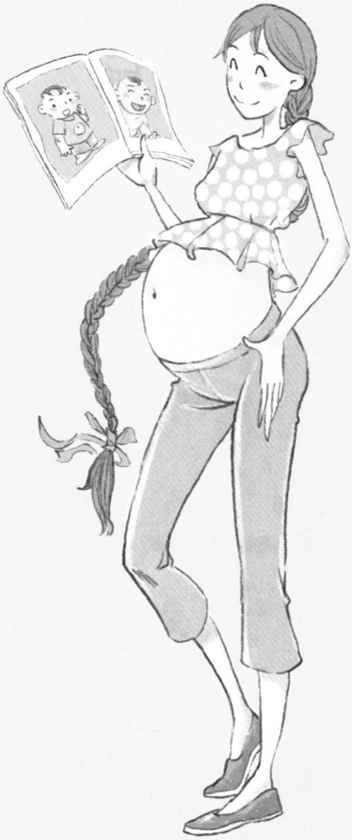

保持心情平静，语音、语速适中

在讲胎教故事时，应保持心情平静，并注意创造健康的语言环境。语音、语速适中，不要说脏话，不要大声地训话，以免引发胎宝宝烦躁不安的情绪。

一起玩捉迷藏

早晨，温暖的阳光透过树叶照进蚂蚱的家，小蚂蚱伸了个懒腰，两腿一蹬，跳上了屋外的山楂树。邻居小蝴蝶大声喊着：“小蚂蚱，快来，我们一起来玩捉迷藏。”

小蚂蚱高兴地点了点他的触须，说：“好呀。”

两个小伙伴围着山楂树玩起了捉迷藏，你藏我捉，你捉我藏，开心极了。

正当他们玩得高兴时，小乌龟在树下喊道：“带我一起玩吧。”

小蚂蚱悄悄地对小蝴蝶说：“才不带他玩呢，他走起路来慢吞吞的，没劲透了。”小蝴蝶点了点头，他们谁也没有理会小乌龟。小乌龟只好闷闷不乐地爬走了。

快到中午的时候，天空乌云密布，不一会儿就下起了大雨，雨点噼里啪啦地砸在树叶上。

小蚂蚱和小蝴蝶正藏在树叶底下避雨呢。突然，一阵大风刮过，小蚂蚱从树上被吹了下来，正好落在小乌龟的身边，眼看着小蚂蚱就要被雨水冲走了，小乌龟往水里一沉，把小蚂蚱托在了背上。

小蚂蚱得救了，“谢谢你救了我，小乌龟！”他和小蝴蝶一起拉住小乌龟的手，羞红着脸跟小乌龟道歉，“对不起，以后咱们一起玩捉迷藏吧。”

小乌龟说：“没关系，我们还是好邻居。”

胎教小语

你与胎宝宝的心理和生理是相通的，你愉悦、良好的心情会传递给腹中的胎宝宝，让他的成长历程也充满欢乐。也别忘了，每天都要祝福宝宝，在未来的人生中，用微笑去面对生活。你的宝宝一定会感受到这种鼓励。

两棵桃树

在美丽花园的一角，长着两棵桃树。花园的主人精心地照顾着这两棵桃树，可是，虽然得到的照顾是一样的，但这两棵桃树却长得不一样，一棵长得高高的，另一棵长得矮矮的。

一天，高个子桃树对矮个子桃树说：“你真可怜啊，看来这辈子你都不会超过我了，我可是花园里最了不起的。”

矮个子桃树也不明白，明明吸收的阳光、水分和养分都一样，为什么自己长得这么矮。但它没有说话，只是更努力地挺直了腰，伸长了手臂，默默地继续吸收着阳光和养分。

春天到了，高个子桃树先开花了，他斜眼看着矮个子桃树，非常得意地晃动着满身的花瓣，说道：“可怜的小矮个，我的花都开了，而你就只长出了几个小小的花苞。”

矮个子桃树还是没有说话，仍是默默地努力伸展着枝条。它坚信，总有一天自己也会有满身花朵的。

小蜜蜂来了，美丽的蝴蝶也来了，他们高兴地玩着，在花瓣中跳舞、嬉戏，高个子桃树发怒了：“烦人的小家伙们，快走开！别弄伤了我的花瓣！”而矮个子桃树却尽量开出更多的花朵，张开怀抱拥抱这些小客人们。

慢慢地，矮个子桃树身上结满了绿色的小桃子，一转眼，到了夏天，成熟的桃子挂满了树枝，每一个都又大又红又甜。花园的主人很开心，他招呼邻居们一起分享他种的桃子，人们围在矮个子桃树身边，都夸他长得壮实。大家都很奇怪，为什么高个子桃树没有结果子呢？

爱的小语

亲爱的宝宝，不管你将来是否高大、聪明，只要你有坚定的信念和谦虚的态度，你终将会有所成就。

金色花

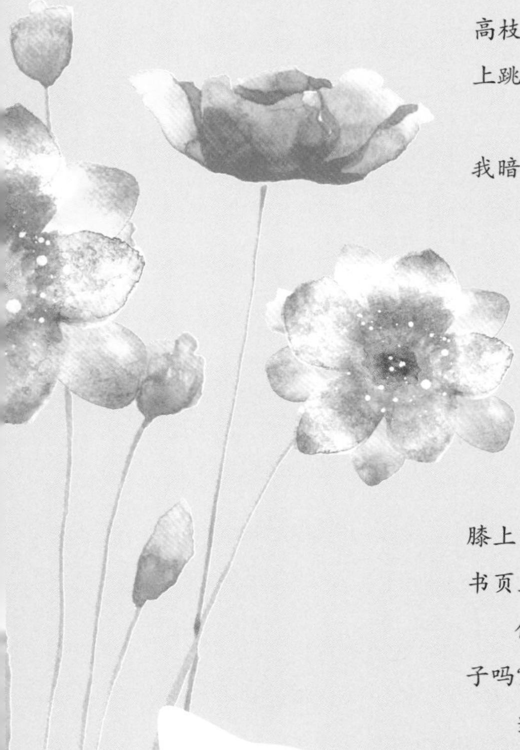

假如我变成了一朵金色花，长在树的高枝上，笑哈哈地在空中摇摆，又在新叶上跳舞，妈妈，你会认识我吗？

你要是叫道：“孩子，你在哪里呀？”我暗暗地在那里偷笑，却一声不响。

我要悄悄地开放花瓣儿，看着你工作。

当你沐浴后，湿发披在两肩，穿过金色花的林荫，走到做祷告的小庭院时，你会嗅到这花香，却不知道这香气是从我身上来的。

当你吃过午饭，坐在窗前读书，那棵树的影子落在你的头发与膝上时，我便要将我小小的影子投在你的书页上，正好投在你所读的地方。

但是你会猜得出这就是你孩子的小影子吗？

当你黄昏时拿了灯到牛棚里去，我便要突然地再落到地上来，又成了你的孩子，求你讲故事给我听。

“你到哪里去了，你这坏孩子？”

“我不告诉你，妈妈。”这就是我那时所要说的话了。

（泰戈尔）

胎教小语

通过念诗歌、散文或讲故事，给宝宝展示一个幻想世界，通过想象再将这个幻想世界在大脑中放大并传递给胎宝宝，有助于培养胎宝宝的想象力、创造力等。

大耳朵狐狸

大耳朵狐狸的大耳朵耷拉了下来，无精打采地走在林间的小路上。

“你怎么啦，大耳朵？”大耳朵抬头看了看，是红尾巴小狐狸，“跟他说有什么用呢？”大耳朵没有回答红尾巴的问题，他摇了摇头，继续往前走。

长鼻子猴从树上蹦到了大耳朵面前，说：“大耳朵，快来跟我一起玩吧！”

大耳朵的大耳朵立了立，又垂了下去。他冲长鼻子猴摇了摇头，他现在可没有心情跟他一起玩呢！

就这样，大耳朵谁也不理，只是埋着头走啊、走啊，一直走到了大象伯伯的家门口。他敲了敲门，门吱呀一声开了。

“是大耳朵呀，你怎么了？看起来好像不开心呀。”大象伯伯还像以前一样乐呵呵的。

大耳朵“哇”的哭了起来：“对不起，大象伯伯，我……我把你的大喷壶弄坏了。”大耳朵呜呜地哭着，眼泪不停地往下掉。

“没关系，别哭啦，”大象伯伯摸了摸大耳朵耷拉着的大耳朵，笑眯眯地说：“你看，没有喷水壶，我也一样喷水呢。”大象伯伯举起了长长的鼻子，“噗”一下就喷出了好多水。

大耳朵的耳朵不再耷拉了，也不流眼泪了。他揉了揉通红的小鼻子，开心跳了起来。“哦，谢谢你，大象伯伯，我找小朋友玩去啦！”他飞快地朝身后跑去。

爱的小语

看，大耳朵其实是个诚实的好孩子呢，他弄坏了大象伯伯的喷水壶，就主动承认了错误，所以大象伯伯一点也不怪他。

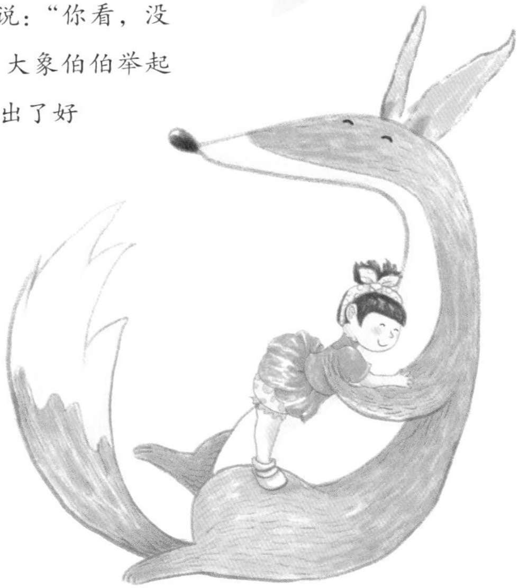

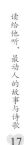

托托和拜克的秘密

摩托车托托只要一发动马达,就会发出“拖拖拖”的轰鸣声，神气得很。托托的主人每天都会带上酷酷的头盔，骑着托托飞快地离去。

停在角落里、落满了灰尘的自行车拜克特别羡慕托托，他多想安装一个托托那样的马达呀，开起来一定快极了，他已经好久都没有远行过了。

“托托，你开起来真快呀，你的马达声好响亮呀！”自行车拜克羡慕地说。

托托轰了轰马达，得意地说：“那可不，我开起来最快，赛过小汽车和大货车。”

“那……那你开车的时候能带……带上我吗？” 拜克小声地问着。

托托皱起了眉头，认真地想了片刻，悄悄地对着拜克说：“咱们得悄悄地才行，不能让别人知道了，你得保守秘密。”

拜克开心极了，忍不住想要摇晃起他的铃铛了，不过，为了守住他和托托的秘密，他忍住了。

那天晚上，等主人家的灯全熄灭了，马路上也静悄悄了，托托小声地发动了马达，让拜克把前轮趴在他的后轮边上，固定住，然后悄悄地带着拜克驶出了院子，来到了空无一人的马路上。

终于安全地来到了马路上，托托和拜克齐齐松了一口气，他们笑眯眯地望了望对方，托托说：“坐稳了，拜克，我们出发！”

胎教小语

随着胎宝宝一天天长大，从外界传递给胎宝宝的东西也会以一种潜移默化的方式存在他的大脑中。应多给胎宝宝讲一些美好的事物，如漂亮的玫瑰花、蓝蓝的天、弯弯的小河等，带他一起感受这个世界的多姿多彩。

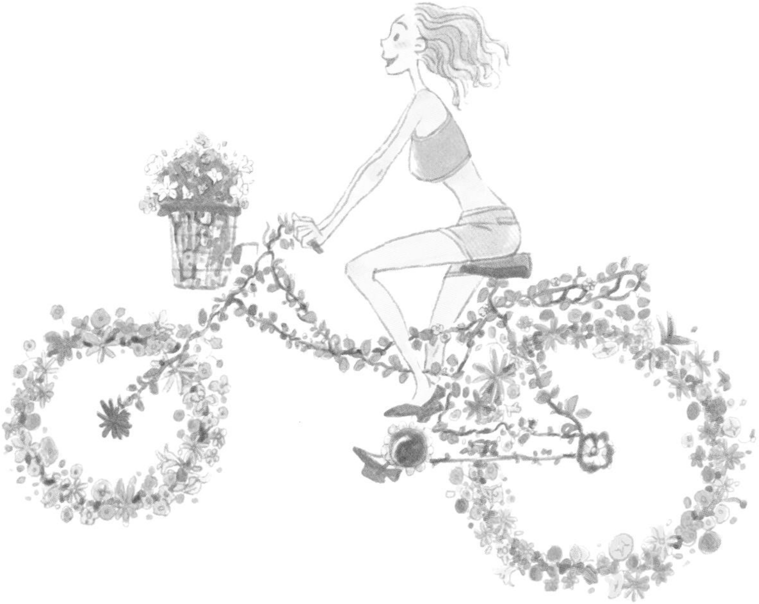

托托带着拜克快速前进，像一阵疾风一样呼啸着，驶过镇上的街道。夜晚的凉风迎面吹来，拜克快活地摇着铃铛，丁零零，丁零零……

“哦，两个小家伙，注意控制你们的速度！”一边儿的路灯提醒他们，“前面可有红绿灯哦。”

哎呀！两个小伙伴互相望了一眼，有点后怕地吐了吐舌头，如果开快车被红绿灯逮住，可是会罚款的。

托托赶紧放慢了速度，带着拜克惬意地绕着镇子转了一大圈后，回到了主人的院子。他们都累了，很快就呼呼睡着了。

第二天一早，主人出门的时候，一下就发现了拜克的变化。他挠了挠头，奇怪地说：“咦，脏兮兮的自行车怎么变这么干净？”

原来拜克身上的灰尘在昨晚吹风的时候都被刮走了。拜克心里笑开了花，哈哈，这可是他跟托托的秘密呢！

蒲公英

太阳真阔气，
大把的金币
撒满一草地。

蒲公英啊遍地黄，
我采了一把握手上。
你看见了吗?
我还编了个花环
戴头上。

等我一进家门，
妈妈几乎不敢相信，
原来我戴着一圈金灿灿的蒲公英。
她抬头朝天看了看，
还以为是暖和的太阳
笑眯眯地来到了
我们家。

（切普捷科娃）

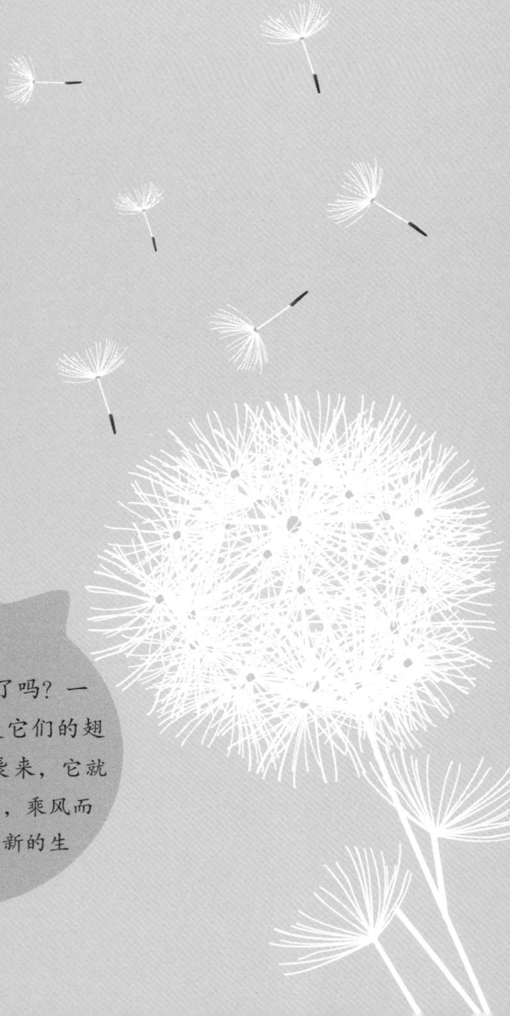

爱的小语

宝宝，看见蒲公英了吗？一朵朵小小的茸毛便是它们的翅膀，只要一阵清风袭来，它就会带着蒲公英的种子，乘风而去，在远方播撒下新的生命和希望。

迪克的新衣服

爱的小语

宝宝，不管什么时候，发生了什么事情，妈妈都希望你要坚强，相信自己，自己是最好的。

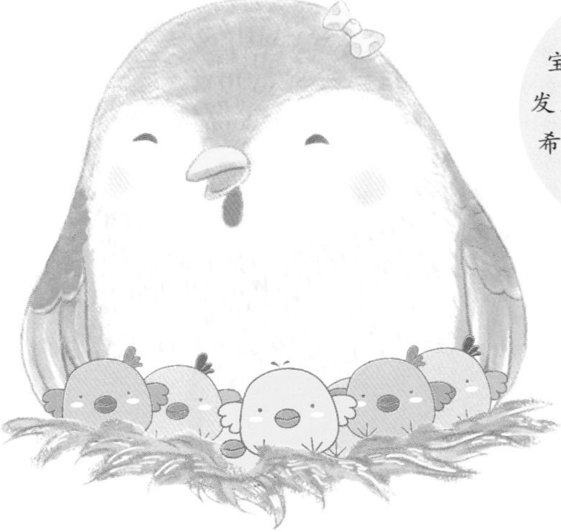

鸡妈妈孵了7只毛茸茸的小鸡，其他小鸡都长着一身漂亮的黄色绒毛，配着土黄的小鸡爪，十分好看。只有小鸡迪克长了一身灰不拉几的绒毛，爪子也黑乎乎的，好像刚刚在土堆里打了个滚儿。

小鸡迪克很伤心，为什么大家都那么漂亮，只有自己这么丑。虽然其他小鸡毫不嫌弃他，整天找他玩，但他却一点儿也不开心，“跟他们站在一起，我看起来就更丑了。”他想。

鸡妈妈发现了迪克的秘密，她把迪克搂进了暖和的翅膀下，温柔地对她说：“我的小宝贝，别沮丧，等你长出了真正的羽毛，你再看看自己是什么样的！”

迪克疑惑地望着妈妈，“真正的羽毛？”他不是很明白，不过他倒是不再那么沮丧了，而是满怀希望地期待着尽快长出真正的羽毛。

夏季终于来了，所有的小鸡们都开始长出了真正的羽毛，有的黄中带黑，有的一身赤红，而迪克则换上了一身雪白的羽毛，像真正的白雪一样白！他终于明白了妈妈的话。

回家的路

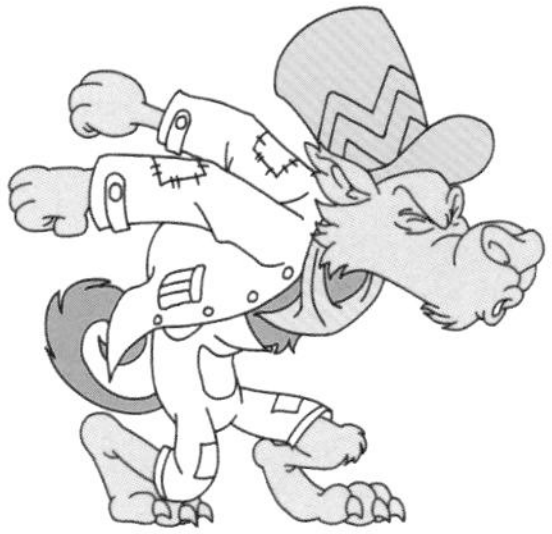

大森林的深处，住着小兔子和兔妈妈。

兔妈妈已经很老了，老得谁都不认识，什么也不记得了。现在，兔妈妈最常做的事，就是在小兔子出门采蘑菇后，拎着一根粗粗的木棍，独自跑到后山一条静悄悄的、经常会有大灰狼出现的小路上，一坐就是一整天。有一次还差点就被大灰狼拖走了，碰巧大象爷爷路过才救了她。

从那以后，小兔子出门时，都会锁好门窗，防止兔妈妈独自跑出去。

有一天，小兔子出门走得急，忘记了锁窗户，等他回到家的时候，才发现兔妈妈已经不在屋里了。小兔子吓坏了，连忙向兔妈妈常去的后山跑去。

当小兔子跑到后山，看到拿着棍子、呆呆地坐在小路边的兔妈妈时，终于忍不住冲着兔妈妈发火了。

胎教小语

进入孕中期之后，胎宝宝能感觉到的东西会越来越多，听到的声音也会越来越多。这时，给胎宝宝讲故事就成了一项不可缺少的胎教内容。在讲故事时，你应把胎宝宝当成一个大孩子，尽可能将故事讲得娓娓动听，你亲切、充满感情的语言将通过语言神经的振动传递给胎宝宝。

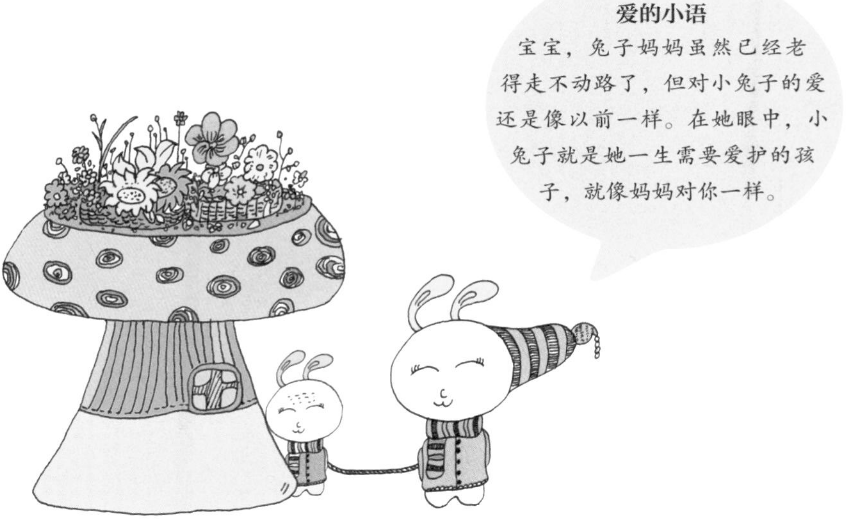
爱的小语
宝宝，兔子妈妈虽然已经老得走不动路了，但对小兔子的爱还是像以前一样。在她眼中，小兔子就是她一生需要爱护的孩子，就像妈妈对你一样。

“你怎么又跑到这里来了？你知不知道，这条路上有大灰狼？如果你遇见大灰狼，被抓走吃掉了怎么办？”小兔子怒气冲冲地对着兔妈妈吼。

兔妈妈听见声音，转头盯着小兔子看了很久，突然笑了起来：“小兔子乖乖，你回来了？这条路上有大灰狼，快躲到妈妈身后来，妈妈会保护你！”

小兔子愣住了，他想起了自己小时候，最喜欢沿着这条小路，到一个青草鲜嫩、还长着许多美味胡萝卜的地方玩耍，而每一次，不管多晚，兔妈妈都会拿着棍子守在路边，等着他一起回家，驱赶欺负他的大灰狼，有一次还被大灰狼咬断了腿。

小兔子看着兔妈妈，忍不住哭了。

从此以后，小兔子出去采蘑菇，再也不把兔妈妈锁在屋子里了，而是用一根绳子，把自己的手和兔妈妈的手拴在一起，带着兔妈妈一起出去，这样他就再也不怕兔妈妈乱跑了。

善良的美人鱼

小杰一家生活在海边，他经常跟着爸爸出海打鱼。不过，由于小杰还小，爸爸从来不让小杰单独划船出海。

有一次，爸爸生病了，妈妈也不在家，小杰想给爸爸炖新鲜的鱼汤喝，便瞒着爸爸，自己一个人划着船出海了。

刚开始，海面上风平浪静，小杰连续钓到了两条大鱼，就在小杰准备返航的时候，一个大浪打了过来，小杰没站稳，竟然一个跟头栽进了海里。本来小杰游泳的本领还不错，可是大浪一个接一个压过来，不论小杰怎么努力地划水，还是没法靠近自己的小船。

就在这时，小杰感觉自己被一股强大的力量举了起来，接着就被扔回了小船里。小杰回头一看，只见一个美丽的少女正站在海里冲着自己微笑呢！不过，这个少女虽然长着人类的身子，却有着一条长长的鱼尾巴。

“难道你就是传说中的美人鱼？”小杰吃惊地问道。可是，那少女只是微笑，并没有回答。

小杰又问道：“是你救了我，该怎么感谢你呢？”那少女还是不回答。

“也许她听不懂人类的语言。”小杰一边想着，一边找出一个彩色的海螺，然后放在嘴边吹了起来。海螺发出的声音一会儿响亮，一会儿清脆，一会儿低沉，就像一支优美的乐曲。

海面渐渐恢复了平静，小杰把海螺递给少女，来表达自己的感谢之情。那少女似乎懂得小杰的心意，她接过海螺，便游向了大海的深处。

从那以后，小杰一家每天都会向大海祈祷，以此来感谢善良的美人鱼。

胎教小语

给胎宝宝念故事时，传递给宝宝的声音通过羊水后往往有些模糊不清，你的声音要适当大一些，吐字要清晰，停顿要长，语速要慢。

青蛙王子

从前，有一个漂亮、善良的小公主，她很喜欢到森林里的一口井边玩耍。

有一天，小公主拿着她最喜欢的小金球坐在井台上玩，她将小金球抛上抛下，玩得很高兴，一不小心，金球掉到井里去了。

这是小公主最喜欢的玩具，水井深不见底，球找不回来了，这可怎么办呢？小公主站在井台边，难过得哭了起来，哭得正伤心时，一只青蛙跳了出来，说能帮她把金球捡上来。

小公主很高兴地感谢了青蛙，并对青蛙承诺："只要你能帮我把小金球捡上来，我愿意给你任何报酬，我的衣服、我的珍宝还有我的金冠，只要你想要，都可以给你。"

但是这些青蛙都不要，他说："我只要你像对待朋友一样对待我，并且帮助我做一件小事就可以了。"

小公主一口答应了，于是青蛙就跳到井底去了，没一会儿金球真的被他捡上来了。小公主拿过金球，非常开心，说道："从此以后，你就是我的朋友了，我能帮你做什么呢？"

青蛙回答说："你能像亲吻朋友那样吻我一下吗？"一听这话，小公主犹豫起来，因为青蛙看上去滑溜溜的，一点都不可爱。

青蛙见状，认真地说道："小公主，你刚才已经答应了我，现在却要反悔吗？原来善良的小公主说话并不算数。"小公主听了之后，羞红了脸，她弯腰捧起青蛙，真的吻了他一下。

青蛙得到公主的吻之后，立即跳到地上变成了一个王子，长得亲切又迷人。原来，王子中了巫婆的咒语才变成了青蛙，只有真诚的吻才能解除咒语。

后来青蛙王子和小公主成了最好的朋友，经常一起在森林里玩耍。

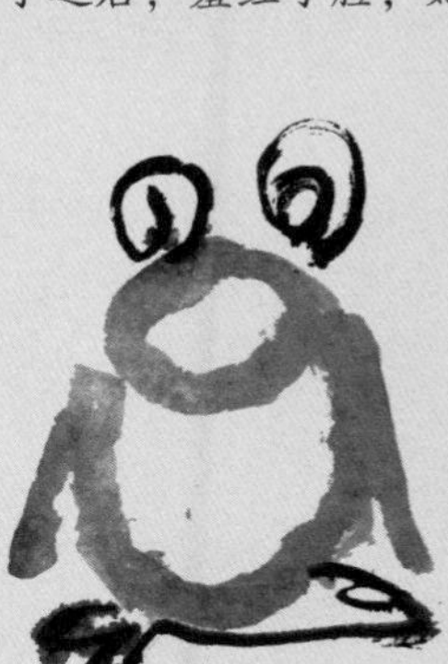

绿色小池塘

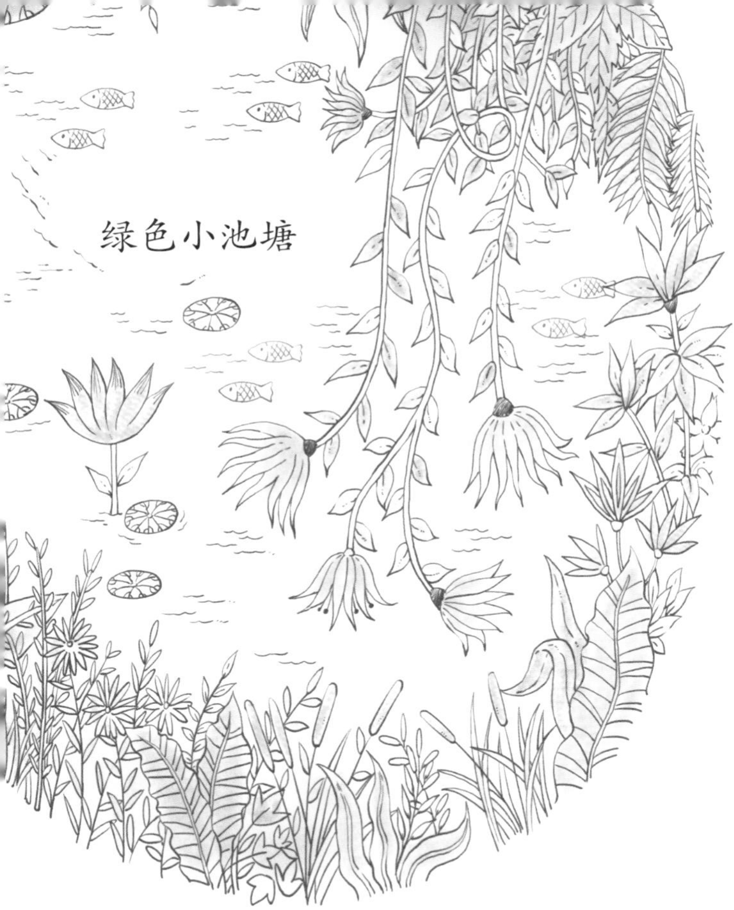

这是一个很小很小的小池塘，他默默地躲藏在一片茂密的枫树林里，连住得最近的农民叔叔都没有发现它的存在。因此，这里成了附近小动物们的游乐场，整天飘荡着欢快的歌声。尤其是夏天的傍晚，小动物们最爱到小池塘边乘凉了。会游泳的小动物，还可以下水洗个痛快的凉水澡。不过条件是，他们要给小池塘讲一个外面世界发生的故事。

每天，小池塘都能听到许多故事，各种各样、多姿多彩。

渐渐地，小池塘对树林外的世界产生了向往，他渴望着走出这片树林，去看看外面的世界，去亲身经历一下那些奇妙的事。

“七星瓢虫，你最见多识广，你能告诉我怎么才能离开树林吗？”小池塘咕嘟嘟冒着泡，问停在浮萍上乘凉的七星瓢虫。

七星瓢虫扇着翅膀飞了起来，说："对不起啊，小池塘，我也不知道怎么帮你离开树林。"

"我知道，我知道，"多嘴的小田鼠第一个给出了建议："树林外有一条小河，他可以一直流出很远、很远，据说会流过无数的大山，一直流入大海。你可以像他一样。"

小螃蟹挥着大钳子爬上岸来："这可不算个好主意，小池塘没法像小河一样流动呀。"

白鹭怯怯地插了一句嘴："小池塘，你别走，好吗？我好喜欢你。"

"你走了，我们怎么办？" 水里的小草和鱼虾也七嘴八舌地嚷起来。

是啊，怎么办呢？小池塘苦恼起来，池塘中心荡起了层层的波浪。

来去匆匆的风儿送来了好消息，"变成一滴小水珠，跟我走吧，我送你搭上白云的便车，一起去旅行。"

果然，风儿卷起了一滴小池塘的水珠，将他送上了天空。小水珠融入了白云中，随着白云一起游遍了五湖四海，他俯瞰着大地上的一切，心中万分满足。

"好想念小池塘的一切呀，我已经看遍了世界，是时候回家了。"

"让我来帮你吧。"白云伸了个懒腰，正好身上的水太多了，想下一场雨呢，就让小水珠顺着雨水一起回到小池塘吧。

白云慢慢积聚着下雨的情绪，也渐渐变成了乌云的颜色，终于，一阵大雨哗啦啦地从天而降，落入了小池塘的怀抱。

"我回来啦！" 小水珠快活地融入小池塘，他所见识到的一切美好景色和故事，小池塘都一一感受到了——那小水珠本来就是他的一部分啊。

胎教小语

给宝宝读优美的散文和诗歌，是语言胎教很重要的内容。在朗读时，最好自己先沉浸在文学作品所描绘的意境中去，通过感染自己来感染宝宝。

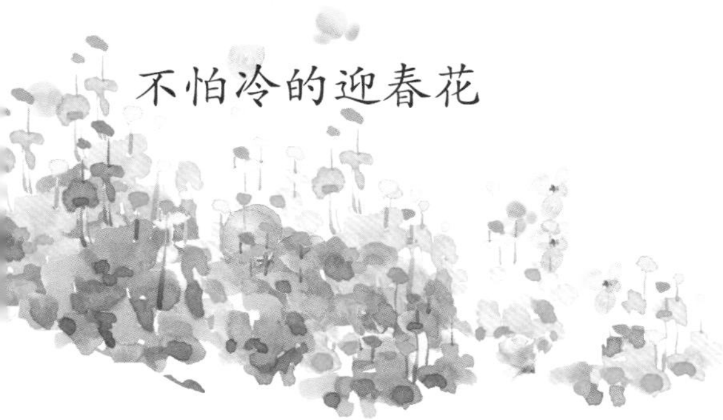

不怕冷的迎春花

一阵温暖的春风刮过，地上的积雪和坚冰开始慢慢融化了，被冻了一个冬天的大地感觉又活了过来。你看，绿绿的小草已经尝试着把尖尖的小脑袋钻出地面了。哦，柳树长长的枝条上长出了一个又一个的小芽包，再过不久，就可以长成一片片绿色的大柳叶了。

迎春花枝上冒出了几朵嫩黄色的小花苞，在凛冽的寒风中抖了抖小花瓣。小麻雀飞了过来，停在迎春花的枝头，和她聊了起来：“你是今年第一个开花的呢，迎春花，你真了不起，你有什么秘方吗？”

一旁的桃树和梨树都竖起了耳朵，她们也想知道迎春花这么早开花的秘密。

“呵呵呵，没有，没有，哪有什么秘方呀！”迎春花摆了摆着枝条，笑眯眯地说。

“是她的泥土比较肥沃吧？”桃树才不相信迎春花的话呢，她小声地跟梨树议论起来。

梨树摇了摇头：“不会呀，主人从来没有给她施肥过。”

是呀，那是因为什么呢？

她们讨论来讨论去，也没有发现迎春花的秘密。不过，因为她们说话的声音越来越大，迎春花已经听到她们的话啦。她又抖开了一朵娇艳的迎春花，和气地说：“只要不怕冷就行啦。”

原来是这样啊！

爱的小语

知道吗？我的宝贝，你会在妈妈的肚子里住上10个月呢，差不多就过了一年的四个季节。等你出生之后，妈妈就带你去看不怕冷的迎春花，还有桃花和梨花，好吗？

妈妈，吻吻我吧

妈妈，吻吻我吧，
我也要不停地吻你，
一直吻到
你看不见别的东西。
我久久地注视着你，
用你给我的眼睛。
你眼里映出一个孩子，
他总是那么美丽。
这是你给我的眼睛，
我要尽情地使用它们，
无论将来，我长得有多高大，
走得有多远，
我也要透过天空、海洋和山谷，
永远注视着你。
蜜蜂藏在花朵里，
花儿能感觉到它鼓动的双翼。
当你把孩子抱在怀里，
也能感受到他幸福的呼吸。
妈妈，吻吻我吧，
我也要不停地吻你。

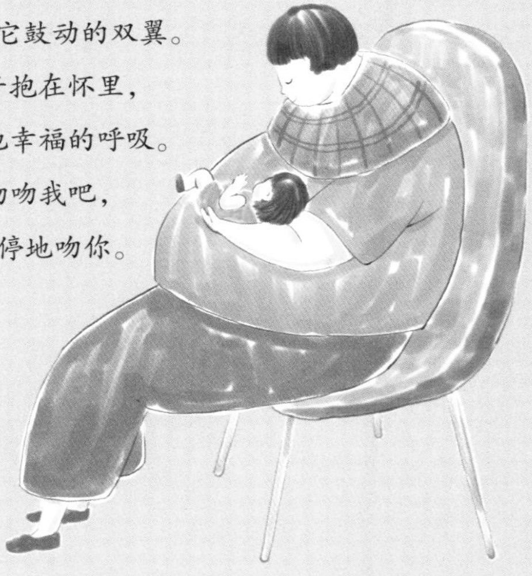

偷懒的小蜜蜂

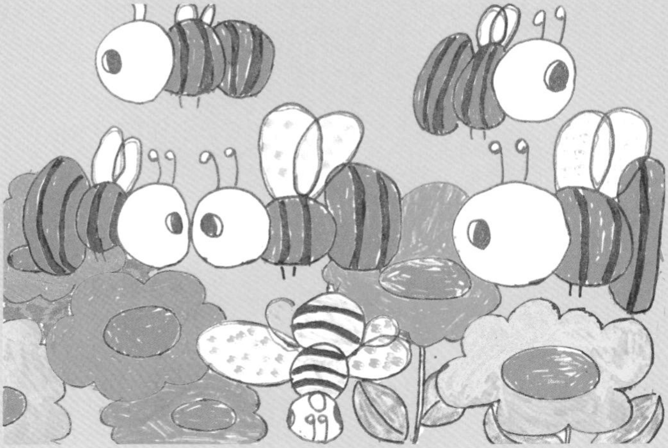

秋天来了，这正是一年中最忙碌的季节。小蜜蜂们成群结队地飞往田野里，不知疲倦地采着花蜜，天气越来越冷了，再不采花蜜，花儿们就要凋谢了。他们还要不断加固自己的蜂巢，以抵抗冬天的寒风和冰雪，这样才能过一个安心、温暖的冬天。

小蜜蜂嗡嗡却例外，他从不早起，每天睡到太阳公公吃午饭他才起床，起床后什么也不干，照样像夏天一样到处玩耍。

蜜蜂伯伯对他说："嗡嗡，你该储备过冬的食物了。"

胎教小语

有些妈妈不知道如何选故事，其实选故事和选音乐都很简单，只需满足一点——自己喜欢。

爱的小语

在冬天，好吃懒做的小蜜蜂受冻挨饿，好在它的勇气可嘉，及时承认自己的错误，最终也获得了圆满的结局。宝宝，小蜜蜂的故事告诉我们，一定要做个勤劳的人，努力学习和工作，这样才能得到别人的尊敬和爱护。

嗡嗡满不在乎地回答说："采花蜜太麻烦了，要飞到很远的地方去，还要把花蜜背回来，找地方储存。我还要玩呢，没有时间找食物。"

蜜蜂伯伯听了，摇了摇头，什么也没有说。

转眼，冬天到了，花儿们都凋谢了，连树上的叶子都被大风吹得一片不剩，大地上白雪皑皑。储存了足够食物的小蜜蜂都躲进了自己温暖的家里。

贪玩的嗡嗡就惨了，它家里一点花蜜都没有，房子也没有修好，家里又冷，肚子里又饿。他实在受不了，就跑到其他蜜蜂家讨吃的。

可大家储存的食物都有限，谁都不愿把食物分给嗡嗡。

四处碰壁的嗡嗡伤心极了，趴在自己家冰冷的床头，呜呜地哭了起来。

正在这时，门铃响了，嗡嗡止住了哭声，打开了门，原来是端着食物的蜜蜂伯伯。

蜜蜂伯伯对它说："大家都修房子的时候，你偷懒不干。大家找食物的时候，你怕累也不干。现在你知道偷懒的结果了吧！"

嗡嗡扑入蜜蜂伯伯的怀里，哭得更伤心了。他一边哭一边说："伯伯，我错了。以后我要跟大家一起工作，天气暖和的时候修好房子，秋天的时候多储备粮食，像大家一样，做一只勤劳的小蜜蜂。"

蜜蜂伯伯拍了拍嗡嗡的头，说道："小家伙，快吃吧，吃完了，到我家暖和一下。"

嗡嗡这才狼吞虎咽地吃了起来。

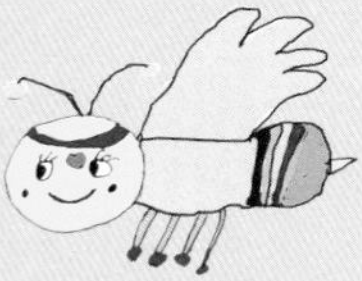

花朵里的拇指姑娘

约翰家有一个花园，里面长满了各种各样美丽的花朵，有鲜红的玫瑰、艳丽的牡丹……小动物们都喜欢来这里玩耍。可是，约翰和他的夫人却一点儿也不觉得幸福，因为他们一直没有自己的孩子，非常寂寞。

有一天，一只受伤的燕子掉落在花园里，他们为它包扎伤口，每天给它喂水和食物，让它住了下来。过了一个春天，小燕子恢复了健康，它对约翰夫妇说："为了感谢你们，我愿意帮你们完成一个心愿。"

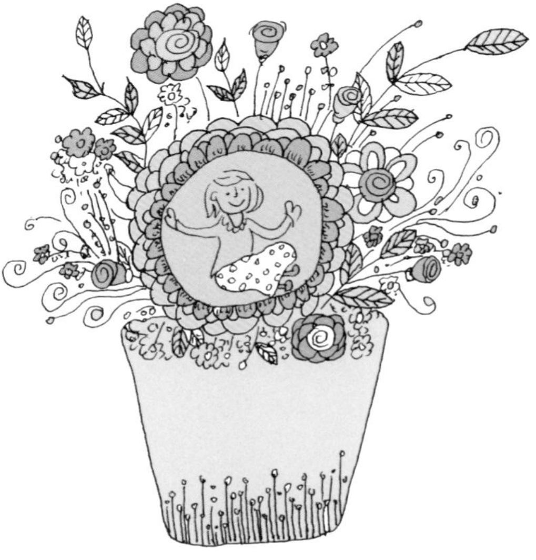

约翰夫妇立刻说道："我们只想要一个属于自己的孩子。"小燕子听完摇了摇头，说道："这个我可办不到，不过，我会给你们想办法的。"

第二年春天，小燕子又飞回来了。它带来了一粒种子，对约翰夫妇说："这是一粒幸运花的种子，你们把它种到花园里，每天用荷叶上的露水浇灌，下雨的时候要为它挡雨，晴朗的时候要让它晒太阳，一年以后花开放时，你们就会收获好运。"

约翰夫妇按照燕子的叮嘱，细心地照看着幸运花。一年过去了，一个晴朗的清晨，夫妇俩刚给幸运花浇完露水，幸运花的花朵就慢慢绽放了。随着花瓣一片一片地张开，他们看到花的中心躺着一个拇指大小的小女孩，她的衣服是最柔嫩的花瓣，她还有一头美丽的卷发。真是个漂亮的小女孩啊，就像是花的精灵。

他们给这个小女孩取名叫做"拇指姑娘"，像疼爱亲生孩子一般，无比地疼爱她。

星星奇遇记

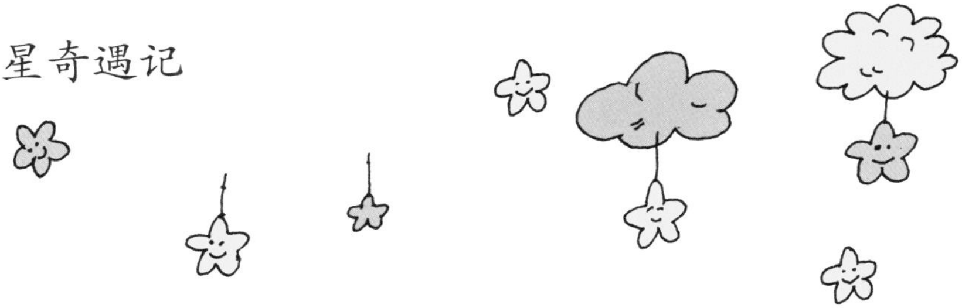

一到晚上，小星星们就眨巴着亮晶晶的大眼睛，钻出了黑乎乎的天幕，就着月亮阿姨洁白的月光，好奇地打量着大地上的一切。

“要是能去地上玩玩就好了。”小星星思达每天晚上都这样祈祷着，可是月亮阿姨看得可紧了，他一点逃跑的机会都没有。

终于有一天，小星星思达趁月亮阿姨和其他星星没注意的时候，悄悄地往大地飞去，一路上紧张得心脏怦怦直跳。

“快看，一颗星星！”地面上一个小男孩发现了思达，惊喜地喊叫起来。

思达吓得扑通一声掉进了一条河里。一条小鱼游了过来，好奇地围着思达转了两圈，咕噜噜地吐着泡泡。思达正想跟小鱼打招呼呢，一张大网就把他网了起来。

“是刚才那颗小星星！”思达一看，正是刚才惊呼的小男孩。

小男孩旁边有一位温柔的阿姨，她微笑着说：“恩，看来是一颗悄悄溜出来玩的小星星。咱们得送他回家。”

小男孩依依不舍地打开了渔网，放出了思达。他用两手做成一个小话筒，捂在嘴巴上，悄悄对思达说：“下次悄悄地来找我玩吧。”

思达眨了眨眼睛，表示完全同意。然后他向天幕飞去，月亮阿姨已经发现他了，正在催促他回去呢。

胎教小语

进行胎教时，准爸爸一定要参与。其实胎宝宝很喜欢准爸爸雄浑、厚重、有磁性的声音。准爸爸经常和胎宝宝说话，宝宝出生后就会熟悉爸爸的声音，感情上也会有较明显的亲近表现。

国王的三个问题

从前，有一个小男孩，特别聪明。别人问他什么问题，他都能回答出来。国王不相信男孩有这么聪明，就想考考他。

于是，他把男孩叫到自己的王宫中，对他说："你要是能回答我提出的三个问题，我就让你跟我一起住在王宫里。"

小男孩点点头，说："请您问吧。"

国王想了想，说："第一个问题，世界上的海洋中有多少滴水？"

小男孩回答说："尊敬的国王，请您下令把世界上所有的河流都堵起来，不再让一滴水流走，这样我才能数清海洋里到底有多少滴水。"

国王听后，满意地笑了。接着，他又说："第二个问题，天上有多少颗星星？"

小男孩回答说："请国王给我一张很大很大的白纸。"

国王让人给小男孩拿来一张白纸，小男孩就用笔在白纸上点了许多很细很细的小点子，细得几乎看不见，更没法数清。

这时，小男孩说："天上的星星就像我在纸上画的小点子一样多，请您让您的大臣来数数吧。"可是，谁都数不清这些小点子到底有多少。

国王又满意地笑了。接着，他又问道："第三个问题，永恒有多少秒？"

小男孩回答说："在我们国家的后面有一座金刚石山。这座山往上要走一小时，横走也要一小时，往里走同样要一小时。每过一百年，就会有一只鸟飞到山上来磨它的嘴巴。等整座山都被鸟磨平时，永恒的第一秒就算过去了。"

国王一听，哈哈大笑着说："你真是个聪明的孩子！从现在起，你就跟我一起生活在王宫中吧！"

小猪的新朋友

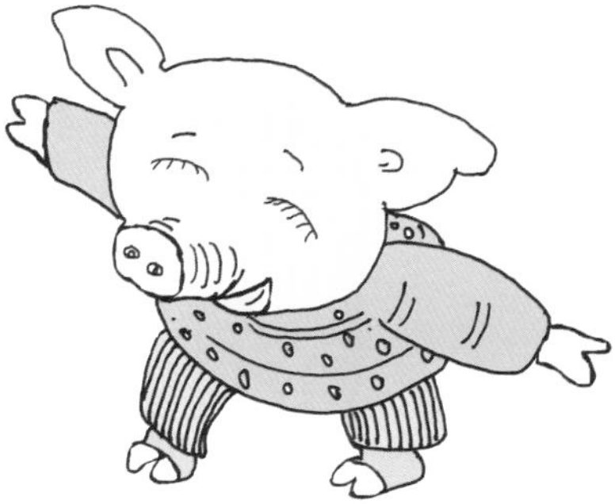

小猪今天有点不开心，因为他跟着爸爸妈妈搬到了陌生的南瓜村。这里他一点也不熟悉，这里的小朋友他也一个都不认识。

爸爸妈妈在忙着收拾新家呢，小猪嘟着长长的嘴，坐在门口的大石头上发呆，他非常想念西瓜村的小伙伴们。忽然，一个大皮球出现在了眼前，抱着皮球的是一只雪白雪白的小兔子，他眨巴着红红的圆眼睛，说："你是新来的吗？我是小兔子，以后我们一起玩吧。"

"好呀，好呀！"小猪开心地抱起皮球，一会儿拍皮球，一会儿踢皮球玩，很快就和小兔子玩成了一堆。不一会儿，又跑来了好几个小朋友，一只毛茸茸的黄色小鸭，一只可以蹦得老高的绿色小青蛙……他们笑啊，闹啊，欢快的嬉闹声传遍了整个南瓜村。

太阳公公打了个哈欠，慢慢地滑落到了山的背后，南瓜村的妈妈们开始呼喊着小宝贝的名字，哦，该回家吃饭了。小伙伴们一个接一个互相道别。最后，小兔子也走了，他抱着大皮球，一边挥手，一边回头冲小猪说："小猪，咱们明天还一起玩吧！"

小猪也使劲儿地挥手，他快活地说："明天你来找我哦，我给你玩我的大飞机。"真好，他又有很多好朋友啦！

爱的小语

宝宝，小猪和小兔子都很棒哦，他们真心地对待自己的好朋友。宝宝长大以后，也会有很多好朋友，妈妈希望宝宝也能真诚地对待自己的好朋友，学会与好朋友分享喜悦与快乐。

卡布是辆棒货车

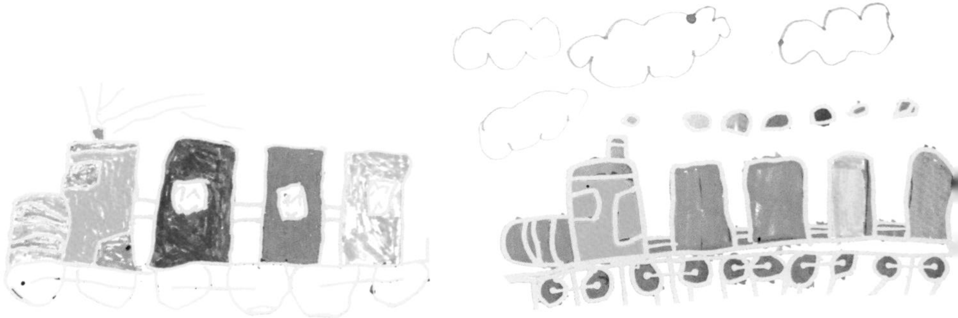

中午的时候，停车场里新来了一辆小货车，白色的车身上刷了一道红色的条纹，活力十足。

小货车快活地跟停车场上的其他汽车打着招呼："嗨，你们好啊，我是小货车卡布，请大家多多指教。"

"哟，新来的家伙，一边儿待着去，这可是我的位置。"一辆黄色的翻斗车毫不客气地按响了喇叭，警告着小货车卡布。

卡布吓了一跳，赶紧往前开了开。翻斗车哧溜一下开进了停车位，吱——刹车时，卡布都能听到翻斗车的轮胎发出痛苦的呻吟。

旁边一辆绿色的清洁车好心地提醒道："小心你的轮胎，翻斗车。"好心的清洁车温和地安慰卡布："别理他，卡布，他总是这样不讲理，来停在我身边吧。"

卡布红着小脸，点了点头，"谢谢你。"

停车场里停了好多的车，有道路清障车、清洁车、翻斗车，还有起重机、挖掘机……卡布发现，他是这里个头最小的一辆车了。他有点自卑了，一个下午都缩在角落里，一言不发。等其他车都出发去工作了，他仍然等在原地，因为，还没有人来告诉他，该去哪里做什么呢！

正当他无聊得打瞌睡的时候，一位胖胖的工作人员跑了过来，坐进了

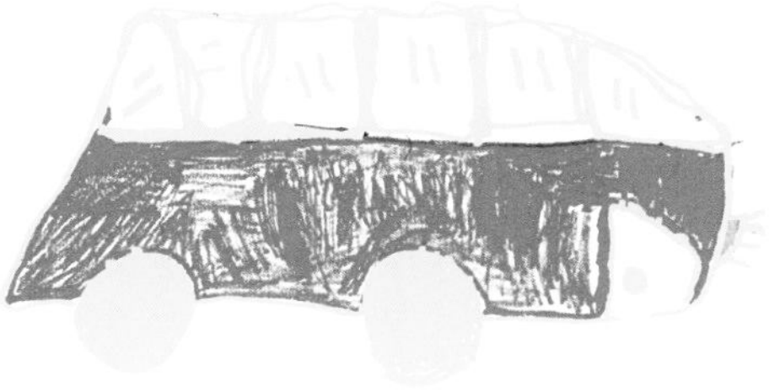

卡布的驾驶位，一边儿大口喘气一边儿对卡布说：“快走，小货车，翻斗车的轮胎爆炸了，我们得赶紧给他送个轮胎过去。”

卡布一下来了精神，他开动马达，去仓库取了一个翻斗车的轮胎，然后又快又稳地运着轮胎，送到了翻斗车出事故的地方。

胖胖的工作人员很快就替翻斗车换好了轮胎。翻斗车看着卡布，不好意思地笑了笑：“嘿，小货车卡布，谢谢你！”

卡布非常开心地鸣起了喇叭，“不用谢，翻斗车，能帮上你的忙，我很开心。”比起中午，他已经自信多了。

“中午是我不对，以后我的车位你什么时候想停都可以。”翻斗车诚恳地道歉。

路过的清洁车乐得哈哈大笑，她一边儿冲卡布眨眼睛，一边儿对翻斗车说：“哟，翻斗车先生，要小心保护你的轮胎呀！”

小货车卡布和翻斗车也跟着笑了起来。

胎教小语

在给胎宝宝讲故事时，要尽可能地把故事里的角色形象地表达出来，多用拟声词，比如咕咚、哗啦啦、呼呼、扑通等，来渲染氛围，讲到小动物时，还可以模仿几声小动物的叫声，这是胎宝宝最喜欢的。

你是人间四月天

四月，阳光温煦，万物都从冬的安睡中醒来，都在跃跃欲试地生长。而现在，你在这温暖的 4 月里，心里也必然充满了对新生命的爱和期待。

今天就来读一读林徽因这首清灵的小诗吧，读一读这初为人母层层叠叠的喜悦，感受这宛如白莲花的美丽与洁静，沐浴一下爱的光辉与温暖吧。

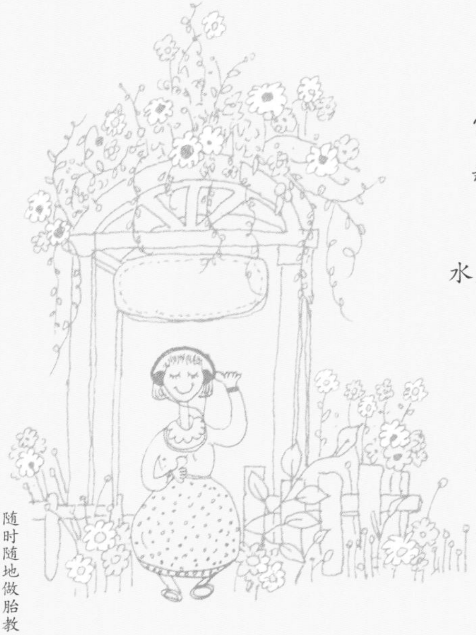

我说你是人间的四月天，
笑响点亮了四面风；
轻灵
在春的光艳中交舞着变。

你是四月早天里的云烟，
黄昏吹着风的软，
星子在无意中闪，
细雨点洒在花前。

那轻，那娉婷，你是，鲜妍
百花的冠冕你戴着，
你是天真，庄严，
你是夜夜的月圆。

雪化后那片鹅黄，你像；
新鲜初放芽的绿，你是；
柔嫩喜悦
水光浮动着你梦期待中白莲。

你是一树一树的花开，
是燕在梁间呢喃，
你是爱，是暖，是希望，
你是人间的四月天！

（林徽因）

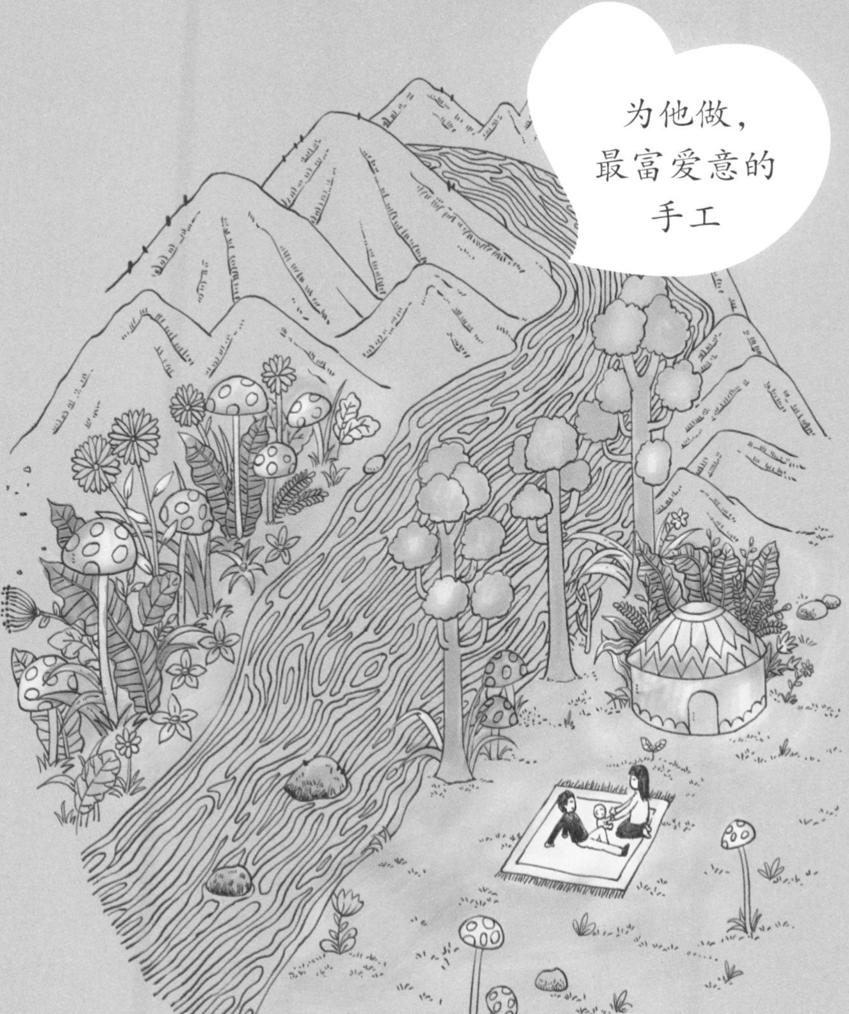
为他做，
最富爱意的
手工

漂亮的爱心树，

超好玩的手指画，

还有可爱的袜子娃娃

……

宝贝，快来跟妈妈一起做手工吧！

妈妈心灵手巧，宝宝更聪明

勤于动手会让未来的宝宝心灵手巧的。以缝纫为例，在针线飞舞之间，人体的 30 多个关节和 50 多块肌肉都参与其中，在中枢神经系统的协调配合下，手指才能完成精细、灵敏的动作。因此，做手工可促使大脑皮层更活跃，也能提高人的思维能力。

做什么手工好呢？你完全可根据自己的喜好来做。如果你喜欢布艺，可以给宝宝做小衣服。如果你喜欢做创意手工，就可以大胆发挥自己的想象力，如将干果核做成贴画，用各种旧布头缝些小玩具，还可以用袜子缝一只可爱的娃娃……生活中的创意无处不在，只要你有一颗爱美的心灵，只要你善于发现。做手工时，也要注意以下问题：

· 不要痴迷于做手工，长时间保持一个姿势不动，对胎宝宝很不利。

· 选择手工材料时，要选择健康的、环保的。

· 做手工时，应注意安全，避免做那些需要使用电钻、电刨子之类的手工。

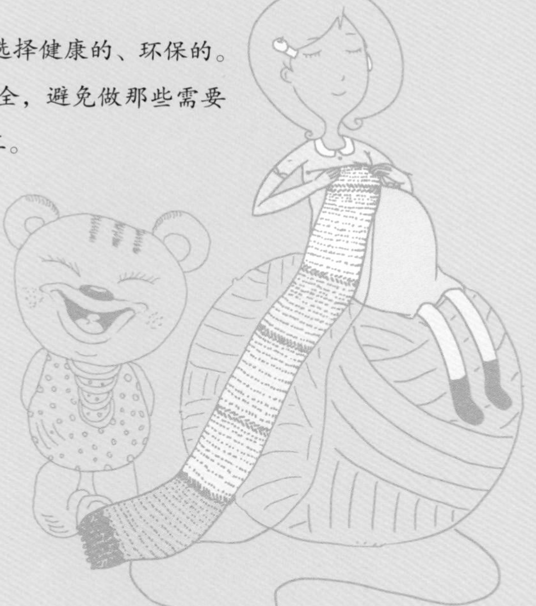

贴一棵爱心树

母爱到底有多伟大，没有当过妈妈的人，是无法感受到的。今天，怀着对母亲的爱，怀着自己即将成为母亲的骄傲，一起来贴一棵漂亮的大树吧。我们要学会像大树那样坚定。

1 准备：两块长方形纸板。剪刀、针线、胶水、胶棒、铅笔和喜欢的各种布料若干。

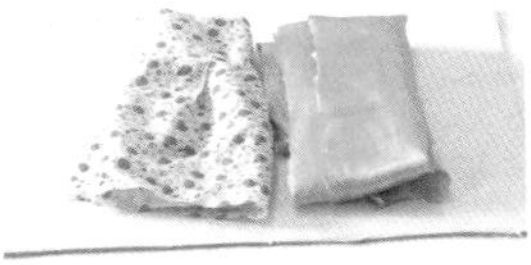

2 选一块带花纹的布料，将其剪成接近椭圆的形状，作为树叶。剪的时候可以先用铅笔画出图案，并将其贴在纸板上，注意贴在纸板靠上一点的位置。

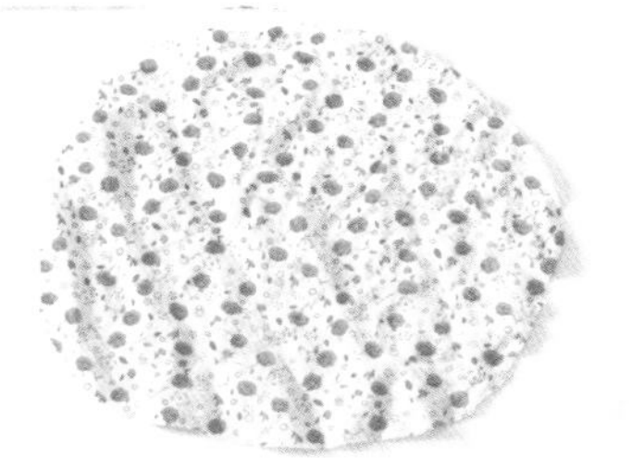

3 在一块颜色较深的布料上画出树干的形状，并用剪刀沿铅笔线剪出树干，贴在树叶上， 注意贴在纸板稍靠下一点的地方，并使其居于树叶中间的位置。

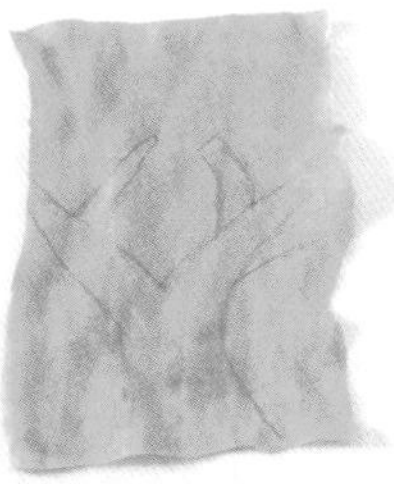

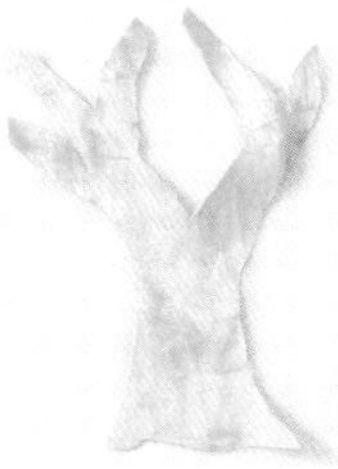

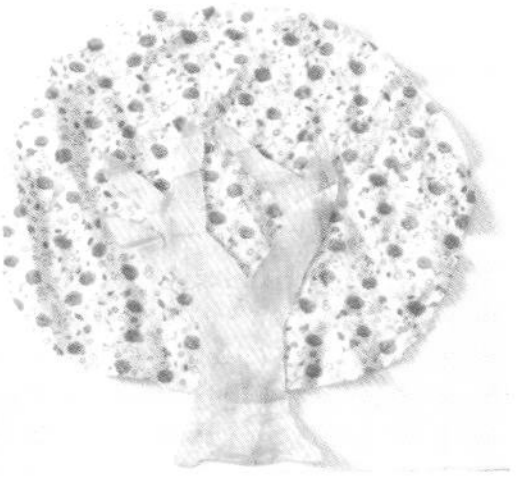

4 取不同于树叶的布料，用铅笔轻轻画出各种形状，并剪下，贴在树叶上做装饰就大功告成了。

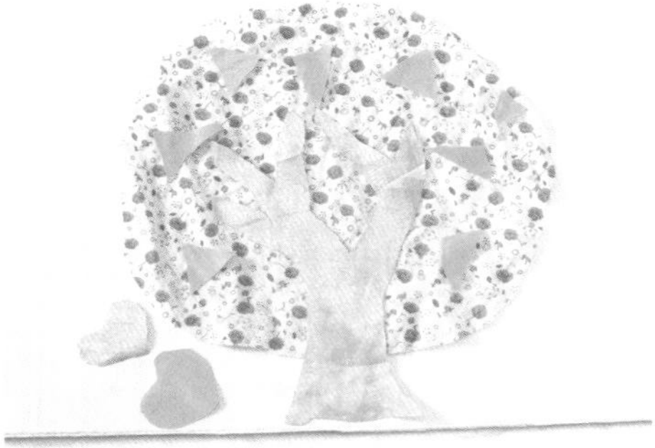

爱的小语

爱心树的贴法不止这一种，你不用拘泥于这种形式，可以按照自己的想象来贴。不管最后的成品如何，只要你和宝宝能乐在其中，享受动手和创意的乐趣就好了。

好做又实用的小布袋

今天，让我们一起做个小布袋吧！这种小布袋可以当整理收纳的袋子，用来装些常用的杂物或宝宝的零碎小物品，非常实用，而做法呢，还很简单。

1 准备：里布、表布各一块，剪刀、针和线。

2 剪 3 块正方形做表布，要大小相同，其中两块颜色相同。

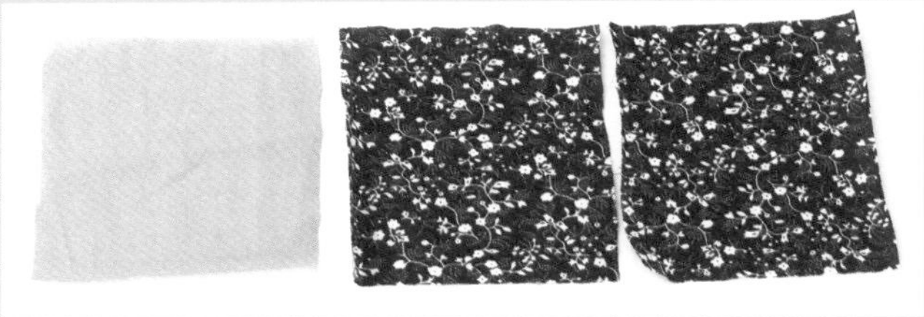

3 将 3 块表布缝制在一起，展开。

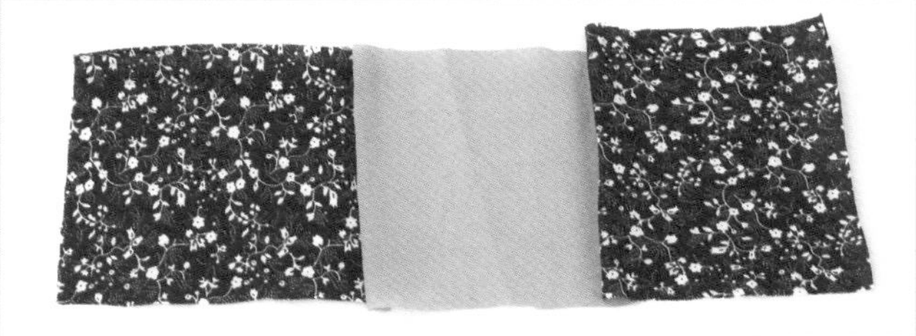

4 再裁剪一块里布，与缝好的表布同等大小。

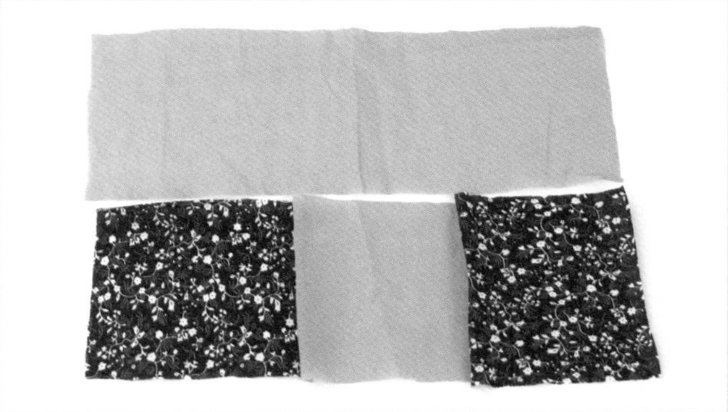

5 将里布和表布正面对正面叠在一起，先将宽边的两头缝好，然后再将表布对表布、里布对里布对齐、缝好。

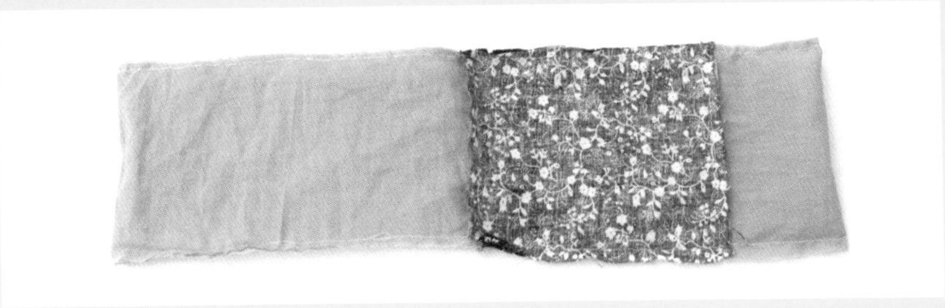

6 在缝里布时，应在一端留一个 4 厘米左右的口子不缝，做反口。

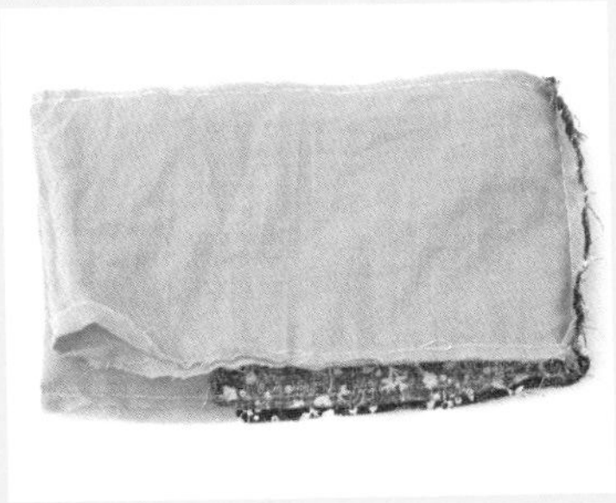

7 最后将袋子从反口处整个翻过来，再把里布塞回袋子里。漂亮的小袋子即大功告成了。也可在封口处加根小带子，方便携带。

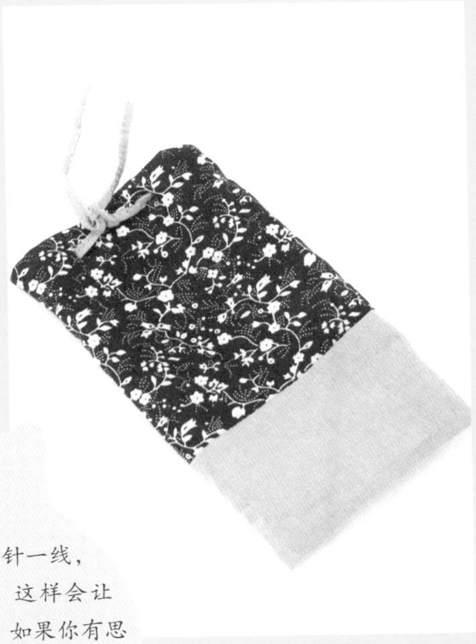

胎教小语

缝纫时要专心凝神，一针一线，不急不忙，从容而闲适，这样会让人内心宁静而且思绪清晰。如果你有思绪需要整理，不妨试试拿起针线做点缝纫手工，随着一针一针地密密缝合，或许困扰着你的难题也会逐渐解开。

气质珍珠手链

珍珠手链既漂亮又端庄大方，如果能自己动手做一串独一无二的珍珠手链，你一定会成为大家羡慕的对象。如果将来你的宝宝是个女孩，没准也会要你给她做一条呢！

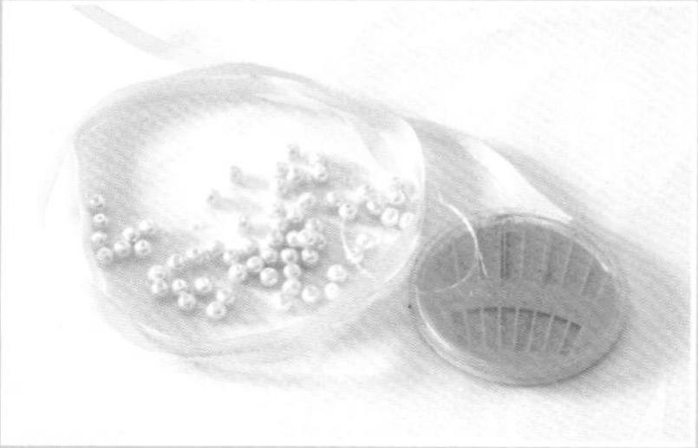

1 准备：针、鱼线、串珠和丝带。串珠和丝带要选你喜欢的颜色。

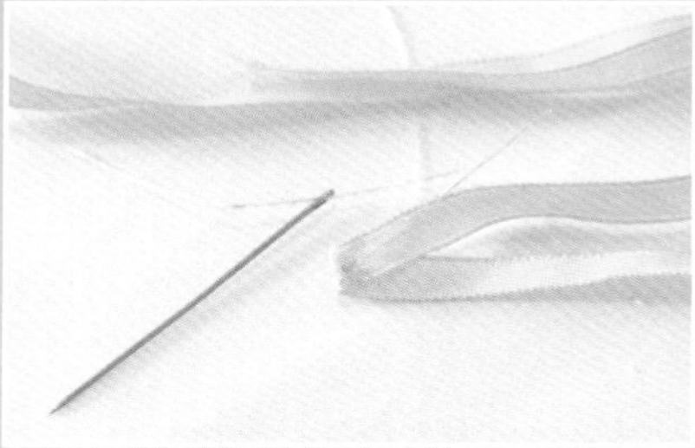

2 先在丝带的一端选定好长度，用鱼线穿过。

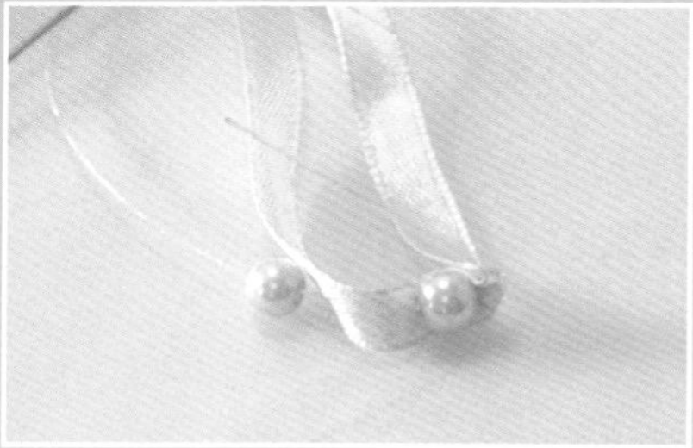

3 将鱼线串过珠穿。

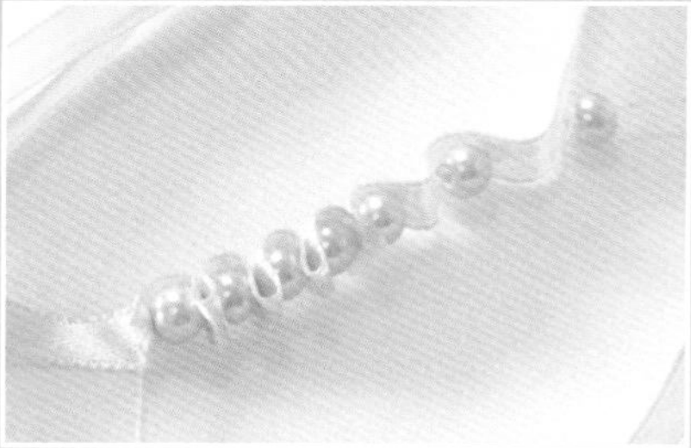

4 接着再将丝带再次穿上，如图所示；注意把握好串珠两边丝带长度。

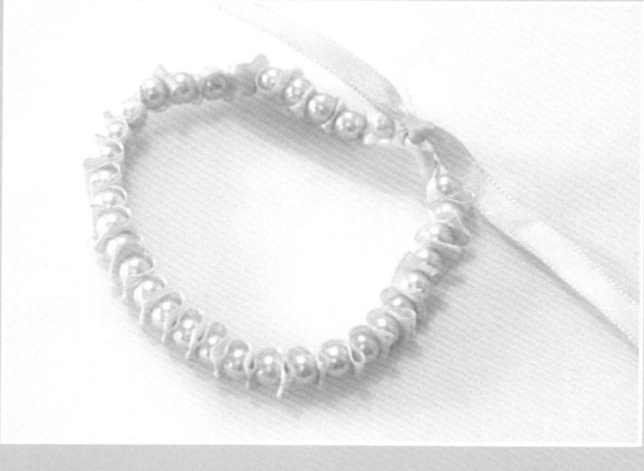

5 按照同样的方法将串珠与丝带依次串起来，一直串到适合自己手腕长度，最后将丝带的两端打上结固定。一条漂亮的珍珠手链就做完了。

简简单单指纹脸谱

宝宝会长成什么样呢？他笑起来一定很好看吧！他的眼睛会像妈妈一样，笑起来弯弯的吗？还是像爸爸，让人感觉温暖呢？他的鼻子是什么样的？他的嘴巴是什么样的？还有，他的头发是什么样的呢？如果，你真的想不出宝宝会长成什么样，不如用指纹，画一画想象中胎宝宝那张可爱的小脸吧。

胎教小语

你可以一边作画，一边对胎宝宝讲自己画的内容，这样可以给他带来许多有益的刺激。当然，如果你只想专心画画，也可以在画完之后，再向胎宝宝说一下画的内容，胎教的效果是一样的。

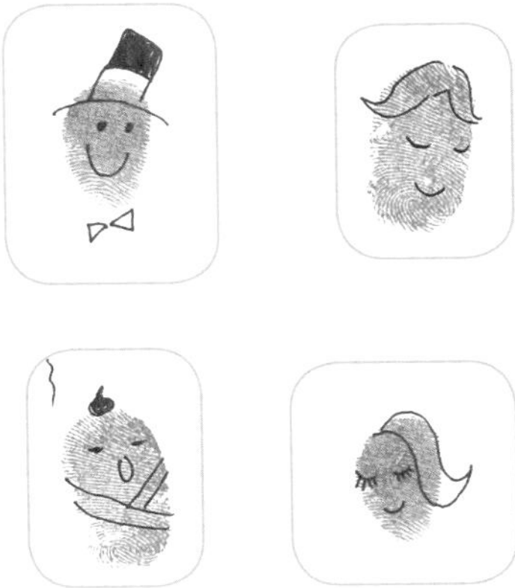

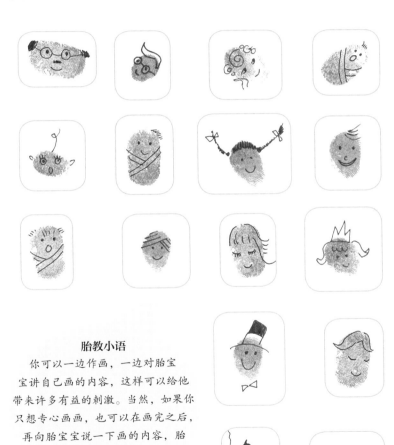

手缝爱心袜子兔

找一双颜色柔和的袜子，给胎宝宝缝制一只可爱的小兔子吧。很有纪念意义啊，它可能是胎宝宝出生后的第一件玩具，也承载着你浓浓的爱意。

1 准备：袜子、针线、棉花、纽扣、彩笔、剪刀。

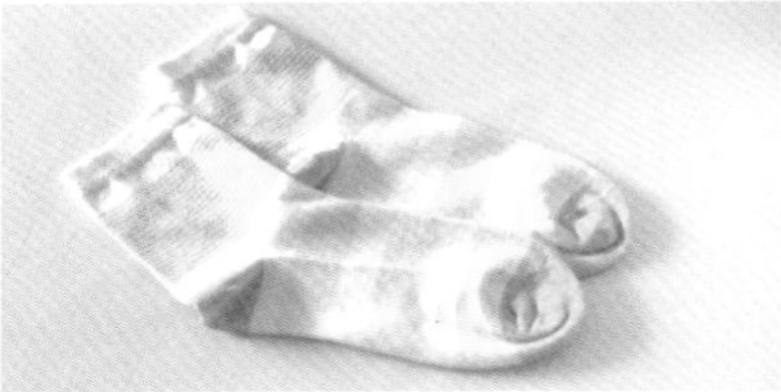

2 从袜子脚掌部分如图剪开。

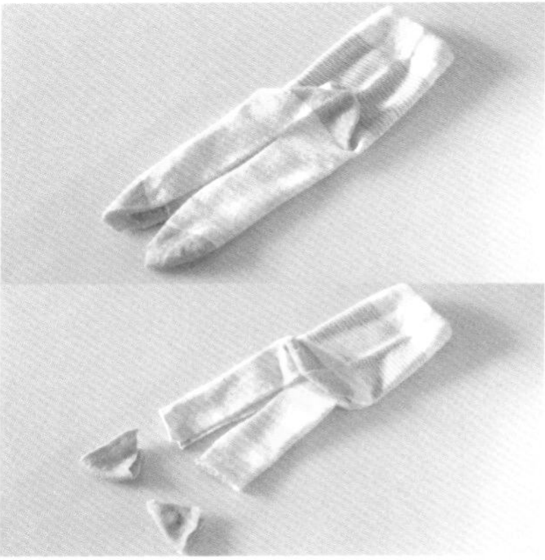

3 将袜子反过来用针线缝好。

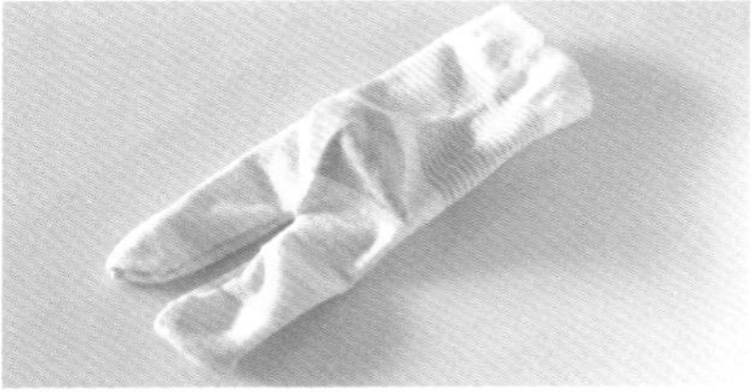

4 剪掉多余部分。

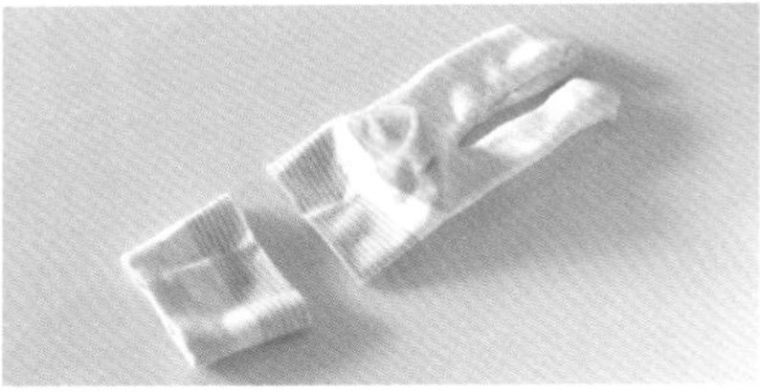

5 将袜子填充满棉花，并缝好，这样，兔子的脑袋就做好了。

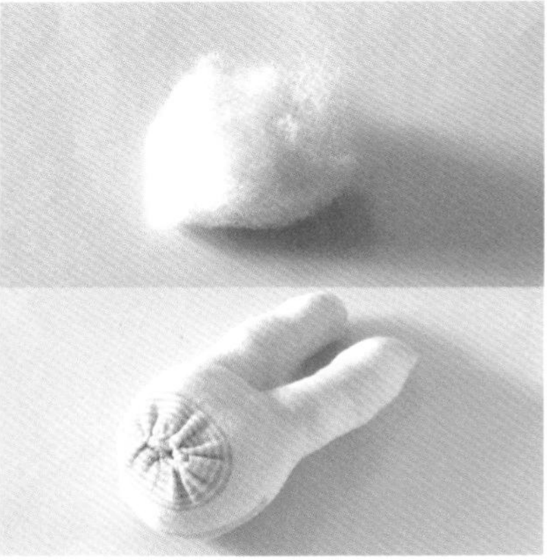

6 将另一只袜子的脚掌部分如图剪开，准备做兔子的身体和脚。

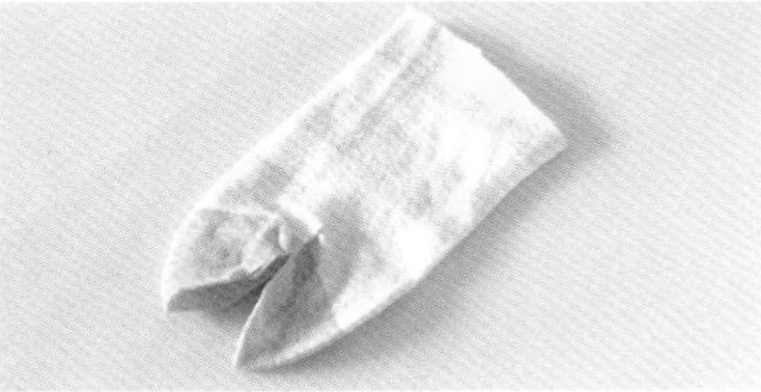

7 反过来缝好，并填满棉花。

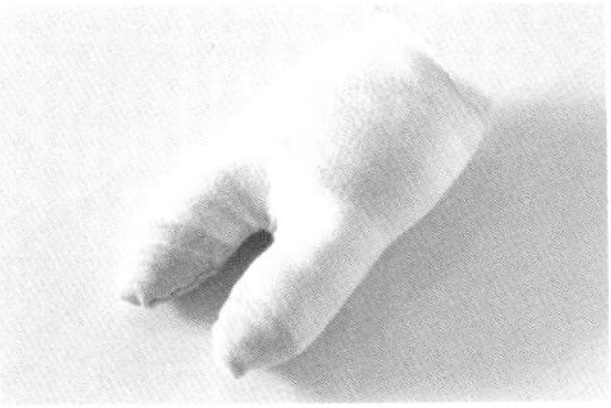

8 兔子的头部和身体组合好，并用针线缝好。

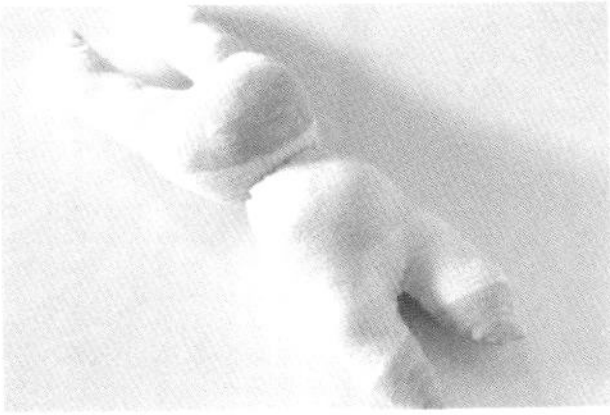

9 用上述方法做好兔子的手。

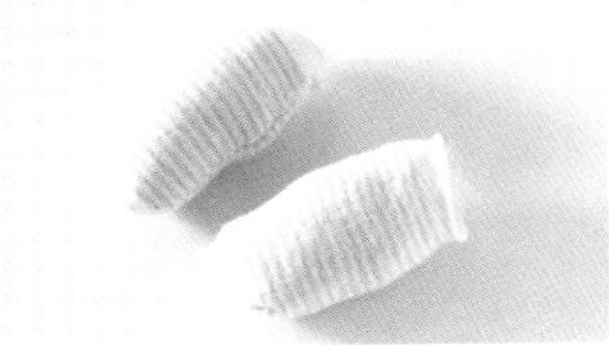

10 将兔子的手缝到身体上。

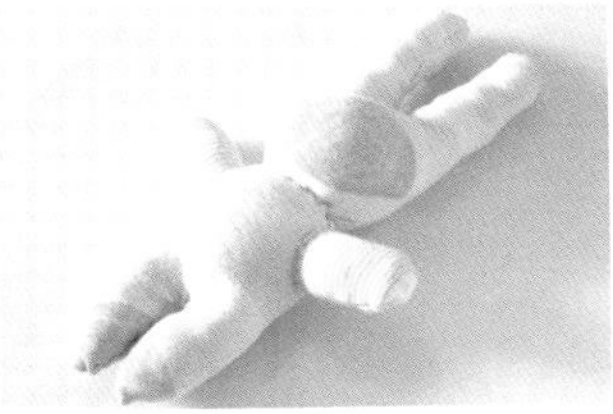

11 根据自己的喜好制作兔子的表情，一只可爱的袜子兔就做好了。

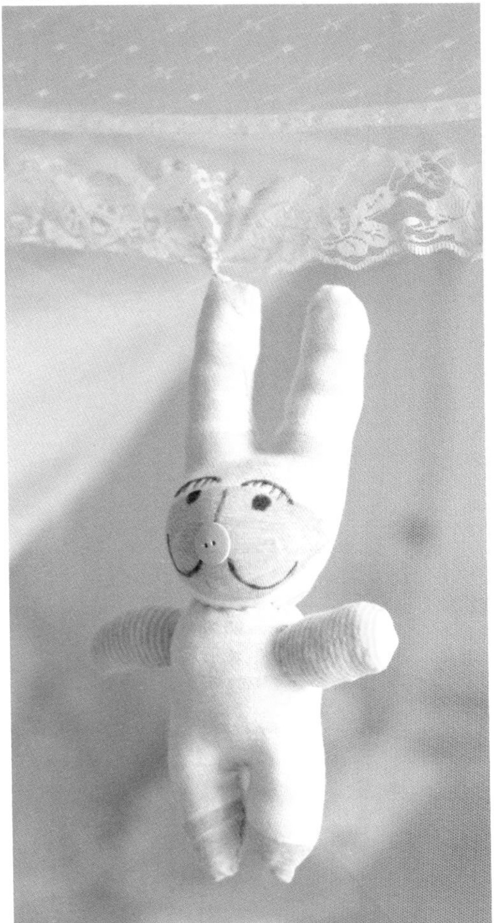

胎教小语

制作袜子兔的过程，能练习你的针线工夫，等到你技术娴熟的时候，可以考虑给宝宝亲手缝制一套“十二生肖”，相信小家伙将来一定会爱不释手。

晶莹的剪雪花

晶莹的雪花白白的，宛如白色的小精灵在天空中飞舞，它们好漂亮，好可爱呀！你一定很想看看这些可爱的小精灵吧！那今天，就跟妈妈一起来剪一朵美丽雪花，将它贴到你卧室的玻璃上，让它像你的心灵一样，永远干净纯洁。

1 将一张 A4 纸，纵向对折。

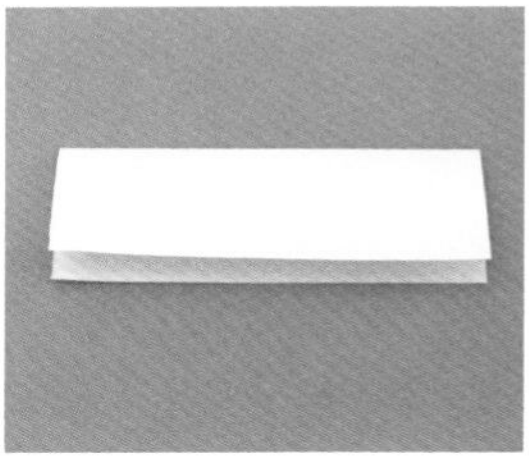

2 取中心点，左右再对折一下。

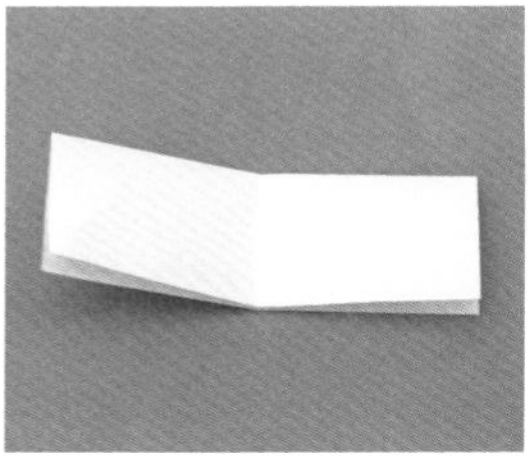

3 以中心点为准，先将一边按图中所示折起来，再折另一边。

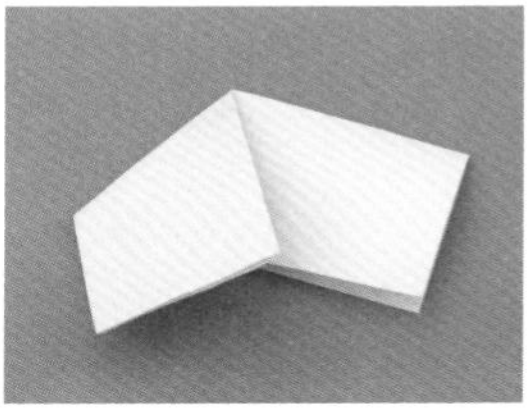

4 如图再对折一次。

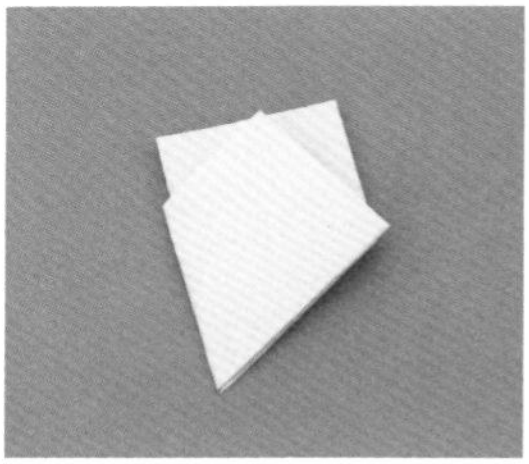

5 再次对折。

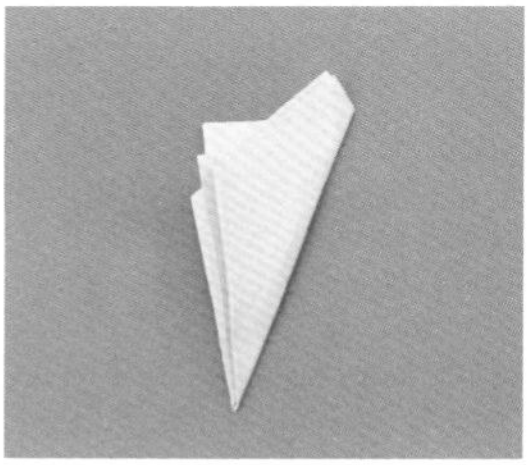

6 画上喜欢的线条，沿着线条剪下来。

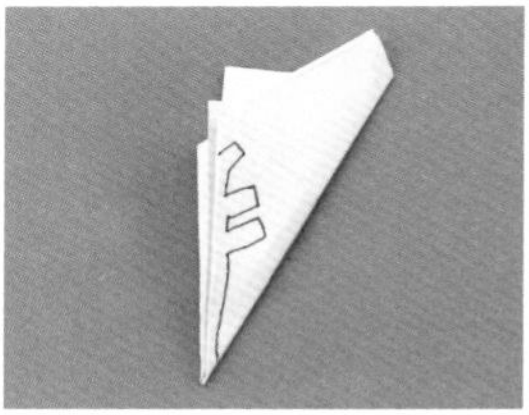

7 打开，美丽的雪花就做好了。

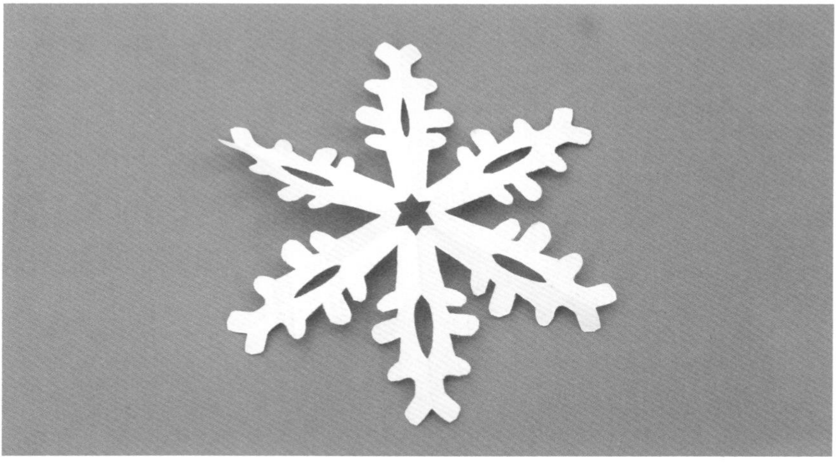

一朵柔柔的小布花

找一点点柔柔的小棉花，还有几块小碎布，做一个超简单、超有爱的小布花，不仅可以愉悦一下心情，也可以用来装饰宝宝的摇篮床。

1 准备：5 片直径为 3.5 厘米、颜色相同的小圆布片。将其中一片沿着边平针缝一圈，稍微拉紧。

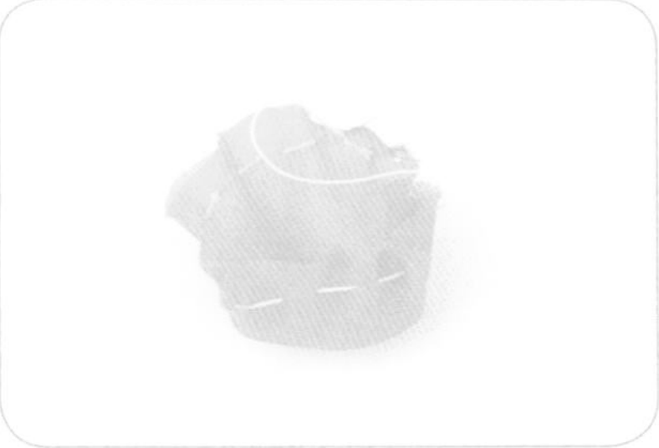

2 将棉花捏成团，塞进刚才缝好的布里，让其饱满起来，拉紧线。

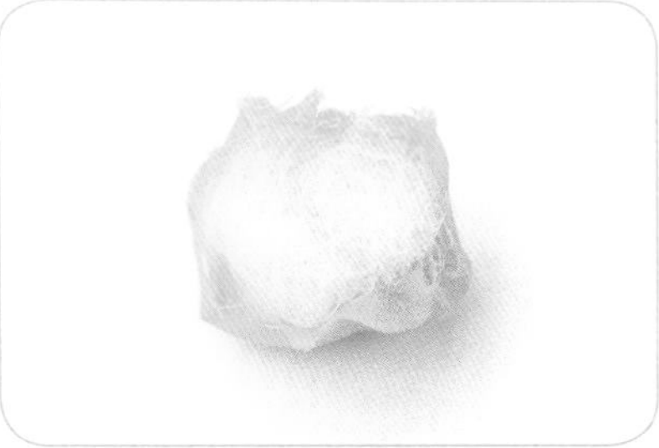

3 将开口缝好即成一个小圆球。

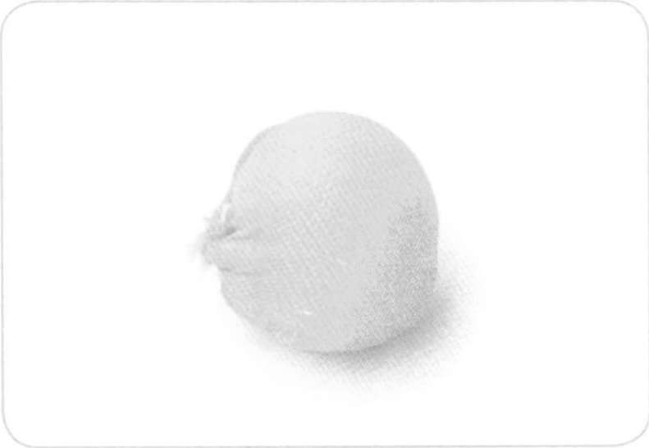

4 依照这个办法共制作 5 个小圆球。

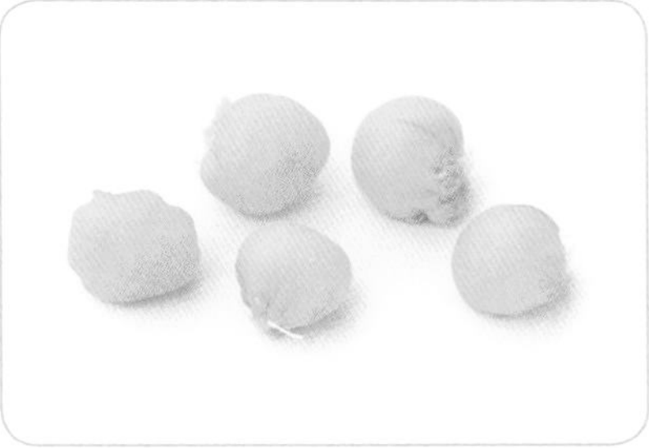

5 剪一片尺寸相同但颜色不同的布片，用同样方法缝好作为花蕊。

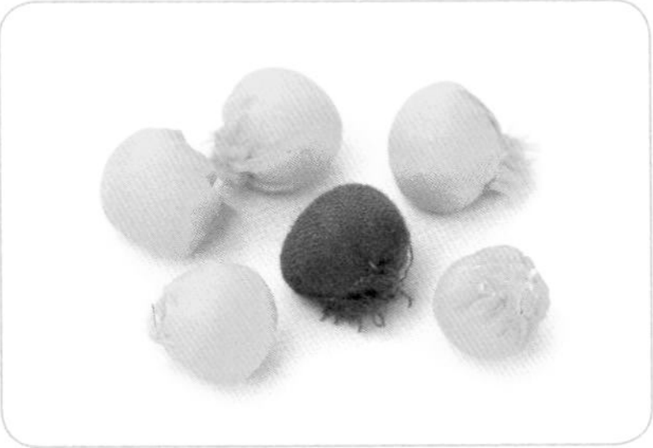

6 将所有小布球如图缝合、固定，一朵小布花就做好了。可根据需要，在后面缝上别针或头绳。

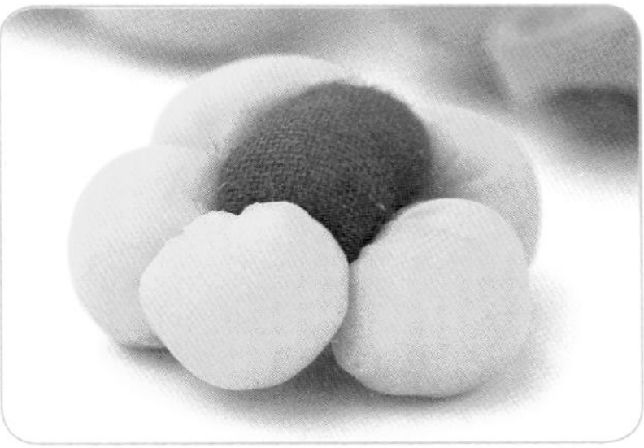

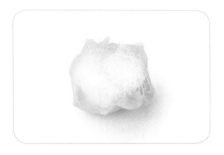

漂亮的软陶珠

你喜欢漂亮的软陶珠饰品吗？不妨找一点空闲时间，做几粒漂亮的软陶珠。做这样的手工，动手又动脑的同时，也是对母子美感的培养。

1 准备：小圆木棒、壁纸刀和 2 种颜色的软陶泥。

2 用小圆棒将两片软陶泥分别擀压成约半厘米厚的薄片，再裁成相同大小的四方形。

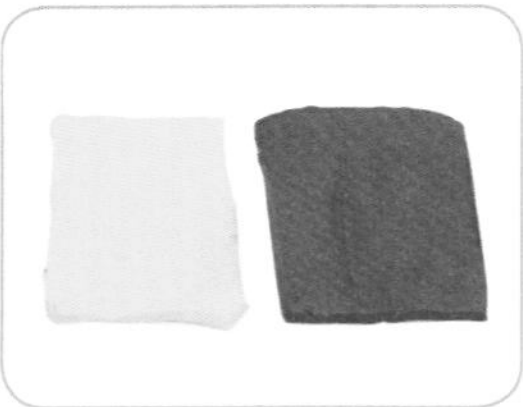

3 叠放整齐。

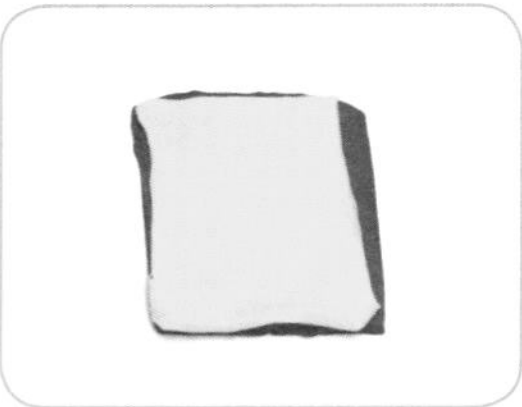

4 将叠放的软陶泥片卷起，稍稍压紧。卷成一个圆柱形，注意均匀用力，以免粗细不均。

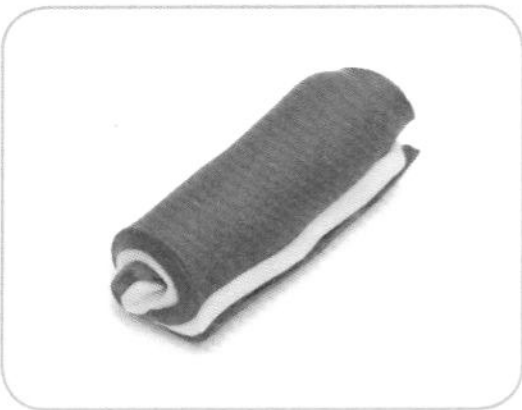

5 然后慢慢、均匀地切开，注意切片不要太厚。

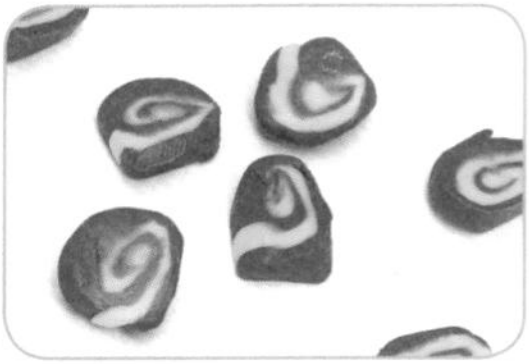

6 取其中的一个软陶泥搓成圆球。

7 将其他切片随机贴在圆球上。

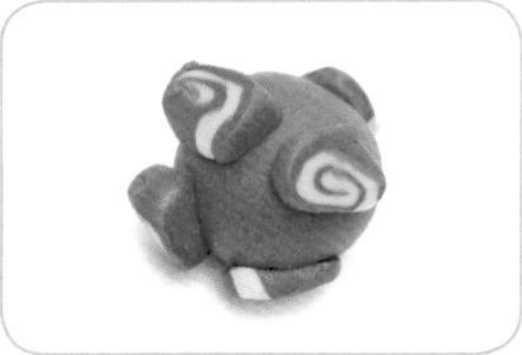

8 轻轻地揉搓，切片即可和小圆球融为一体，一个漂亮的小陶珠就完成了。

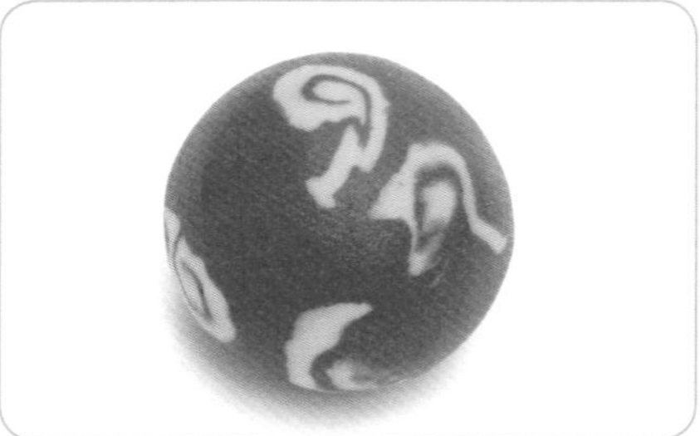

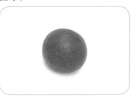

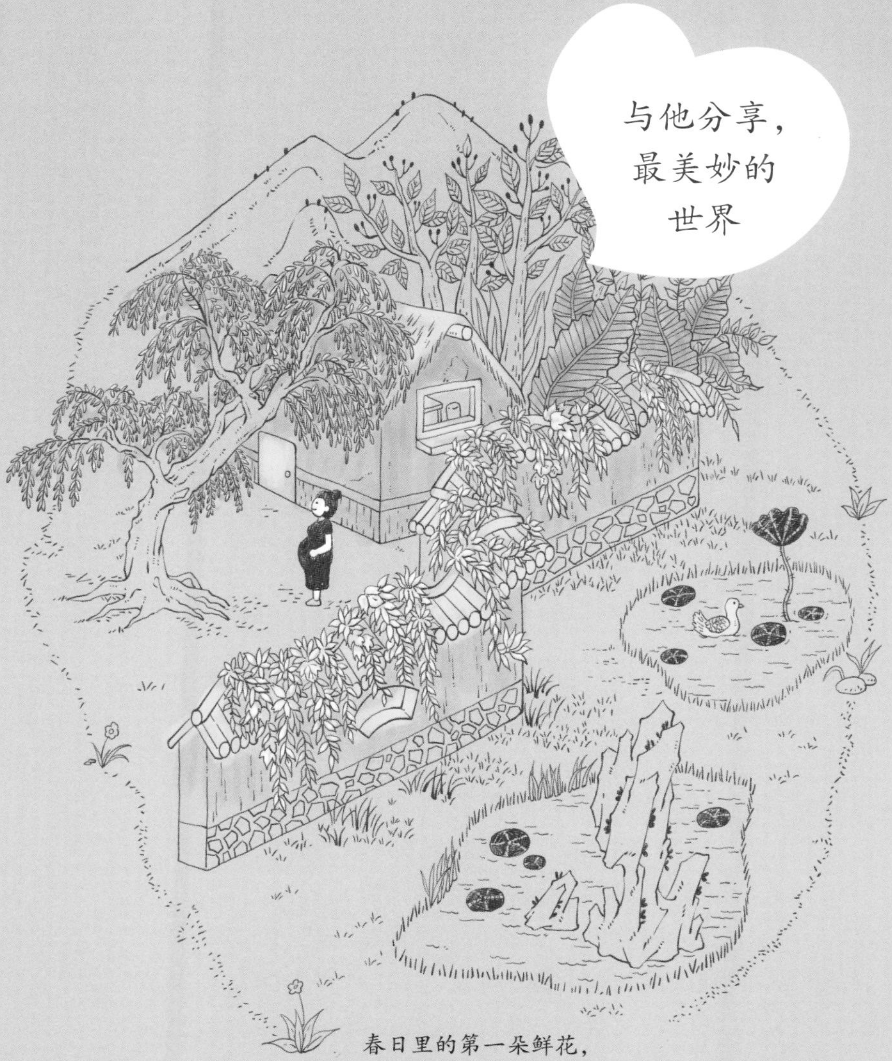
与他分享，
最美妙的
世界

春日里的第一朵鲜花，

田野里沙沙作响的麦浪，

在枝头叽叽喳喳的小鸟

……

宝贝，世界如此美妙，

你发现了吗？

美，无处不在

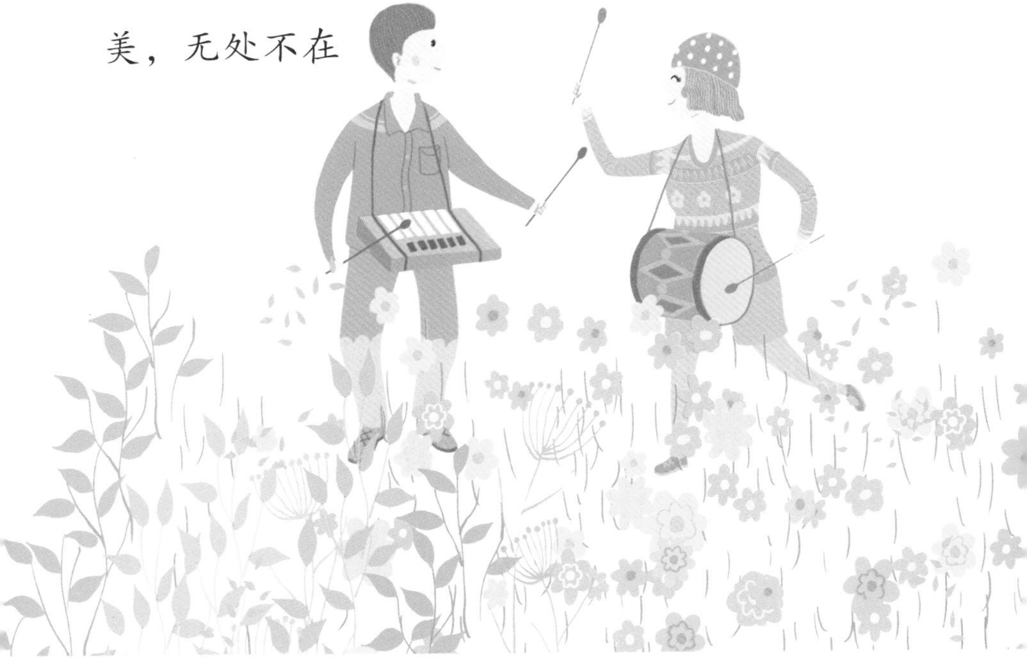

你希望自己的宝宝有艺术天赋，或是品位不俗吗？那就做一做美学胎教吧，它能促进母体的内分泌腺活跃起来，分泌出更多有利于胎宝宝成长的激素，这些激素会激发胎宝宝的大脑及各系统的功能活动，我们的胎教目的就达到了。

其实，美学胎教就是将人的情绪调节到最佳状态，胎宝宝身处这种状态中，会深受感染，朦胧地意识到世界是多么和谐与美好。

为做好美学胎教，建议你多到大自然中走一走，饱览美景，放松心情，使精神境界得以升华。

做美学胎教时，最重要的是应将自己看到的、听到的、感受到的美好事物讲给胎宝宝听。这需要你有一双善于发现美的眼睛，生活中到处都是美，如果你善于发现美，捕捉美，感受美，常常沉浸在美好的感觉体验中，相信胎宝宝也会感到愉悦，并逐渐形成乐观积极的性格。

漫步美术馆、博物馆，欣赏艺术作品

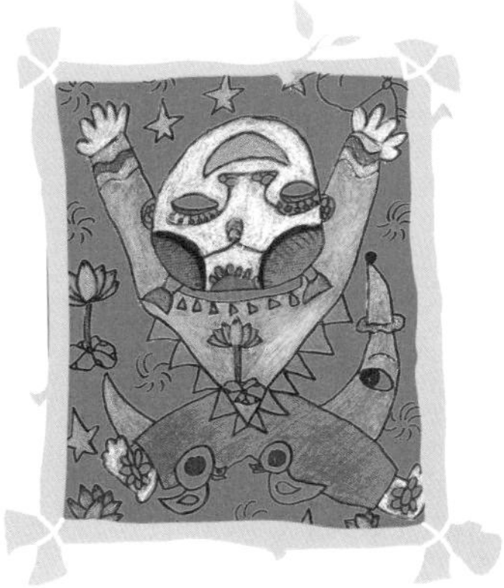

优美的艺术作品会让你感受到生命的执着和热烈，心情自然也会随之开朗起来，胎宝宝就能从中受益。常去看看美术作品吧，美术馆或博物馆内藏品丰富、精美，在天气晴好的日子，和准爸爸一起去逛一逛！

欣赏让人心情愉快的作品

那些令人心情愉快、浮想联翩的美术作品，如达·芬奇的《蒙娜丽莎》、波提切利的《维纳斯的诞生》、安格尔的《泉》等，都十分适合孕期的你欣赏。

油画、水彩画、水墨画都可以，最重要的是你在欣赏作品的时候能保持心情愉快。如果作品令人哀伤、惊悸，就不太适合你看了，如列宾的《伊凡雷帝》《伏尔加河的拉纤夫》等。一些怪诞、看了令人迷惘的美术作品，也不太适合孕期欣赏。

充满童趣的绘本是不错的选择，可以准备几本童书，放在随手可拿的地方，在静谧的夜晚和准爸爸坐在一起翻翻这些充满童真童趣的绘本，感觉就像宝宝依偎在身边一样，可以激发你们将要做爸爸、妈妈的自豪感和幸福感。

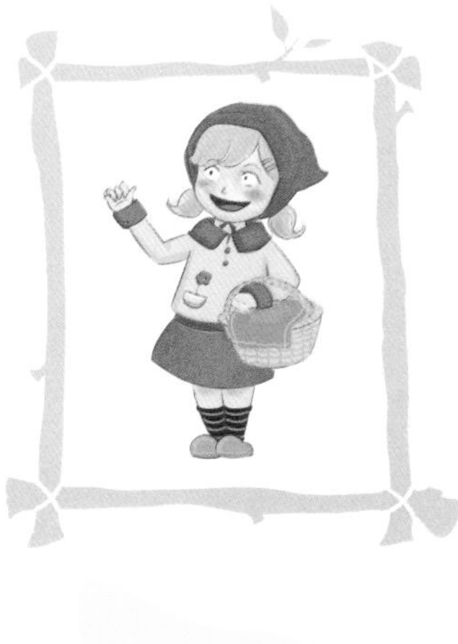

胎教小语

你可以在房间里挂一两幅喜欢的画，床头、沙发上放几本绘本、幽默画等，夫妻俩一边欣赏，一边谈笑，让生活充满趣味。

优雅地散步，体会自然之美

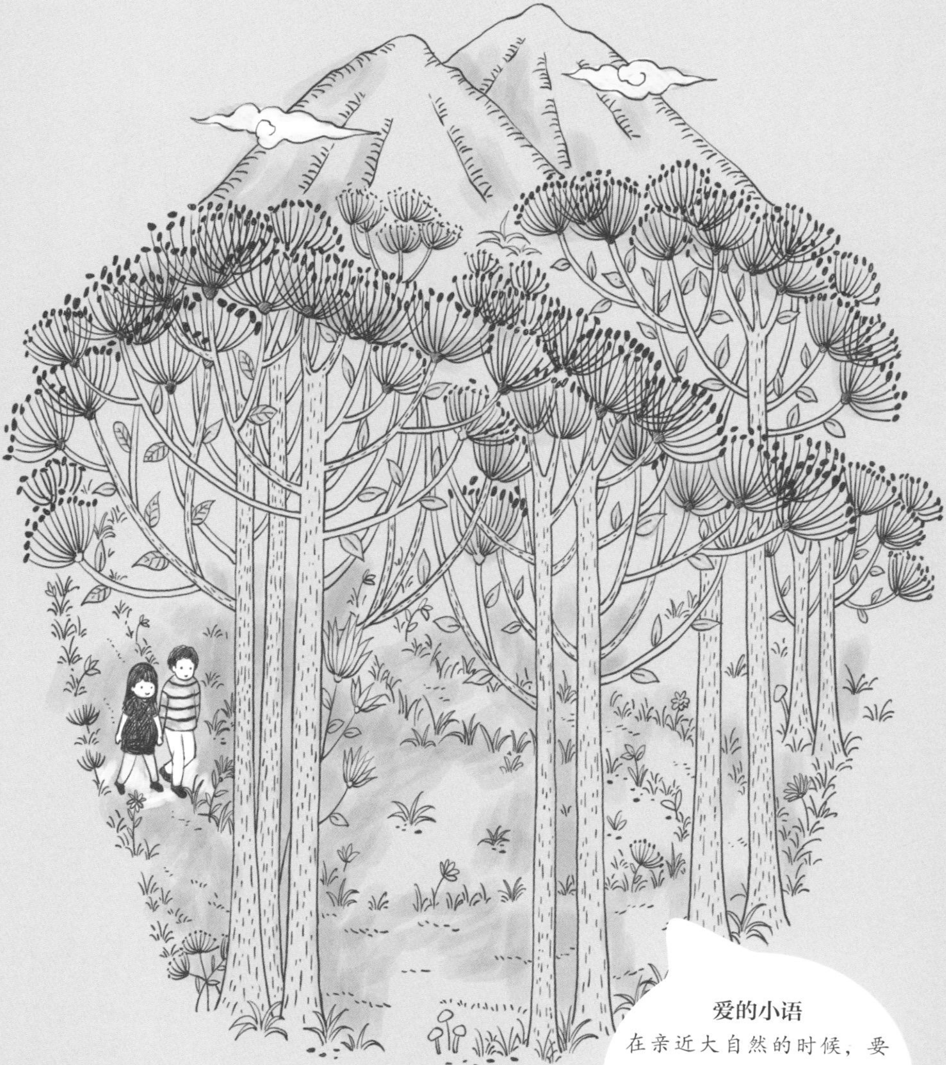

爱的小语

在亲近大自然的时候，要多和胎宝宝说说话，告诉他，你所看的、所感受到的美好事物，这种感觉也会传递给宝宝。

散步是一项温和的有氧运动，非常适合孕妈妈，建议孕妈妈最好将其贯穿整个孕程。散步时，可任由思绪徜徉，宛如长了翅膀的飞鸟，自由翱翔……

胎教小语

只要天气不错，随时都可以到外面走一走。不过，外出散步的时候，衣服应便于行动，鞋跟不要太高，最好穿软底的运动鞋。夏天要注意防暑，冬天应防寒。散步时还要留心周围的车辆、行人以及玩耍的儿童，以免被撞到。

应多在绿树多的地方走走，有条件的话可经常置身于森林公园这样的地方，既让你精神放松，又可呼吸到充足的“空气维生素”——空气负离子。

散步前要认真考虑路线，避开车多、人多、有台阶、坡度陡的地方。

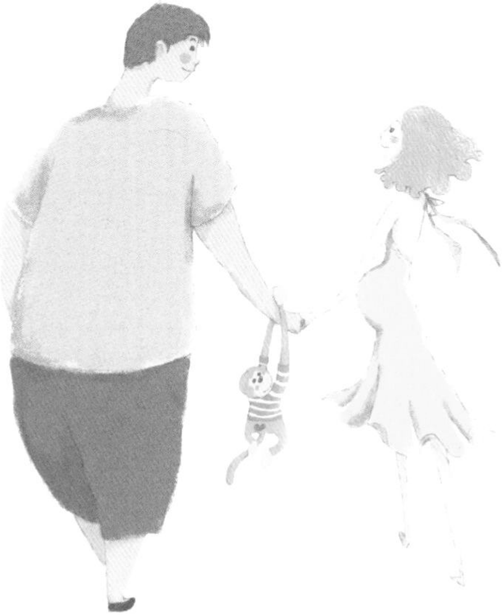

散步途中如感到不舒服时，可找一安全、干净的地方坐下稍休息一下，然后再往回走。

聆听大自然的美

大自然幽静、清爽、舒心，让人心旷神怡，而且四季景色各不相同。散步的时候，不妨带着一颗善感的心，和胎宝宝一起聆听大自然的禅意。

春天，看嫩柳发芽的神奇，嗅嗅初春泥土的气息。生命如此娇弱，但又给人生生不息的感叹。

夏天，一起欣赏各色争艳的花朵，看看雨后灿烂的彩虹。夏的浓烈是为孕育金灿灿的秋，就像妈妈和爸爸，经历了热烈的爱恋，才能迎接你的到来一样。

秋天，看看金色的麦田以及田里忙碌的人们。收获的季节有满满的喜悦，这是付出之后的回报，是对汗水的奖赏。

冬天，欣赏冰雪的世界，银装素裹。人们常说，冬天来了，春天还会远吗？是的，宝宝，妈妈希望你做任何事情都要耐得住寂寞，坚持到最后。

如果你想学画画

画画是美感胎教的一部分。画画时，你的大脑对色彩的反应会更强烈，胎宝宝也能受到良好的刺激，因此会画画的妈妈不要错过这大好时机，有心情画画的时候就多画几幅吧。

画得不好也没关系

如果你以前很少画画，可能会担心自己画得不好。其实，画得好不好都没关系。因为在你学习画的过程中，无论你是在动手还是在动脑，都能影响到胎宝宝，使学习画画变成了母子两个人的事。

在怀孕初期，安安静静地画，用心地体会画画的喜悦就可以了。到了孕中、晚期，胎宝宝有听力而且各种感官功能已很完善的时候，你可以一边画，一边讲给他听，比如告诉他你画的是什么、使用了什么颜色等，这些都可使你更真切地感受到画画不再是你一个人的事。

从简笔画开始

简笔画的妙处在于一个“简”字，寥寥几笔，却可传神，很有成就感的。今天就画几颗草莓吧。先试着画一张，画几个大的，再画几个小的，也可以换一换方向……一盘子的草莓就跃然纸上了。

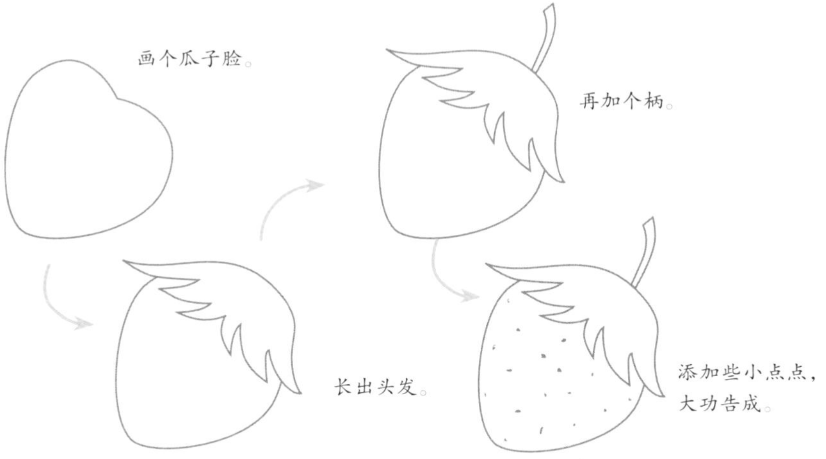
画个瓜子脸。
再加个柄。
长出头发。
添加些小点点，
大功告成。

做一个美丽优雅的孕妇——形体仪态之美

在孕期保持形体优美、仪态优雅，对宝宝以后的审美、品位、性格和行为都会产生积极的影响。

你的一言一行小宝贝都能感知到

历史上有记载的第一个进行胎教的人，是周文王的母亲太任，《史记》中是这样记载的：“太任之性，端一诚庄，惟德之行。及其有娠，目不视恶色，耳不听淫声，口不出敖言，能以胎教……”意思是说：太任诚实庄重，讲究德行。到了怀孕的时候，不看刺激的颜色，不听萎靡的曲子，不说狂傲的话，文王生下来就显得很聪明，人们说这都是因为太任善于胎教的缘故。

孟子的母亲也曾说：“吾怀妊是子，席不正不坐，割不正不食，胎教之也。”意思是说：我在怀孩子时，席子不正不坐，肉切得不方正不吃，这就是对孩子的胎教。

可见，你的一言一行小宝贝都能感知到，在孕期保持优雅的言行举止，同样是非常重要的美育胎教。

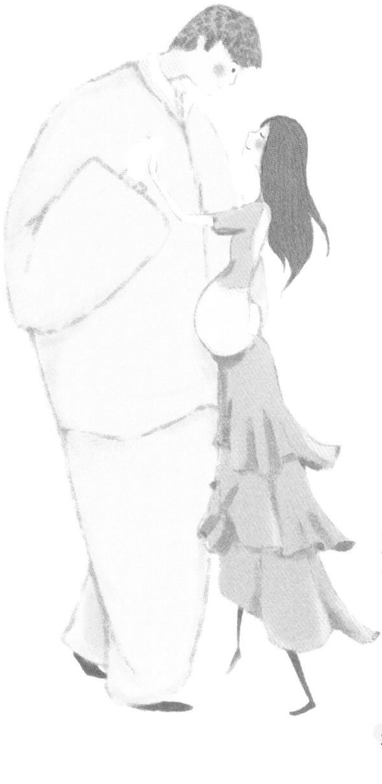

注意保持外在美感

孕期应多穿颜色温和、合适得体的孕妇装：得体的衣装会让你即使大腹便便也能散发出孕妇的曲线之美。所以，当你小腹凸起，不能再穿以前的衣服时，就选一些颜色温和淡雅的孕妇装吧。

“带球”去旅行

紧张的孕早期过去了，到孕中期了吧，你的腹部还没有隆起得太大，胎宝宝也在妈妈的子宫中稳定地安了家。现在，你可以着手准备一次短途旅行，到大自然中放松心情、呼吸新鲜空气了。

外出旅行的必备物品

首先准备好个人生活用品，如睡衣、消毒纸巾、干净的毛巾、个人洗漱用品等。其次，带一些健康小零食，再备1小袋奶粉，在没有鲜奶的时候使用，以补充足够的蛋白质。最后也别忘了请医生开一些维生素和矿物质的补剂，在长途旅行中不能及时补充新鲜水果、蔬菜时可以服用。

也可以来一场心灵的幻想之旅

如果你不方便旅行，那就读一本自己真正想读的书、听一首自己喜欢的音乐，或是享受一小段冥想时光，给心灵一次完美的“旅行”。

为自己读一段文字：选自己喜欢的书，选其中喜欢的段落或诗歌，轻轻地吟诵，这对于身心健康、提高修养，都有着非常重要的作用。

欣赏一张CD或一本画册：一首悠扬的音乐可以将你的思绪带至远方，一本画册可以打开你想象的翅膀，心绪也可随风飞扬。

静静地冥想：安静地做冥想吧，关闭所有外在感观，只关注自己的内心。放松身心，自然地呼吸，想象最美的风景，想象你也在风景之中。

有时候，人们往往会忽略了旅行的精神需求，以为用大量的行走和目不暇接的变化才能满足心灵的需求。而实际上，一次安静的冥想远比那些走马观花的景点旅游更能滋养心灵。

爱的小语

旅行前最好先咨询产科医生，以确定是否适合出行。若有不适合旅游的因素，那就不要出去了，以免在旅途中发生意外。旅行时，应以身体不疲倦为原则，不要走得太远，若有任何不适，马上请当地医师检查。此外，乘坐交通工具时要注意安全，最好也要有人陪同。

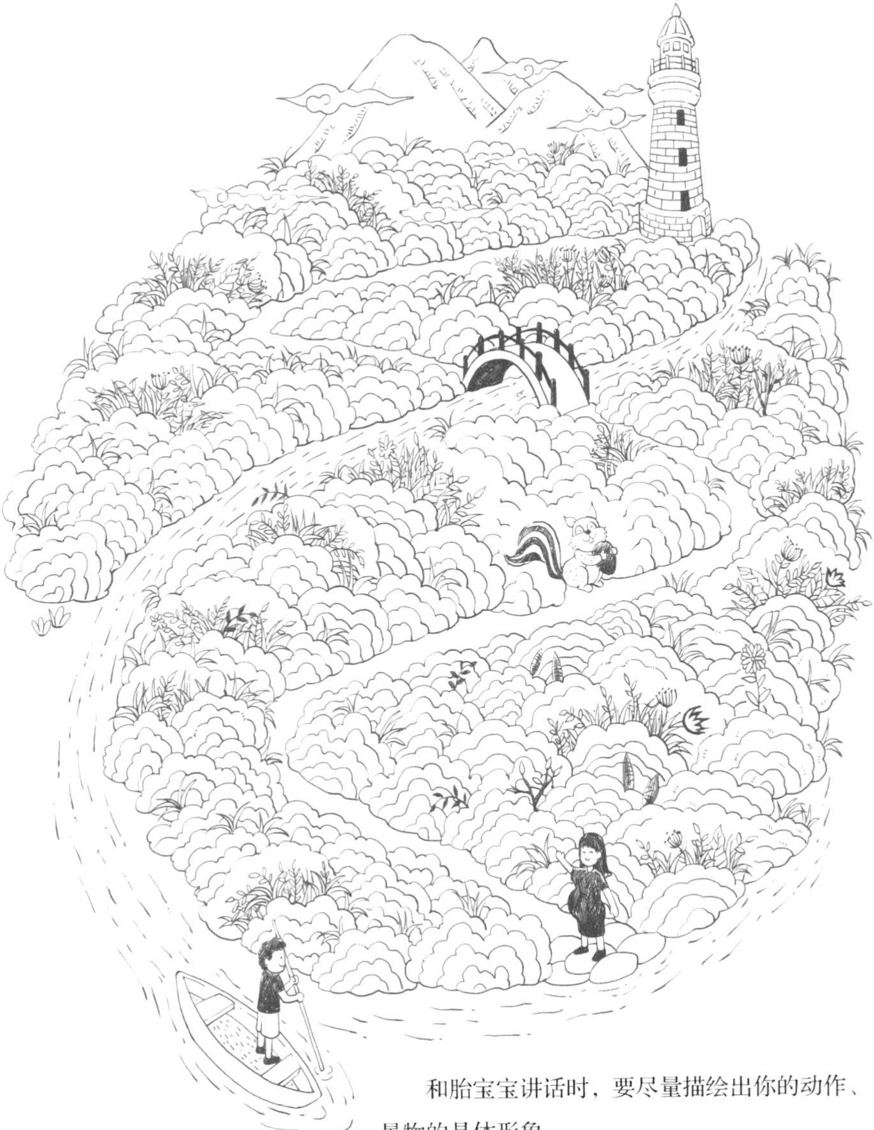

和胎宝宝讲话时，要尽量描绘出你的动作、景物的具体形象：

妈妈现在正在呼吸新鲜空气。

看，爬来爬去的小蚂蚁，它们在搬食物。

这里的花好美呀，有红的、黄的、粉的、紫的，五彩斑斓的……

阳台菜园，享受生活惬意之美

随手从阳台上折一支香葱，让那新鲜的绿色点缀亲手做的蛋汤，是何等愉悦、惬意的事情啊！抽出一点时间，在阳台上开辟一片小菜园，既能有绿色来装点家居环境，也能给宝宝一场非常愉快的美学胎教。

生活器物，创意花盆好选择

除了传统的花盆、花槽等容器外，生活中的许多器物经过改装后都可以利用，如塑料盆、桶、花箱、木箱、铝皮箱、塑料盒、坛子、食品罐，甚至轮胎、麻袋、烧烤盘等都可加以利用。只要它足够坚固、能提供足够的空间和排水通道就可以。

胎教小语

在自家的阳台种菜是一种很好的行为胎教法。通过亲手种植，把你对生活的热情传递给胎宝宝，等胎宝宝出生后，还可以和他一起守护好这个小菜园，让他从小就体会到生活的情趣和劳动的快乐。

按阳台朝向种菜

朝南的阳台因为日照充足、通风良好，因此一般蔬菜都可种植，如苦瓜、黄瓜、西红柿、豆角、西葫芦、青椒、韭菜等。

朝东或朝西的阳台为半日照，适合种植洋葱、油麦菜、小油菜、香菜、萝卜等蔬菜。

朝北的阳台因为几乎没有日照，只能选择耐阴的蔬菜种植，如芹菜、芦笋、蒲公英、空心菜等。

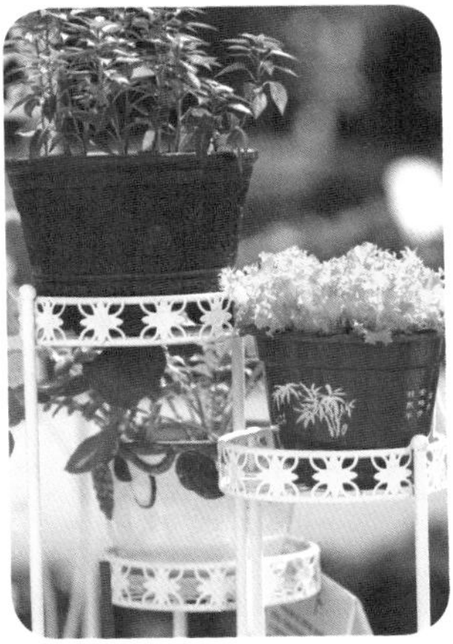

精心选择，阳台种菜收获大

周期短的速生蔬菜：小油菜、青蒜、芽苗菜、小白菜、油麦菜；

收获期长的蔬菜：西红柿、辣椒、香菜；

节约空间的蔬菜：胡萝卜、西红柿、豆角、葱、姜、木耳菜、香菜；

易于栽种的蔬菜：空心菜、胡萝卜、葱、生菜、小白菜、苋菜；

不易生虫子的蔬菜：葱、韭菜、番薯叶、穿心莲。

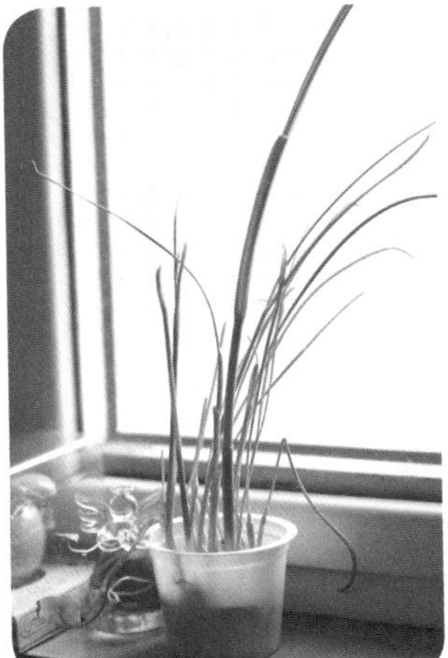

爱的小语

种菜虽说不是件难事，但也不至于简单到有土有水就可以让蔬菜长得很好的地步，你需要了解一些关于土壤、肥料、种子、蔬菜的习性等方面的知识，才能得心应手。

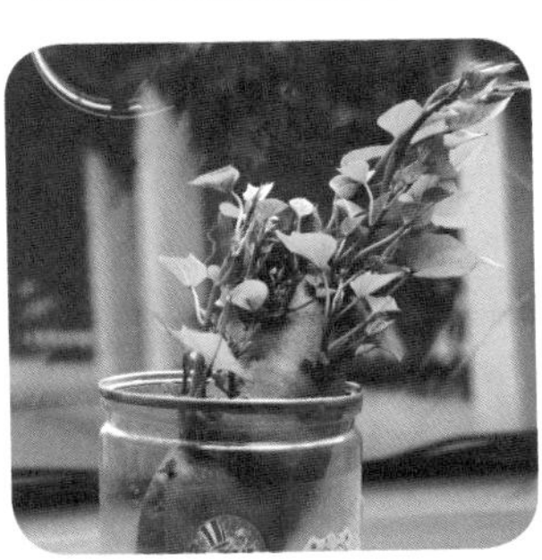

蔬菜画——创造生活中的美

美感教育随时都可以做，即使是在厨房，都可找到好材料，随手拿起的也许只是一根葱或只是一个豆角，但是通过你灵巧的双手，美妙的艺术品也可以横空出世。

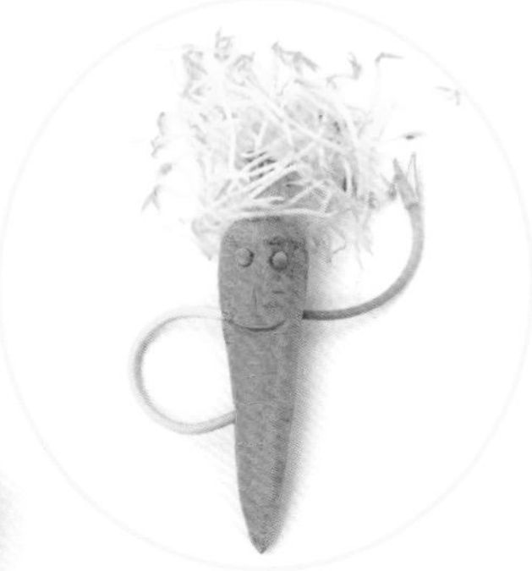

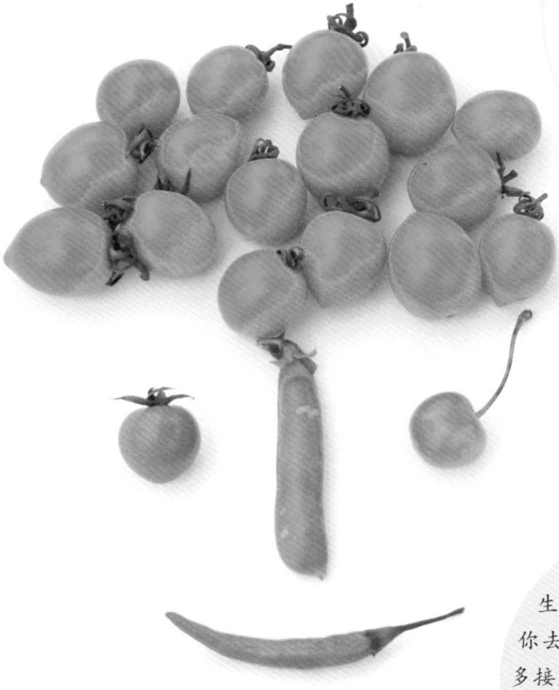

胎教小语

生活中的美无处不在，值得你去发现。美感胎教就是要你多接触美好的事物，如优美的音乐、色彩亮丽的绘画、优美的诗歌或散文等，对胎宝宝的美学修养都有着潜移默化的作用。

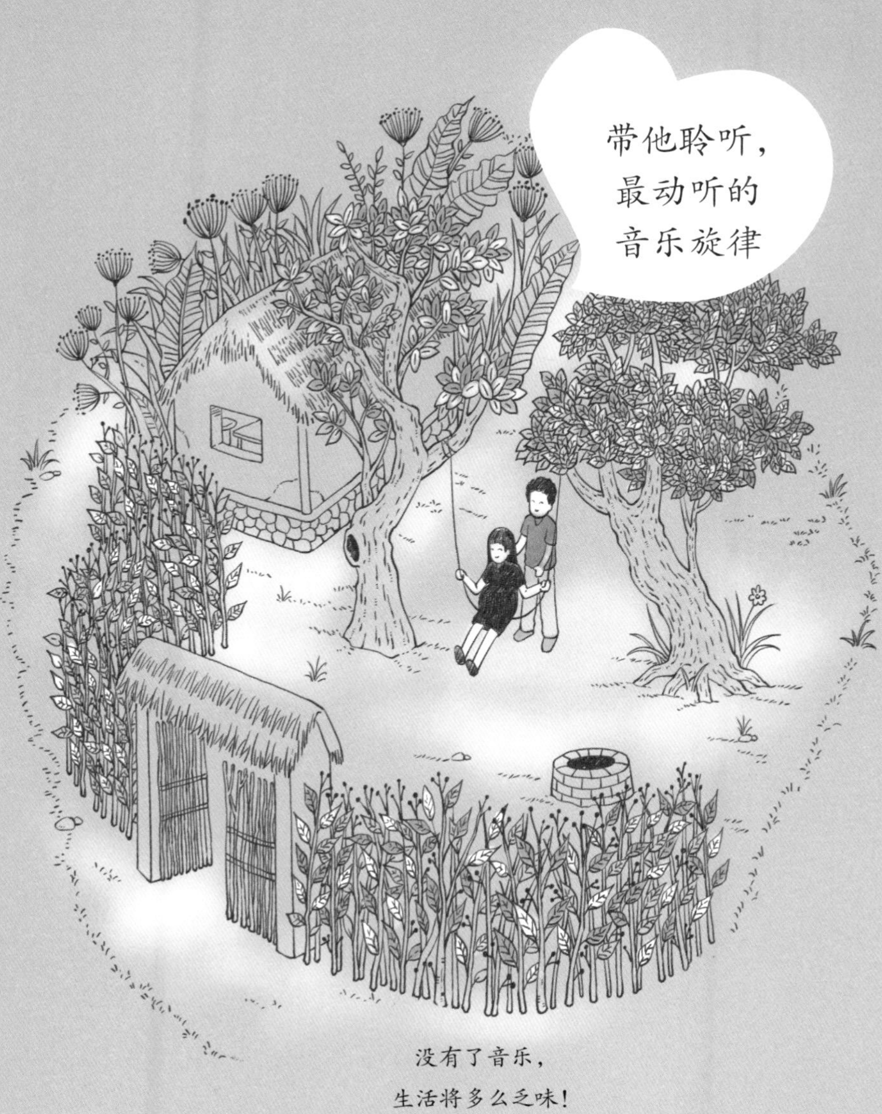
带他聆听，
最动听的
音乐旋律

没有了音乐，

生活将多么乏味！

宝贝，和妈妈一起听听音乐吧，

琴声悠扬、鼓声隆隆，

还有歌声悠悠……

音乐会带着我们的心飞翔。

这样听音乐最有效

你知道吗？音乐的神奇之处就是会让人产生各种生理、心理效应，这对你和宝宝是大有好处的。当你听胎教音乐时，优美的旋律可激发神经系统产生神经介质，并通过血液循环进入胎盘，传递给胎宝宝大脑的相应部位，促进胎宝宝大脑的发育。

那么，怎么做音乐胎教，才能收到超出预期的效果呢？

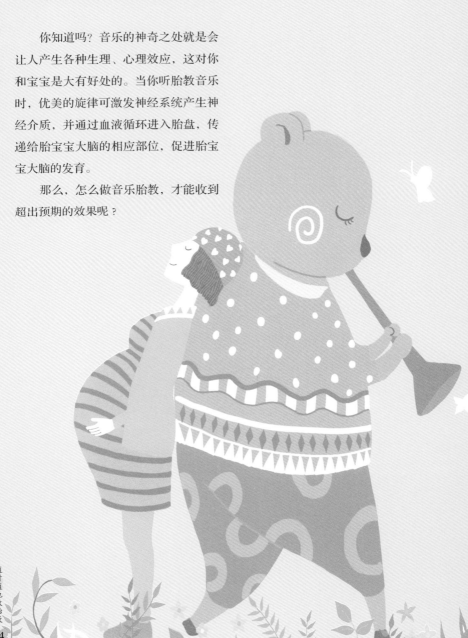

选择自己喜欢的音乐

每个人都有不同于他人的个性，喜爱的音乐也是不一样的。选胎教音乐最重要的一点就是你要喜欢，不管是不是名家的音乐，只要你喜欢，都可以拿来做胎教音乐。

注重音质与简单旋律

选择音质好的音乐听。音乐的杂音大，播放的效果失真，不仅会降低音乐胎教的效果，还会影响胎宝宝神经系统的发育。

相比有复杂歌词的歌曲来说，胎宝宝更喜欢单纯的、旋律优美的乐曲，因此，选胎教音乐时，尽量选一些较短的、旋律优美的乐曲，多重复听几遍，让胎宝宝熟悉起来。

反复听

要知道，胎宝宝不怕重复，他更喜欢熟悉的东西。也许有一天你会发现这个秘密——当他听到自己熟悉的音乐时，他会轻轻地蠕动起来，这就表示他非常享受这段美妙的音乐。

胎宝宝也喜欢听妈妈唱歌

比音乐更有效果的，是妈妈的声音。妈妈的声音本身就对胎宝宝有一种吸引力。因此，你可以随着胎教音乐轻声哼唱，也可以自己给宝宝唱儿歌或摇篮曲。但要注意，声音不要太大。

除了轻声哼唱外，向胎宝宝描述大自然之声也不错。在外散步的时候，把大自然中的各种声音，介绍给胎宝宝听，小鸟的鸣唱、风吹树木的沙沙声、潺潺的流水声……胎宝宝都很喜欢。

在胎动明显时做，并提醒宝宝

音乐胎教应该在胎宝宝胎动明显时做，效果比较好。在欣赏音乐之前，你可以轻声提醒，“宝宝，我们要听胎教音乐了。”

注意时间长短

给胎宝宝听音乐的时间不宜过长，一般 5~15 分钟就可以了。但如果是你想自己欣赏音乐，那就可以随时随地听，但要注意将音量调小一些，让音乐保持若有若无的音量即可。

淡泊宁静的《平湖秋月》

皎洁的月光下，西湖幽静迷人，秋夜景象平和、静谧；一潭平静的湖水，映照着一轮明月，青山、绿树、亭台、楼阁……都在朦胧月光的映衬下，仿佛披上了一层轻纱，整个西湖好像笼罩在美丽的童话世界中！

扫描二维码，
听《平湖秋月》

《平湖秋月》是一首古筝曲，描绘了素月幽静的秋夜美景。“淡泊以明志，宁静以致远”正是《平湖秋月》给人带来的感受。

曲子婉转清淡的音调与明朗流畅的旋律，虽然虚空柔婉，但并不显得孤寂，让人好似身在清辉如泻、月光如水的情景中，既可以沉浸在自己的思考中，又可以心无旁骛，心若止水，放下烦恼，获得放松。

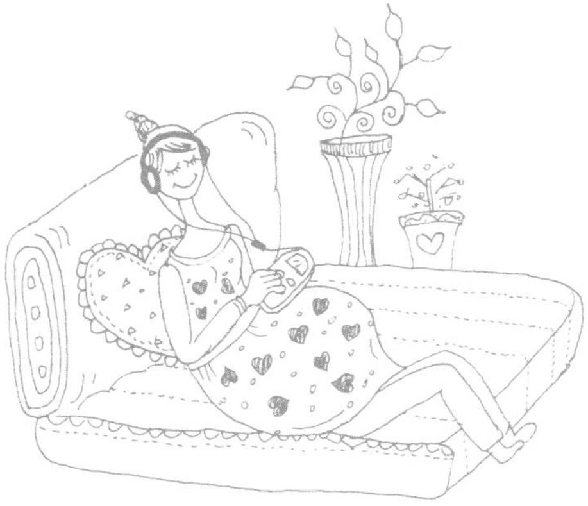

胎教小语

优美的古典音乐能够激发人的创造性和理性思维能力，这对宝宝同样有效。孕期多听古典音乐，对胎宝宝的语言表达能力、右脑的开发都很有帮助。

跟着《仲夏夜之梦》的小精灵遨游

扫描二维码，
听《仲夏夜之梦》

你可以和胎宝宝一起跟着《仲夏夜之梦》中的小精灵，遨游在恒河原野的迷人景色之中，在那里，你仿佛可以闻到紫罗兰、玫瑰、白莲花的芳香，看到清澈的水波、碧绿的棕榈、月光下的花园，还有那善良的羚羊……一切都如梦似幻，恬静纯净，充满诗意。

这是门德尔松为莎士比亚的喜剧《仲夏夜之梦》编撰的曲子，曲调明快、欢乐，充满了一个 17 岁的年轻人的青春活力，是作者幸福生活、开朗情绪的写照。

在虚无缥缈的短引子之后，伴随着小提琴的顿音，音乐进入了轻盈灵巧的第一主题，画面向听众徐徐展开，一群快乐的小精灵在朦胧的月光下嬉游。

接下来的第二主题欢乐而愉快，由管弦乐齐奏，雄壮的号角也拉响了，粗犷又有力的舞蹈音乐让人想立即加入其中翩翩起舞，音乐紧接着转入热情激动而温顺的恋人主题，这时的曲调朴素而动人。随着音乐的多次发展变化，舞蹈性的新主题重新奏起，幽默、诙谑的特征带给听众无限欢愉。

胎教小语

你可以随着音乐，展开想象的翅膀，借由歌词的指引，放飞自己的思绪，也可以一边听，一边把自己的感受讲给胎宝宝听。

感受《欢乐颂》的自由与热情

扫描二维码，
听《欢乐颂》

寂静中，深沉、平静的主旋律缓缓响起，紧接着，中提琴以明亮的音色重复着主旋律，带来了欢乐的气氛，乐曲的低音部退到后面，像是在给大家伴奏。接着，小提琴如歌唱一般的声音突出出来，旋律变得更活跃起来……当乐队齐奏，听众一下子就被带入了万众欢腾的场面。听啊，一个简单又优美的旋律就是这部伟大作品的主题——欢乐。

《欢乐颂》是贝多芬为德国诗人席勒的诗歌《欢乐颂》而谱的乐曲。歌词本身就激情澎湃，充满了对自由、平等生活的渴望，贝多芬创作的乐曲更是欢欣鼓舞，充满热情。如果你想让胎宝宝沉浸在欢乐的海洋里，不妨给他听一听这首流传甚广的音乐杰作吧！

欢乐女神，
圣洁美丽，
灿烂光芒照大地。
我们怀着火一样的热情，
来到你的圣殿里。
你的威力，
能把人们，
重新团结在一起。
在你光辉照耀之下，
人类团结成兄弟。

胎教小语

在胎宝宝活跃的时候，非常适合听这首曲子。你也可随着欢乐的旋律哼唱出歌词。不要因担心自己五音不全，缺少音乐细胞，而不愿意给胎宝宝唱歌。其实，给胎宝宝唱歌不需要任何技巧和天赋，只要带着深深的母爱去唱，任何歌声对胎宝宝来说都是悦耳动听的。

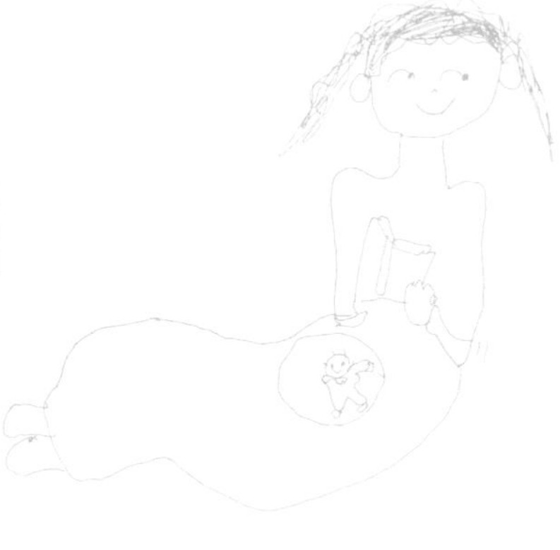

宛若仙境的《维也纳森林的故事》

扫描二维码，
听《维也纳森林的故事》

春天的早晨，朝阳升起，远山起伏，田野一望无际。蓝色的河畔，晨光透过大树繁密的叶子洒在挂满露水的草地上，羊儿在青青的草地上嬉戏，小鸟在茂密的林间啼鸣，牧童的短笛悠扬，猎人吹响号角……这就是《维也纳森林的故事》描绘的风光，一切宛如仙境。

《维也纳森林的故事》是著名作曲家小约翰·施特劳斯的杰出代表作。小约翰·施特劳斯是维也纳人，这首乐曲就是他献给故乡的赞歌。

他通过这首曲子，为世人展示了奥地利首都维也纳郊区宛若仙境的美丽森林。

乐曲由序奏、五个圆舞曲和尾声构成，是典型的维也纳圆舞曲式。在很长的序奏之后，圆号的旋律响起，将听者带入优美的风景，双簧管和单簧管吹出抒情流畅的曲调，犹如牧人的牧歌，接着钟声让音乐更加光彩起来。这时，大提琴缓缓响起，奏出了第一圆舞曲的主题，接着齐特尔琴也加入进来了，轻柔而华美，更增添了浓厚的奥地利民族色彩，仿佛晨曦透过浓雾照进维也纳森林，染亮了飞翔的鸟羽。

胎教小语

这首交响乐气势较为磅礴，乐器表现的层次丰富，你可能会觉得有点吵，所以尽量在白天听，而且最好在心情好的时候听。

奥地利第二国歌《蓝色的多瑙河》

当小约翰 · 施特劳斯看到《美丽的蓝色多瑙河》诗篇时，多瑙河畔湛蓝的河水，两岸如画的风光，质朴的村民翩翩起舞……这一切，就在他的脑海里涌动着。

扫描二维码，
听《蓝色的多瑙河》

《蓝色的多瑙河》的全名是《美丽的蓝色的多瑙河旁圆舞曲》，是奥地利作曲家小约翰 · 施特劳斯最负盛名的圆舞曲作品，被誉为“奥地利第二国歌”，每年的维也纳新年音乐会都将该曲作为保留曲目演出。

这首乐曲由小序曲、五段小圆舞曲及一个较长的尾声连续演奏而成，在明快并富有弹性的三拍子圆舞曲节奏里，音乐体现出华丽、高雅的格调。

序奏开始时，徐缓的震音轻轻袭来，好似要拨开黎明前河面上的薄雾，也像要唤醒沉睡的大地，多瑙河的水波在轻柔地涌动。

第一小圆舞曲描写了多瑙河畔，人们翩翩起舞的情景，旋律轻松活泼，充满了欢快的情绪。

第二小圆舞曲旋律跳跃、起伏，层层推进，在活泼的氛围下，让人情绪爽朗、朝气蓬勃。

胎教小语

不同的音乐有不同的胎教功能，刚刚怀孕的你可能会经常处于一种紧张不安的情绪中，这时候需要聆听一些放松的、欢快的音乐来缓解你的情绪。

在第三小圆舞曲中，旋律稳重、优美而典雅，也有流动性特点，旋律的舞蹈性也增强了，给听众呈现出舞蹈的狂欢场面。

第四小圆舞曲情感热烈奔放，旋律美妙，仿佛春意盎然，沁人心脾。

第五小圆舞曲时而柔美、温情，时而炽热、欢腾，形成了全曲的高潮，不禁让人浮想联翩，在春光明媚的多瑙河畔，人们无忧无虑泛舟河上。

你多愁善感，
你年轻、美丽、温顺、好心肠，
犹如矿中的金子闪闪发光，
真情就在那儿苏醒，
在多瑙河旁，
美丽的蓝色的多瑙河旁。
香甜的鲜花吐芳，
抚慰我心中的阴影和创伤，
不毛的灌木丛中花儿依然开放，
夜莺歌喉啭，
在多瑙河旁，
美丽的蓝色的多瑙河旁。
——奥地利诗人卡尔·贝克

绕梁三日的《月光下的凤尾竹》

葫芦丝发音犹如抖动的丝绸那样飘逸、轻柔、优美，因而得名“葫芦丝”。古人曾赞美葫芦丝“彩云之南独神韵，绕梁三日音不绝”。

扫描二维码，
听《月光下的凤尾竹》

《月光下的凤尾竹》是一首著名的傣族乐曲，由著名作曲家施光南作曲。曲子用一种叫葫芦丝的乐器演奏。

葫芦丝，又称“葫芦萧”，傣语称“芘南母倒”，是云南少数民族特有的乐器之一，主要流传于滇西的傣族、阿昌族、佤族、德昂族等少数民族地区，擅长于表达温柔细腻的感情，给人以朦胧忧郁的美感，当地的青年男女常用葫芦丝吹奏音乐来表达对心爱之人的爱慕思念之情。

这首《月光下的凤尾竹》曲子悠扬动听，极具民族情调，给人以心旷神怡的感觉。当优美的旋律伴着那一丝哀怨和憧憬，从那月光下的凤尾竹处隐隐飘来，思绪便随着这音乐，无边地弥漫……

胎教小语

胎宝宝虽然还不懂音乐的内容，但是，优美的音韵会留在他的记忆里，使他朦胧地感知世界的美好与和谐，未来也会用积极的心态面对这个世界。

体会盎然《春》意

扫描二维码，
听《春》

早晨起床后，拉开窗帘，放一放这首春意盎然、鸟语花香的小提琴协奏曲吧，让音乐飘荡在空气中，在这流淌着花香和鸟鸣的音符里，和亲爱的胎宝宝开始新的充满活力的一天吧。

《春》是意大利音乐家安东尼奥·维瓦尔第创作的《四季》中的一首，曲子的旋律优美、欢快，让不懂音乐的人都能爱上它。即便这样，可爱的维瓦尔第先生还是担心别人无法理解音乐的内容，于是特意为每首协奏曲配了一段十四行诗，并运用各种小提琴技术再现了一个个生动的意境，使它们更加通俗易懂。

《春》

春临大地，
众鸟欢唱，
和风吹拂，
溪流低语。
天空很快被黑幕遮蔽，
雷鸣和闪电宣示着暴风雨的前奏。
风雨过境，鸟语花香再度
奏起和谐乐章。
芳草鲜美的草原上，
枝叶沙沙作响，喃喃低语，
牧羊人安详地打盹，脚旁睡着夏日懒狗。
当春临大地，
仙女和牧羊人随着风笛愉悦的旋律，
在他们的草原上婆娑起舞。

水波跌宕的《船歌》

扫描二维码，
听《船歌》

为什么这朴素的俄罗斯风景，夏天的夜晚在俄罗斯的田野、森林或大草原上的一次漫步都能如此震撼我……那难以形容的甜蜜和醉人的空气，从森林、草原、小河、遥远的村庄、简朴的小教堂散发出来，在我的上空飘荡。

《船歌》是柴可夫斯基的代表作之一。它节奏舒缓，旋律流动、优美，恰似窗外河面上的阵阵轻风，也像在波光粼粼的河面上，有爱侣在小船上的低语，一切仿佛沐浴在清凉之中。

全曲共分三段，你可以在不同的段落中想象一下乐曲的意境。

第一段旋律深情婉转，表现了轻舟荡漾在河面上的画面，很容易给人留下深刻印象。到乐曲的中段，旋律转快，节奏也活跃起来，如歌声与桨声融成一片，听众甚至能感受到浪花飞溅的声响。

第三段乐曲又回到主旋律，与第一段表现的是同一个主题，与第一段呼应，好像重唱，画面中波浪轻拍，小船也缓缓地消失在远方。

胎教小语

不要贸然将一些所谓的“胎教仪器”或耳机直接放到肚子上。万一使用不当，胎宝宝所受的伤害是无法挽回的。

快乐又勤劳的《小蜜蜂》

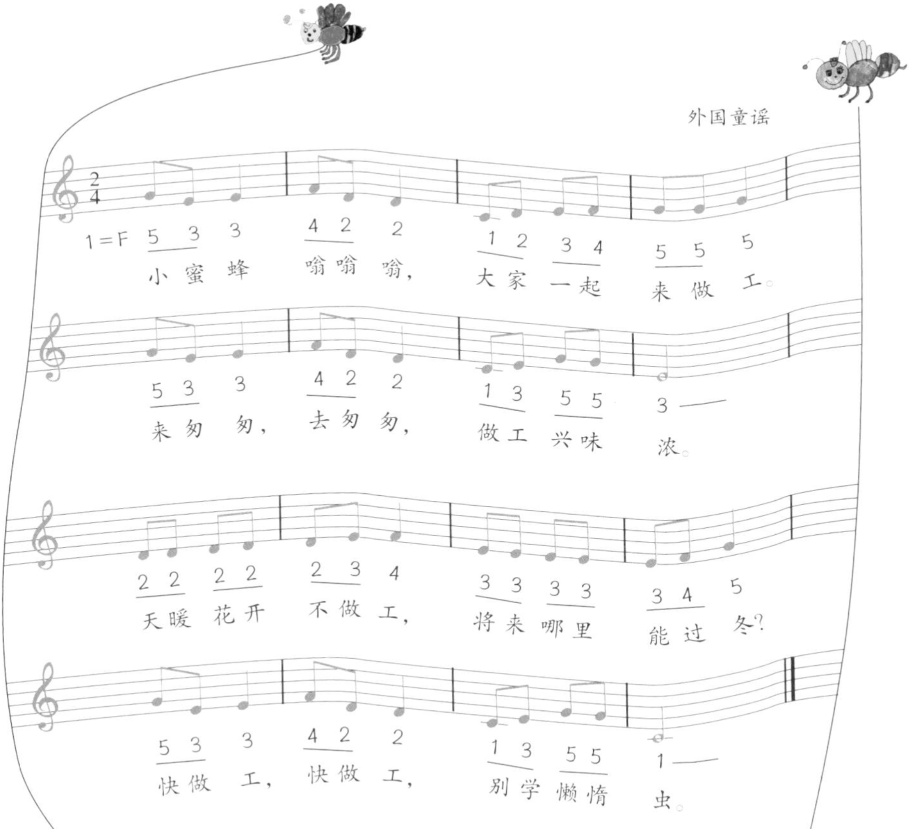
外国童谣
1＝F 5 3 3 4 2 2 1 2 3 4 5 5 5
小蜜蜂 嗡嗡嗡，大家一起来做工。
5 3 3 4 2 2 1 3 5 5 3 —
来匆匆，去匆匆，做工兴味浓。
2 2 2 2 2 3 4 3 3 3 3 3 4 5
天暖花开不做工，将来哪里能过冬？
5 3 3 4 2 2 1 3 5 5 1 —
快做工，快做工，别学懒惰虫。

胎教小语

孕4个月左右，胎宝宝的内耳道听觉器官已初步发育完全，但他接收到的声音还十分模糊，到了第6个月时，胎宝宝的听力就与成人无异了，能够清晰地听到来自母体外的声音。

爱的小语

小蜜蜂嗡嗡飞，忙采花，忙酿蜜。宝宝，勤劳的小蜜蜂不停地采着花粉，花儿才能结果，它又将采来的花粉和花蜜，酿成又香又甜的蜂蜜，它可是自然界非常有用的酿蜜专家哦。

妙趣横生的《两只老虎》

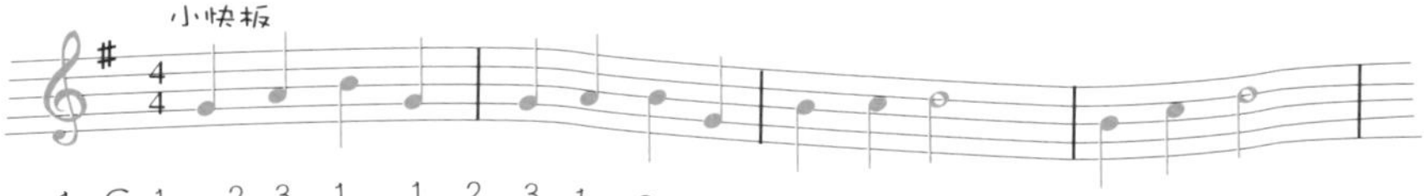
小快板

1=G 1 2 3 1 1 2 3 1 3 4 5 3 4 5

两 只 老虎， 两 只 老 虎， 跑 得 快， 跑 得 快。

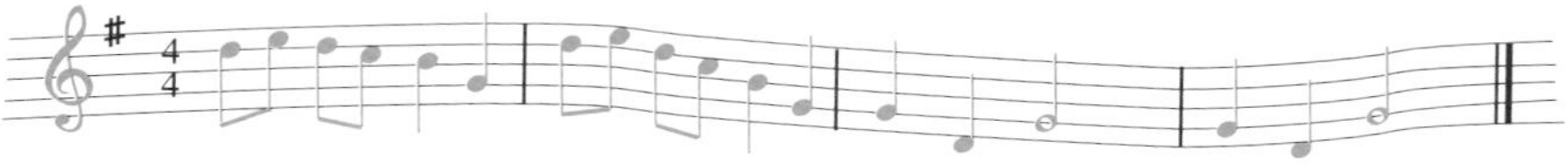

56 54 31 56 543 1 1 5 1— . 1 5 1— .

一只没有 耳朵，一只没有尾巴，真 奇 怪！ 真 奇 怪！

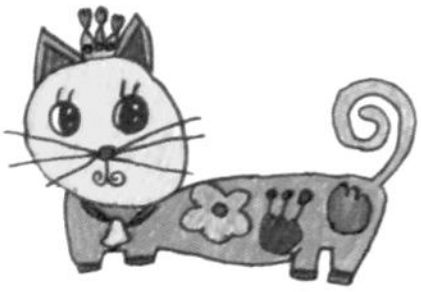

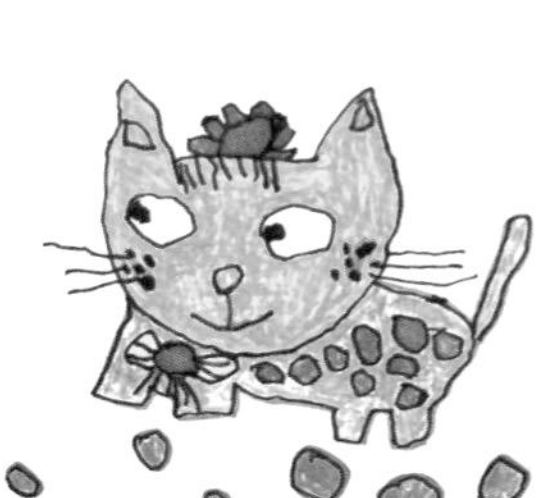

胎教小语

每天起床后，对着镜子，先给自己一个充满爱和快乐的灿烂笑容，并想象胎宝宝也在子宫里对着自己微笑。这种发自内心的笑容很神奇，可以给予胎宝宝很好的鼓励，让他觉得安心、愉悦、舒适。

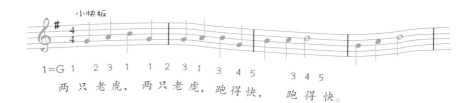

活泼、俏皮的《粉刷匠》

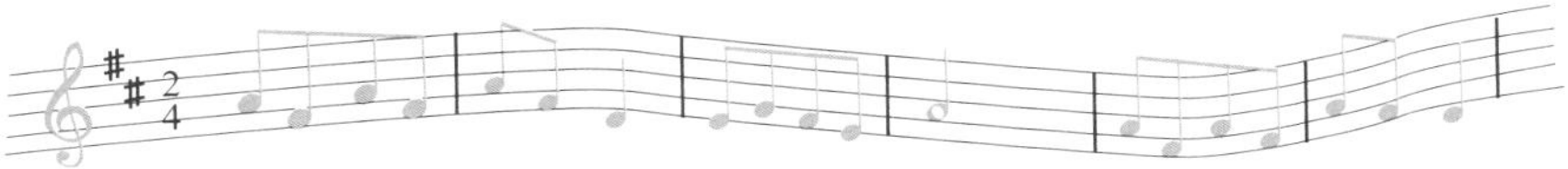

1=D 5 3 5 3 5 3 1 2 4 3 2 5— 5 3 5 3 5 3 1 —

我是 一个 粉刷 匠， 粉刷本领 强， 我要 把那 新房子，

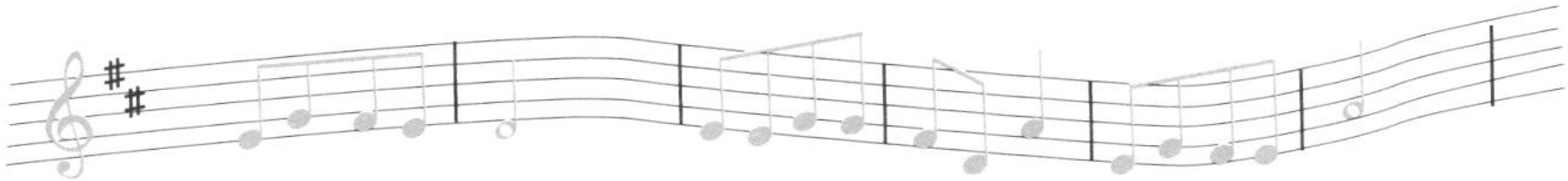

2 4 3 2 1— 2 2 4 4 3 1 5 2 4 3 2 5—

刷得 很漂 亮。 刷了 房顶 又刷 墙， 刷子 飞舞 忙。

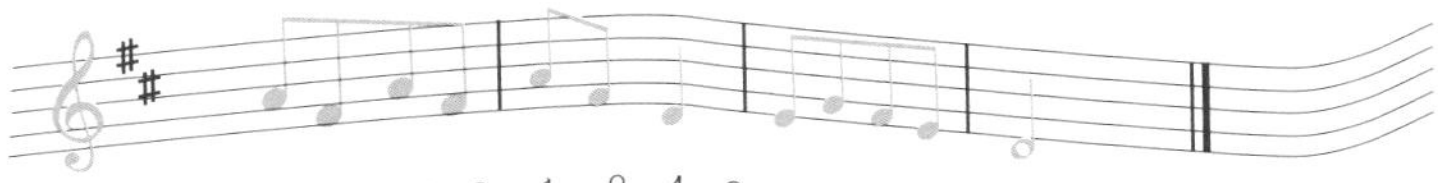

5 3 5 3 5 3 1 2 4 3 2 1—

哎呀 我的 小鼻 子， 变呀 变了 样。

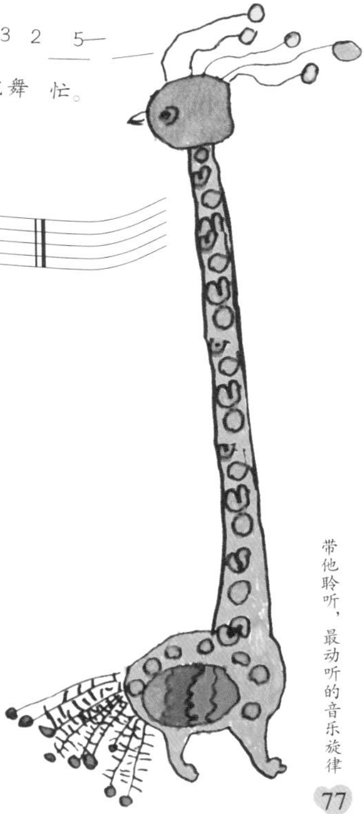

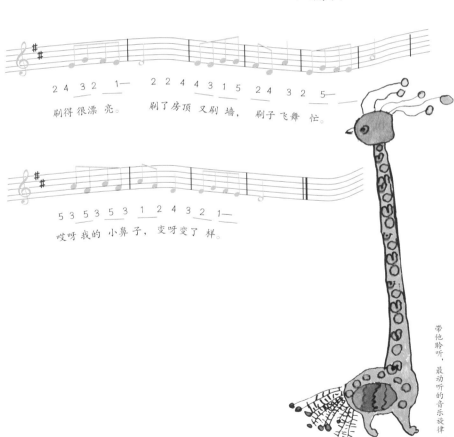

活泼欢快的《幸福拍手歌》

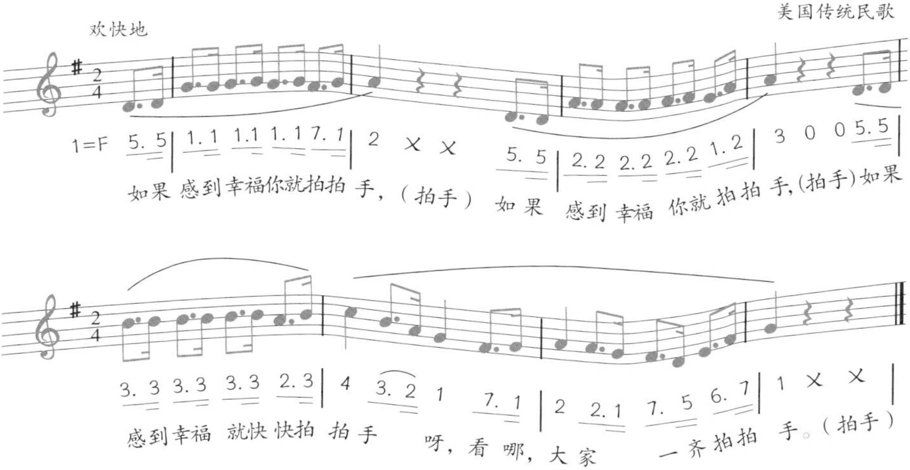
美国传统民歌
欢快地
1=F 5. 5 | 1. 1 1. 1 1. 1 7. 1 | 2 X X 5. 5 | 2. 2 2. 2 2. 2 1. 2 | 3 0 0 5. 5 |
如果 感到幸福你就拍拍 手，（拍手） 如 果 感到 幸福 你就 拍 拍 手，(拍手) 如果
3. 3 3. 3 3. 3 2. 3 | 4 3. 2 1 7. 1 | 2 2. 1 7. 5 6. 7 | 1 X X |
感到幸福 就快 快拍 拍 手 呀，看 哪，大 家 一 齐 拍拍 手。（拍手）

如果感到幸福你就拍拍手，（拍手二下）
如果感到幸福你就拍拍手，（拍手二下）
如果感到幸福就快快拍拍手呀，
看哪大家一齐拍拍手。（拍手三下）

如果感到幸福你就跺跺脚，（跺脚二下）
如果感到幸福你就跺跺脚，（跺脚二下）
如果感到幸福就快快跺跺脚呀，
看哪大家一齐跺跺脚。（跺脚三下）

如果感到幸福你就伸伸腰，
如果感到幸福你就伸伸腰，
如果感到幸福就快快伸伸腰呀，
看哪大家一齐伸伸腰。

如果感到幸福你就挤挤眼儿，
如果感到幸福你就挤挤眼儿，
如果感到幸福就快快挤挤眼儿呀，
看哪大家一齐挤挤眼儿。

如果感到幸福你就拍拍肩，
如果感到幸福你就拍拍肩，
如果感到幸福就快快拍拍肩呀，
看哪大家一齐拍拍肩。

如果感到幸福你就拍拍手，
如果感到幸福你就拍拍手，
如果感到幸福就快快拍拍手呀，
看哪大家一齐拍拍手。

轻柔催眠的《小星星》

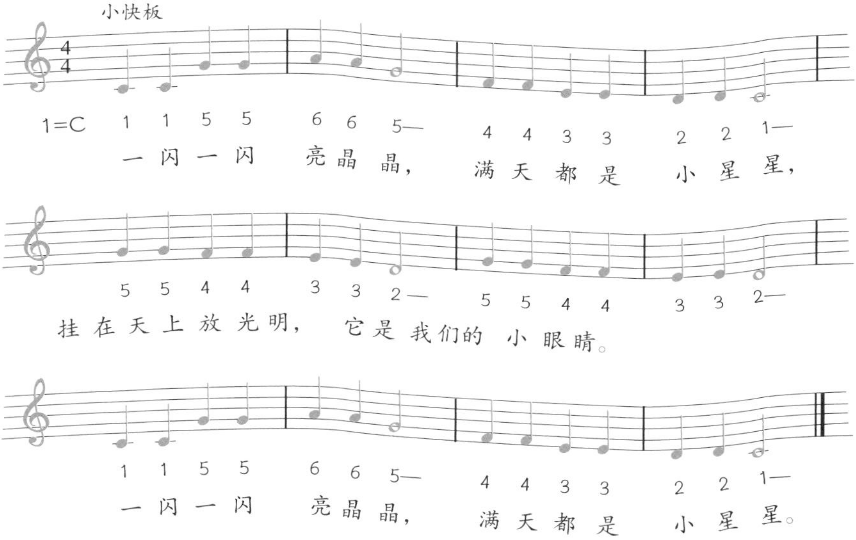
小快板
1=C 1 1 5 5 6 6 5— 4 4 3 3 2 2 1—
一闪一闪 亮晶晶，满天都是 小星星，
5 5 4 4 3 3 2— 5 5 4 4 3 3 2—
挂在天上放光明，它是我们的 小眼睛。
1 1 5 5 6 6 5— 4 4 3 3 2 2 1—
一闪一闪 亮晶晶，满天都是 小星星。

胎教小语

忙碌了一天，想必你和胎宝宝都有点累了，在临睡前听一听这首轻柔的音乐，连梦都会变得香甜的。也许，在宝宝的梦里，也会出现一片闪耀着无数星光的深邃天幕呢。

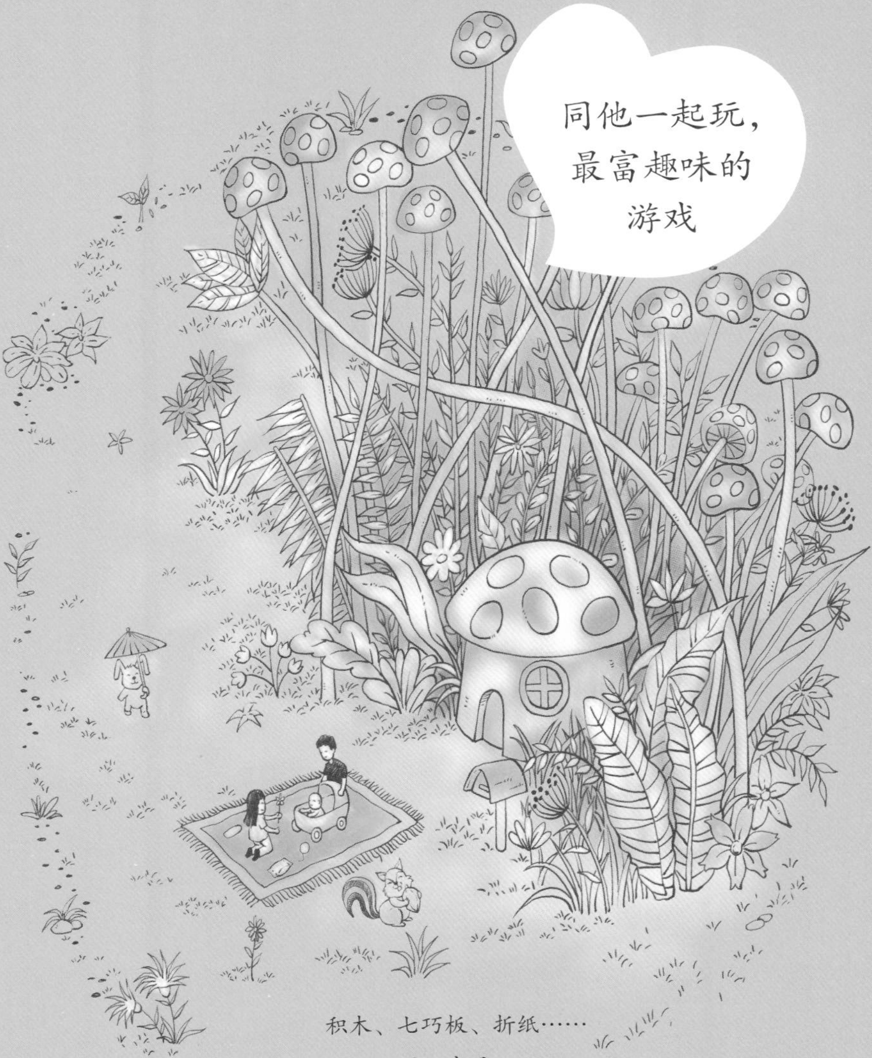
同他一起玩，
最富趣味的
游戏

积木、七巧板、折纸……

嘿，宝贝，

快来，快来，

我已经迫不及待，

想和你一起做各种有趣的游戏了！

在游戏中促进胎宝宝发育

在孕 3 月时，胎宝宝的听觉、触感神经已经发育，在孕 4 个月做 B 超时，便能看见胎宝宝在子宫中玩耍。爱玩、爱做游戏是每一个孩子的天性，也是小宝贝们学习的最佳方式，即便他还待在温暖的子宫内。来吧，为了胎宝宝的成长，陪着他一起做游戏吧。

游戏胎教的益处

- 可刺激胎宝宝脑部的成长
- 可增加他动作的敏感度
- 可增加胎宝宝与母亲之间的互动，促进彼此的感情
- 有助于胎教未来的发展
- 增加胎宝宝与母亲的交流

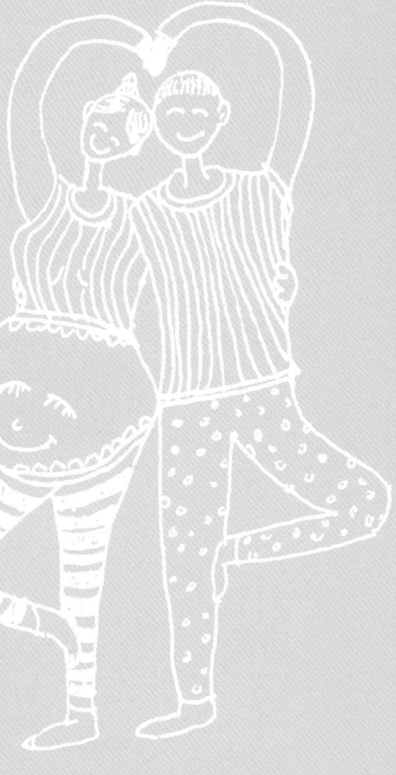

怀孕 7~8 个月，是游戏胎教的最佳时间，因为这个时间段，胎宝宝的胎动最明显。在饭后 1~2 个小时陪宝宝玩耍，他的胎动会更活跃，也更有利于判断宝宝的健康与否。如果胎宝宝不爱动、不活泼，就要特别注意了。

需要注意的是，进行游戏胎教一定要保证安全，不要过激。

爱的手语：你一定很勇敢

爱的手语是根据其他手语改编而成的。这是你和胎宝宝之间的“悄悄话”，经常用这种方式和胎宝宝打招呼，可以增进和胎宝宝的感情。

你

一手食指指向对方（现在指向腹部）。

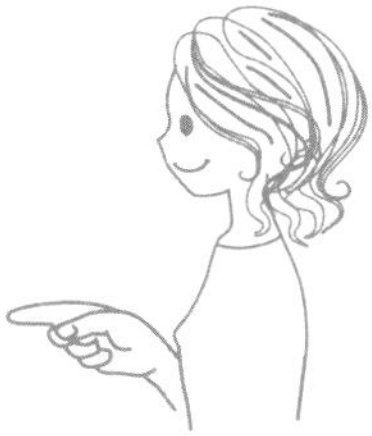

爱的小语

宝宝，看到没有，妈妈在用手语跟你说：“我爱你”。爱需要勇气、耐心、理解和包容，妈妈花了很长时间才明白这个道理。而你的到来，让妈妈更深切地体会到了爱是给予，而不是索取。我爱你，宝贝。

一定

一手食指伸直，向下一挥。

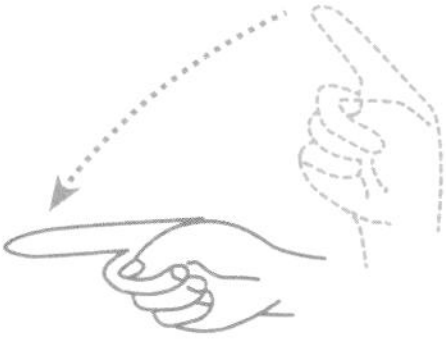

很

一手拇指指尖抵于食指跟部，向下一沉。

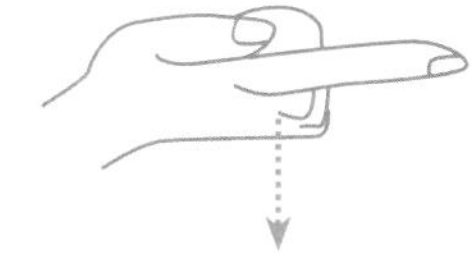

勇敢

双手拇、食指在胸前搭成圆形，然后向两侧拉开，表示“大胆”。

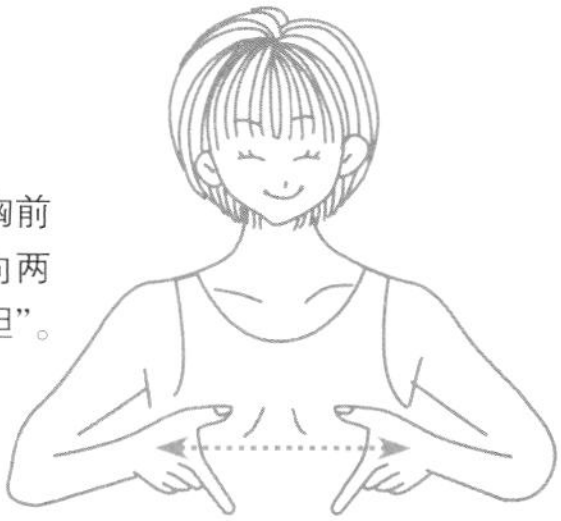

折纸：好折又好玩的飞镖

你玩过纸飞镖吗？当年它可是不少孩子最喜欢的自制玩具呢。现在你也可以给胎宝宝折几个，并给他讲讲你小时候玩纸飞机的趣事，让他也来分享你的喜悦。

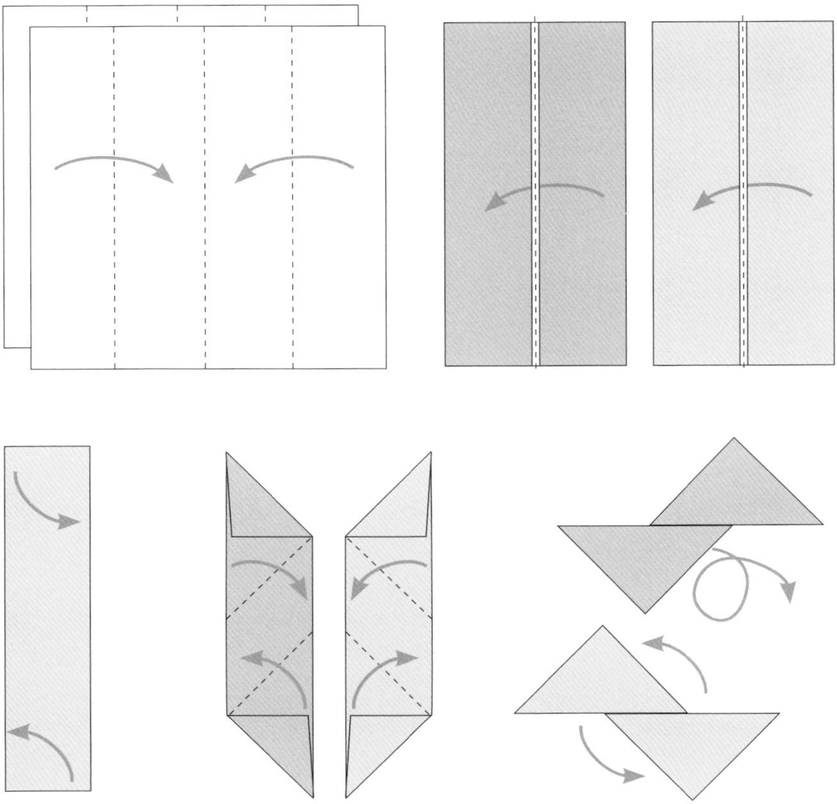

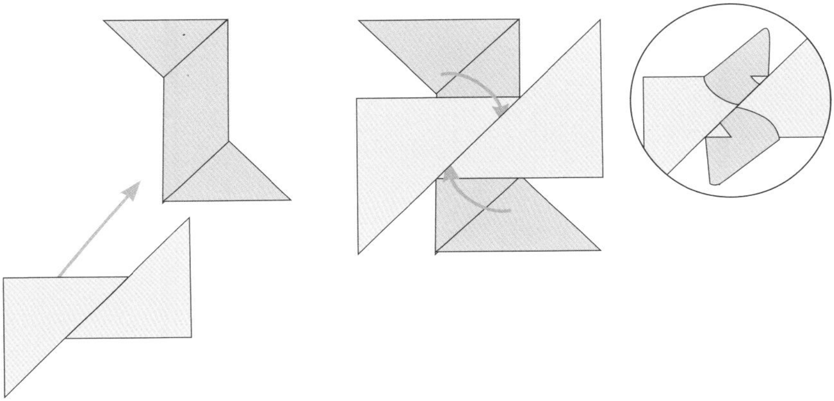

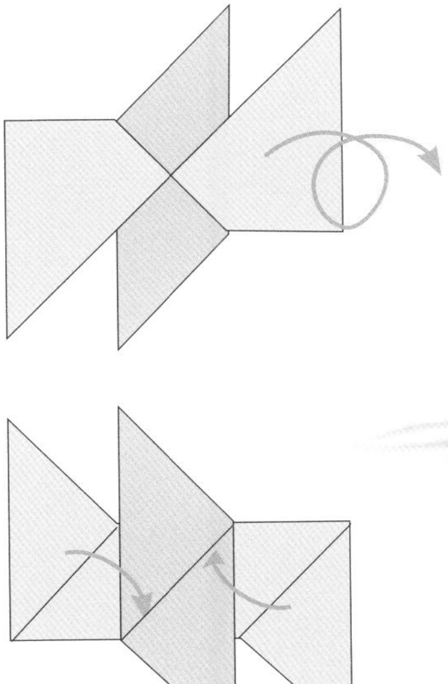

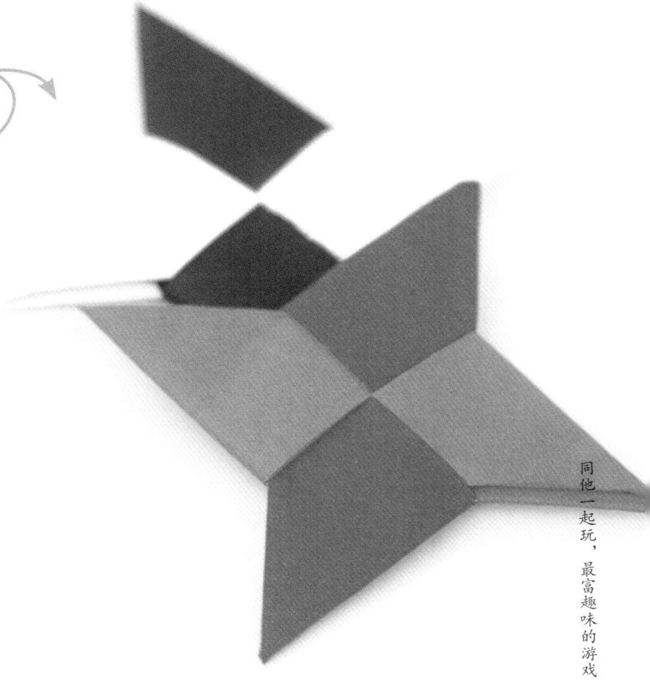

和宝宝一起玩踢肚游戏

到怀孕中期时，你能感到宝宝的活动了。当他心满意足时，会有节奏地踢母亲的腹部。他也许在央求妈妈：“陪我玩儿会吧！”这时候，快放下手中的工作，和宝宝玩踢肚游戏吧。

准备

全身放松，呼吸匀称，心平气和，找一个最舒适的姿势躺或坐下。

开始

1 胎儿踢肚子时，轻轻拍打被踢部位几次。手法一定要轻。

2 1~2 分钟后，胎儿会在拍打部位再踢，可以在被踢的部位再轻轻拍几次。

3 改变部位（离上一次被踢部位不要太远），轻轻拍打腹部几次。

4 每天进行 2 次，每次 3 ~ 5 分钟为宜。

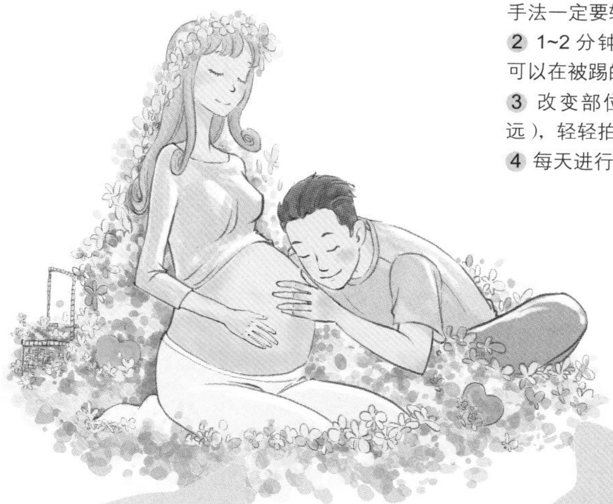

爱的小语

临近预产期时不宜做这个游戏。

胎教小语

做过“踢肚游戏”的宝宝，在出生时大多数拳头松弛，啼哭不多，并且以后在学习站立、走路时的表现都很好，身体反应也更灵敏。

抚摸宝宝，传递心底的爱意

伴随着优美、轻松的音乐，用手在腹壁轻轻抚摸，这能让胎宝宝在子宫中多多活动。让准爸爸也加入进来吧，你和宝宝都将体会到无比的幸福与美妙。

准备

进行抚摸胎教前，先仰卧在床上，可以做几个深呼吸，也可将上半身垫高，采取半卧姿势或者在安静的时候放一首舒缓的胎教音乐，让身体放松。

开始

1 按顺时针的方向轻轻抚摸。动作要轻柔，不宜过度用力。

2 抚摸的节奏要均匀、稳定。

3 带着爱与关注，用心地抚摸。一边抚摸一边感知宝宝微妙的变化，同时也体会与宝宝在一起的快乐、幸福。

4 一般早晚各 1 次，每次以 5 ～ 10 分钟为宜。

爱的小语

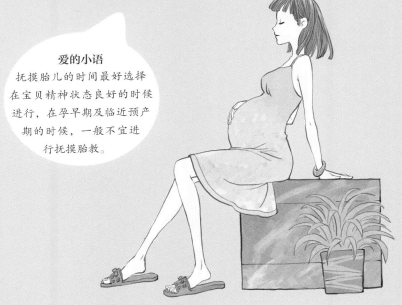

抚摸胎儿的时间最好选择在宝贝精神状态良好的时候进行，在孕早期及临近预产期的时候，一般不宜进行抚摸胎教。

玻璃杯里的漂亮彩虹

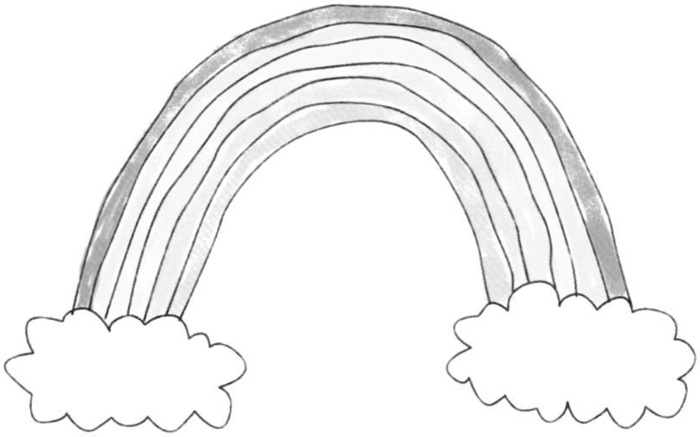

大自然是瑰丽、神奇的。当一道彩虹悬挂在天边时，每个人的心头都会涌上欢喜和感动。今天，动手做彩虹游戏吧，跟胎宝宝一起感受彩虹中的红、橙、黄、绿、青、蓝、紫。

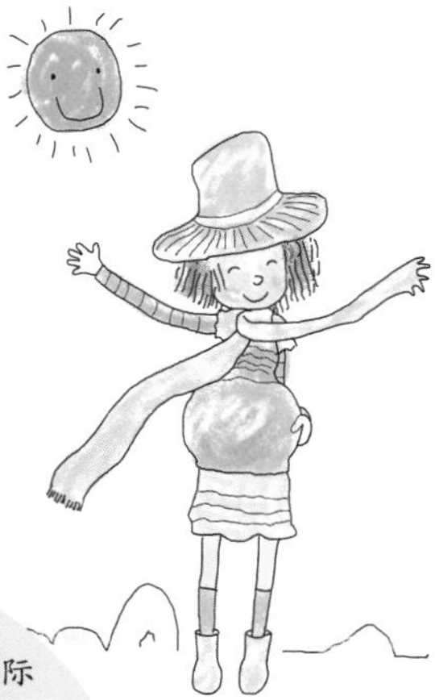

准备材料

白纸、玻璃杯、水。

游戏方法

1 将玻璃杯放在阳光能直射到的地方。
2 在玻璃杯里装满水。
3 将白纸放在桌面上。
4 把玻璃杯拿到白纸上方 10 厘米。
5 白纸上便会出现一条彩虹。

爱的小语

宝宝，我们看见的太阳光实际是由一些不同波长和不同颜色的光组成的，杯子里的水可以折射光束，把太阳光分解成光谱上的七种颜色，所以白纸上就映出了一道“彩虹”，很好玩吧。自然界中还有很多神奇又好玩的事情，等着你来体验呢。

温暖的鸟巢

春天来了，树枝上，小鸟们叽叽喳喳地欢叫。今天，和胎宝宝一起做一幅有立体感的粘贴画，给小鸟们一个温暖和漂亮的窝吧。

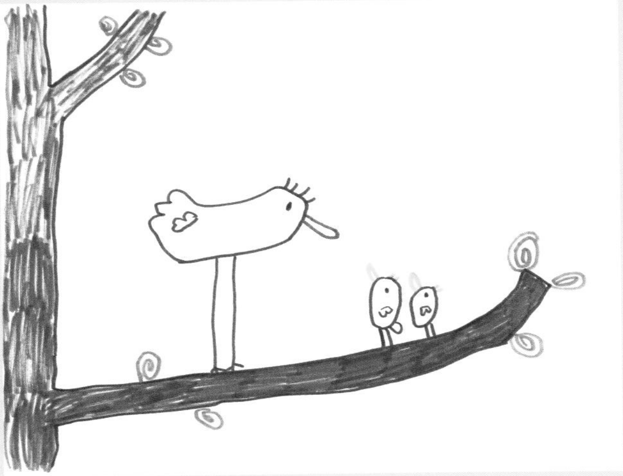

准备材料

白色图画纸、彩笔、彩色纸若干、剪刀、胶水。

制作方法

1 在白纸上先画出一根大大的树枝。

2 再画上鸟妈妈和两只小鸟。

3 将彩色纸剪成细细的小纸条。

4 最后将小纸条随意地揉搓，粘在树干上，形成一个鸟巢状。

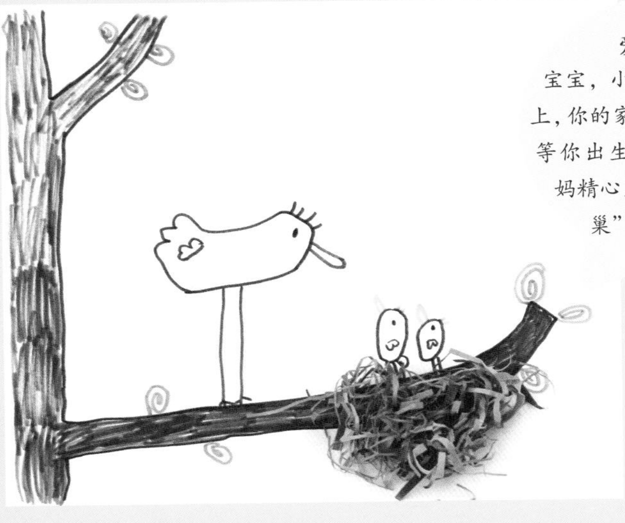

爱的小语

宝宝，小鸟的家建在大树上，你的家在妈妈的身体里。等你出生了，还会看到妈妈精心为你准备的“小巢”哟。

七巧板自己做

相传在唐代的时候，人们就开始玩“七巧板”了，可见“七巧板”游戏的强大魅力，古今相同。七巧板结构简单，操作也简单。但就是这简单的七块小板子，所拼成的图案却是无穷无尽的，其间，乐趣无穷。

准备材料

自己制作七巧板也很容易的，只需准备一块正方形的硬纸板、铅笔、橡皮、尺子、剪刀和几支彩笔就可以了。

开始做

1 用铅笔在正方形纸板上画出 16 个相等小方格。

2 再如图画出 4 条分割线。

3 再沿分割线把纸板剪开，擦掉铅笔痕迹。

4 别忘了给它们涂上颜色，一副全新的七巧板就做好了。

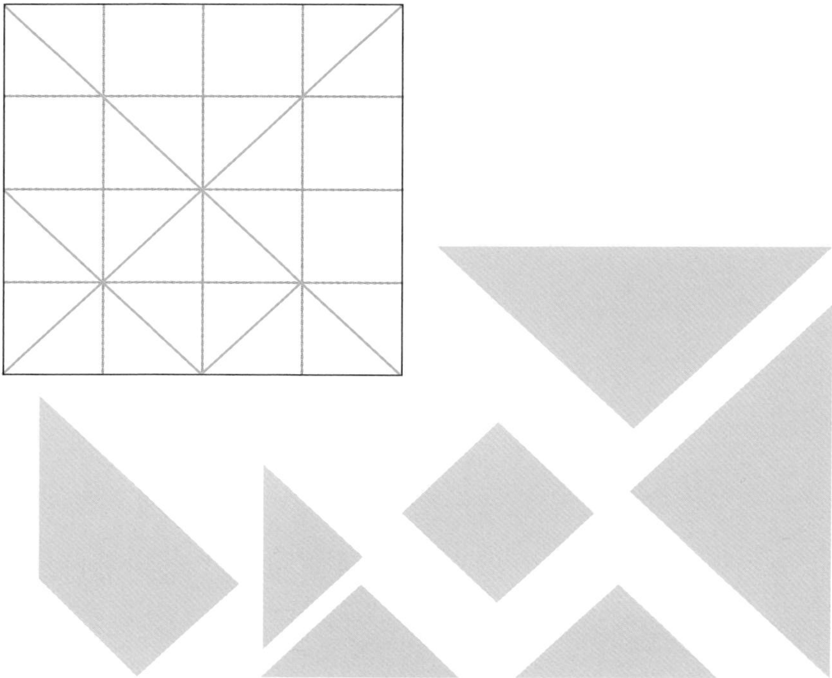

爱的小语

常玩七巧板，对于形状概念、视觉分辨、视觉记忆、手眼协调、扩散思维等都大有帮助。想让宝宝将来更聪明吗？就先从自己开始吧。

下面是用七巧板拼出的图，你能拼出来吗？

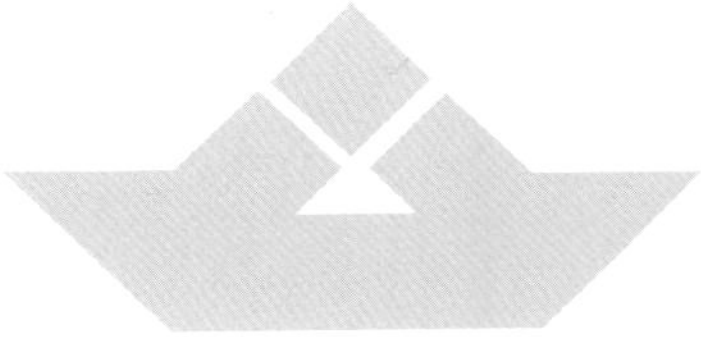

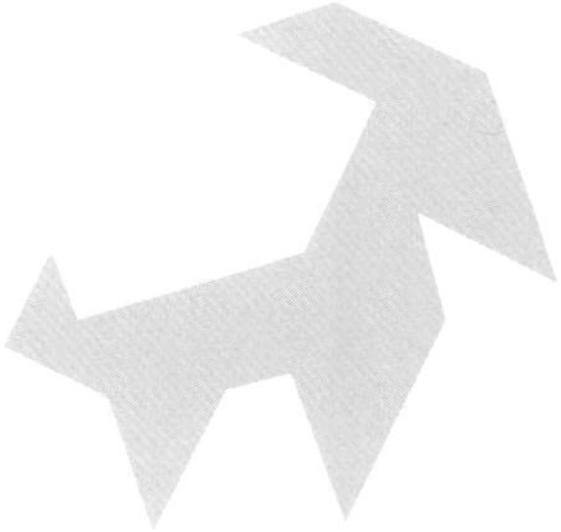

七巧板，真好玩，
七块小板拼图案。
摆只鸡，摆条鱼，
摆只蝴蝶舞翩翩。
摆小桥，摆帆船，
摆朵荷花浮水面。
随心所欲翻花样，
动手动脑乐无边。

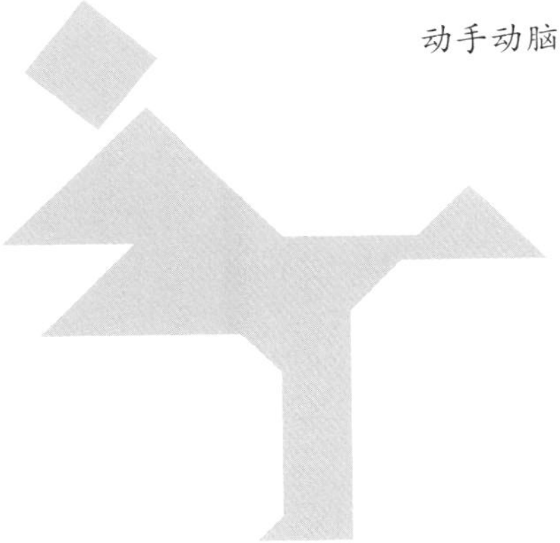

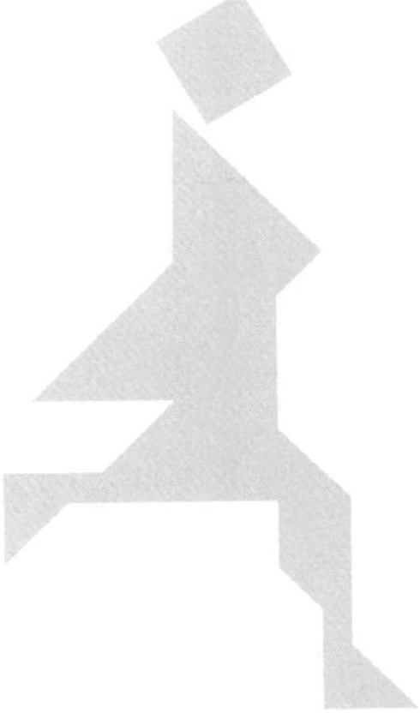

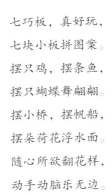

带宝宝一起感受数独脑力风暴

数独游戏九宫格，被称为是聪明人的游戏。大脑可是越用越聪明哦，而且智商也会遗传，所以，快跟胎宝宝一起来经受数独游戏的脑力风暴吧。

游戏1

	9	1			8	3		
4					5			
	5			6			9	
3		2	7		4			
		7		1		4		
			3		6	2		9
	1			2			4	
			6					3
		9	4			1	5	

游戏规则：

1 数独游戏在 9×9 的方格内进行，分为 9 个 3×3 的区域，被称为“区”；

2 数独游戏首先从已经填入数字的格子开始；

3 每个格子只允许有 1 个数字，最后保证每个区、每一列、每一行，都是 1~9 这 9 个数字，不能重复，即每个数字在每一行、每一列和每一区都只能出现一次。现在就试试吧。

游戏 1 答案

7	9	1	2	4	8	3	6	5
4	3	6	9	7	5	8	1	2
2	5	8	1	6	3	7	9	4
3	6	2	7	9	4	5	8	1
9	8	7	5	1	2	4	3	6
1	4	5	3	8	6	2	7	9
5	1	3	8	2	9	6	4	7
8	7	4	6	5	1	9	2	3
6	2	9	4	3	7	1	5	8

游戏 2

							3	1
		9		1	5		4	
7				2		6		
6	9	3				1	5	8
				3				
8	2	4				7	9	3
		8		7				6
	3		8	9		5		
4	5							

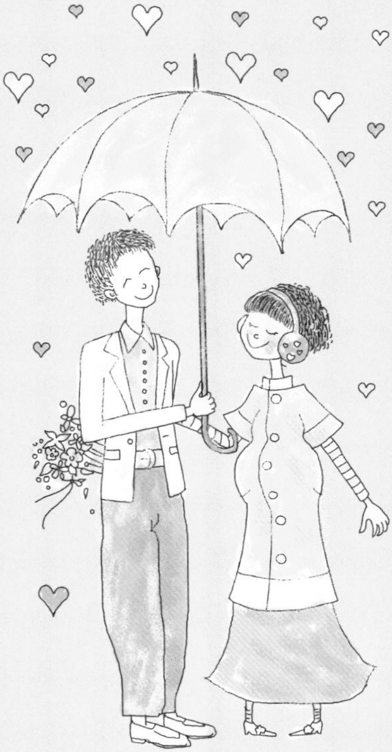

游戏 2 答案

5	6	2	4	8	7	9	3	1
3	8	9	6	1	5	2	4	7
7	4	1	3	2	9	6	8	5
6	9	3	7	4	2	1	5	8
1	7	5	9	3	8	4	6	2
8	2	4	1	5	6	7	9	3
9	1	8	5	7	4	3	2	6
2	3	6	8	9	1	5	7	4
4	5	7	2	6	3	8	1	9

音乐的波浪

音乐不仅可以听，还可以和胎宝宝一起“玩”。这个音乐游戏，不仅可以让胎宝宝在音乐的波浪中荡漾，同时也可以减轻你的疲劳感，改善头晕等状况。

首先，舒服地坐好

选好一支轻柔、旋律优美的曲子（比如本书第74页介绍的《船歌》），坐在沙发或躺椅上，双腿也可以架起来，手轻轻地放在腹部，闭上眼睛，做几个深呼吸，全身放松。

感觉音乐的波涛

随着音乐的节奏，一次次有意识地放松，感受音乐像波浪那样一次次地、有节奏地向你缓缓冲来，冲醒了头脑，冲走了疲惫，只有美妙的音符在全身的血液中流动。

感受音乐温泉

你可以想象这样的场景：音乐如温泉般轻轻地从头部向下流动，血液也随着音乐有节奏地流动着。

只要一首曲子就可以

这样的音乐游戏以3分钟或一首乐曲为限，要适当掌握一下时间。待音乐波浪游戏结束后，睁开双眼，手脚轻轻晃动一下，然后缓缓走动走动，那些昏沉沉的感觉就会一扫而光。

除了音乐波浪游戏，你也可以和胎宝宝玩打击乐游戏，如用筷子轻敲杯子、碗，或是家中其他能发出清脆声响的物品，让胎宝宝感受不同节拍，如四四拍、四三拍等不同的节奏，也可以告诉胎宝宝你在敲击什么东西，是什么声音在响。

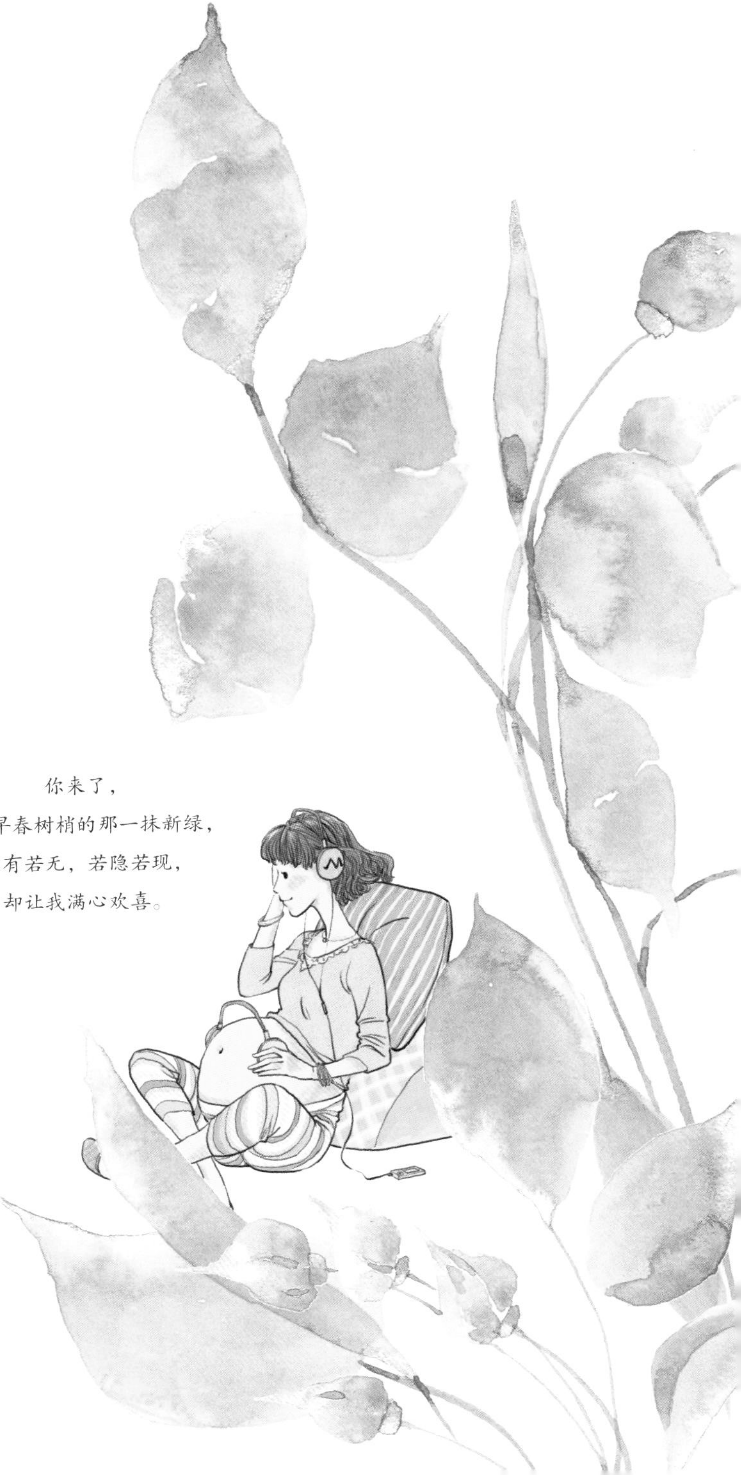

你来了，
恰似早春树梢的那一抹新绿，
似有若无，若隐若现，
却让我满心欢喜。

图书在版编目（CIP）数据

好孕宝盒.随时随地做胎教／王琪编著．—北京：电子工业出版社，2017.5

（孕育幸福事·好孕系列）

ISBN 978-7-121-30233-6

Ⅰ.①好… Ⅱ.①王… Ⅲ.①妊娠期－妇幼保健－基本知识 Ⅳ.①R715.3

中国版本图书馆CIP数据核字（2016）第263563号

逗号张文化创意
13910136213
全案策划

策划编辑：牛晓丽　张　飏
责任编辑：刘　晓
特约编辑：贾敬芝
印　　刷：北京捷迅佳彩印刷有限公司
装　　订：北京捷迅佳彩印刷有限公司
出版发行：电子工业出版社
　　　　　北京市海淀区万寿路173信箱　　邮编：100036
开　　本：880×1230　1/32　印张：19　字数：730千字
版　　次：2017年5月第1版
印　　次：2017年5月第1次印刷
定　　价：198.00元（共8册）

凡所购买电子工业出版社图书有缺损问题，请向购买书店调换。若书店售缺，请与本社发行部联系，联系及邮购电话：（010）88254888，88258888。

质量投诉请发邮件至zlts@phei.com.cn，盗版侵权举报请发邮件到dbqq@phei.com.cn。

本书咨询联系方式：QQ 9616328。

见到你的那一刻，
我的心潮起伏不已，
——言语无法形容。
只想将你紧紧搂在怀里，
用我全部的爱呵护你。

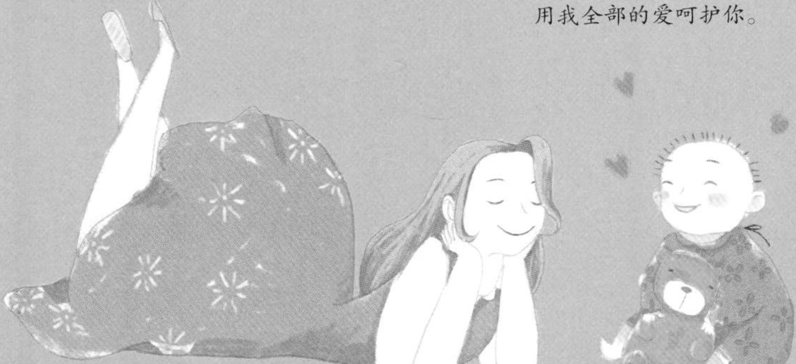

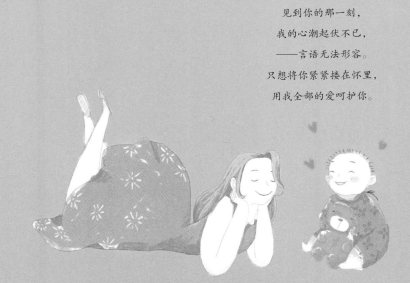

第一声啼哭，

第一抹笑意，

第一次憨憨入眠，

……

宝贝，

我的眼里只有你。

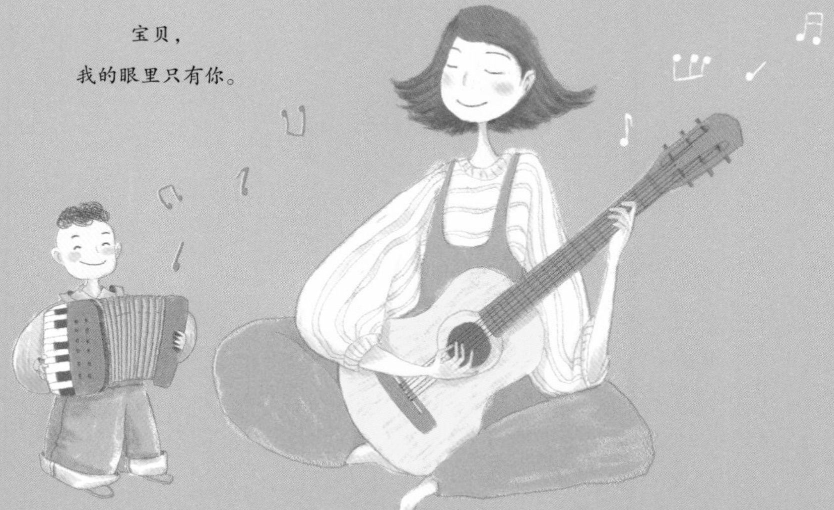

好孕系列

好孕宝盒

产后最关键的42天

坐月子与奶孩子两不误

王琪/编著

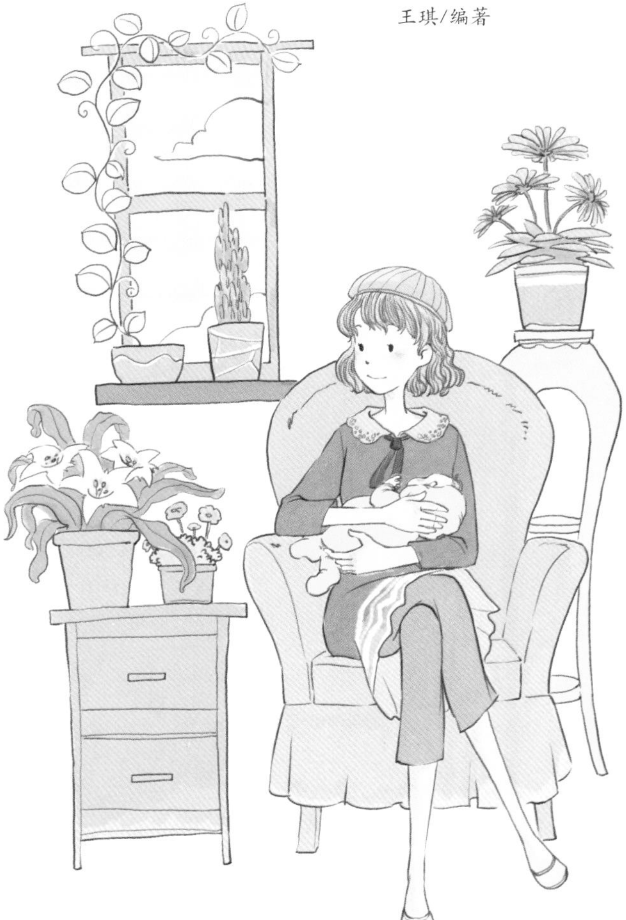

電子工業出版社
Publishing House of Electronics Industry
北京 • BEIJING

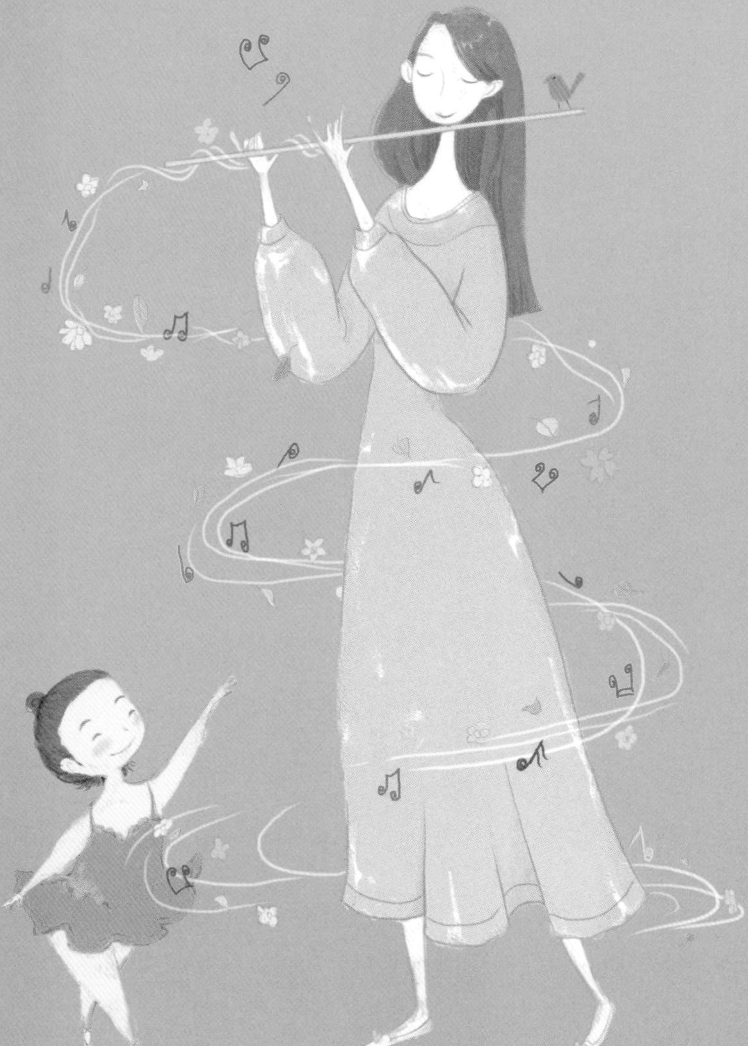

坐月子要点提个醒

历经十个月的孕程和艰难疲惫的分娩，可爱的小萌宝终于来到了你的怀抱。辛苦了，妈妈！接下来的一个月里，什么都不要想，好好调养自己，坐好月子、照顾好小宝宝，是最重要的任务。

产后半小时内，就要给宝宝喂第一次奶，这点很重要哦。

喂养方式要根据新生宝宝的生理特点和进食能力决定，尽量按需喂养，按需喂养比按时喂养更适合新生宝宝。

抛弃老传统吧，月子里可以洗漱，但不能用冷水，更不能受风。

养成好的喂奶姿势，这样你就不会感觉累，也有利于宝宝吃奶。

照顾好宝宝，还应注意照顾好他的睡眠，从宝宝的哭声中分辨他的需求。

调整好自己的饮食搭配，要兼顾自己的身体和哺喂宝宝两方面的事。

不要急着喝催乳汤，因为太早喝催乳汤，会影响身体的恢复。

月子里的居住环境应干净整洁。让家人挡一挡来探望的客人，最大限度地给你提供一个安静的休养环境。

注意从宝宝的吃奶过程、吃奶后表现、睡眠、大小便、体重等方面判断宝宝吃饱了没有。这需要一个学习的过程，慢慢你就知道了。

调整好自己的情绪，不要让产后抑郁困扰到你。

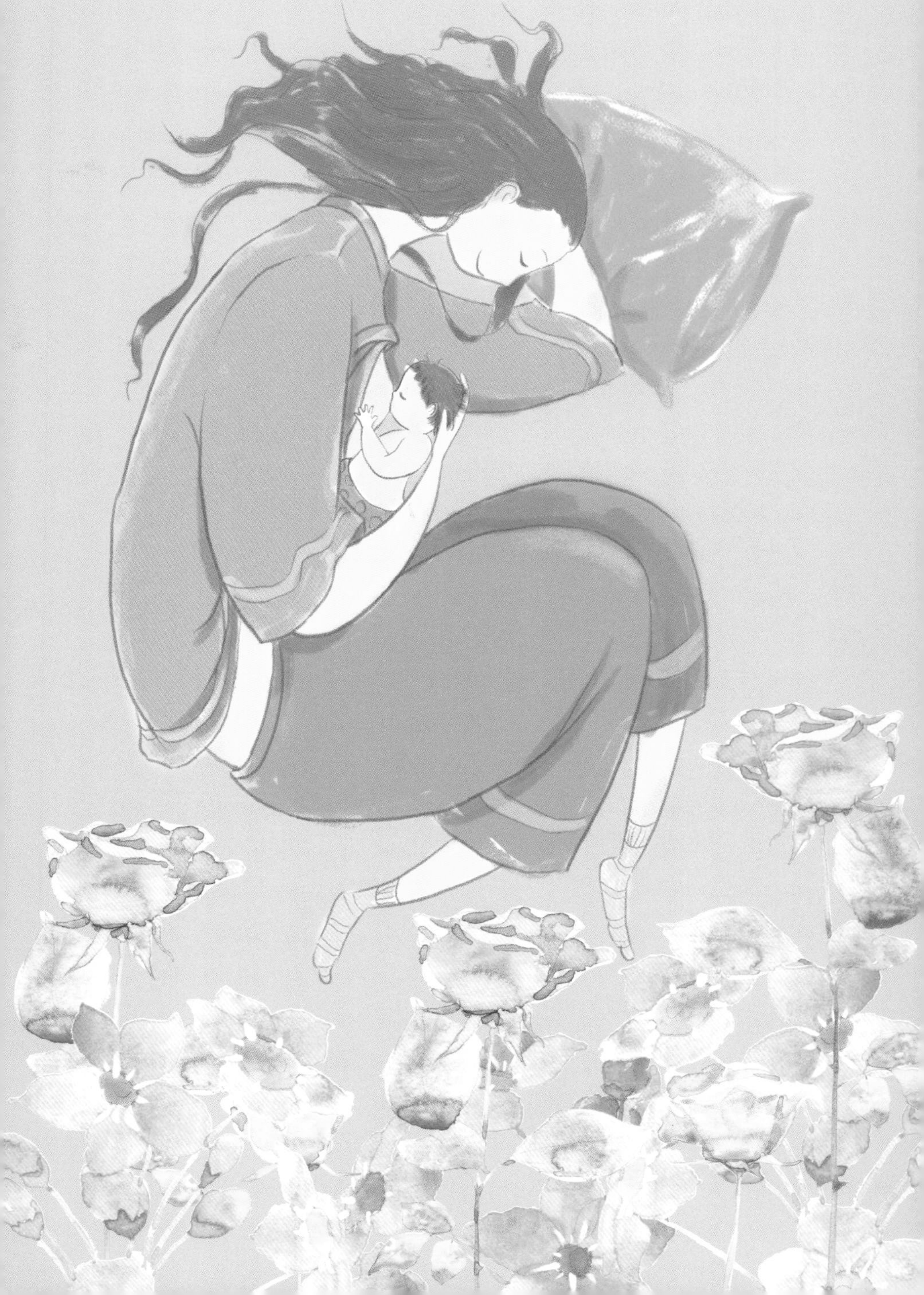

目录

下篇：照顾好妈妈　53

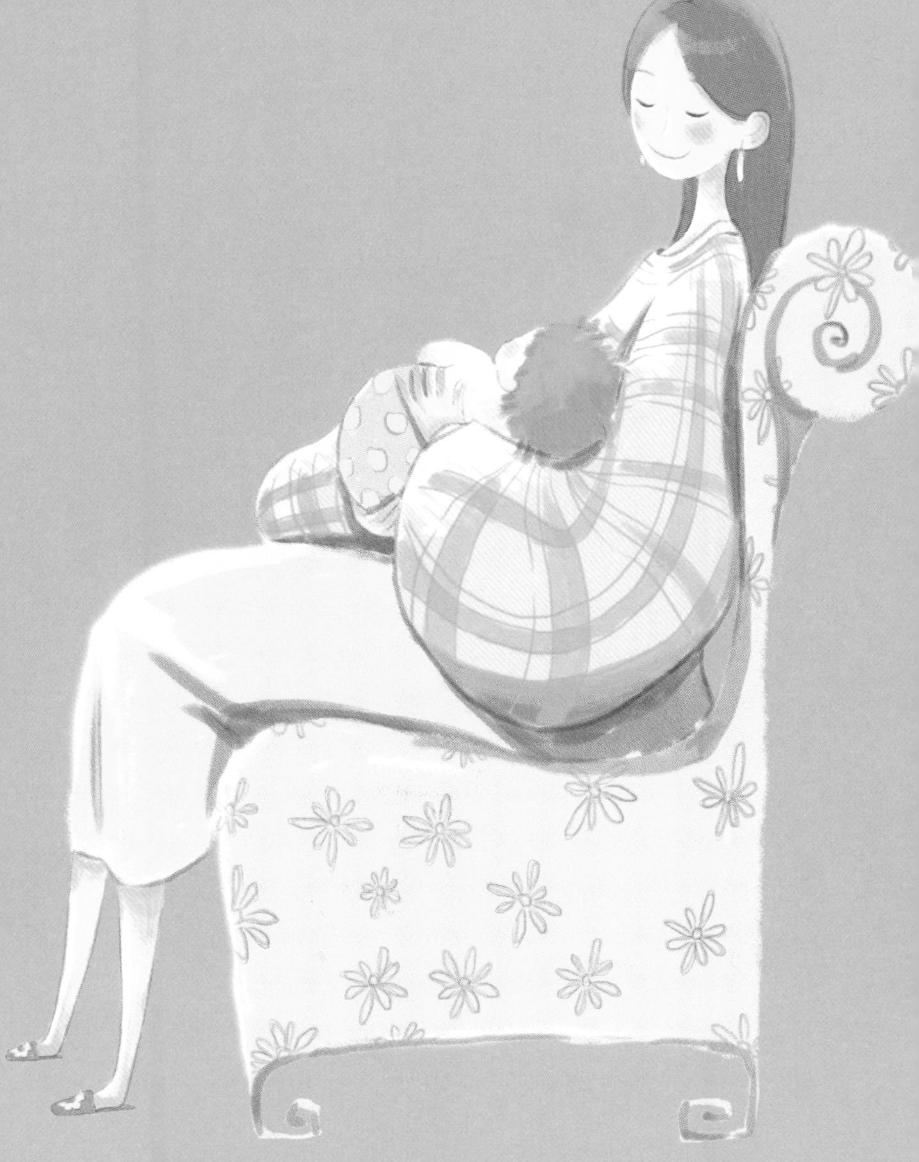

你好，宝贝，
这是我们的初见

新生宝宝几乎一天一个样，

今儿看起来像爸爸，

没准过一阵就长得像妈妈啦，

十分有趣。

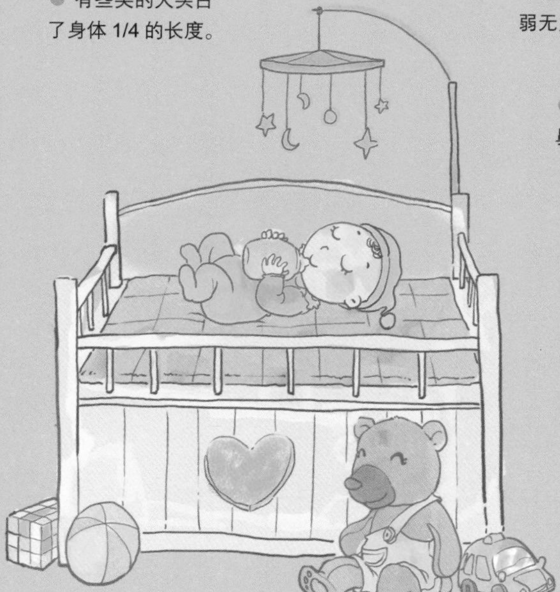
有黑色的胎发或者有较少胎发。
身体表面覆盖有胎脂。
有些尖的大头占了身体 1/4 的长度。
四肢弯曲，细弱无力。
双眼充血、水肿；鼻梁塌塌的。
私处肿胀。
肩膀、后背、耳朵上都有胎毛。
皮肤上有白头粉刺、红斑、胎记等。
耳朵贴在脑袋上。

抚摸你柔嫩的肢体，
甜甜的笑意荡漾在脸上，
你的梦里有妈妈吗？
在每一个夜晚，
在每一个早上。

上篇 照顾好宝宝

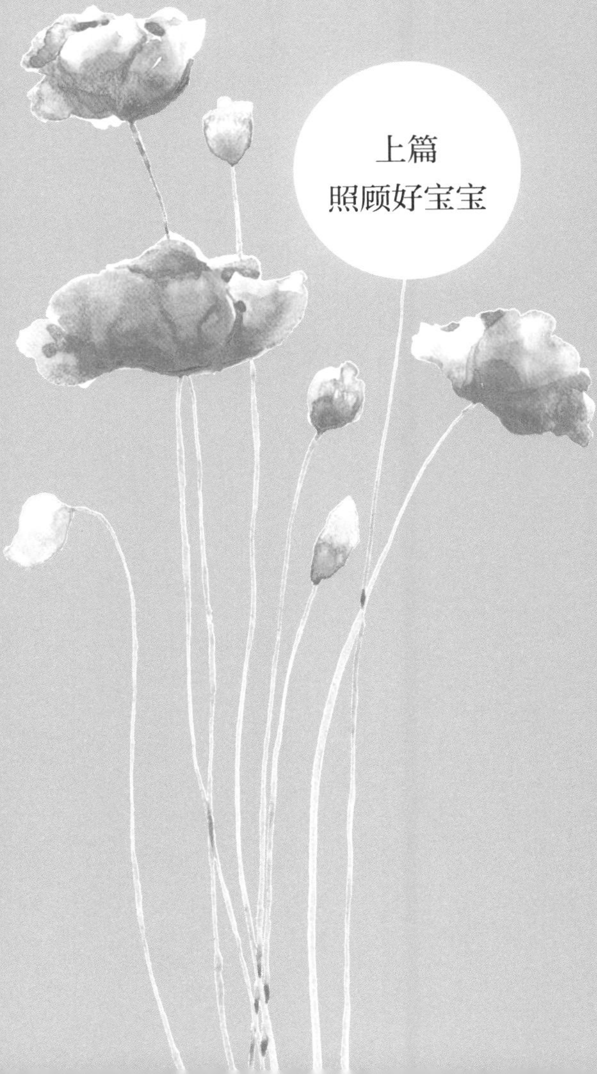

吃吧，吃吧，亲爱的宝贝——给宝宝喂第一口奶

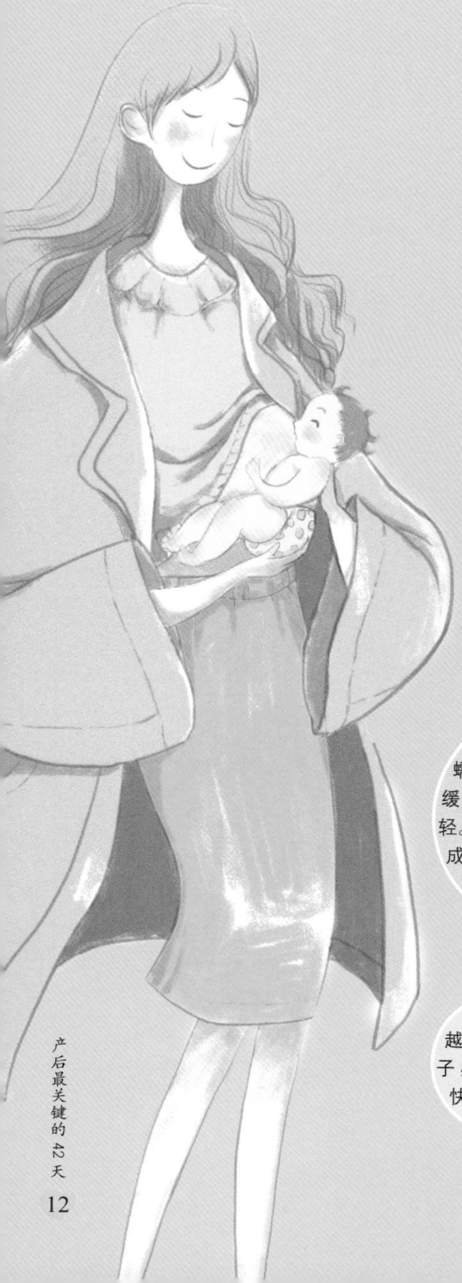

产后半小时内喂第一次母乳

产后半小时内，只要宝宝没问题，就可以喂第一次奶，这叫做开奶。第一次给宝宝喂奶的感觉，相信会让你久久难以忘怀。

喂奶的正确姿势

宝宝的头应该是向后仰的，
下嘴唇外翻，
下巴会接触到乳房，
会将大部分乳晕连同乳头一起含在嘴里，
然后开始吸吮乳房，注意不是乳头。

这些姿势是错误的

宝宝只含住乳头；
嘴唇在乳头周围撮起来。

早哺乳有 4 大好处

可促进宝宝肠胃蠕动，为宝宝供应营养，缓解宝宝的生理性体重减轻。母乳中还有一定的轻泻成分，早些喂母乳能帮助宝宝尽早排出、排尽胎便。

宝宝吮吸乳头可以刺激妈妈的子宫收缩，也能有效减少产后出血。

越早开奶，母子感情建立越快、越牢固。

宝宝吮吸乳头可刺激妈妈的脑垂体分泌泌乳素，让乳汁尽早、尽快分泌出来。同时开奶后让宝宝吮吸乳头，可以促使乳腺管尽快畅通，减轻或避免奶水下来时出现的涨奶、乳腺管不通、乳汁淤积等问题。

帮助宝宝顺利、正确地含住乳头

妈妈应上半身直立，挺胸，将乳房送到宝宝面前，他张开嘴的时候，按压他的下巴，迫使他把嘴张得更大。随后迅速将乳头连同乳晕一起塞入宝宝嘴中，同时松开宝宝的下巴。

如果宝宝含乳正确，口腔和乳房之间能形成一个接近真空的状态，乳汁更容易被吮吸出来。宝宝的嘴唇可以挤压到乳晕后面的乳窦，使乳窦中的乳汁被挤出，减小吮吸难度。如果含乳不正确，就轻轻拨出乳头，拔不出来时，就再按压他的下巴，让他先松开乳房，重新来一次。

宝宝不含乳怎么办

我们可以用手指头轻轻触碰他靠近乳房的嘴角，或者直接捏着乳头去触碰他的嘴角，一次不行就两次，很快他就会张开嘴觅乳了，这时趁机把乳房塞给他就可以了。

开奶后要勤吮吸

即使你感觉自己没有奶，也要让宝宝勤吮吸。吮吸越多，脑垂体受的刺激越大，奶下得就越快、越多，乳腺管也越不容易堵塞。宝宝一般 2~2.5 小时就会醒来一次，醒来后就要给他喂奶，让他吮吸，每次哺乳持续 20~30 分钟。

老一辈对开奶前后的事有一套自己的看法，但未必全都正确，你要会甄别，有不了解的多问医生，不要盲目遵从长辈的意见。

开奶前后尽量不喂奶粉

宝宝出生半小时就开始喂母乳了，虽然每次吃到的量比较少，但喂的次数多，同时他的需求量也不大，所以不会饿到，因此没有必要给他喂奶粉。喂奶粉容易引起过敏，喂得越早过敏的可能越大；而且奶粉比较甜，宝宝吃过更甜的奶粉，可能会不喜欢吃母乳。

乳头内陷时，也可哺乳

正常的乳头是突出在乳房皮肤外面的，但有些妈妈的乳头是内陷的，即乳头最高处或者跟乳晕皮肤齐平，或者比乳晕皮肤还低，这会给哺乳造成一些麻烦。

帮宝宝顺利含住内陷的乳头

哺乳前用温水湿润皮肤，轻轻向前拉住乳头，左右、上下拉扯，使乳头周围皮肤松弛；之后用拇指、食指拉住乳头，其他手指按压乳头周围皮肤，尽量使乳头突出；当乳头突出的时候，迅速将乳头及乳晕塞给宝宝，宝宝张嘴吸住就大功告成了。

乳头严重内陷时的哺乳方法

乳头内陷严重时，可利用哺乳保护罩，这是一种带着仿真乳头的罩子，使用的时候将其紧贴在乳房上，让宝宝吮吸仿真乳头，乳汁通过仿真乳头流入宝宝嘴里。如果宝宝实在含不住乳头，就用吸奶器将奶吸出来再喂给宝宝。

- 尽量选不怎么涨奶的时候哺乳。奶涨起来的时候，乳房坚硬、肿胀，乳头内陷会更严重，宝宝更难含住。如果乳房已经涨起来了，可先挤出一部分奶，使乳头变软，然后再喂奶。
- 要特别注意乳头周围皮肤的清洁，每次喂奶后要把乳头周围都用清水冲洗，并擦干，以免引起发炎、湿疹、感染等。

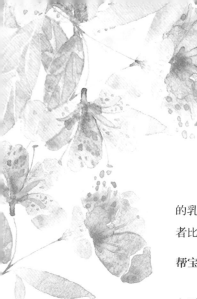

用最舒服的姿势喂奶

没喂过奶的人可能很难体会，喂奶其实是很累的一件事。喂一次奶，大概要耗费 20~40 分钟，并要保持相对不变的姿势，这是最累的，我们得想办法让自己舒服点。

哺乳姿势对了你会更轻松

喂奶时要保持上半身直立，胸部往前送，挺起来，这样减小后背和肩膀的压力，这是减少劳累的关键，宝宝也比较容易含住乳头。如果每次哺乳过后，你都感觉腰酸背痛，那说明你的姿势可能不对。

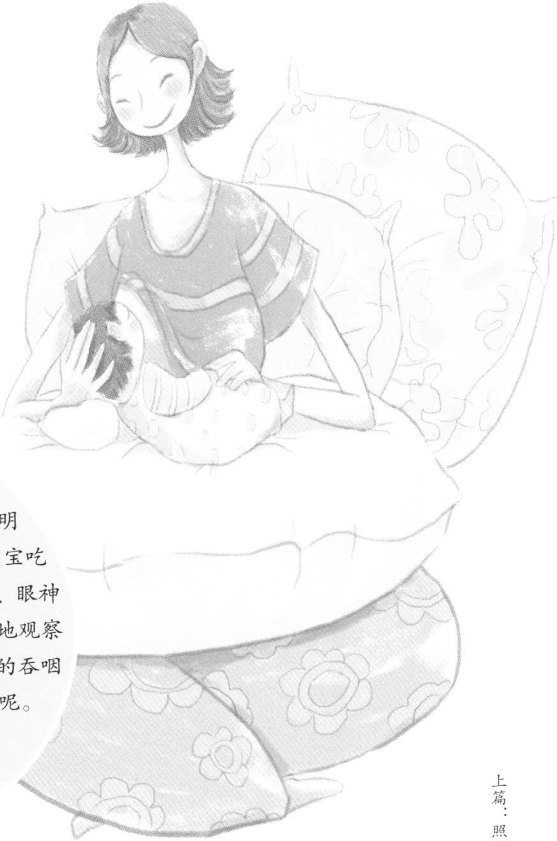

母乳喂养不应该疼痛，也不应该感到疲劳，如果哺乳过程中你感到疼痛，或者哺乳一段时间后感到疲惫，说明这种姿势不合适，要再调整。如果宝宝吃奶舒适，你可以看到他不仅表情愉悦、眼神清亮，而且吸奶十分卖力，可以清楚地观察到他下巴前后移动，并且会听到轻轻的吞咽声音，有时候还会边吃边朝着你笑呢。

3 种姿势轮流用，喂奶不会累

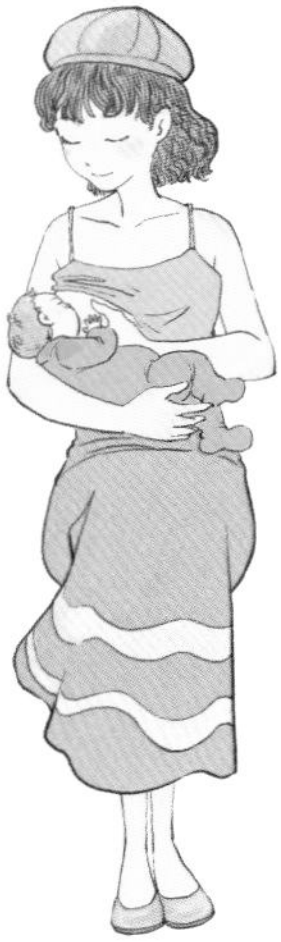

第一种姿势

让宝宝像睡在摇篮里一样躺在自己手臂上。

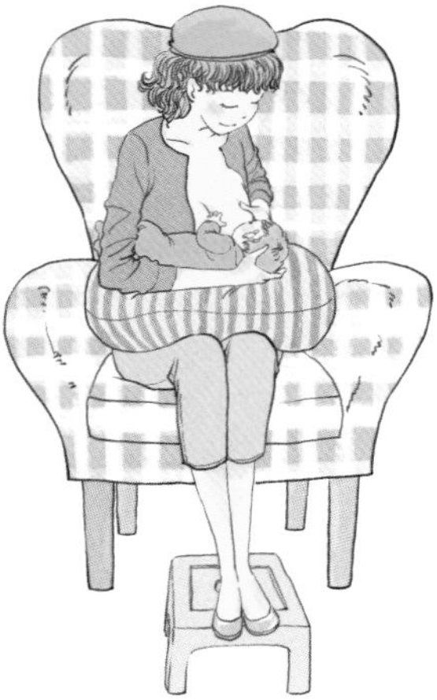

第二种姿势

用第一姿势喂奶觉得累了的话，可用另一只手从侧后方托住宝宝的头颈，让宝宝头颈下方的手臂放松一下。

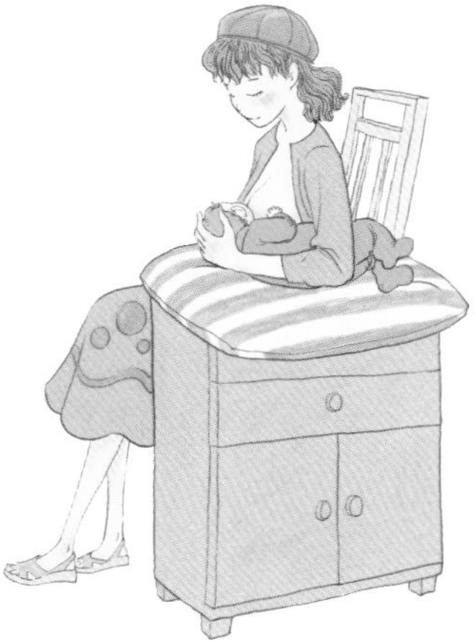

第三种姿势

抱着喂感觉累时，可以把宝宝用枕头垫高，让宝宝躺在自己腋下，小嘴伸到胸前来吃奶。

别让宝宝平躺着吃奶

让宝宝平躺着吃奶，或者用奶口开得很大或竖得很直的奶瓶喂奶，都是诱发中耳炎的常见原因，所以一定要注意采用正确的喂奶姿势，千万不要为图省事而让宝宝仰躺着喝奶，以预防中耳炎。

横抱着宝宝喂奶时，应当把宝宝斜着抱到怀中，他是侧向你吸奶，而不是平躺着的，也可以将宝宝的上半身稍微垫高点，取头高足低位，这样也可以防止奶水流入中耳。

小道具帮忙，减轻喂奶疲劳感

带有双扶手的单人沙发最适合哺乳。也可以准备 3~4 个枕头，坐着哺乳时，感觉哪里比较累，就垫在哪里，手臂下、后腰处都比较需要。也可将小凳子垫在脚下，帮助抬高大腿，以减轻手臂压力。

躺喂或半躺喂更适合剖宫产妈妈

如果是剖宫产，那么在宝宝出生后头几天，哺乳时你就比较受罪了。因为产后刀口的疼痛，会使你对哺乳产生畏惧情绪。另外，剖宫产手术会让你的乳汁分泌得比顺产妈妈稍晚一些，这也会增加你对泌乳的忧虑。不用担心，躺喂或半躺喂会舒适一些，也更适合你。

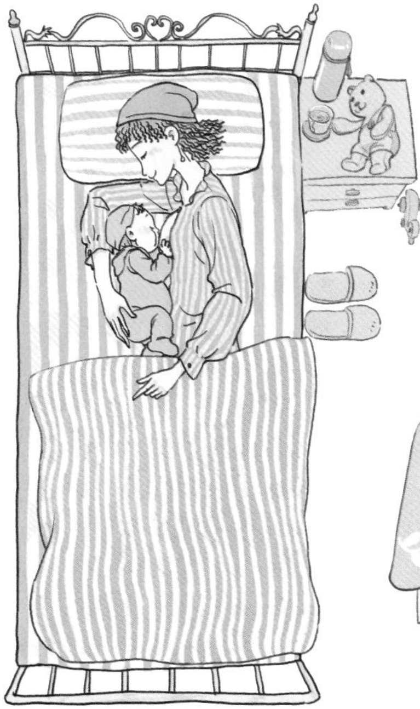

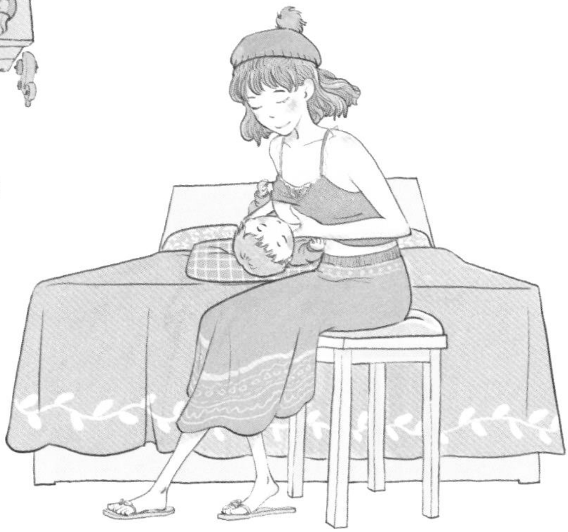

躺喂法

术后头几天，伤口疼痛会让你几乎难以动弹，这时可以用躺喂法。

具体方法是：妈妈侧卧，让宝宝躺在身体一侧，妈妈的腿向后、头向前，用胳膊夹抱宝宝上身，让他的胸部紧贴你的胸部，嘴巴含住乳房，就可以开始哺乳。

半躺喂法

等你的身体稍微恢复，还可以开始尝试半躺喂法。

具体方法是：坐在有靠背的床上，身体紧靠床背，背部和双肩放松，身体要与床形成一定的夹角。再将宝宝放在旁边，环式抱住宝宝的上半身就可以进行哺乳了。也可用棉被或枕头垫在宝宝身体下面调节高度。

不必过度清洁乳房

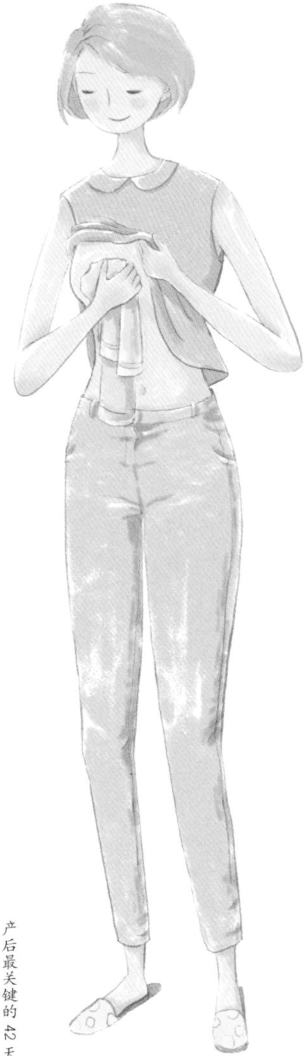

举个例子

达敏在每次哺喂宝宝前都会用消毒湿巾擦拭乳房，以防细菌感染宝宝。但宝宝仍然时不时腹泻，而且胃口越来越差。后来去医院检查，医生认为是消毒液残留造成的。停止用消毒纸巾擦拭乳房后一段时间，宝宝的腹泻好了。

你是不是也觉得乳房是要进到宝宝嘴巴里的，一定要好好清洁才行？其实没必要。母乳喂养是有菌喂养，喂母乳带来的这些细菌是宝宝需要的。

母乳喂养带来的细菌有助宝宝肠道免疫菌群的建立

我们的乳房周围、乳腺管里都有一些细菌，但是这些菌都不会致病，反而可以刺激宝宝肠道菌群的建立，提高肠道的免疫功能。

乳房用清水擦洗就行，不必过度清洁

每天洗澡时，把乳房清洗一下就可以，可以用沐浴露，但之后要用清水冲干净。如果不是天天洗澡，那就每天用清水擦洗一次乳房，不用沐浴露或者香皂，以免残留。宝宝对味道很敏感，可能会因为不喜欢异味而拒绝吃奶。总之，不用每次哺乳前都清洗，更不必用消毒湿巾来擦拭。消毒液残留对宝宝的危害更大。

不要在哺乳前将部分奶水挤出扔掉

最先流出的部分奶水的确含有大量细菌，但都是有益菌，不要将这些奶水挤出弃掉。这样做会使奶水中的有益菌和蛋白质等营养物质白白损失掉，很可惜。

6 招解决奶下不来的问题

大量的乳汁会在产后 2~3 天开始分泌。但你也可能会遇到不下奶的问题：产后 3 天仍然没有涨奶的感觉，或者即使下奶了也比较少。这时千万不要着急，因为精神紧张也会影响下奶。下面的方法能帮你快点下奶。

增加喂奶次数

只要宝宝啼哭了，就可以把他抱起来喂奶，由着他吮吸到松开为止。宝宝的吮吸是催乳的最佳手段。

按摩

用一只手的手指抚弄乳头，另一只手顺着一个方向打圈按摩乳晕，模仿宝宝吃奶，刺激脑垂体。

淋浴

淋浴时热水流对乳房皮肤的冲刷也能刺激到脑垂体，引起喷乳反射，对催乳有效。

多休息

泌乳是个很费能量的活。产后要多休息，什么都不必管，除了喂奶，其他的事情都交给别人吧。

多喝水，合理进食

奶水里含有大量水分，饮水不足，奶水分泌就少。除了喝水，也要多喝汤。蛋汤、蔬菜汤最好，不要喝油腻的鸡汤、猪蹄汤等，原因我们后面说（不要急着喝催乳汤）。主食、蔬菜、瘦肉、奶、蛋都要吃，分泌奶水既需要营养也需要能量，吃得太少必然导致不下奶。

想象

闭上眼想象自己给宝宝喂奶，奶水充足、流畅地流出，不断被宝宝咽下的情景，以刺激脑垂体。

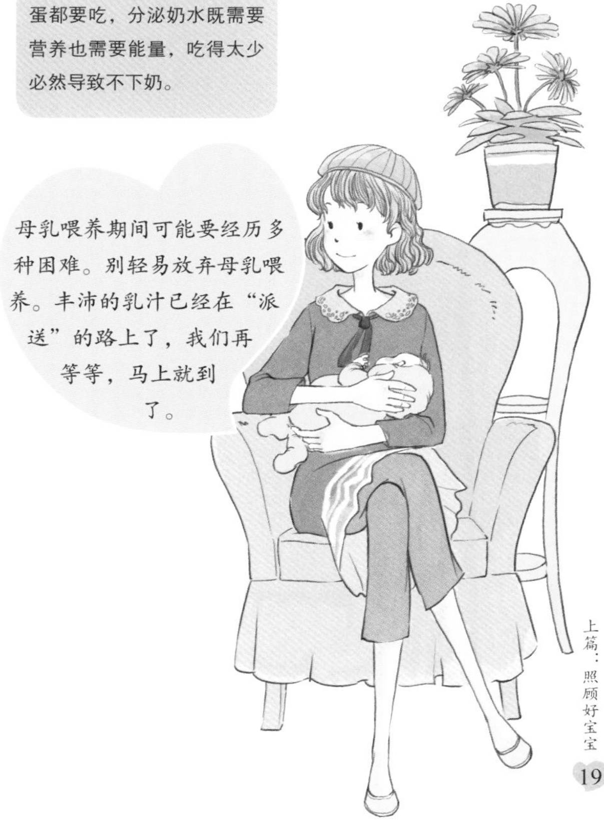
母乳喂养期间可能要经历多种困难。别轻易放弃母乳喂养。丰沛的乳汁已经在“派送”的路上了，我们再等等，马上就到了。

喂配方奶是无奈之下的选择

有了配方奶，我们的选择多了，纠结也多了，到底该喂配方奶呢，还是喂母乳呢？母乳应该是首选，在不能喂母乳的时候，配方奶是不二之选。

母乳是首选，好处多多

母乳是女性生育的“副产品”，就是为宝宝专门准备的，母乳喂养有3个无法替代的好处：一是可增强宝宝的免疫力，母乳中含有多种免疫物质，纯母乳时期的宝宝基本不会生病。二是消化压力小，低致敏，母乳的蛋白分子小，消化容易，且蛋白质、脂肪等的比例合理，更容易消化。而且母乳是低致敏食物，不会引起严重的过敏问题。三是营养全面，且最契合宝宝需求。母乳含有400多种营养物质，任何一种食物都没有它营养丰富。而且，其主要营养素的构成比例会随着宝宝的长大而不断调整，随时满足宝宝的需求。

母乳喂养的3个优势

除了为宝宝提供营养外，母乳喂养还有另外3个优势：一是可增强宝宝机能。宝宝吃母乳的时候比吃配方奶要费力气，这样可以锻炼宝宝的头颈力量，他的心肺功能也能得到更好的锻炼；二是能满足小宝宝的吮吸欲望，一定程度上可预防发生“吮指癖”；三是有利于安全感的建立，哺乳时，你和宝宝是零距离接触的，这种亲密接触能给宝宝更多安全感。

母乳喂养如此之好，让我们把它坚持到底。

母乳要喂半年，能坚持喂2年最好

母乳喂多长时间呢？有3个节点可以参考。无论如何，能多喂一段时间就多喂一段时间，添加配方奶粉越早，过敏的可能性越高。

2周岁

国际母乳喂养协会和世界卫生组织都建议喂到2周岁，这个时候宝宝的消化功能发育比较完善了。

6个月

现实比较残酷，你可能会因为种种原因没办法坚持那么长时间，不过建议至少要坚持到6个月，这时候宝宝开始吃辅食了，也就有更多营养渠道了。

满月

如果实在有哺乳困难，不能坚持下去，最少也要母乳喂养到满月之后，让宝宝的肠胃稍微成熟一些。

配方奶是除母乳之外最好的选择

如果因为一些客观原因，你确实不能喂母乳，或者宝宝确实不能吃母乳，这个时候，配方奶就是最好的选择了。其他的代乳品都不如配方奶更有营养，更好消化，毕竟它是仿母乳产品，而且也都根据宝宝不同时期的状态分了段，还有很多功能性的配方，对宝宝来说是更有利的。

怎样保证配方奶安全

配方奶的安全问题是压在需要给宝宝喂配方奶的妈妈心里的一块巨石，不论是从哪个渠道购买，都要多加注意。在国内购买时，应选择大超市、大品牌；选择国外代购时，最好找熟人帮忙，以免代购者以次充好；如果你要海淘，可以从国外的产品官方网站直接购买，安全风险会减少很多。无论从哪种渠道购买，都要注意生产日期，一定要买最新的。

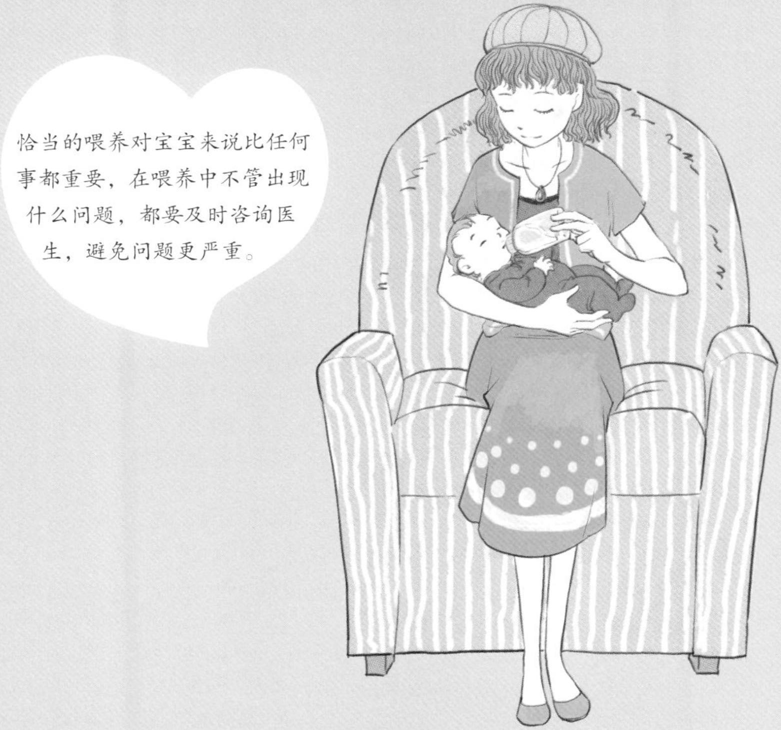
恰当的喂养对宝宝来说比任何事都重要，在喂养中不管出现什么问题，都要及时咨询医生，避免问题更严重。

喂奶后拍嗝，预防吐奶

小宝宝的胃是水平的，而且贲门比较松，容易吐奶，在给宝宝喂完奶以后不应该马上把他放到床上，而应先给他拍嗝，等他打几个嗝后，把胃里空气排出来，之后就不容易吐奶了。

拍嗝主要采用两种姿势

把宝宝竖直抱起来，让他的下巴搭在你的肩膀上，你的上半身略向后仰，让宝宝更稳定一些，用你的一只手握空拳在宝宝后背上轻拍，直到他打出几个嗝。

也可让宝宝趴在你的腿上，让他的头搭在你的一只手臂上，用另一只手轻拍宝宝后背。

拍不出嗝怎么办

有时候，我们可能拍了很久，宝宝也不打嗝，那就不用再拍了，可能宝宝并没有吸入多少空气。刚喂完奶把宝宝放上床的时候，不要让他仰卧，以免他吐奶倒吸引起窒息。正确的做法是让宝宝侧卧，观察20分钟，没有吐奶就代表没事了，就可以让宝宝正常睡觉了。

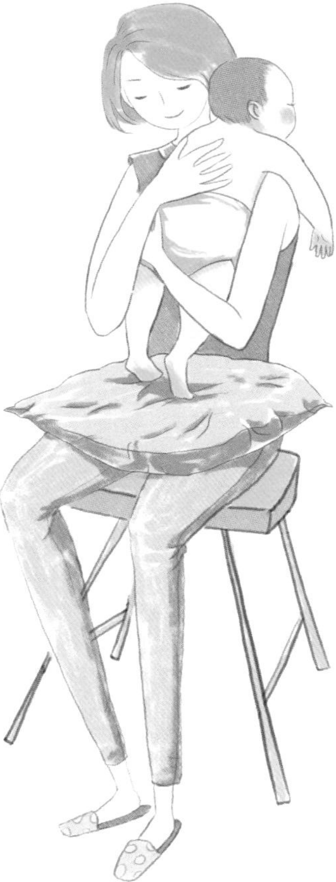

宝宝有时候会
吃着吃着就睡着了，
睡着了也要拍嗝，不要把
他直接放到床上。

产后住院期间要事备忘录

关于刚出生的小宝宝

跟护士学习怎样给宝宝洗澡、换衣服、换尿布等。

确认宝宝的身体检查是否有问题：头部有无肿包，四肢是否均能活动，皮肤是否有发硬的部位，是否有疱疹，体温是否正常等。

吃奶后72小时内要给宝宝抽血做新生儿疾病筛查，要跟医生确认筛查结果。

接收宝宝的健康手册以及注射了卡介苗和第一针乙肝疫苗的交接单。这些单据要收好，以后要交到给宝宝打预防针的社区医院。

观察大小便。宝宝出生24小时内要排胎便，如果没排胎便要告诉医生。一天若少于5次小便，便要加强喂养。

跟护士学习抱宝宝及给宝宝哺乳。

问清楚办理出生证的时间和需要带的证件。可能出院前就能办好，或者在出院一段时间后才能办理。

关于顺产的妈妈

半小时后开奶。

只要孩子有需求就要哺乳。

根据恶露的量及时更换卫生巾。

产后2小时后可自主排尿，6~10小时内必须排出第一次小便。

便后用温开水清洗外阴。

每天测量两次自己和宝宝的体温。

没有什么不适的话，生完就可以下床适当活动活动。

产后第二天要排大便。

3天后开始丰富、足量地进食。

从菜鸟开始——一手搞定宝宝的吃喝拉撒睡

饿了就喂，现阶段应按需喂养

也许你早就听说过按需喂养、按时喂养的事儿，也正因此为难。不用纠结，新生宝宝尽量按需喂养，这是由他的生理特点和进食能力决定的。按需喂养比按时喂养更适合新生宝宝。

按需喂养适合新生宝宝

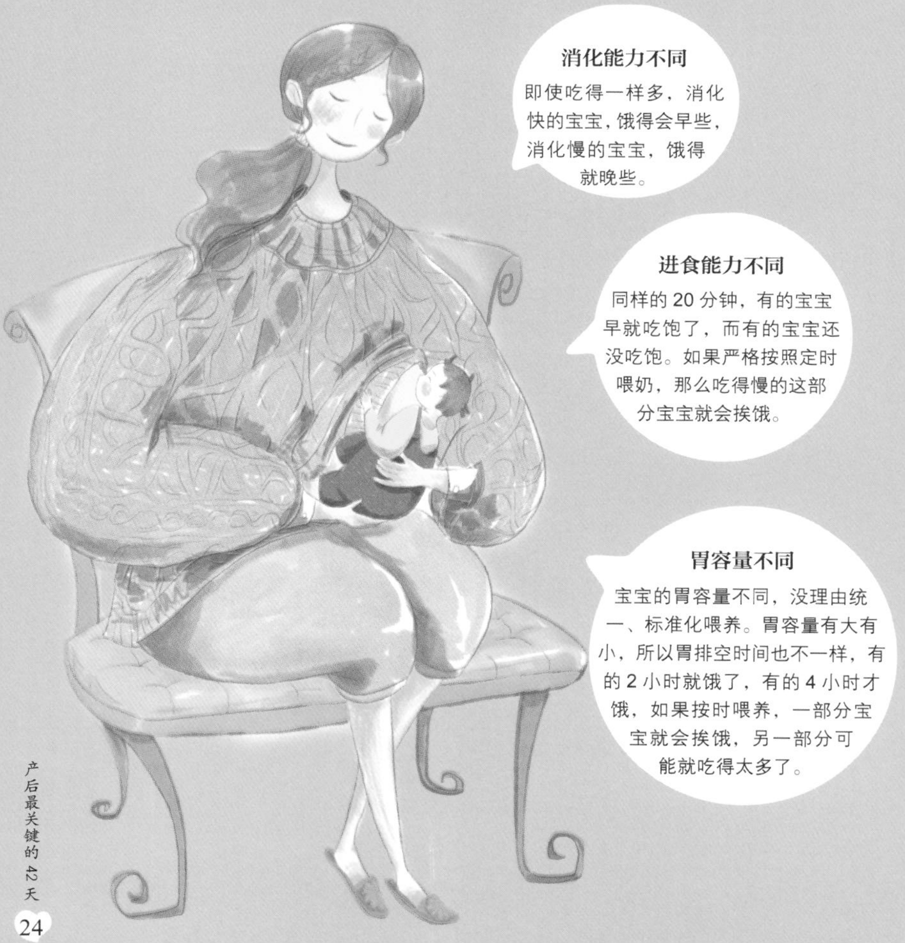

消化能力不同
即使吃得一样多，消化快的宝宝，饿得会早些，消化慢的宝宝，饿得就晚些。
进食能力不同
同样的 20 分钟，有的宝宝早就吃饱了，而有的宝宝还没吃饱。如果严格按照定时喂奶，那么吃得慢的这部分宝宝就会挨饿。
胃容量不同
宝宝的胃容量不同，没理由统一、标准化喂养。胃容量有大有小，所以胃排空时间也不一样，有的 2 小时就饿了，有的 4 小时才饿，如果按时喂养，一部分宝宝就会挨饿，另一部分可能就吃得太多了。

新生儿期的宝宝睡觉如果超过4小时，要把他叫醒喂奶，以免宝宝出现低血糖。此时的宝宝可能饿了也不能自行醒来。

按需喂养给宝宝更多安全感

饿了就有吃的，想吃多少就能吃多少，这很容易让宝宝产生满足感。如果严格定时喂奶，宝宝饿的时候吃不到奶，需求得不到及时满足，特别容易产生挫败感，他的安全感建立就比较困难了。

饿了就喂

饿了就喂，符合宝宝需求。但怎样才知道宝宝饿了呢？哺乳的时间久了，你就有自己的办法了，比如下面这些都是妈妈们的总结：宝宝饿了一定会哭，不过哭不一定是饿了。宝宝哭的时候，可以先查看有没有别的不适，如是否尿了、拉了，或者是否想让抱一会。如果没有上面说的不适，仍然哭，就可以喂奶。宝宝饿的时候一般都会有觅乳表现，如会边哭边向两边转头，张开嘴像找东西吃一样，这时候可以把手指放在宝宝嘴角，如果宝宝张嘴逮手指，就代表他饿了。宝宝大小便后也容易饿，因为宝宝胃容量较小，一次大便或者小便就可以让他的胃排空。如果宝宝在大小便后不久便开始啼哭，即使喂奶没多长时间也可以再喂了。

大概 2.5~3 小时喂 1 次

大多数宝宝喂一次奶间隔时间是 2.5~3 小时，每次喂奶可以看看时间，是不是接近这个标准。如果接近这个范围，宝宝也啼哭了，喂奶就是没问题的。当然，这只是个参考标准，不是强制性的。即使不在这个时间范围内，宝宝有了饥饿的表现，也要喂。

吃多久，让宝宝自己决定

宝宝每次吃奶大约需要 20~30 分钟，吃饱了会自己吐出乳头。如果宝宝没有吐出乳头但是也不吮吸了，那代表宝宝累了，他歇一会就会继续吃。歇的时间长了或者睡着了，可以捏捏他的耳朵、手心等，提醒他继续吃。宝宝自己没有吐出乳头，不要强行拉出。

这些表现说明宝宝已经吃饱了

前文已经说过，宝宝吃饱了就会吐出乳头，这是他吃饱的一个表现。还有几点也可以看出他吃饱了没有。

大小便多少可看出吃饱了没有

出生3天以后，宝宝的大小便开始变得规律。大小便情况是衡量宝宝是否吃饱的一个指标。一是大小便次数多。大便每天5~6次，小便每天10次以上，就代表他是能吃饱的。每天小便不足5次就表示吃不饱。二是大小便次数不多，但分量大。大便可能只有1次，小便可能也达不到10次，但是每次分量都不小，沉甸甸的，在尿布上的渗透面积很大，也表示他能吃饱。

体重是判断吃饱了没有的终极指标

除了出生后3~7天会有个生理性体重下降的过程外，在出生10天之后，宝宝的体重是一直直线上升的，大概每天增长20~30克，每周增重180~200克，到满月的时候体重比出生时增加600克，这就说明宝宝吃饱了。如果体重每周增加小于150克，说明宝宝吃不饱，要加强喂养。

吃奶频繁不代表吃不饱

宝宝吃奶频繁不见得就是吃不饱，更大可能是因为宝宝胃容量太小导致的。只要宝宝的大小便和体重增长都是正常的就行。

宝宝给你的这些信号，你收到了吗？

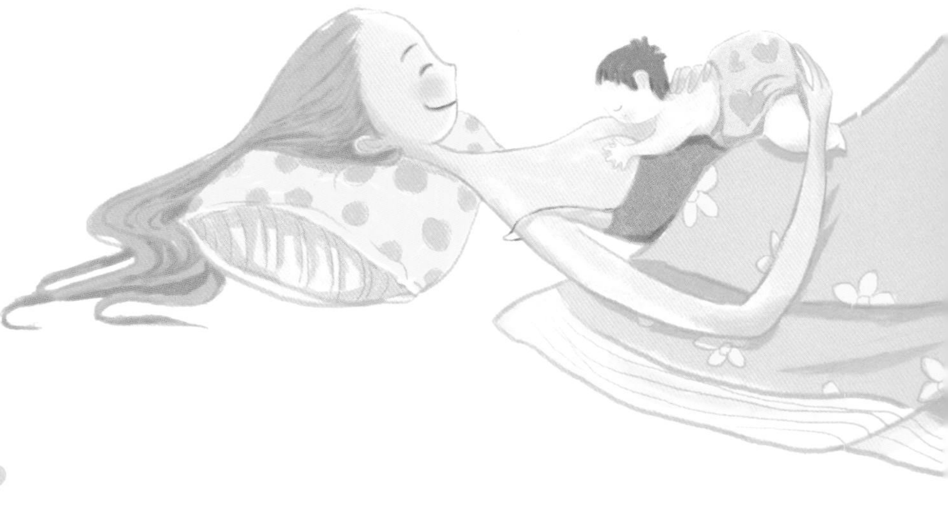

宝宝吃不饱的时候，要多从妈妈身上着手，妈妈的营养要充足均衡，休息要充分。

从吃奶后的表现判断吃饱了没有

宝宝吃饱后，他的吮吸动作变得懒洋洋的，只是含着乳头在玩，最后会把乳头吐出来。如果宝宝吐出奶头后，露出满足的神情，甚至微笑，没睡着也不哭不闹，肯定是吃饱了。如果喂完奶后，宝宝哭闹不休，或者吃完奶小睡一会又开始哭，就是没吃饱。

睡眠也可看出吃饱了没有

吃奶后，如果一次能睡 2~3 小时，就表示他吃饱了。如果宝宝的睡眠时间很短，醒来之后有强烈的吃奶愿望，就说明他没吃饱。

从吃奶过程看吃饱了没有

1. 连续吮吸时间达到 20 分钟。一次吃奶，如果不间断吮吸 20 分钟，两边乳房一边 10 分钟，或者仅短暂休息一下后又继续吸奶，吸奶时间共计 20 分钟，宝宝就能吃饱。

2. 吮吸三四下吞咽一下。在吸奶的过程中，每吮吸三四下，就吞咽一口，发出“咕咚”声，说明乳汁充足，宝宝能吃饱。

3. 有明显的“下奶”感。宝宝吮吸一会儿后，乳房内乳汁突然加快速度，这就是“奶阵”下来了，俗称“奶惊”了，这时候妈妈会有明显的下奶感。一次哺乳若有 2~3 轮下奶感，每次下奶时宝宝能快速吞咽 3~5 分钟，就能吃饱。

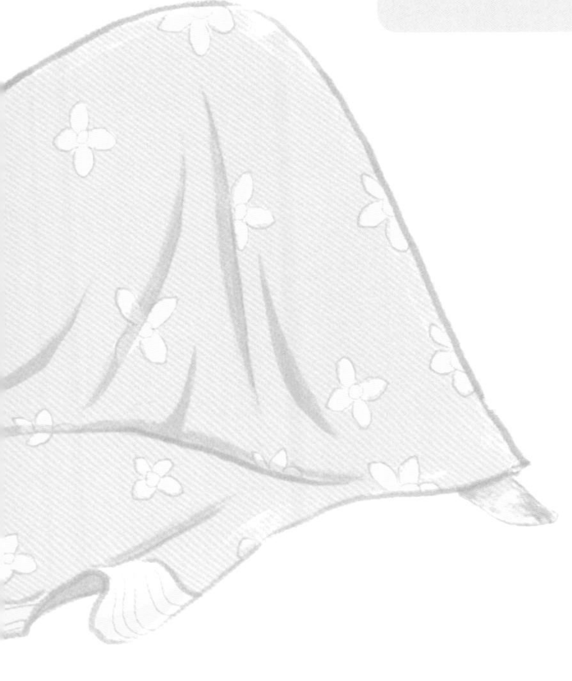

夜里喂奶需要注意的事项

新生儿期的宝宝在夜里要频繁吃奶，夜里喂奶和白天喂奶应该有所区别，尤其要注意一些细节，以防伤害到宝宝。

不要躺着喂奶

月子时期，我们会特别累，躺着喂奶很容易睡着，这是很危险的。硕大的乳房有可能把宝宝的口鼻全部堵住，导致窒息。夜间躺着喂奶最少要到宝宝 3 个月大以后，宝宝能通过拍打、推搡等动作提醒妈妈自己不舒服了才能用。新生儿期夜间哺乳时妈妈一定要坐起来，把宝宝抱在怀里。

不要有太多互动

夜里喂奶时不要跟宝宝有太多互动，不要把他彻底弄清醒，那样他很难再睡着，这也不利于宝宝建立正常的睡眠规律。

不要开大灯

当灯较亮时，夜里开灯的一瞬间会对宝宝的眼睛眼睛造成特别大的冲击，可能损害宝宝尚未发育好的视觉能力。可在卧室装一盏小夜灯。

不要一醒就喂奶

宝宝夜里醒来不见得就是饿了，要先看看他有什么需求，他的确饿了再喂奶，这样可以帮助宝宝养成睡整夜觉的习惯。

不要让宝宝一直含着乳头睡觉

夜里喂奶时，只要宝宝吃饱了，就要把他放回自己的位置，不要让宝宝一直含着乳头，这样不利于宝宝的口腔健康。一旦形成习惯，在萌出乳牙以后，也会伤害乳牙。

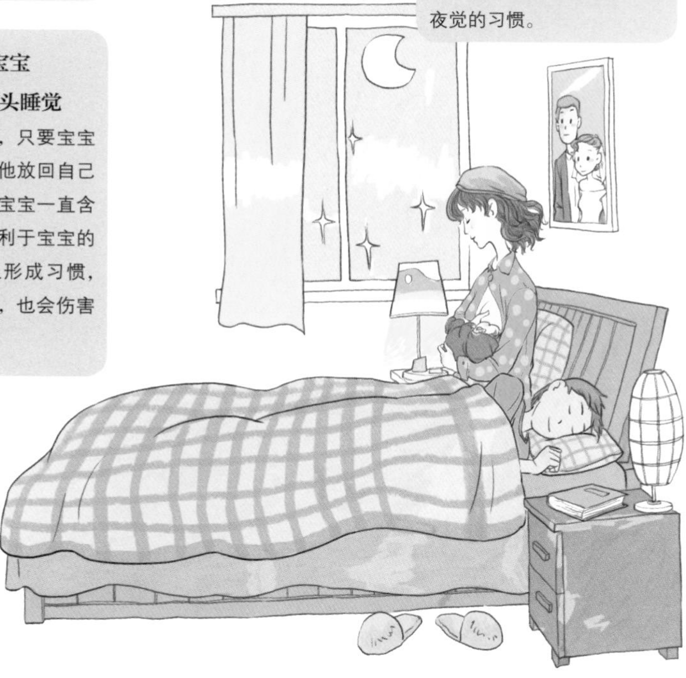

预防和纠正睡偏头

举个例子

落落坐月子的时候，宝宝总是在自己的左边躺着，出了月子后她发现，宝宝后脑勺左边比右边高出不少，睡偏头了，这时她赶紧买了定型枕纠正。

我们知道，新生宝宝的骨骼是较软的，肌肉力量小，只要受力不均匀，头部骨骼就有可能变形。睡眠姿势太单一，头部总是偏向一个方向，宝宝就特别容易睡偏头。

3 招预防睡偏头

1. 多变换睡觉姿势。不同的睡眠姿势对宝宝头部骨骼的压迫点不同，仰卧、侧卧、俯卧多变换。

2. 多变换睡觉方向。在妈妈的左侧、右侧，换着位置睡。

3. 不睡太硬的枕头。枕头越硬，对头骨的压力越大，新生儿期的宝宝不用睡枕头。

3 招纠正睡偏头

1. 垫高头扁的一边。手缝一个小袋子，装上大米或者小米，宝宝睡觉的时候垫在较扁的一侧，迫使他头转向另一侧，让另一侧头骨受压，慢慢就纠正了。

2. 按摩较扁一侧的颈部肌肉。宝宝睡偏头以后，往往头部较扁一侧的颈部肌肉比另一侧更紧张，让宝宝很难自己再调整头部着力点，按摩较扁一侧的颈部肌肉可以改善这一情况。

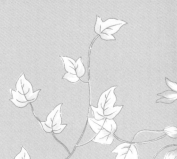

掌握这 9 点，让宝宝睡个好觉

新生宝宝是名副其实的“大瞌睡虫”，每天要睡 20 个小时，睡得好才长得好。要想让宝宝睡个好觉，要遵守几个原则。

衣着宽松、柔软，盖被不薄不厚

宝宝睡觉只穿内衣即可，而且要宽松、柔软。盖被不能太厚，如果宝宝后背出汗，需要减少盖被；当然也不能太薄，如果宝宝后背凉、脸色发紫冰凉，就要加厚盖被。

宝宝自己睡小床

宝宝可以跟你睡在一间房内，但是最好自己独立睡小床。如果跟你睡大床，难免被你打扰到，还有可能被你翻身压到或被被子蒙住头脸等。

不含着乳头或者奶嘴睡觉

宝宝睡着了，就要把乳头或者奶嘴拔出来，别让他继续含着，否则他很难进入深睡状态，很容易醒。

环境舒服

我们前面已经了解了宝宝房间的温度和湿度的要求，要尽量满足这些要求。另外，宝宝房间不要太嘈杂，也不能太安静，如果太安静，宝宝习惯了在安静环境下睡觉，以后会容易受惊，宝宝的房间只保持正常的生活噪音即可。

吃饱喝足

睡前一定让宝宝吃饱，当他吃着吃着睡着了，要叫醒让他继续吃，夜里睡觉前喂奶，还可以吃饱了拍拍嗝再喂一喂，直到他完全拒绝就是真吃饱了。

白天不能太昏暗，夜里不能开灯睡觉

白天室内不必要刻意营造得太昏暗，夜里不要开灯睡觉，否则会让宝宝分不清白天黑夜，对建立正常的睡眠规律——白天玩耍、夜里睡觉没好处。另外，夜里开灯睡觉会抑制宝宝体内褪黑素的分泌，影响他的成长。白天睡觉时，可以适当拉一层窗帘，但要保持一定的亮度。夜里睡觉则可以开一盏小夜灯。

给足安全感

如果吃饱喝足了，衣服、盖被也很舒服，宝宝还是睡不踏实，就可能是他缺乏安全感，我们可以这样做：在小床上挂上比较低矮的蚊帐，制造独立狭窄的空间；在宝宝身体两侧压两个枕头或者靠垫，使他不会感觉空荡荡的；或者用一块毛巾被把宝宝紧紧包起来，然后再盖上被子。

睡觉中途不拍打

我们经常发现，宝宝睡觉途中会突然动一动或者睁开眼发一会呆，这个时候不要拍打他，保持安静，如果还没睡足，他会自己重新入睡。如果总是在他有动作的时候拍打他，他以后就不会安静睡觉了。

不摇、不拍、不抱着睡

新生宝宝很难自己入睡，可以抱着哄睡，但是睡着了就要把他放到床上去，不要一直抱着。习惯了抱着睡的宝宝自己睡的时候就会睡不踏实。我们抱着哄睡的时候要注意，安静抱着就行，不要摇晃、拍打，以免宝宝养成不好的入睡习惯。如果宝宝入睡比较容易，就试一下吃饱后或者犯困的时候直接把他放到床上，看他是否能自己睡着。宝宝自己入睡之后往往睡得更踏实。

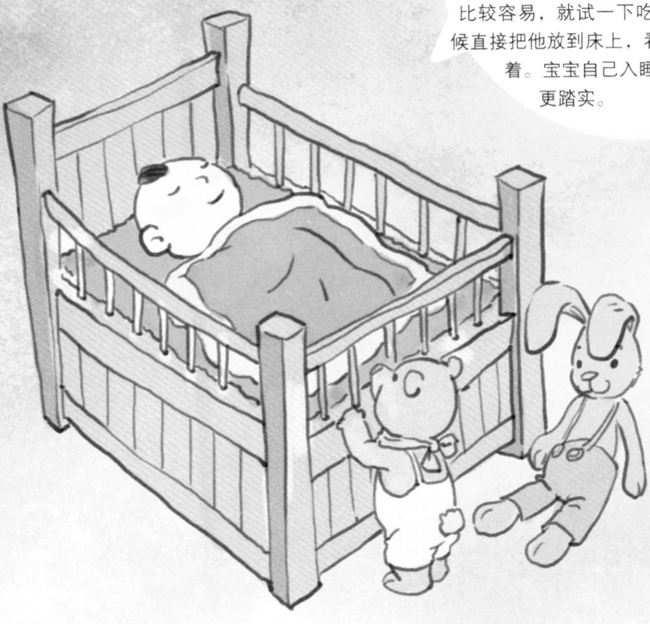

宝宝的哭闹都有原因

大人不舒服、不开心时，虽然未必会哭，但心情肯定不会好。宝宝也一样，不开心、不舒服时就会难受，而哭闹是他表达自己情绪的一种方式。当宝宝哭闹时，大人要学会分析原因。

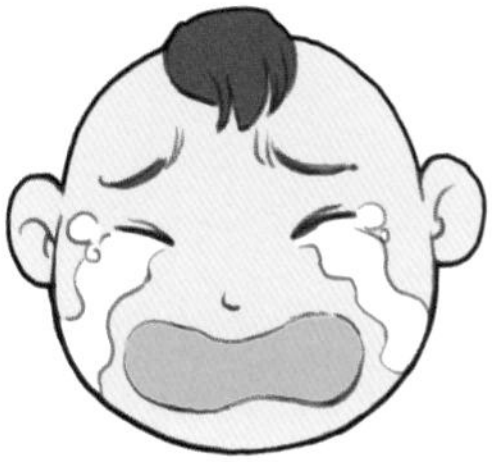

细观察，排除宝宝哭闹的原因

是否饿了

我们前面说过判断宝宝是不是饿了的方法，可以参考。如果宝宝逮手指或是离上次喂奶时间已经间隔超过2小时了，基本就可以确定宝宝是饿了。

是否吃太饱了

哭闹如果发生在吃奶后，而且哭的时候双腿乱蹬，大多是因为宝宝吃撑了，给他按摩按摩肚子，一会就好了。此时不要把宝宝抱起来，抱着会压到他的腹部，让他更难受，哭闹会更厉害。

是否冷了或热了

摸摸宝宝的后背心，感觉温暖就正好，若有汗就代表太热了，若后背发凉就是冷了。还可以借助肤色和手脚温度来判断。如果肤色发红，手脚热就代表太热了。如果肤色发紫，手脚冰凉就代表冷。但是不能单用手脚的温度衡量冷还是热，肢端血液循环慢，不能代表全身状况。

是否困了

若宝宝清醒很长时间了，并且开始打哈欠，眼皮沉重，就是困了。若还不让睡，他就要哭了。困了没睡着的情况下，宝宝哭闹会特别烦躁，自己很难入睡，必须哄睡。

是否想抱抱了

哭闹时一抱起来就停止了，那就是想抱抱了，抱一会再放下就没问题了。

是否肚子胀

如果宝宝是吃母乳的，你就要想想自己是否吃了产气的食物，如豆浆、地瓜等，这些食物会让宝宝肚子不舒服。宝宝肚子胀的时候哭得也会比较凶，帮他拍背按摩腹部排气，一般会有所缓解。

是否尿了

不用打开，直接摸外面，纸尿裤湿了会膨胀起来，而且捏起来会有流动感。

是否肠绞痛

每周超过3天，每天哭闹3小时左右，很难安抚，过后自动安静下来，那多数是肠绞痛。这种哭闹被很多妈妈称为“魔鬼3小时”。

是否生病了

宝宝生病时的啼哭跟其他啼哭有明显不同，啼哭时间长，并且表现得有气无力，精神不好。

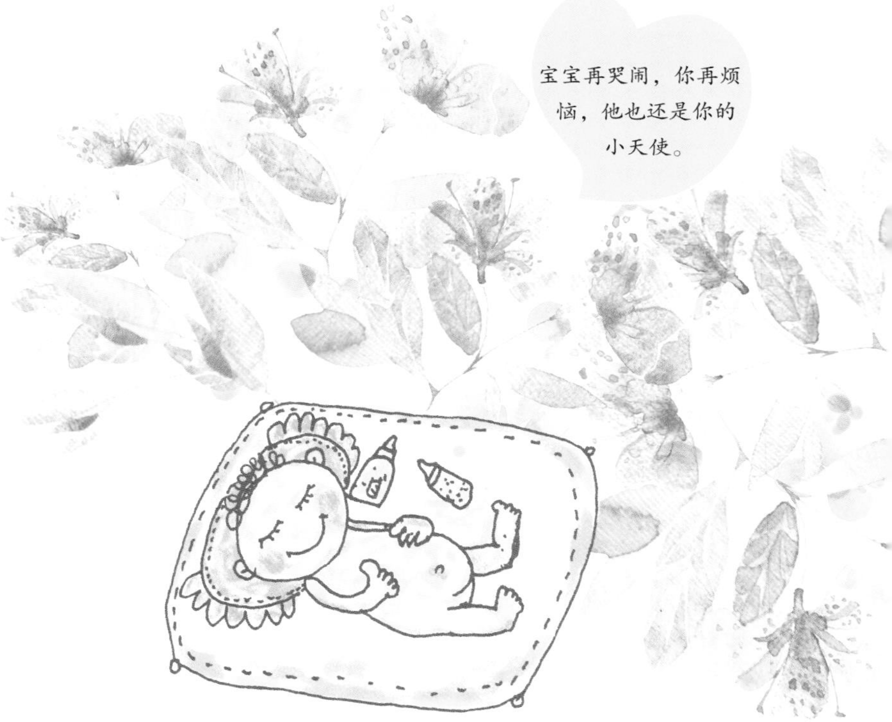
宝宝再哭闹，你再烦
恼，他也还是你的
小天使。

止哭 3 妙招

1. 发出特别的声音。新生宝宝听觉灵敏，对一切特别的声音都感兴趣，我们可以学学猫狗叫声，也可以摇摇铃、打击饭盆、放音乐等，看能不能让他安静下来。

2. 跟宝宝说话。微笑着、用特别的语调脸对脸地跟宝宝说话，往往能吸引宝宝的注意力，让他停止啼哭。

3. 握住小手，放在腹部轻摇。面对宝宝，握住他的双手，放在他的腹部，轻轻摇动，很快就能止哭。

肠绞痛哭闹最难安抚

肠绞痛是因宝宝肠胃功能发育尚不完善引起的，是生理现象，4 个月后的宝宝几乎都没有这个问题了。我们可以观察一下，是不是每次排气后，宝宝会停止哭闹 1~2 分钟。这是因为排气减小了肠道压力，腹痛减轻了，因此哭闹就会停止一会，之后压力又增加了，就又开始哭。就这么循环 3 小时左右，气排尽、哭闹停止。另外，大便偏稀，有很多泡沫，并且经常排气，这都是肠绞痛的典型症状。宝宝肠绞痛引起的哭闹很难安抚，以下这些方法可以减轻他的不适：

喂奶

吃奶会让宝宝感觉肠胃舒服点，可以在他哭闹不安的时候喂奶。以后宝宝会在肠绞痛的时候要求吃奶。

趴着、抱着

宝宝趴着或者被抱着的时候，腹部受到一定压力，肠绞痛会缓解一些。抱着的时候，也可以让宝宝趴在大人手臂上。

按摩腹部

顺时针打圈按摩宝宝腹部，帮助宝宝排气，胀气解决了，肠绞痛也就停止了。

服用西甲硅油

肠绞痛严重的情况下，找医生开点西甲硅油，能缓解腹痛。

宝宝哭闹一定不是无缘无故的，我们做妈妈的要懂得压制自己的脾气，不要发火。你发火，宝宝只会哭得更凶，于事无补。实在安抚不了的时候，要及时去医院，宝宝可能是生病了。

注意，别给宝宝穿太多衣服

举个例子

林林的宝宝出生在冬天，因为病房中有暖气，室内温度挺高的，林林只穿睡衣都不冷。但家人怕宝宝被风吹着，将宝宝用厚被子盖着，周围也用被子围着。给宝宝换尿布时，林林发现宝宝身上有一片片发红的斑，连忙叫了医生，这才知道是热脓包。医生把宝宝盖着的被子去了一层，第二天就好了。

人体的手脚血液循环较差，容易发冷，不能代表全身状况，所以不能因为宝宝的手脚冷就给宝宝加衣服，还是应以后背体温为准。不过，如果宝宝手脚都很热，那应该是全身都热了，应适当减衣服。

刚出生的宝宝没有自主追求，对家人给他的“呵护”，只能照单全收。从这个例子看出，宝宝的衣服厚薄要合适，以不冷不热为宜。家人要学会判断该给宝宝穿多厚的衣服。

看室内温度

室内温度超过 28℃时，给宝宝穿一层单内衣就行了，顶多再加一件单背心；若温度低于 20℃，需要给宝宝穿背心和保暖衣；若温度低于 10℃，那么就要给宝宝穿保暖衣外加外套。

参考大人穿衣

宝宝新陈代谢快、活动多，脂肪层也相对较厚，不太容易冷。所以，完全可以直接参考自身的着装来给宝宝穿衣服，宝宝跟你穿得一样厚或者比你还少一层就可以。

根据宝宝体温加减衣服

平时多注意摸摸宝宝的后背，如果有汗就说明宝宝穿太厚了，要减衣服；如果温暖无汗就是合适的。如果感觉宝宝的脸色、四肢发青，后背微凉，说明宝宝冷了，要适当增加衣服。

宝宝从头到脚的护理

新手妈妈第一次独立护理宝宝的时候，难免有点紧张，手忙脚乱的，其实做过一次之后，你就会发现真没那么难，就连最让你紧张的给宝宝洗澡，也能轻松拿下。

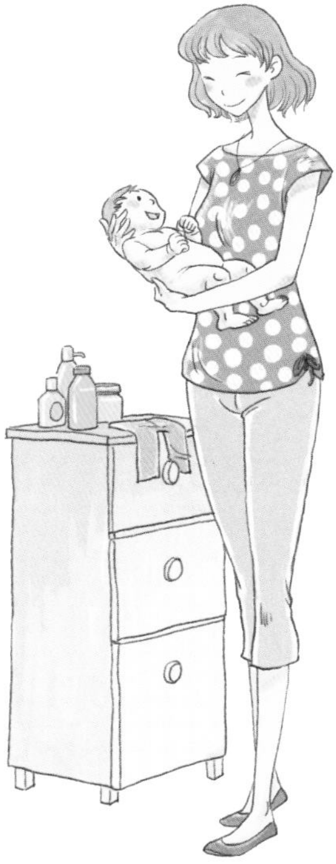

给宝宝洗澡

第1步

放洗澡水

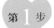

先放冷水，再放热水，将水温调到38℃左右。用手腕测温，感觉热而不烫最佳。

第2步

脱衣服

把宝宝放在浴巾上，边脱衣服，边用浴巾包好他。

第3步

洗头

把宝宝像抱橄榄球一样夹抱在一侧腋下，头在澡盆上方，一手扶着宝宝头颈，并用手指压住耳郭，避免耳朵进水。另一手撩水淋湿头发，挤沐浴液洗头发，再撩水冲头发，最后用毛巾把头发擦干。

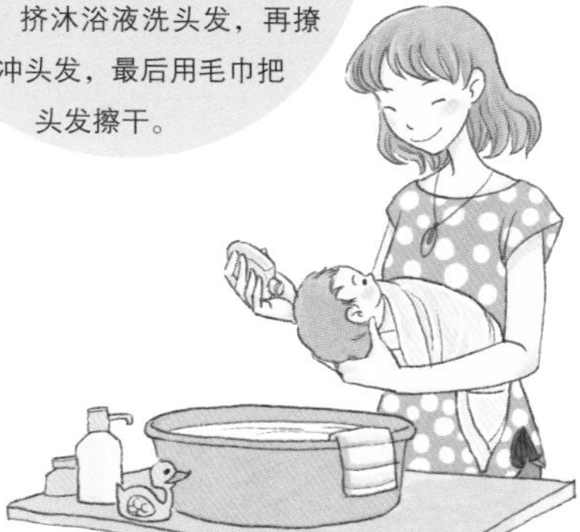

第4步

洗脸

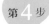

打开浴巾，把宝宝放到浴盆里，让他仰躺在浴床上或者在大人手臂上，头部确保在水上方。开始洗脸，用毛巾沾水，由脸部中央向两侧擦洗。用干净的毛巾角擦洗眼睛，由内眼角向外眼角下方擦洗。每个部位擦洗1~2次。

第 5 步

洗身体

换块毛巾，依次沾水擦洗下巴、脖子、胸腹部、大腿根、外阴、四肢等。遇到皮肤褶皱处，扒开用水冲洗一下。每个部位擦洗1~2 次。

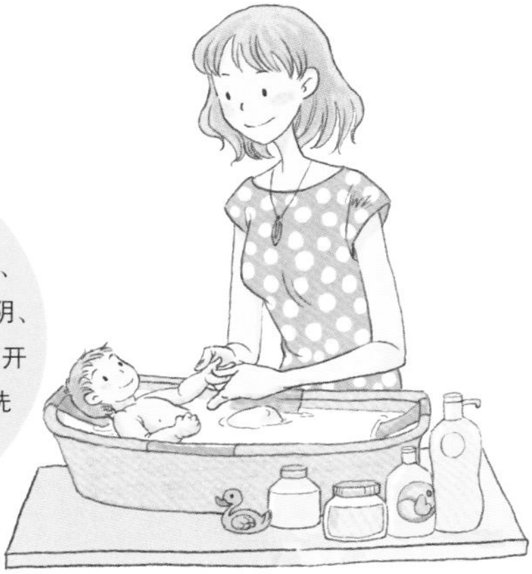

第 6 步

洗后背

让宝宝坐起来，上半身趴在大人手臂上，清洗后背。

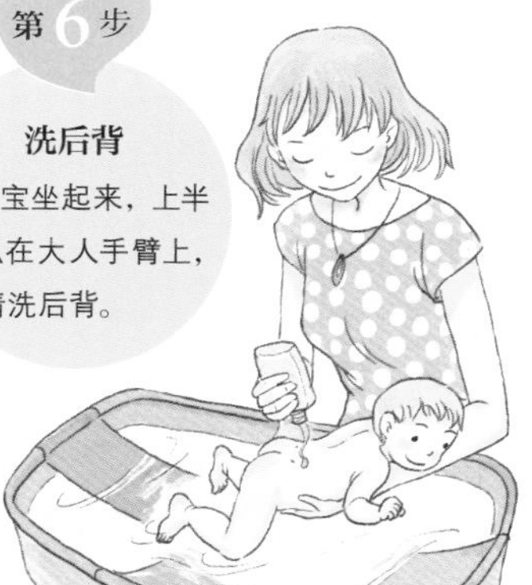

第 7 步

出浴

把浴巾铺在大腿上，把宝宝抱出来，用浴巾包起来，待浴巾将身上水分吸干，扒开皮肤褶皱处将里面的水吸干，穿上衣服就可以了。

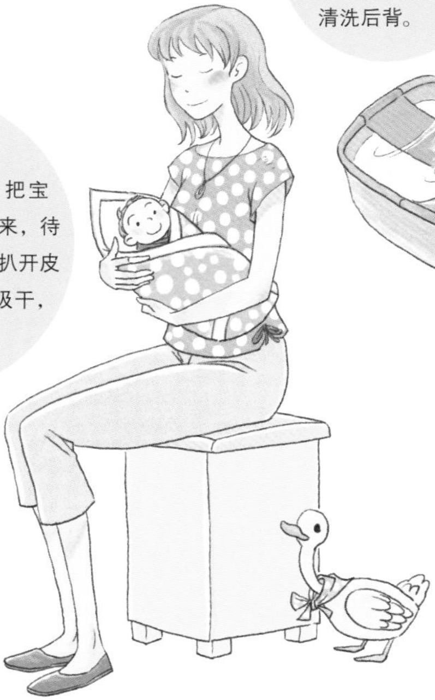

宝宝眼睛的护理

要点预防感染的眼药水

宝宝通过产道的时候，眼睛有可能被产道细菌感染，医生会配一瓶眼药水让点几天。点的时候用棉棒轻轻压住上眼皮，平行上推，然后将眼药水滴入眼睛。

保护视力

小宝宝的视觉发育还不完善，要注意保护。不能用强光照射眼睛，手机闪光灯、照相机闪光灯、卫生间浴霸灯、强烈的阳光都不能正对着宝宝眼睛；也不能长时间蒙着宝宝的眼睛，长时间蒙着宝宝的眼睛，宝宝的视觉神经得不到正当刺激，会停止发育，导致失明。如果宝宝因为眼疾需要蒙眼睛，每隔两三个小时要打开一会。

预防斜视

前面说过，宝宝不能长时间冲着一个方向睡觉，这样不仅会造成偏头，其实也会造成斜视。宝宝睡觉要多变换方向。

勤擦拭眼屎

新生宝宝大约 3 周以后开始分泌眼泪，但是此时鼻泪管可能还没有通或者比较狭窄，分泌物不能顺畅排出，于是会变成眼屎堆在眼角，要勤加清理。用毛巾角从内眼角往外眼角下方擦拭，擦完一只眼睛，要换个毛巾角擦另一只，避免交叉感染。

多按摩鼻泪管

顺着鼻梁从上往下滑动，每天 2~3 次，每次 5~6 下。按摩鼻泪管可让鼻泪管尽快畅通，帮助解决眼屎过多的问题。

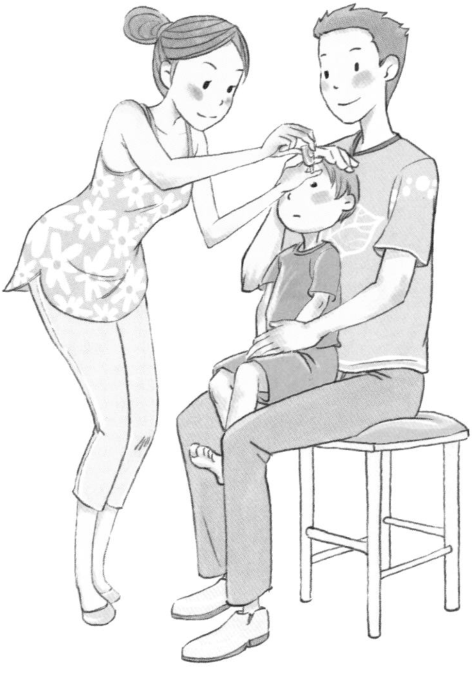

宝宝鼻部的护理

鼻部的护理主要就是清理一下鼻涕，注意清理鼻涕的工具要安全。指甲、棉签、镊子都不能用来清理鼻腔，这些硬物可能会捅伤鼻腔，而指甲藏污纳垢还可能引起感染。可以用纸捻，如果鼻涕特别多且稀，可以用吸鼻器。如果鼻涕少还比较黏稠，就用卫生纸搓成纸捻，转动着钻入鼻腔再转出来，鼻涕就被带出来了。

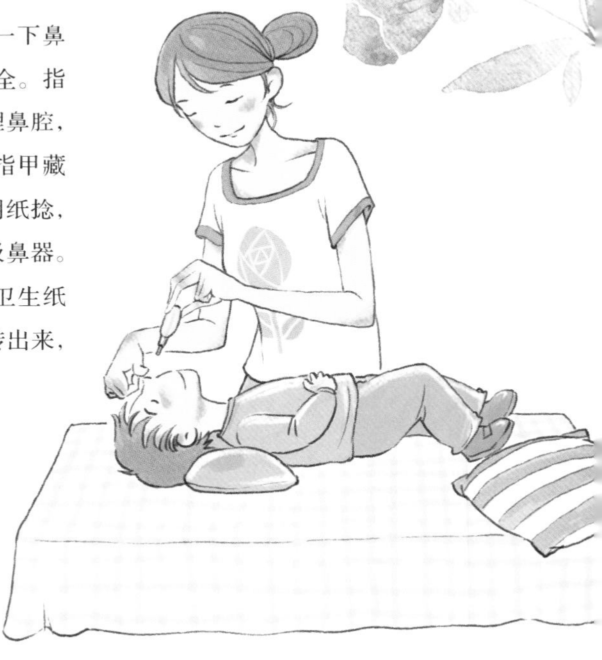

宝宝耳部的护理

不要给宝宝掏耳朵，以免捅伤耳膜，影响听力。只要把掉出外耳道的分泌物清理干净就行了。耳部要避免重击，重击会震伤耳膜，注意别拍打宝宝耳朵，别让宝宝侧脸撞到硬物上也要避免污染，别让脏水流到宝宝耳朵里，洗澡时要把耳郭压下，堵住耳道；如果进水了，要塞些纸巾在耳道口，把水吸干净。宝宝待的环境不能太嘈杂，嘈杂的环境会损害宝宝听觉的灵敏性，要让宝宝住在安静的房子里，平时放音乐声音要小一些，鞭炮、锣鼓这些就更不能让宝宝近距离听了。用药方面也要注意，链霉素、庆大霉素、卡那霉素等药会损害听觉神经，宝宝不能用。

宝宝口腔的护理

每天清理一次口腔，清理口腔不要用手指包裹纱布，以免用力过猛，应用棉签，一部分一部分擦拭，每个部位擦拭一下即可。

宝宝私处的护理

针对女宝宝，不要扒开清洗私处，因为私处是有自洁功能的，不需要扒开洗里面，扒开洗反倒容易引起细菌感染。而针对男宝宝，则要注意别上翻男宝宝包皮，因为男宝宝的包皮在两三岁之前都是比较紧的，如果强行上翻会导致阴茎肿胀。的确，包皮里会积聚些包皮垢，但这不是大问题，不用刻意翻起清洗。

宝宝皮肤娇嫩，残留的大小便可能刺激皮肤导致皮肤发炎、红肿，因此每次便后都应该清洗一下。清洗私处用清水就可以，没必要用洗浴用品。

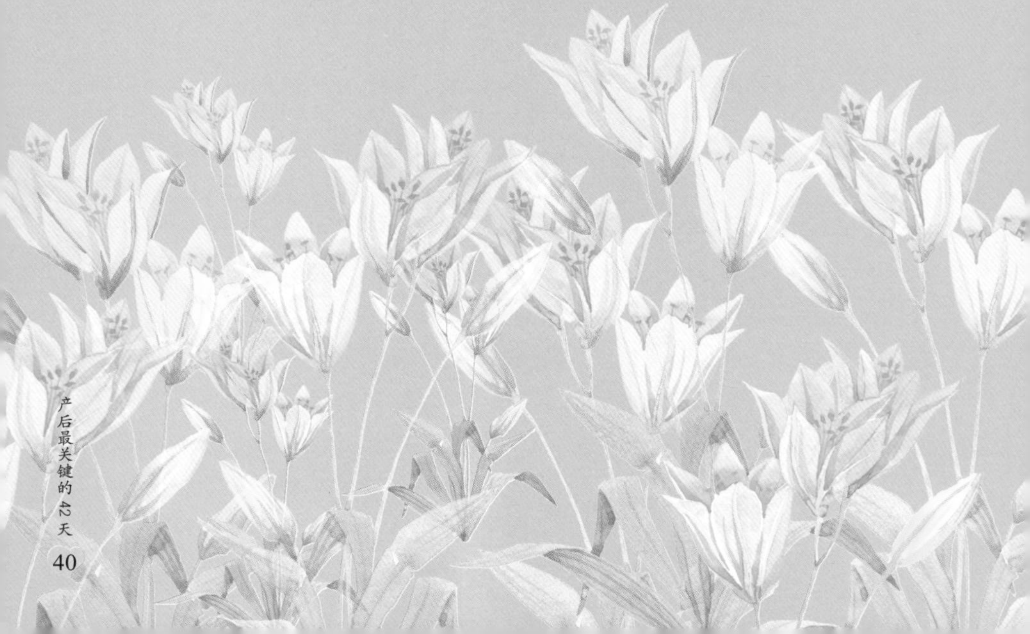

宝宝脐带的护理

脐带别沾水。脐带要常保持干爽，这样才脱落得快，不易感染。脐带脱落前，洗澡时要用防水胶布粘住脐窝处避免脐带沾水。

脐带根部要保持干爽。万一脐带沾水了，要用纱布清理干净，并且用酒精消毒。清理、消毒的时候都要将脐带提起来，脐带根部周围都要擦拭到。

包纸尿裤、尿布的时候要注意不能超过脐窝，以免大小便污染脐带，造成感染。脐带被大小便污染之后也要用酒精擦拭消毒。

脐窝发黑，是色素沉着，不能用力擦拭。

常观察脐窝是否有异常。出生24小时内，脐部出血较多，说明包扎太松，要告诉医生。

如脐窝出现红肿的肉芽，渗出黄色液体，并有恶臭味，说明是感染了；当脐带脱落后，脐窝部能看到鲜红的黏膜，并有液体流出，是脐肠瘘；如脐窝有红色疹子或者出现糜烂，可能是脐部湿疹。以上这三种情况都应就医。

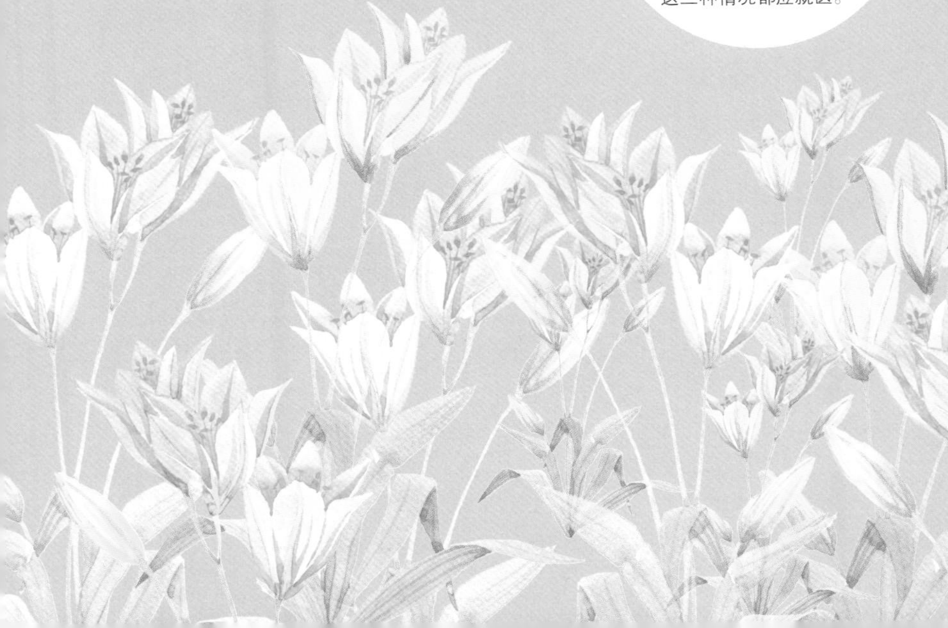

宝宝皮肤的护理

洗澡、洗脸只用清水，不要用洗浴用品

洗浴用品会破坏宝宝自身皮肤上的保护油脂。

洗头要用婴儿洗发液

头皮上的油脂用清水很难洗干净，时间久了会形成乳痂。因此，洗头时应用婴儿洗发液。

不用护肤品

宝宝皮肤自身的保护油脂就足够了，不要用护肤品。

胎脂不要强行擦

宝宝出生的时候，额头、眉毛间、腋下、肩胛等处有些脂肪，我们叫它为胎脂，对保暖和护肤有一定的好处，不要强行去擦，过几天会逐渐消失的。如果长时间仍然没消失的。可以在较厚的部位涂上干净的植物油，之后轻轻擦去就可以了。

爆皮不要撕

宝宝出生几天后，会有爆皮现象，这是因为新生宝宝自身皮肤特性和宫内外湿度不同引起的，是自然现象，过几天会自然好，不要去撕扯。

不要用奶水洗脸

奶水营养丰富，残留在脸上容易滋生细菌。

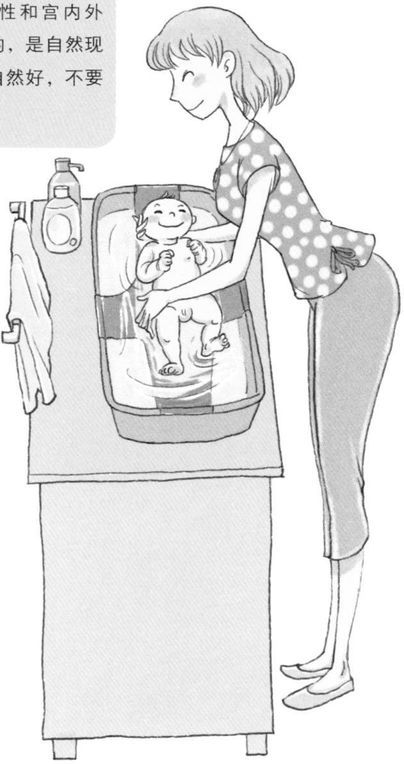

给宝宝剪指甲、趾甲

宝宝的指甲、趾甲长得很快，要经常剪，避免指甲太长抓伤脸，也预防趾甲太长被蹬劈的情况。

剪指甲、趾甲的时候，注意以下要点：先用手有力地固定好宝宝的手脚，剪时不能剪得太短，要留一点点长度，以免剪到肉；两侧也不能剪得太深，以免引起甲沟炎；剪的时候要在光线明亮的地方操作。

6 个月以前的宝宝，指甲很软，剪指甲有个好方法——撕：在指甲一侧剪一个小豁口，再揪住豁口处的指甲顺着豁口撕拉，就能把多余的指甲顺利撕下来了。

宝宝头发的护理

剃满月头

满月头可以剃，但是不能剃光头，要留一定的长度，最好给推子加个保护套，避免伤到头皮。

预防乳痂

洗头要用沐浴液，至少一周要用一次。头皮油脂分泌旺盛，一直用清水洗不干净，这些油脂积聚会形成厚厚的乳痂。如果乳痂已经形成，要用婴儿护理油，涂抹后 3~4 小时后用梳子梳头发，将乳痂梳下去。

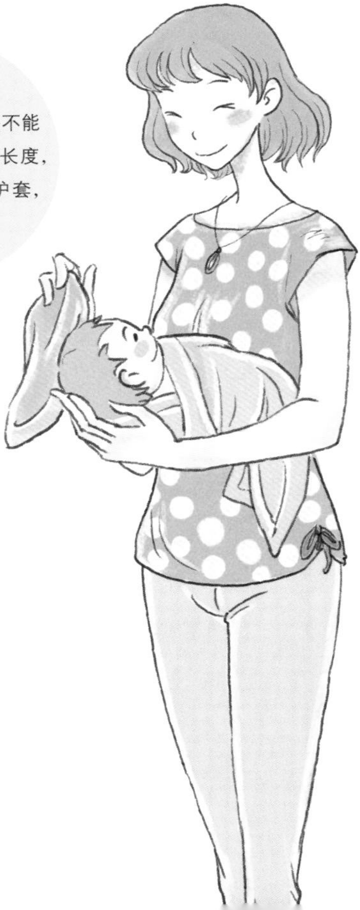

宝宝臀部的护理

尿布、纸尿裤要勤换

尿布湿了就要换，纸尿裤 2~2.5 小时要换一片。虽说纸尿裤表面能保持干爽，但也是相对的，尿液积聚多了，宝宝也不舒服。而且排出的尿时间长了，会变冷，对皮肤也是一种刺激。

红屁股多烤灯

宝宝有了红屁股时，保持臀部干爽是首先要做的，臀部清洗干净后要烤烤灯或吹吹风。

便后要清洗

大小便后，换下尿布、纸尿裤后都要清洗臀部，待臀部皮肤彻底干爽之后再包尿布或者纸尿裤。

勤擦护臀霜

护臀霜滋润皮肤，能有效隔离下次尿便的刺激，每次清洗干净、晾干后就擦上。

勤让臀部见风

宝宝刚大小便后，短时间内不会再排便，清洗干净后可以暂时不包尿布、纸尿裤，将臀部晾在阳光下、见见风，对臀部皮肤的健康有好处。

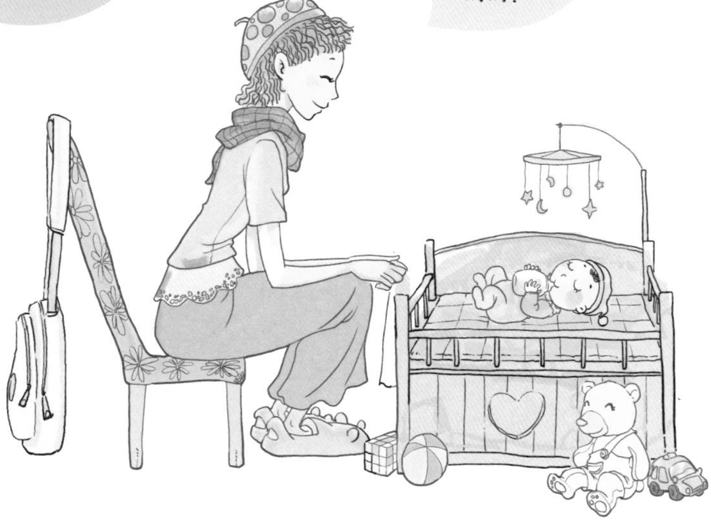
真繁琐啊，可还是得认认真真把所有事都做好，因为我们是妈妈！

通过观察大小便判断宝宝的健康状况

宝宝的大小便可以传达出很多信号，如喂养是否合理、消化功能如何、消化系统有无疾病等，认真观察宝宝的大小便，就能发现有关宝宝健康的各种信号。

胎便能说明的问题

胎便是宝宝胎儿期积聚在肠道里的大便，是深绿色的黏稠物质。胎便在宝宝出生后 24 小时内会排出，每天排 2~3 次，3~5 天排完，这说明消化道没问题。胎便连续排出两三天后，大便变成黄绿色，说明宝宝消化正常，已经开始消化奶液，之后两三天大便会变成纯正的黄色。

大便能说明喂养和消化问题

正常情况下，母乳喂养的宝宝大便是金黄色的，呈糊状，质地均匀；配方奶喂养的宝宝大便是黄色的，可成型。宝宝排便的时候不费力，不会啼哭。如果不是这样的，不是喂养有问题就是宝宝的消化功能有问题。

大便有奶瓣，疙疙瘩瘩的，说明宝宝消化不好，等消化器官发育完善后便可改善；如大便呈绿色，带有大量黏液，说明喂养不足，要加强喂养，让宝宝吃饱。如果大便干结，排除困难，排便时哭闹，说明喂养缺水了，要多喂水或者你要多喝水，配方奶喂养的宝宝不要随意加浓奶粉；如果大便水分多，次数增加，说明宝宝腹泻了，要咨询医生，适当喂药，多喂水。

小便能说明的喂养问题

出生后 6 个月内，宝宝只吃母乳或者配方奶，这个时期我们称为纯奶时期。纯奶时期的宝宝吃饱了，小便会特别多，因为母乳和配方奶中大部分都是水分。从小便就可以看出宝宝到底吃饱了没有。新生儿每天小便在 10 次左右，每次量都不少，就说明吃饱了。每天排尿不足 5 次那肯定是没吃饱的；如果尿色清、不发黄或者仅仅微黄，说明吃饱了，尿色发黄说明吃不饱。

大小便能反映疾病

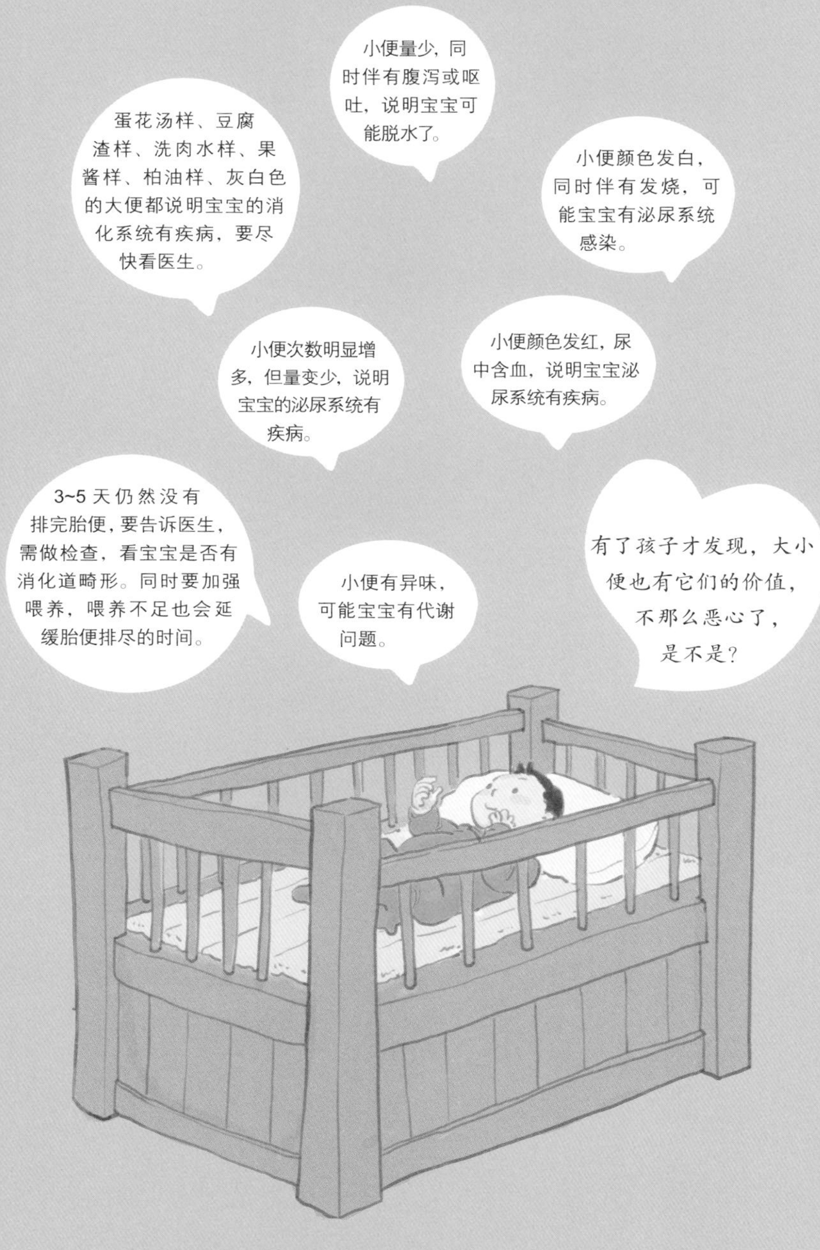
蛋花汤样、豆腐渣样、洗肉水样、果酱样、柏油样、灰白色的大便都说明宝宝的消化系统有疾病，要尽快看医生。
小便量少，同时伴有腹泻或呕吐，说明宝宝可能脱水了。
小便颜色发白，同时伴有发烧，可能宝宝有泌尿系统感染。
小便次数明显增多，但量变少，说明宝宝的泌尿系统有疾病。
小便颜色发红，尿中含血，说明宝宝泌尿系统有疾病。
3~5 天仍然没有排完胎便，要告诉医生，需做检查，看宝宝是否有消化道畸形。同时要加强喂养，喂养不足也会延缓胎便排尽的时间。
小便有异味，可能宝宝有代谢问题。
有了孩子才发现，大小便也有它们的价值，不那么恶心了，是不是？

新生儿的 N 种正常或异常现象

症状表现	皮肤发黄，脸部、颈部、四肢、躯干、巩膜甚至呕吐物都有可能发黄
是否正常	•出生后 2~3 天出现，7~14 天后消退，即使没有消退，颜色也在逐渐变浅，这都是正常的 •如果出现时间晚，不消退且颜色很深，是异常的
原因	黄疸是由于新生儿体内胆红素水平高，而代谢胆红素的酶还不成熟造成的
处理方法	•是否异常需要测定胆红素的值来判定，高出最高值时需要照射蓝光灯，并确定引起严重黄疸的原因 •低于最高值可不予处理，继续观察

症状表现	皮肤发红，并伴有指甲大小的红点
是否正常	正常
原因	由于子宫外冷而干燥，宝宝不适应造成的
处理方法	不用处理，出生后 1~2 天后皮肤开始脱屑，脱屑完毕，肤色恢复正常

症状表现	乳腺肿大，无论男女都有，可有蚕豆样大小，还可见乳晕颜色增深及泌乳
是否正常	正常
原因	是因母亲的雌激素残留在新生儿体内导致的
处理方法	不要挤，2~3 周后自行消失

症状表现	斜视
是否正常	观察一段时间再确定
原因	因新生儿早期眼球未固定，眼部肌肉调节不良所致
处理方法	观察 3 个月，若情况未改观，要及时就医

症状表现	女婴阴道内可见血性分泌物或白色黏液
是否正常	正常
原因	由母体雌激素残留在新生儿体内引发
处理方法	每天正常清洁会阴即可

现象及表现	出生 10 天后体重不见增长，甚至下降
是否正常	异常
原因	可能喂养不足，也可能有重大疾病
处理方法	增强喂养，仍不增长时尽快就医

症状表现	红色尿
是否正常	正常
原因	新生儿早期小便少、白细胞多，使尿酸盐增加，尿液呈现红色
处理方法	加大哺乳量或适当喂些温开水，尿量增加、结晶减少后症状就会消失

症状表现	眼白出血
是否正常	正常
原因	是因娩出时眼睛受到产道挤压导致的
处理方法	不需处理，几天后自然消失

症状表现	短暂的窒息，有时会有 10 秒钟左右的“窒息”
是否正常	正常
原因	因新生儿不会用嘴呼吸，只能用鼻子呼吸，而肺部还没有发育成熟所致
处理方法	6 个月后会变正常

症状表现	喉鸣（吸气时，喉中出现像笛音一样的高调音），宝宝哭闹、急着吃奶时更加明显
是否正常	正常
原因	因新生儿喉软骨发育不完善所致
处理方法	无须处理，也不要担心有痰或肺炎之类的疾病。一般在宝宝 6 个月到周岁期间会自行消失

症状表现	脱发，新生儿早期头发浓密黑亮，后来变得稀疏、色黄、绵软
是否正常	正常
原因	是正常的新陈代谢导致的
处理方法	无须处理，也不要担心宝宝缺营养，到宝宝 2 岁时会自然恢复

症状表现	抖动，有时下颌抖动，有时是全身或四肢的抖动，像抽搐一样
是否正常	正常
原因	是宝宝受到外界刺激时做出的泛化反应
处理方法	无须处理，等宝宝的身体功能有了分工后就会消失

症状表现	产瘤，头部可摸到一个隆起的软“包”
是否正常	正常
原因	娩出时头部被产道挤压而造成的皮下水肿
处理方法	无须处理，几天后自行消失

症状表现	头颅血肿，多在头顶，边缘较清晰，数日后变硬
是否正常	看情况严重与否来确定
原因	因娩出过程中受压迫造成
处理方法	血肿小的无须治疗，大的需要治疗。但都应咨询医生

症状表现	鞘膜积液，男婴阴囊一侧或两侧肿大
是否正常	异常
原因	因腹鞘膜突在出生前后未能闭合形成的
处理方法	观察 1 年，看能否自行痊愈

症状表现	先天性斜颈，头偏向一侧，脸斜向对侧，下巴抬高
是否正常	异常
原因	因胎位不正、难产或胸锁乳头肌受损导致
处理方法	需要治疗

症状表现	脐疝，脐窝处隆起，哭闹时明显
是否正常	异常
原因	因腹部肌肉未发育完全所致
处理方法	观察 2 年，看能否自愈。如果脐疝较大，则需要治疗

症状表现	湿疹，面部出现红点、结痂，后延伸至四肢及躯干
是否正常	异常
原因	由食物过敏引起
处理方法	远离过敏原，保持皮肤湿润、清洁，遵医嘱涂抹药膏

症状表现	尿布疹，包尿布的部位皮肤发红、水肿或糜烂
是否正常	异常
原因	是由大小便刺激皮肤引起的
处理方法	大小便后将臀部及私处冲洗干净，风干或烤干皮肤，遵医嘱涂擦药膏

症状表现	发烧并伴有不吃奶、精神差及面色晦暗等症状
是否正常	异常
原因	可能由某些疾病引起
处理方法	不要自行服用退烧药，要尽快就医

了解宝宝的心理依恋

宝宝出生后，大部分妈妈会把注意力放在他的身体健康成长方面，但宝宝是个鲜活的个体，他也是有心理需求的。

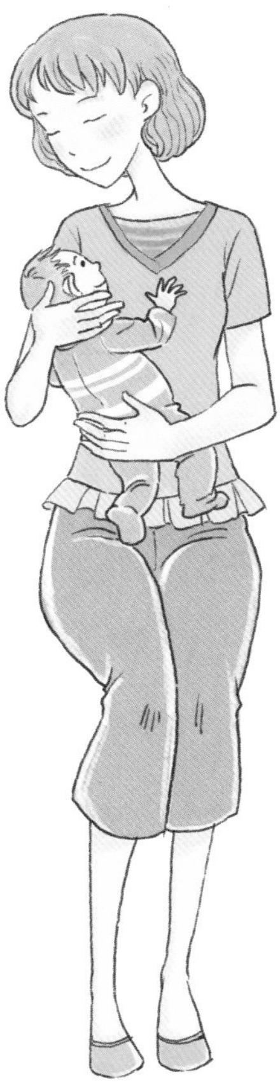

他最渴望妈妈的抱怀

在妈妈的怀里，他听到了熟悉的心跳，这是宝宝在妈妈的子宫中最熟悉的声音，也是他安全感的来源。宝宝对妈妈的体味也很敏感，即便他正在睡觉，只要妈妈走进房间，他也可能醒来，迎接妈妈。因为，在宝宝的感官世界里，妈妈的味道足以带给他满满的快乐。多抱抱宝宝，与你肌肤相亲，对小宝贝来说，便是世上最令他满足的事了！

妈妈温柔的声音对宝宝也有着独特的魅力，可令大哭的宝宝安静下来

因为在出生之前，胎儿就已经具备了辨别妈妈声音的能力，并能对妈妈的声音做出回应，喜欢妈妈声音胜于其他任何声音。你可以选择一些温暖动人的小故事，温柔地念给小宝贝听，或者为他哼唱舒缓的小歌谣，他会在你的声音里重新找回如子宫包裹般的幸福感和安全感。

多跟宝宝用目光交流

月子里的宝宝，虽然眼睛还无法聚焦，但他能分辨出眼前物体的性状和轮廓。所以，妈妈与宝宝是可以用眼睛来交流感情的，目光的交流会反馈给大脑，让他感受到爱的温暖。

宝贝满月了

出生后的一周内，宝宝的体重会减轻10%左右，10天内会恢复正常，这是生理性体重减轻，不要担心。在第一个月里，宝宝的体重大约会增长1千克，还会长高2.5~4厘米。如果低于这个标准，要及时带宝宝去看医生，找出发育迟缓的原因。

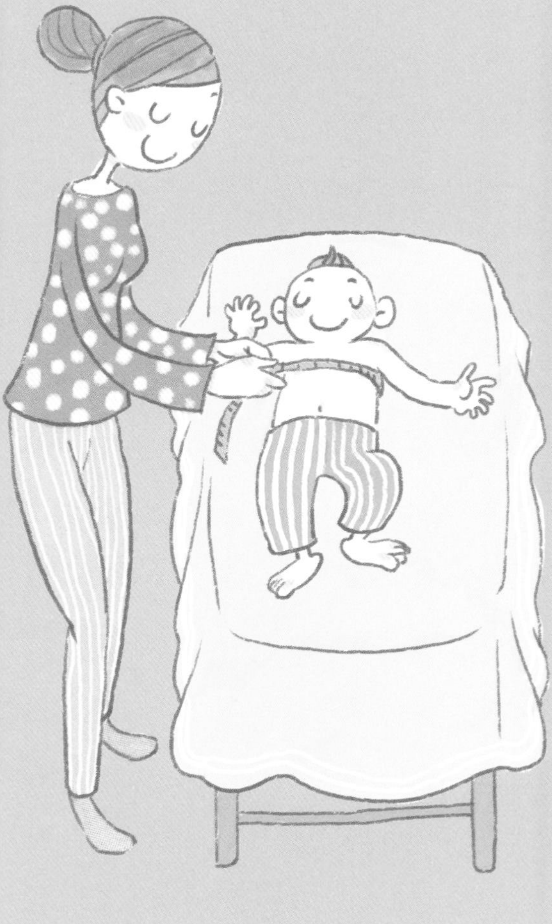

坐好月子，
身体恢复又好又快

乳房的变化

分娩后，乳房开始发胀、膨大，有胀痛感，里面包含的全是乳汁。

另外，乳房可能会有下垂现象。建议你穿有支撑能力的合体乳罩，并注意锻炼胸大肌，改善下垂现象。

子宫的变化

分娩过后，子宫会收缩至胎儿头般大小。到了产后10~14天，子宫已经逐渐缩入盆底。直到产后6周，子宫恢复到正常大小。

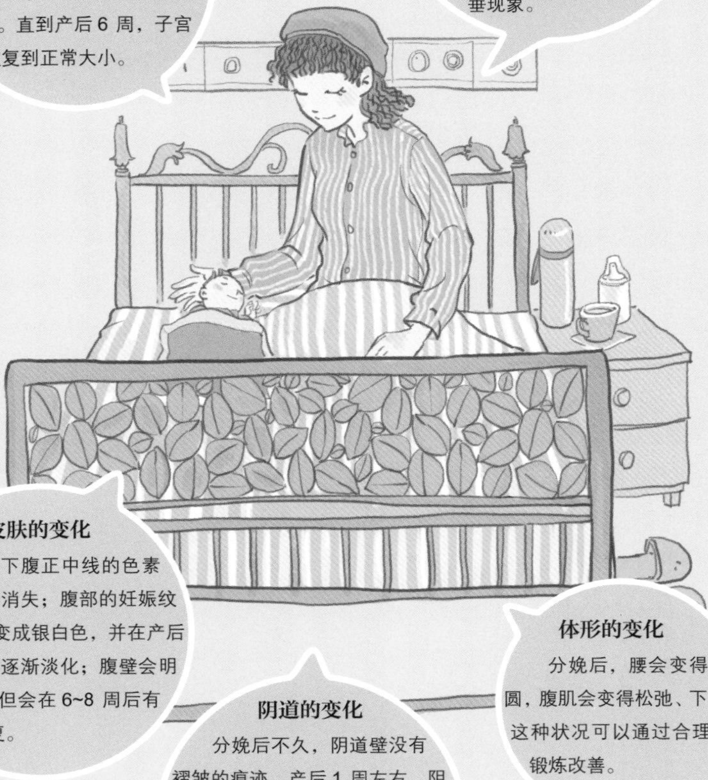

皮肤的变化

产后，下腹正中线的色素沉着会逐渐消失；腹部的妊娠纹会由紫红色变成银白色，并在产后的几个月内逐渐淡化；腹壁会明显松弛，但会在6~8周后有所恢复。

阴道的变化

分娩后不久，阴道壁没有褶皱的痕迹。产后1周左右，阴道会恢复到分娩前的宽度（比分娩前稍微宽一些，无法完全恢复）。产后4周左右，阴道壁再次形成褶皱，基本恢复到原来的状态。

体形的变化

分娩后，腰会变得粗圆，腹肌会变得松弛、下垂，这种状况可以通过合理的锻炼改善。

窗明几净，阳光温煦，
难捱的日月，
已伴着希望渐渐远行。
静一静吧，
将养好自己。
伴着爱我的人，
描画崭新的未来。

下篇
照顾好妈妈

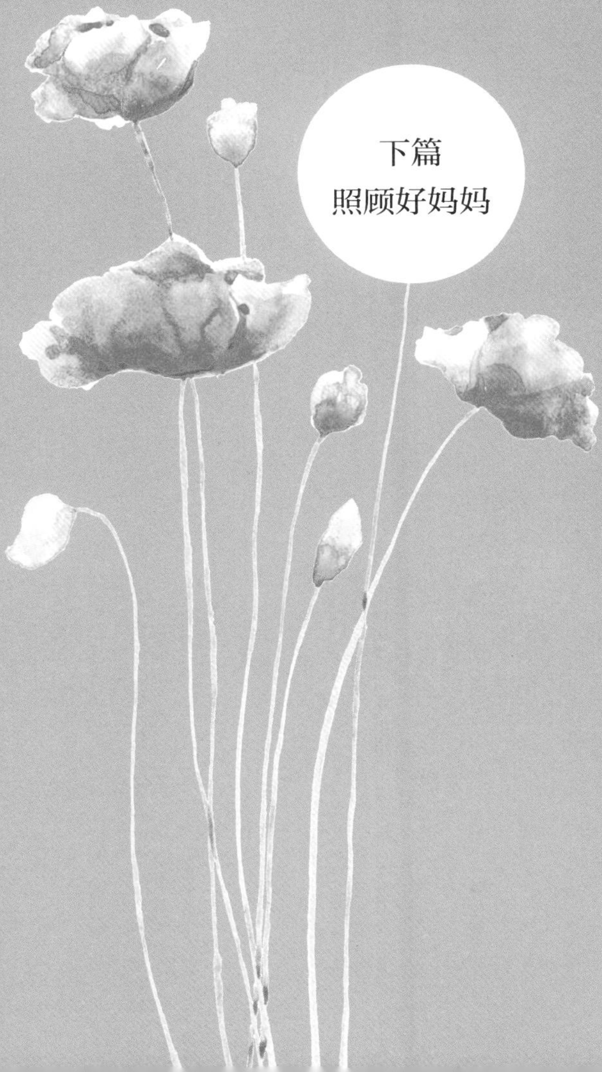

吃对了，奶水好身体棒——月子里的饮食调养

产后饮食做到 8 点，就不会出错

产后，你的身体几乎进入全面虚弱的状态，牙齿松动，消化不好等，但还要做“奶牛”，分泌大量母乳。所以，在饮食上要特别讲究，确保营养摄入均衡、充足。

足量补充水分

产后你会出很多汗，另外分泌乳汁需要大量水分，这两点都需要你足量补充水分。所以要多喝水，并多吃流质、半流质食物，牛奶、汤、粥都是好选择。

产后 1 周以流食和半流食为主

产后，你的肠胃很虚弱，蠕动缓慢，消化能力低下，吃容易消化的食物更好。流质食物和半流质食物不但易消化，还能给机体提供大量水分。

清淡稀薄，易消化

油腻、麻、辣、过咸都会影响消化，加重肠胃负担，因此月子里的饮食要尽量清淡、稀薄，这样才容易消化，尤其是产后 1~2 周之内更是如此。此外，要多吃面条、蛋汤、小米粥等食物，少吃油炸食物、油腻的浓汤，菜品中少加葱、姜、蒜等刺激性强的调味料。

荤素搭配，营养均衡

产后恢复需要营养支持，宝宝也需要营养丰富、均衡的乳汁，我们饮食不能太单一，要荤素搭配。传统的月子里不吃蔬菜、水果的做法是不对的，可以把水果、蔬菜加工一下再食用，别太硬、太难咀嚼就行。

少吃多餐

月子里，你的消化能力弱，但是营养需求大，因此适宜少吃多餐，可以一天安排 5~6 餐，在正常的三餐之外加 2~3 餐。不过每一餐不要吃得太饱了，一般七八分饱就可以。

不盲目进补

月子里你需要多摄入一些营养，但也要有限度，不宜盲目进补，每天大鱼大肉，那样只会让你发胖，对身体恢复反而不利。而且，在乳腺管通畅之前，也不能大鱼大肉地吃油腻食物，否则乳汁里的脂肪含量太高，会加重乳腺管堵塞，疏通起来也很困难。

不吃生、冷、硬的食物

生食中细菌含量高，而月子里，你的身体虚弱，免疫力较差，吃生食可能会引起疾病，因此月子期间尽量避免吃生食，吃凉拌菜的时候，食材要过下开水。冷食会减缓肠胃蠕动，对本来功能就低下的肠胃无疑是雪上加霜，因此冷食要放到室温下回温或者加热后再吃。

硬食对你的有些松动的牙齿来说是个挑战，可能会导致牙龈、牙根损伤。因此，不宜直接食用硬食，可以将其加工到绵软的程度，也可以打成粉末再吃。

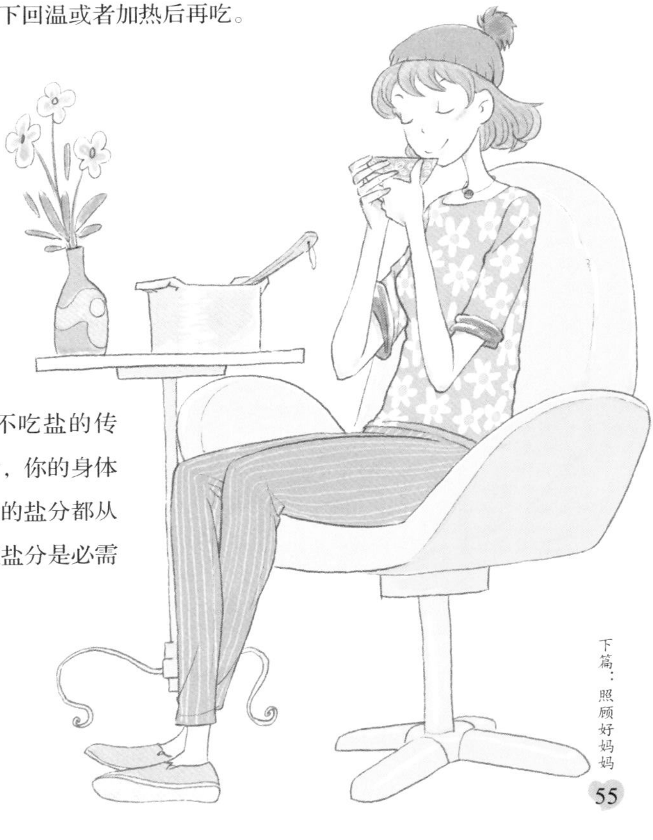

适当吃盐

有些地方有月子里不吃盐的传统。这是不对的。分娩后，你的身体会分泌很多的汗水，大量的盐分都从汗水中流失了，所以补充盐分是必需的，只要不是太咸就行。

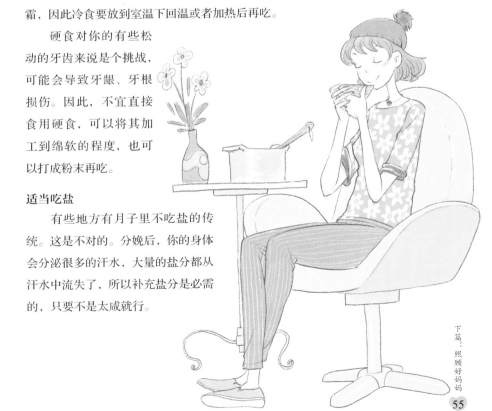

月子里不宜吃的食物

生冷食物

•影响气血运行，不利于恢复。

•吃母乳的宝宝会腹泻。

食物举例：冰淇淋、雪糕、可乐、从冰箱里拿出的水果或蔬菜等。

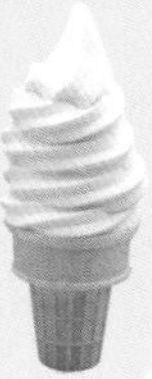

寒凉食物

•影响气血运行，不利恢复。

食物举例：西瓜、梨、香蕉、苦瓜、绿豆、柿子、荸荠、白萝卜、百合等。

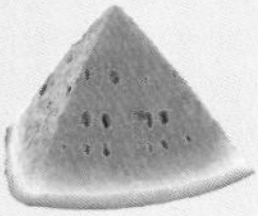

辛辣食物

•不利于伤口愈合，可能会导致或加重便秘。

•吃母乳的宝宝会便秘或者腹泻。

食物举例：辣椒、大蒜、芥末以及一切含有辛辣调味料的食物。

硬食

•不容易咀嚼，易损伤牙龈，不容易消化。

食物举例：炒豆子、干面包、馒头干、坚果、甘蔗等。

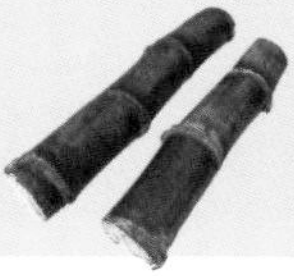

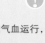

高盐食物

•盐分太高，不利于产后消肿。

食物举例：咸菜、泡菜、腌肉、火腿以及一切咸鲜味的小吃。

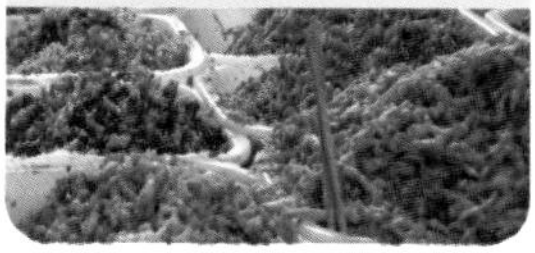

酸味食物

•影响气血运行，妨碍恶露排出。

食物举例：醋、柠檬、酸梅、柚子、葡萄等性味酸涩食物。

味精

•味精过多会导致母乳缺锌，间接导致宝宝缺锌。

食物举例：味精及一切咸鲜味小吃。

巧克力

•让你发胖。

•巧克力中的可可碱会影响宝宝神经、心脏发育。

食物举例：巧克力及一切含可可碱的食物。

水果和坚果加工一下吃更好。从冰箱里取出的水果要放在室温下回温后再吃，质地比较冷硬的，应切丁煮粥或者打成果汁食用。坚果可以打成粉放入粥里，或者切成丁煮粥。

别急着喝催乳汤

前面已经提过，分娩后别急着喝催乳汤，这主要是因为催乳汤营养价值高，又比较油腻，喝得太早，不但催不下奶来，还会影响身体恢复。一般在产后 2 周后开始喝，最早也要在 1 周以后。

产后的身体特点决定了催乳汤不能早喝

刚分娩后，乳腺管还没完全畅通，需要宝宝不停吮吸，大约 1 周以后才能全部畅通。如果在乳腺管畅通之前喝催乳汤，乳汁会加倍分泌，从而淤积在乳腺管中，可能会引起乳腺炎。而且催乳汤一般都比较油腻，脂肪含量高，过早开始喝会加重乳腺堵塞。另外，这时身体还处于排毒阶段，产后 2 周内，这些毒素会比较集中地都排出体外，如果过早喝进补的催乳汤，会影响毒素的排出。

喝催乳汤的最佳时机

产后 2 周，宝宝能从乳房中顺利地吸出乳汁，喂完奶后乳房中摸不到硬块，乳房没有局部或者整体感觉发热或疼痛，这时便可以喝催乳汤了。

喝催乳汤的同时要避免回乳食物

有些食物或药物有回乳的作用，在我们需要催乳、积极喝催乳汤的时候，一定要回避那些可能引起回乳的食物，如韭菜、大麦芽等。需要说明一下，有些食物的回乳作用因人而异，有的人吃了会回乳，有些人则不会，所以你自己要留意吃了哪些食物后奶变少了，以后要记得回避。

母鸡比较特别，在泌乳正常的时候，喝母鸡汤可催乳，但是在乳汁还没有大量下来的时候饮用，则会减少泌乳。在刚开始喝催乳汤的时候不要选择母鸡汤。

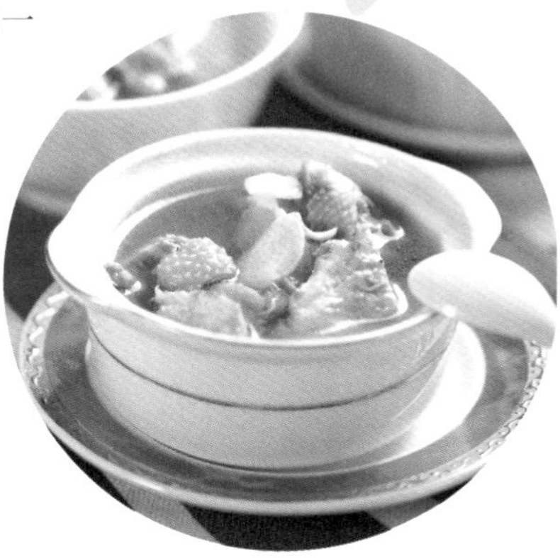

易做好喝的 5 款经典催乳汤

下面这些食谱都是经过很多妈妈验证的、有明显催乳效果的食谱，需要催乳的妈妈们可以试试。

花生炖猪蹄

材料：猪蹄 1 只，花生 60 克，红枣 4 颗，葱白、盐、鸡精各适量。

做法：先将猪蹄收拾干净，剁成小块。再把猪蹄和花生、红枣、葱白一起放入锅中，倒入适量清水，加盖，大火烧开，转小火炖 1 小时左右。加入适量盐、鸡精，再加盖焖一会即可。可吃猪蹄、花生、红枣并喝汤。

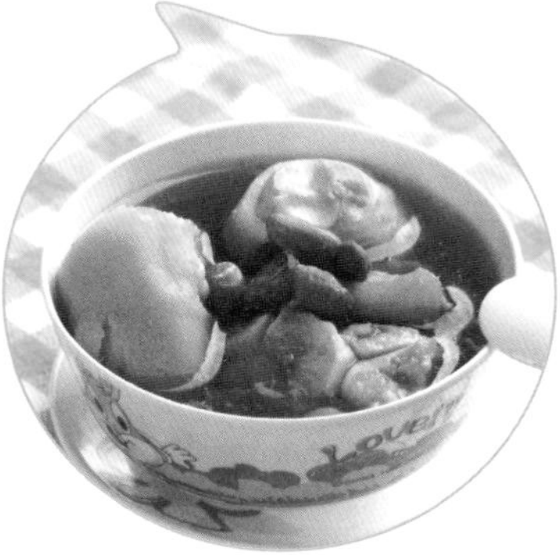

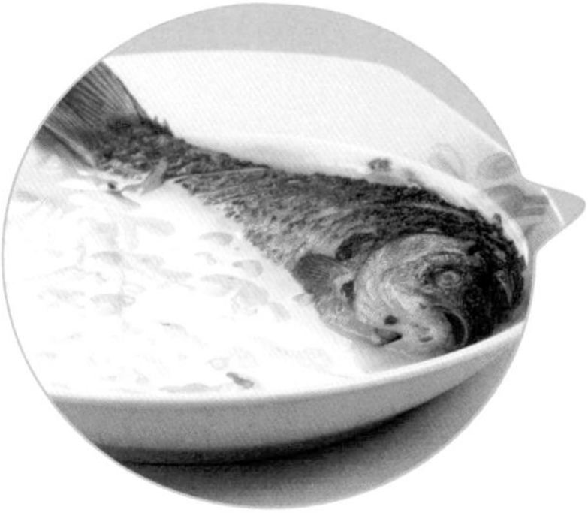

通草鲫鱼汤

材料：新鲜鲫鱼 1 条，黑豆芽 30 克，通草 3 克，植物油、盐各适量。

做法：锅中放油烧热，将收拾干净的鲫鱼放入锅中略煎，煎黄一面再煎另一面。待双面金黄时加入适量清水，没过鱼，放入黑豆芽和通草，小火炖 15 分钟，再加少量盐即可。可喝汤、吃鱼肉。

酒酿蛋花汤

材料：酒酿 1 块、鸡蛋 1 个。

做法：把酒酿放入锅中，加水煮开。将火关掉，打入鸡蛋，用勺子顺时针轻轻地搅动，将鸡蛋搅成蛋花即可。趁热服用。

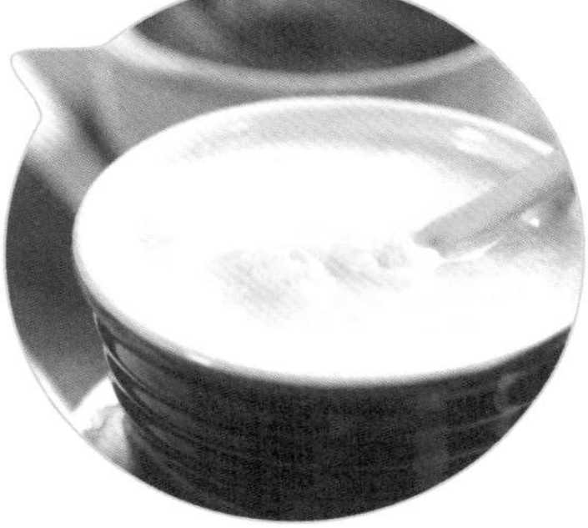

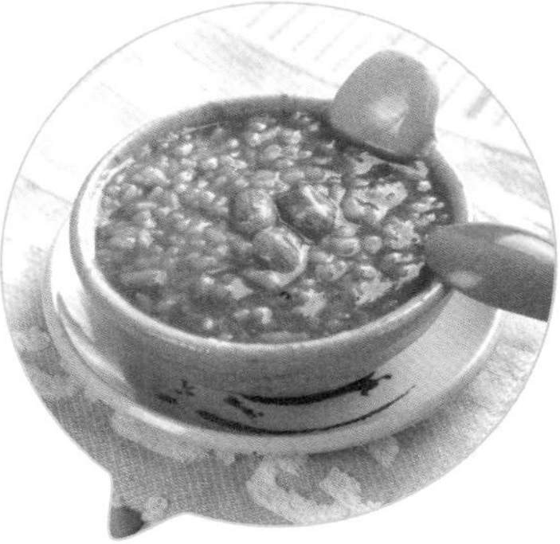

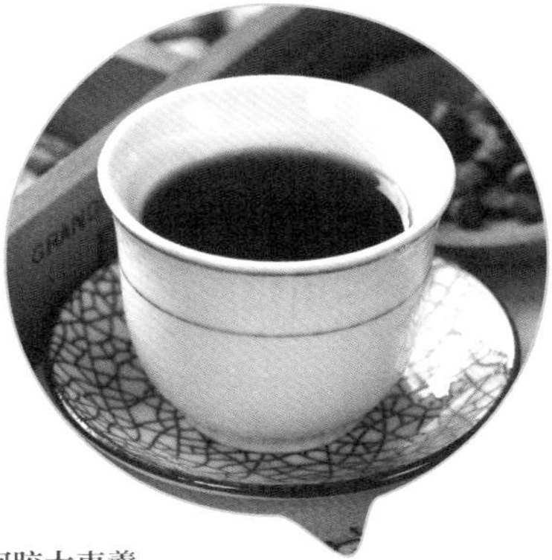

花生大米粥

材料：生花生米 100 克、大米 200 克、红糖适量。

做法：将花生米捣烂或者剁碎。再将花生碎和大米一起放入锅中，加适量水大火烧开，转小火煮成粥，加入红糖即可。分两顿喝完。

阿胶大枣羹

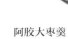

材料：阿胶 250 克、大枣 1000 克、核桃 500 克、冰糖 500 克。

做法：将红枣加水煮烂，捞到干净纱布上，用力挤压，将红枣中的水挤压出来。再剥出核桃仁。挤出的红枣水放入锅中，加冰糖、核桃仁小火慢炖。这时将阿胶放碗中隔水蒸到融化，再放入大枣锅中继续熬，熬成羹即可。每日早晨吃 2~3 汤匙。

金牌月嫂下奶经，争做高产“小奶牛”

通乳

1. 适当服用通乳药物，如通乳冲剂。
2. 按摩乳房。按摩的方法是：五指叉开，罩住整个乳房。轻轻由乳房根部向乳头方向滑动，每天按摩 3~5 次，每次按摩 15 次左右。也可以请专业的催乳师按摩。

多喂

1. 每天喂 8~10 次，只要宝宝醒了就可以喂，即使乳房空空也要喂。
2. 宝宝想吃多久吃多久，即使有时候吃不到奶水，也会刺激乳房。
3. 宝宝吃饱后若还有剩余，就挤出来，将乳房排空，刺激泌乳量。
4. 宝宝不能吃的时候，按时将奶挤出来，挤空乳房，避免回乳。

吃对

1. 多吃流质、半流质食物，保证水分供应。
2. 多吃蛋白质丰富的食物，如鸡蛋、瘦肉、鱼、豆制品、牛奶等，提高母乳质量。量要足够，每天要比之前日常饮食增加 100 克肉类、200 克奶类和 100 克豆制品。
3. 主食要吃够量，每天保证 500 克。主食吃够才能有足够的能量分泌更多的母乳。
4. 适当多喝些催乳汤，如花生猪蹄汤、鲫鱼汤、鸡汤等；也可多吃有催乳作用的蔬果，如茭白、丝瓜、木瓜等。
5. 规律饮食，每天 5~6 餐定点吃。

给宝宝喂奶时，饿了就喂，不吃了就说明饱了，不用纠结这顿多了，那顿少了。暂时奶少也没有关系，只要保持好心情、营养再跟上，让宝宝勤吸奶，多吸奶，奶水慢慢就会多起来。

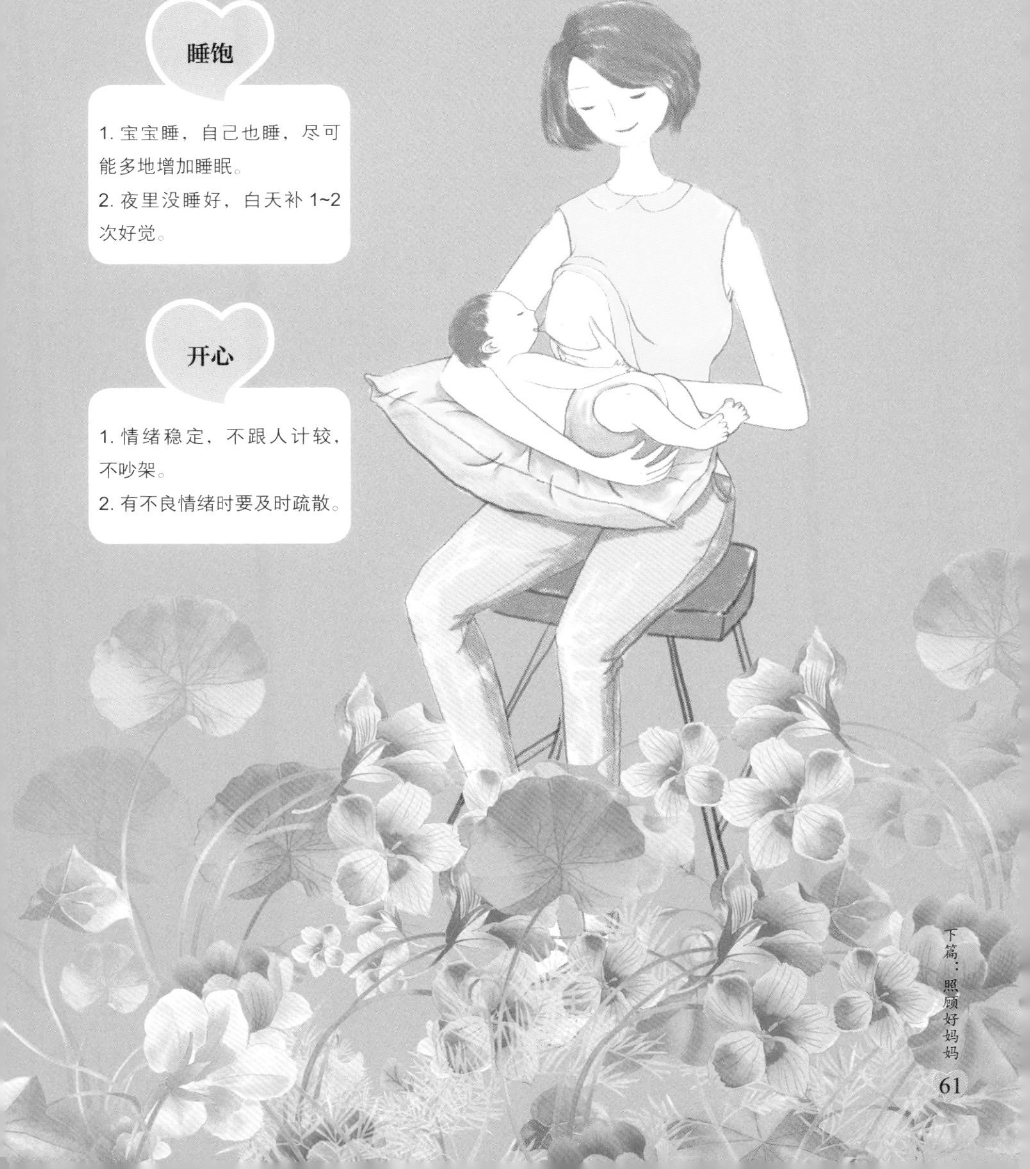

睡饱

1. 宝宝睡，自己也睡，尽可能多地增加睡眠。
2. 夜里没睡好，白天补 1~2 次好觉。

开心

1. 情绪稳定，不跟人计较，不吵架。
2. 有不良情绪时要及时疏散。

清清爽爽，轻松舒适——了解坐月子的起居宜忌

月子里确实不宜受凉

分娩过后，你的全身毛孔是张开的，而且体质较弱，受凉容易感冒或者落下关节疼痛等毛病，月子里确实是不宜受凉的。

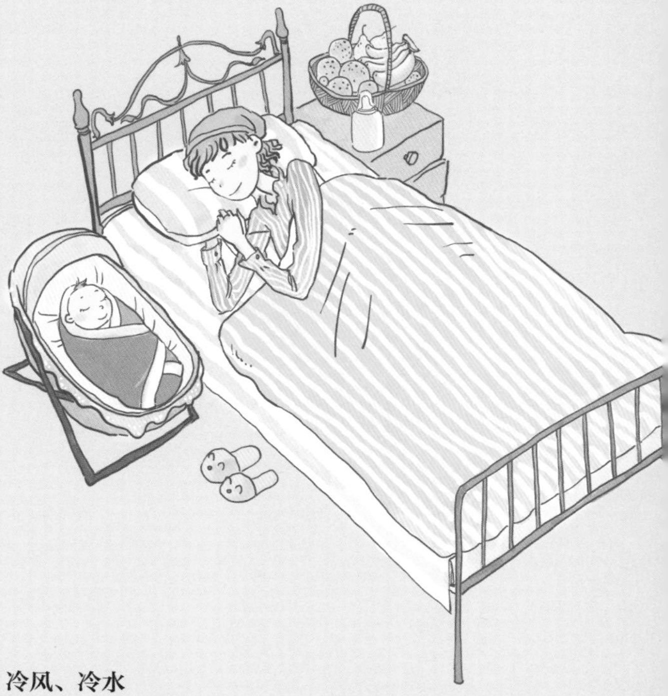

避免受凉的两大关键点：冷风、冷水

不要吹到冷风，如制冷空调吹出的风、风扇吹出的风、窗户吹进来的风、窗户缝隙溜进来的风、室外的风等。低于37℃的水就算冷水，不能用，更不能喝。

能洗头洗澡，但要注意保暖

传统说法是月子里不洗头，这主要是怕受凉。不过，现在保暖条件好，洗头、洗澡是完全可以的，但是一定要注意保暖。洗头、洗澡前，把门窗关上，以免对流风吹到；此外注意屋里温度不能太低，最好在22℃以上，水温也不能太低，要在38℃以上；洗头后要尽快吹干，洗澡后要彻底擦干再穿上干净衣物，不能身上还有湿气就穿衣服。

能下地但要穿厚底拖鞋

月子里不能下地也是我们的老传统，主要是怕脚部受凉。现在这个问题也不存在了，大家基本都住在楼房里，地上也没有那么大的冷气，所以月子里下地是可以的。长期待在床上不下地走动反而会造成足跟痛。下床活动时要给脚部保暖，穿上厚袜子和厚底的带后跟的拖鞋。

洗脚后要马上穿袜子

洗完脚后，不管你是否马上就上床了，都要在擦干净脚后马上穿上舒适的袜子。另外，如果有泡脚习惯，我们要时刻注意水温，中途及时添加热水或者停止泡脚。

洗漱都要用温水

洗脸、洗手、刷牙都要用38℃以上的温水，可以请照顾月子的人把水温调好以后再用。特别是洗手，一天要洗很多次，不要图省事，随便用冷水洗，手部关节多，容易引起关节痛。冷水刷牙则容易导致牙齿过早脱落。

及时拯救受凉部位

受凉感冒还好说，过几天就自愈了，如果关节受凉得不到及时纠正，以后可能会影响生活。关节是不是受凉了，自己能感觉得到：关节疼痛、肿胀、僵直，或身体某个部位感觉凉飕飕的，即使有衣服、被子遮盖也感觉凉。月子里如果有以上任两种感觉，都要加强保暖，可以用热敷、烤灯等方式加速这些部位的血液循环或者把不适的部位用毛巾多裹几层，3~5天后，不适感就会消除。

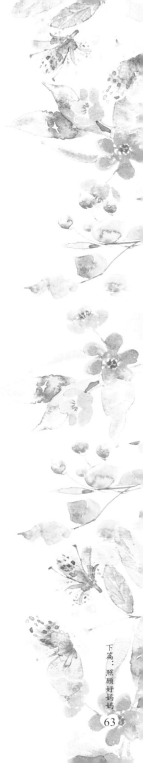

个人的清洁卫生不能忽略

只要注意别着凉，月子里是可以做一些个人清洁的，而且身体清洁不仅让妈妈身心舒适，对恢复也有好处。

个人卫生都应做好

产后我们要比平时更注意个人卫生，这会为母子俩多建立一道安全屏障。刷牙、洗脸、洗脚、洗头、洗澡、洗外阴一样都不能少。饭前便后、喂奶前都要洗手。

洗澡时先擦浴后淋浴

月子里洗澡方式分两步走比较合适：先擦浴。刚分娩完时，体力较差，淋浴较费力，可以先擦浴，如果你是剖宫产，产后头几天伤口怕沾水，也适合擦浴。之后再淋浴。分娩过了几天，感觉体力恢复了，伤口也愈合了，就可以淋浴了。淋浴每次 10~15 分钟即可，以免过劳虚脱。注意月子里不要盆浴，以免污水倒流入阴道，造成生殖系统感染。出了月子后，恶露也干净了，这时才能开始盆浴。

单独洗头

月子里，头发特别容易黏腻，一定要经常清洗。月子里洗头最好单独进行，可以在白天洗，也可以在洗澡前洗，洗完及时把头发吹干。若在洗澡时洗头，吹干的时间总要延迟一会，不利于头部保暖。

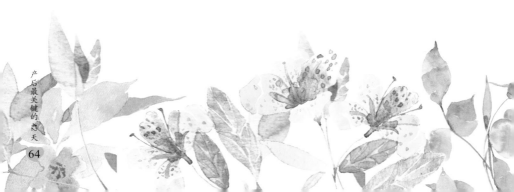

外阴侧切或者撕裂伤口，缝合线如果是不能吸收，需要拆线的，不要自行处理，要去找医生。

外阴要每天清洗

月子期间宫颈没闭合，如果外阴不能保持清洁，生殖系统很容易被感染。清洗外阴要特别注意卫生：要用温开水，不要用冷水，也不要用冷水兑热水，冷水中有一定量的细菌，也有可能造成感染；此外还要用专用的小盆，用完要放在阳光下晾干，不要长期放在卫生间的阴暗角落里，那样容易滋生细菌。

最后注意不要冲洗阴道里面。因为恶露，阴道里面的确比较“脏”，但是阴道有自洁功能，恶露排完了，自然就干净了，不需要冲洗。冲洗操作不严，细菌容易进入阴道，引起感染。

早晚刷牙，饭后漱口

在孕期肿胀的牙龈，产后也不能立刻好转，还要持续一段时间，而且牙齿也有所松动，需要保护。另外，月子里餐次增多，高营养物质吃得也多，口腔细菌比平时更容易积累，因此更要认真刷牙。除了要用温开水外，刷牙要做到以下两点：一是牙刷的毛要软，刷柄要有弹性，这样可以减轻牙刷对牙齿的刺激；二是每天早晚刷牙、饭后漱口，漱口可用清水，也可以准备漱口水，漱口水有更好的清洁作用和抑菌效果。每次刷牙要坚持 3 分钟，里里外外全刷到。

出汗较多，衣物要勤换勤洗勤晒

举个例子

悦悦坐月子期间，妈妈怕她着凉，给她穿的衣服挺厚的，她每天汗水不断，明明已经很热了，但悦悦还是在月子里感冒了两次。原来是因为悦悦出汗以后不敢换衣服，怕有汗时见风着凉，这样衣服只能靠身体的热量慢慢烘干，这反而让悦悦着了凉，感冒了。

月子里，我们的身体要把孕期潴留在体内的过多水分都排出来，所以汗特别多，衣服最好勤换勤洗，保持干爽。

只要是贴身穿的衣服，湿了就要马上换掉，并且要尽快洗，存放时间越长，越容易滋生细菌，洗完以后最好能晾在室外晒干，阳光会帮我们把衣服上的细菌都杀掉。如果没有条件在室外晾衣服，就隔几天用开水泡一次，为衣服杀毒。

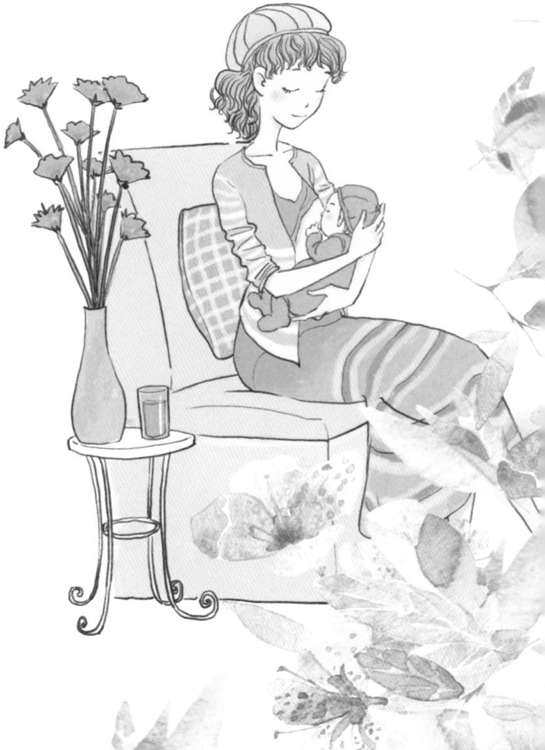

内裤也要天天更换，虽然有卫生巾垫在上面，但是内裤上隐藏的细菌和病毒并不比卫生巾上少。清洗内裤前最好用开水浸泡消毒。

卫生巾要 2 小时左右换一次，不管是否吸收了大量血液，不要超过 2.5 小时还不换，卫生巾本身透气性就不好，恶露又含有大量血液，加上汗液，卫生巾上很容易滋生细菌，因此一定要勤更换。

注意保暖，但不宜捂着

举个例子

宁宁坐月子时，她妈妈怕宁宁受凉，整天都关门闭户，而且还要求宁宁必须穿上加绒衣裤，宁宁满头大汗也不允许减衣服，几天之后，宁宁突然浑身大汗，一会便晕了过去，紧急送医才知道是中暑了。

月子里是不宜着凉的，但我们也不用捂着。月子里本身汗多，如果关门闭户，全身厚衣服，很容易中暑。

穿衣多少以感觉是否舒适为标准

穿多少衣服，我们凭感觉来就行，只要舒适就好。冷了加衣服，热就减衣服。一般来说衣服的厚度跟家里其他人一样就行。不过最好是长袖长裤，尽量别裸露太多皮肤在外面，腰部、腹部、肩部、肘部等容易着凉的部位都要有衣服覆盖。

发现中暑先兆，及时解除危险

如果出现以下症状，要警惕中暑。这些都是中暑症状：体温升高、脸红、皮肤热；大量出汗或者不出汗；脉搏和呼吸加快、四肢无力；口渴、头晕、头痛、注意力不集中等。一旦出现这些症状，非常可能就是中暑了，严重的中暑可致死亡，要马上采取措施。

首先要解开衣扣，脱掉过多的衣服。同时开窗，通风降温，或用报纸或者扇子扇风，降温。如果体温很高，用冷毛巾或者酒精擦拭额头、前胸、后背等处。

产后不适，处理得当恢复好

恶露不下

症状：产后没有恶露或者恶露很少。

处理办法：喝红糖水、生化汤，多活动，活血化瘀。

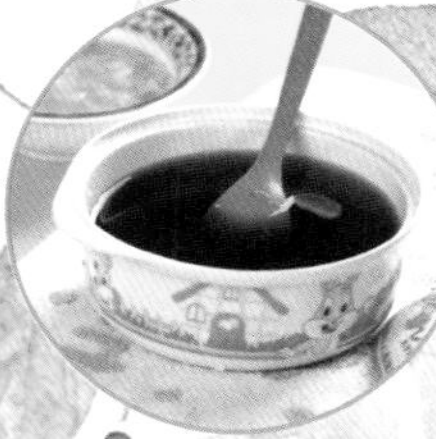

恶露不尽

症状：产后恶露持续时间长，42 天还没排干净或者血色恶露持续超过 20 天。

处理办法：停止吃活血食物，如红糖，检查是否有产后感染。

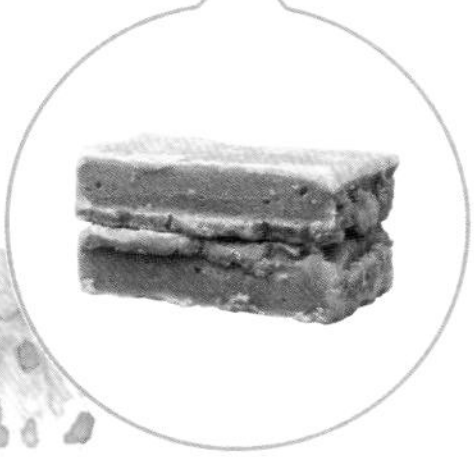

水肿

症状：用手指按压小腿胫骨、脚背处等有凹坑，3~4 秒才能消失。

处理办法：多运动，多吃能消水肿的食物，如冬瓜，并且饮食要少盐，每天盐分摄入量不要超过 5 克。

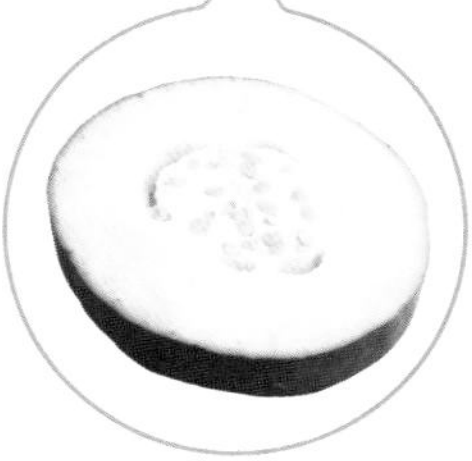

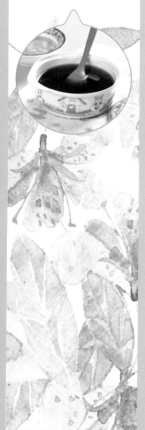

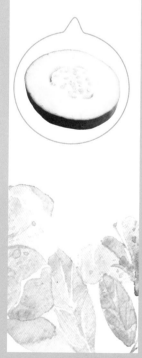

便秘

症状：排便困难。

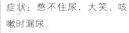

处理办法：多吃水果、蔬菜，多喝水，多活动，有便意就上厕所，不要忍便，培养定时排便的习惯。

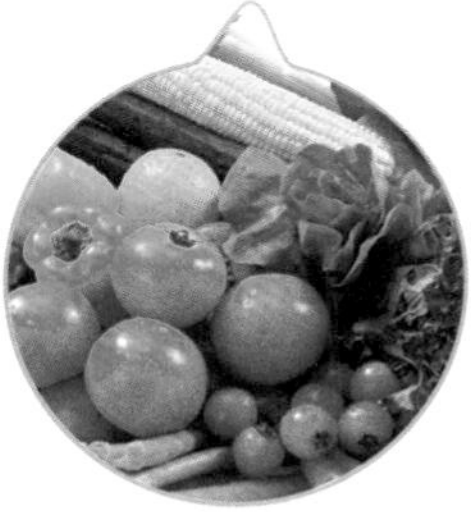

尿失禁

症状：憋不住尿，大笑、咳嗽时漏尿。

处理办法：多做提肛练习，收缩骨盆肌肉。

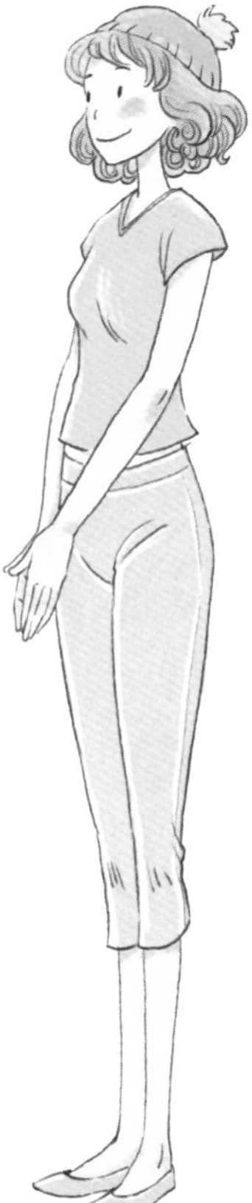

风湿

症状：某个部位或关节肿胀、疼痛。

处理方法：不做重活，不用冷水，不吹冷风，同时热敷、按摩痛处，坚持数日，至不痛为止。

贫血

症状：脸色苍白，全身乏力，食欲不振、抵抗力下降，或有心慌、胸闷等症状。

处理方法：多吃补血食物，如动物血、鸡蛋、花生、桂圆、红枣等，并适当吃些富含维生素C的蔬菜、水果，促进铁吸收。贫血严重时，需要补充铁剂。

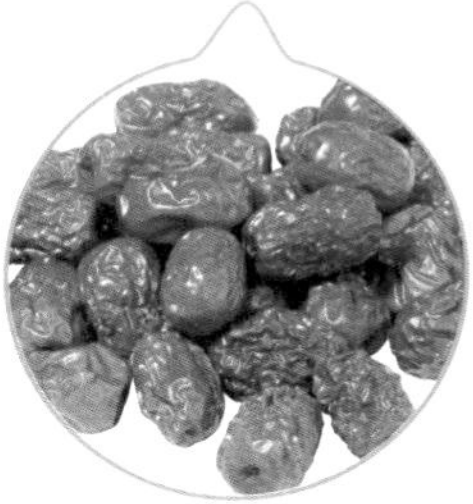

休息到位，恢复才更快

在孕后期，你就已经不能承受太多劳顿了，产后更甚，一定要休息好，不能太劳累，给身体足够的恢复时间。

产后劳累易生病

产后休息不好，身体恢复较慢，容易引起内脏下垂、产后感染、身体疼痛等，同时，劳累会影响我们的情绪，让人觉得绝望，容易引起情绪抑郁。

产后前 3 天多休息

在产后 3 天之内，你要多待在床上，可以睡觉，也可以躺着、坐着或者做些简单的床上运动。偶尔下床活动一下就可以了。对于宝宝，除了喂奶，其他的事都交给别人做。

产后活动以感觉不到劳累为准

产后不是说一点事都不能做，要看劳动量、劳累程度。恢复不错的时候，擦个桌子、整理下床铺是可以的，但是大扫除就不适合了。自己全包家务更不行，如果实在看不过，可以今天做一点，明天做一点，以不劳累为准。

别让身体局部劳累到

☐ 不要久蹲。久蹲会导致膝盖或骨盆疼痛。

☐ 不要久站。久站会导致脚痛、腿痛、腰痛等。

☐ 不要长时间弯腰。长时间弯腰会导致腰痛。

☐ 不要长时间抱宝宝。长时间抱宝宝会导致肩膀、手臂、手腕疼痛。

☐ 不要长时间用眼。看电视、手机、电脑时间长了，眼睛会干涩不适。

☐ 不要提起重物。提起电瓶车的电瓶、提起一桶食用油都会使你的腰受到伤害，导致腰痛。

照顾好自己，才能更好地照顾孩子，也能让照顾月子的人更省心，所以月子里不要全身心地扑在孩子身上，也不要想着替照顾月子的人分担什么，自己恢复好才是最重要的。

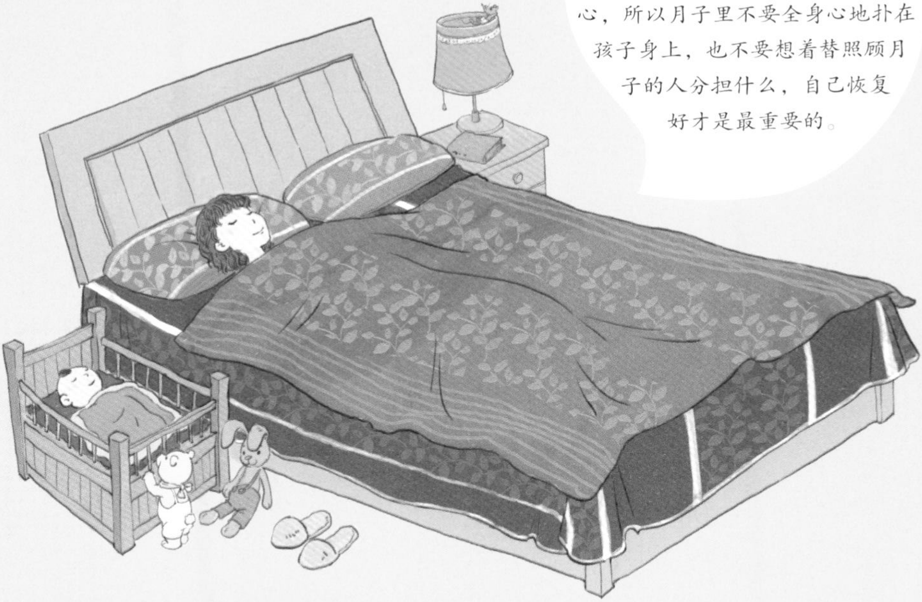

产后休息的关键是睡好觉

举个例子

小鱼年过35才有了孩子，当时是妈妈伺候的月子，因为妈妈年纪大了，小鱼很心疼，自己便承担了大部分带孩子的任务，夜里也是自己带孩子睡觉，孩子夜里睡得不好，要醒五六回。月子还没出，小鱼头顶便冒出了大把白发。

产后频繁的喂奶让你没有办法好好睡一觉，这是产后总是疲劳的最重要的原因。你得想方设法多睡觉。最好做到跟宝宝同步作息，宝宝睡觉了，自己马上也睡，不要趁着宝宝睡着忙别的事，等你忙完了，宝宝又该醒了，那你就没法休息了。

如果夜里没睡好，白天可以补一觉。夜里喂奶太频繁，睡不好的时候，白天最少要补一觉，让别的人照顾宝宝，确保宝宝不要哭。夜里延迟喂奶，也能争取多睡一会儿。跟照顾宝宝的人说好，夜里宝宝哭的时候，先安抚一下，看能否安静下来，安静不下来的时候再喂奶，以延长宝宝夜里睡眠时间，减少夜间哺乳的劳累。

月子里睡硬床恢复更好

举个例子

可可觉得自己的床太软了，想换，但老人家说月子里不能换床，有讲究的，就没换，只是在床垫上铺了一层厚被子，改善一下，但也没多大效果。结果月子没出，可可的腰开始疼了。待换了硬床垫之后，腰疼才逐渐缓解。

从怀孕后期，你的体内就开始持续分泌一种能放松韧带与关节的激素，这是为分娩时产道能更彻底地打开，以便宝宝顺利通过做的准备。产道松弛的同时，其他部位的肌肉、韧带和关节也会同步松弛，而且这种状况会一直持续到分娩后3~5个月，到半年后才会完全恢复。

月子里如果睡特别软的床，身体特别是骨盆周围的筋骨得不到有力的支持，容易恢复不良，就像例子中的可可一样，在月子里开始就腰疼，月子后也很难恢复。另外，当床垫特别软的时候，翻身、起床都比较费力，对肌肉、筋骨等的拉扯会更大，有可能发生耻骨分离的问题，导致骨盆受损。所以，月子里就别睡席梦思或者厚厚的软海绵垫床了，要睡一段时间的硬床，树棕垫上铺一层厚褥子或者木板床上铺两层褥子就可以。

为了身体恢复更好，睡硬板床这点苦头，我们就忍着吃下吧。

家里应清净，不宜人来人往

举个例子

小丽的宝宝刚出生，住院几天里，自己的亲戚朋友以及同病房另一个产妇的亲戚朋友，探望的人多，人来人往，络绎不绝。小丽往往是困了却没法睡觉，好不容易没人了，又睡不着了，结果在第3天她就开始头疼了。

卧室应当保持相对安静，不要大声喧哗，不要人来人往，能让你困了就睡。特别是在月子的头几天，刚经历了分娩过程，身体正疲弱不堪，在这个时期，你要尽量减少访客，实在不好意思拒绝的，要在远离月子房的房间，让爸爸或者其他人去接待，别允许太多人长时间待在月子房里大声聊天，尤其不要让客人带来的“熊”孩子长时间在月子房里跑出跑进，月子里的你很容易烦。

不要觉得有客人来了，自己待在床上不礼貌呀、不周到呀，大家都能理解的。如果因为宝宝哭闹，让你无法好好休息，在特别困的时候，可以让别人抱着宝宝到别的房间睡觉或者玩，自己单独待在一个房间里好好睡一觉。

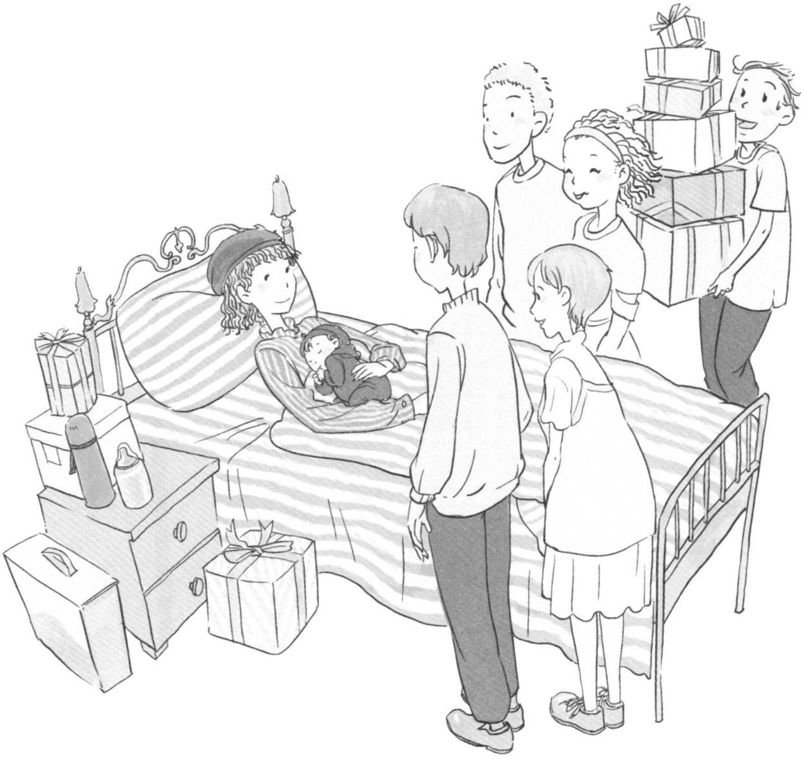

循序渐进，适当活动一下

产后要充分休息，但光休息也不行，要把休息和运动结合起来，对恢复会更有帮助。在体力好的情况下，一定要坚持适当活动一下。

顺产后要适时下床走动

顺产后不要一直待在床上了，要适当下床活动一下，上上厕所、在床边溜达两圈、去小宝宝床边看看，都行。即使待在床上也要多活动活动，抬抬腿、伸伸胳膊、转转脖子等。适当运动能促进子宫恢复，使恶露尽快排出。剖宫产该如何做，我们在后文里详细讲。

月子过半时可做轻松的家务

产后两周之后，你的自我感觉都恢复得差不多了，这时候可以参与一些简单的家务活动，擦桌子、叠衣服、摆碗筷都可以。只要不会对某个部位造成大力拉扯就没有问题。扫地、拖地等需要长时间弯腰的家务暂时还不太适合。

不适宜产后训练的妈妈

产后大出血、产褥期严重感染、妊娠合并重症肝炎、妊娠合并心脏病、急慢性肾炎、重症糖尿病、甲状腺功能亢进、肺结核、严重心理障碍、6 个月内头部受过伤的妈妈，都不适宜尽早做产后训练。

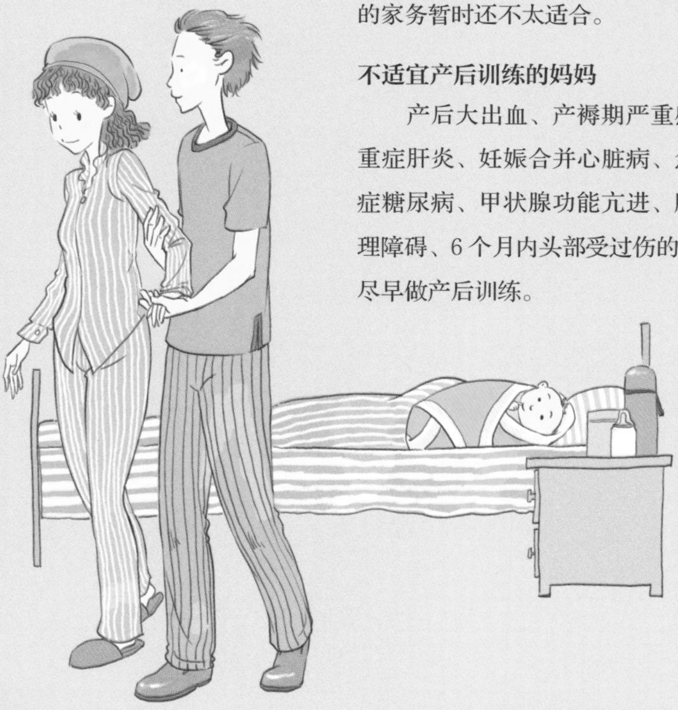

头颈部运动

躺在床上，吸气的同时慢慢抬起头，坚持 3~5 秒，然后呼气，慢慢躺下。可紧实颈部和脸部皮肤。做这项运动的时候，注意膝盖不要弯曲。

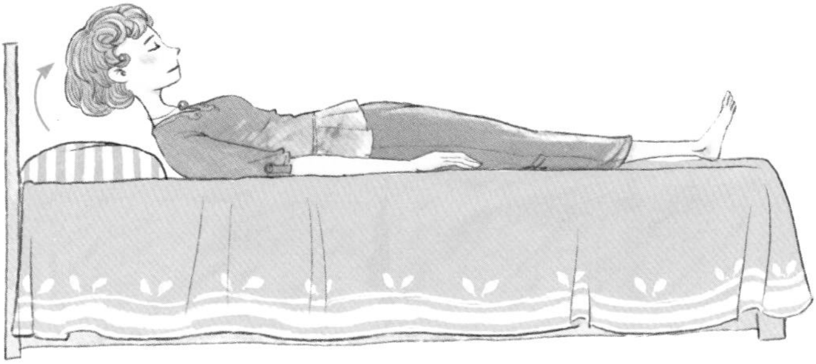

盆骨小腹运动

俯卧在床上，双臂平放在身体两侧，向后伸直。先吸气再慢慢呼气，同时抬起头、胸、双腿，用腹部挨着床面，保持数秒，然后逐步还原。重复 2 次。可锻炼骨盆范围的各个器官。

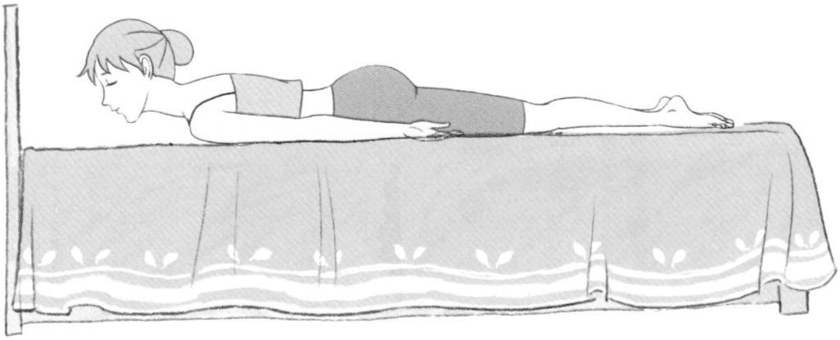

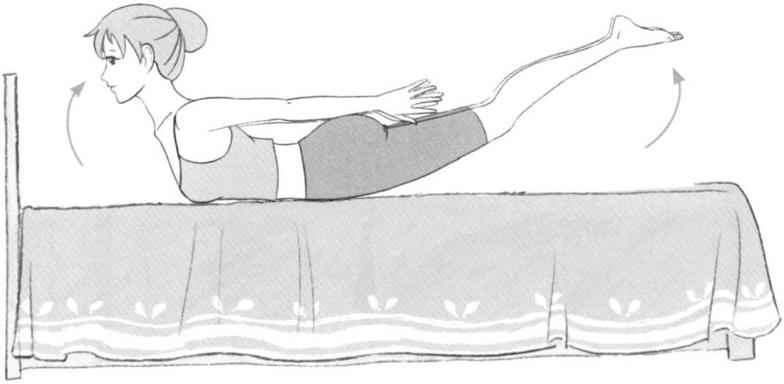

胸部运动

平躺，手平放于身体两侧。双臂上举合十，再将双臂平放在身体两侧，每天做 5~10 次。可加强乳房弹性，预防松弛及下垂。

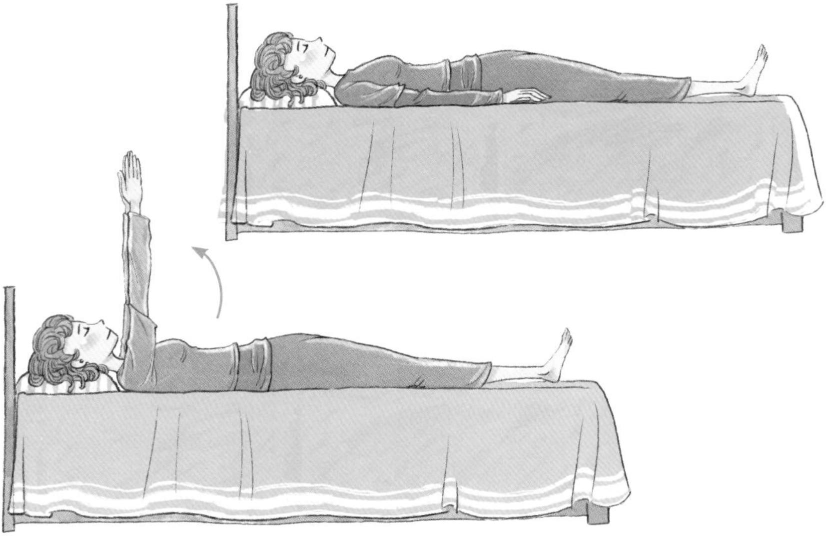

伸懒腰运动

盘腿坐好，双手伸直，十指交叉，然后掌心向外用力，将双手抬到头上，然后手臂左右摇摆。反复进行。做伸懒腰动作的时候腰背要挺直，双臂伸展的时候尽量用力。

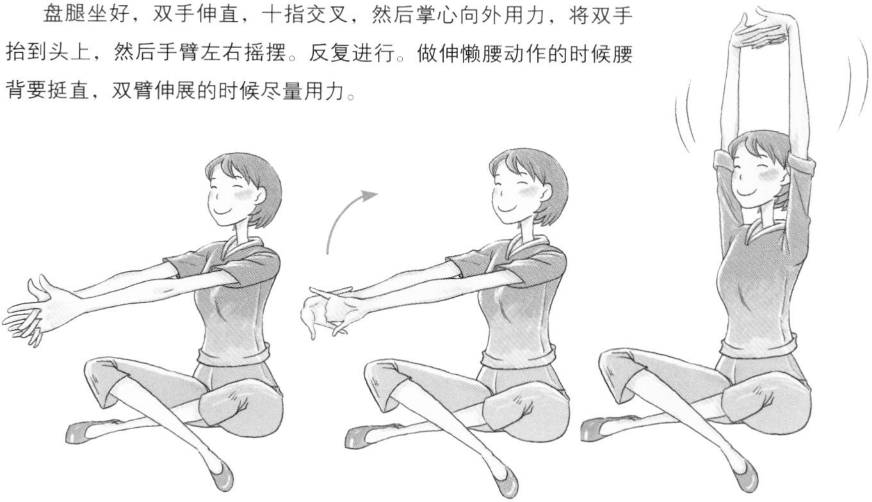

手部运动

躺在床上，双掌向上，双臂平直展开放在身体两侧成一条线。双手向上抬，在胸前合十，坚持 3 秒，放下恢复至双手水平展开的姿势。注意合十时双手不要弯曲。

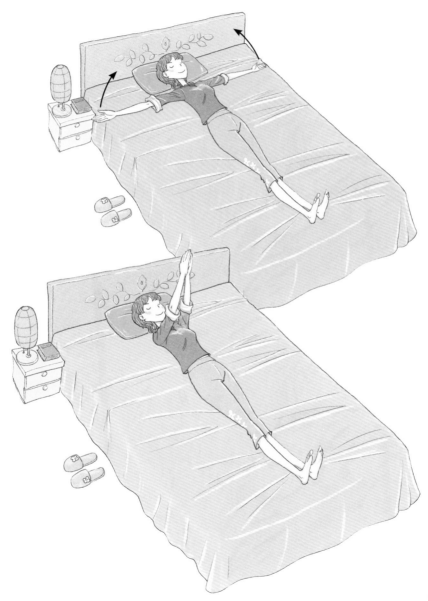

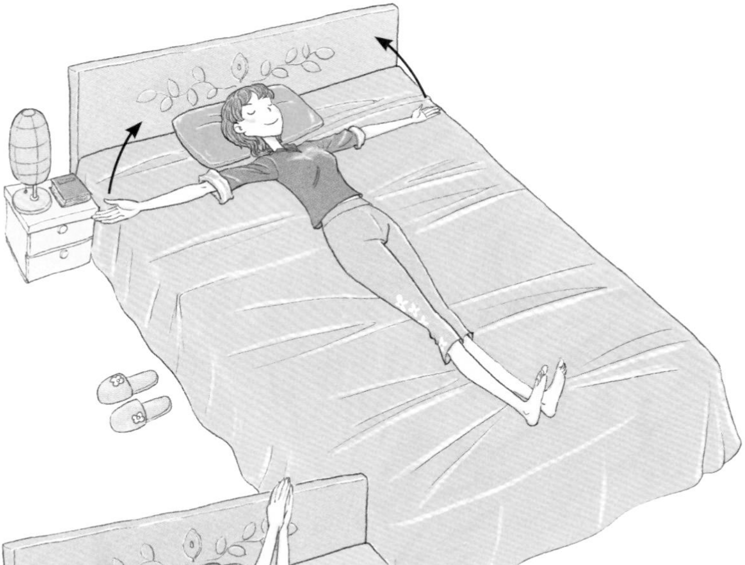

扭动上身

坐在床上，右腿伸直，左腿弯曲并向上跨过右腿，然后上身向左扭转，同时用右手抓住左腿膝盖拉扯。双腿交替进行。

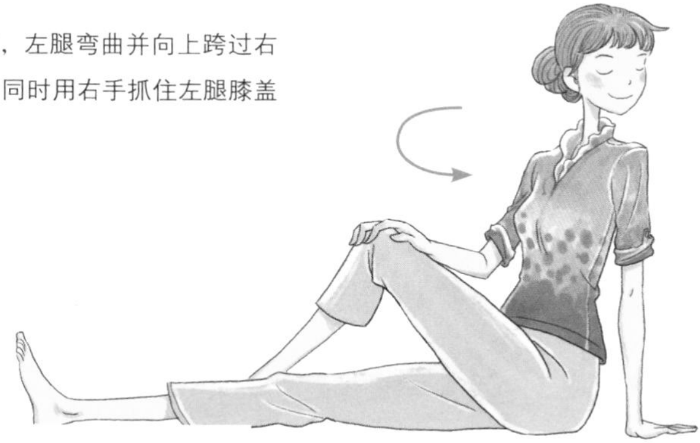

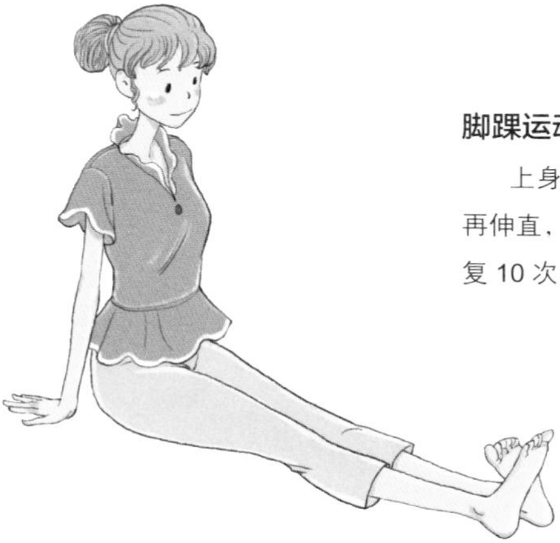

脚踝运动

上身挺直，双腿并拢，坐直。然后双脚交叉、弯曲，再伸直，反复 10 次，接着脚腕部左右交替转动，反复 10 次。

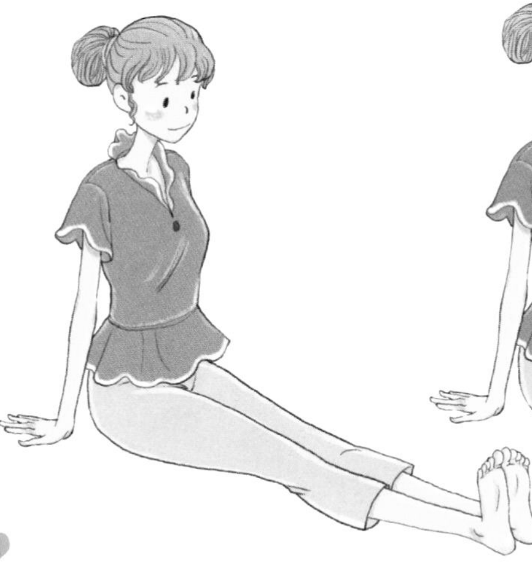

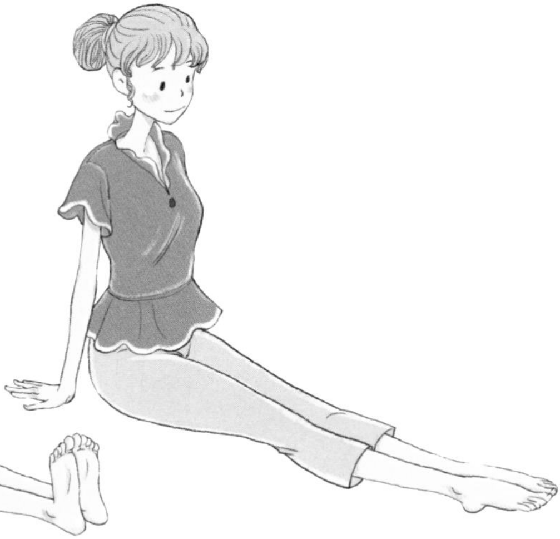

腿部运动

平躺在床上，双手平放在身体两侧，吸气时左腿向上举至与身体成垂直角度，脚尖伸直，保持数秒，然后呼气并放下左脚。换右脚做。可恢复腿部曲线，帮助腹肌及子宫肌肉收缩。

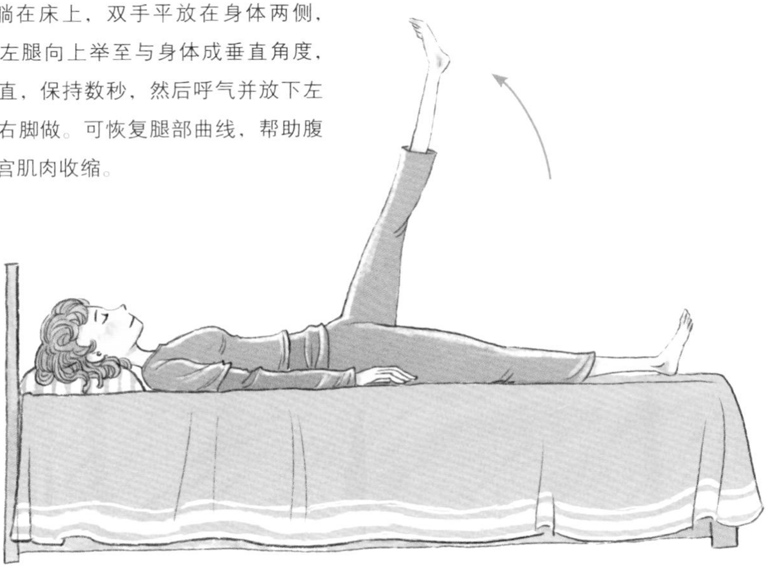

产后运动不宜过量

举个例子

晓舒孕期胖了很多，产后减肥的愿望特别迫切，于是她在月子里就开始大量运动，每天跑步30分钟。来月经后，她发现每次最开始一天和最后一天都是纯黑色的分泌物。去检查后，医生告知她的子宫最下端向上翻折回去了，这里经常瘀血，排出来就是那些黑色分泌物。医生判断是因为晓舒产后运动量太大了，使得子宫下垂，最后翻折了导致的。后来晓舒生了二胎，情况才好转了。

7 天的床上运动过后，我们可以下床做些运动，但是要注意下面 3 点：

一是运动形式要温和。激烈的运动容易导致脏器下垂，跑步、器械、打球、健身操、跳绳都不太适合产后训练，散步和拉伸运动最好。

二是运动量不要过大。运动后身体轻松，没有疲劳的感觉，微微出汗，没有大汗，就是运动适量。

三是运动时间不能过长。每次运动 10~20 分钟为宜，超过 30 分钟就太久了，容易使人疲劳。

月子居家，每个细节都要重视

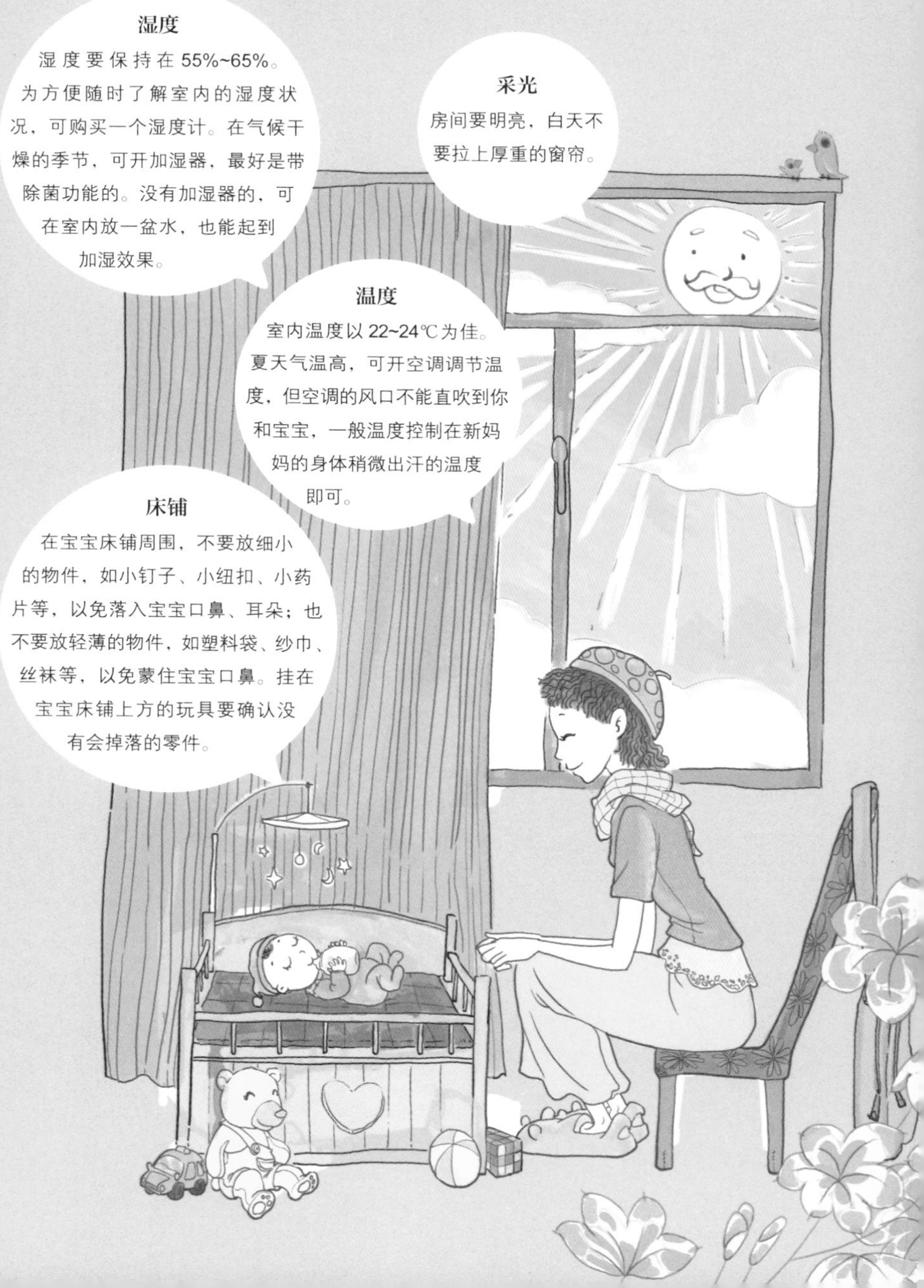
湿度
湿度要保持在55%~65%。为方便随时了解室内的湿度状况，可购买一个湿度计。在气候干燥的季节，可开加湿器，最好是带除菌功能的。没有加湿器的，可在室内放一盆水，也能起到加湿效果。
采光
房间要明亮，白天不要拉上厚重的窗帘。
温度
室内温度以22~24℃为佳。夏天气温高，可开空调调节温度，但空调的风口不能直吹到你和宝宝，一般温度控制在新妈妈的身体稍微出汗的温度即可。
床铺
在宝宝床铺周围，不要放细小的物件，如小钉子、小纽扣、小药片等，以免落入宝宝口鼻、耳朵；也不要放轻薄的物件，如塑料袋、纱巾、丝袜等，以免蒙住宝宝口鼻。挂在宝宝床铺上方的玩具要确认没有会掉落的零件。

噪音

房间里可以有适宜的噪音，日常生活噪音可保持，不必要求绝对安静。但过大的噪音要避免，靠近马路、工地的房间不适宜你和宝宝住。过年、过节时要关紧窗户，避免爆竹声滋扰。也要减少访客，不要让太多人在家里大声喧哗。

风

床铺要离窗户至少 1 米以上，最好达到 2 米，别让窗户缝隙溜进来的风吹到。开空调、风扇时，不要正对着宝宝和产妇。

色彩

房间装饰要简单，不要有复杂的图案和色彩，可以有大面积的单一色彩。

空气

每天开窗通风 2~3 次，每次 5~10 分钟。雾霾严重不能开窗时可以用空气净化器。打扫卫生时要用湿布擦拭，不要扫，以减少灰尘。使用空调前要清理一次。如果用加湿器，要用干净卫生的水。在室内不要摆放花草，不要用熏香。刚装修好的房子，都存在污染，不能让你和宝宝住。

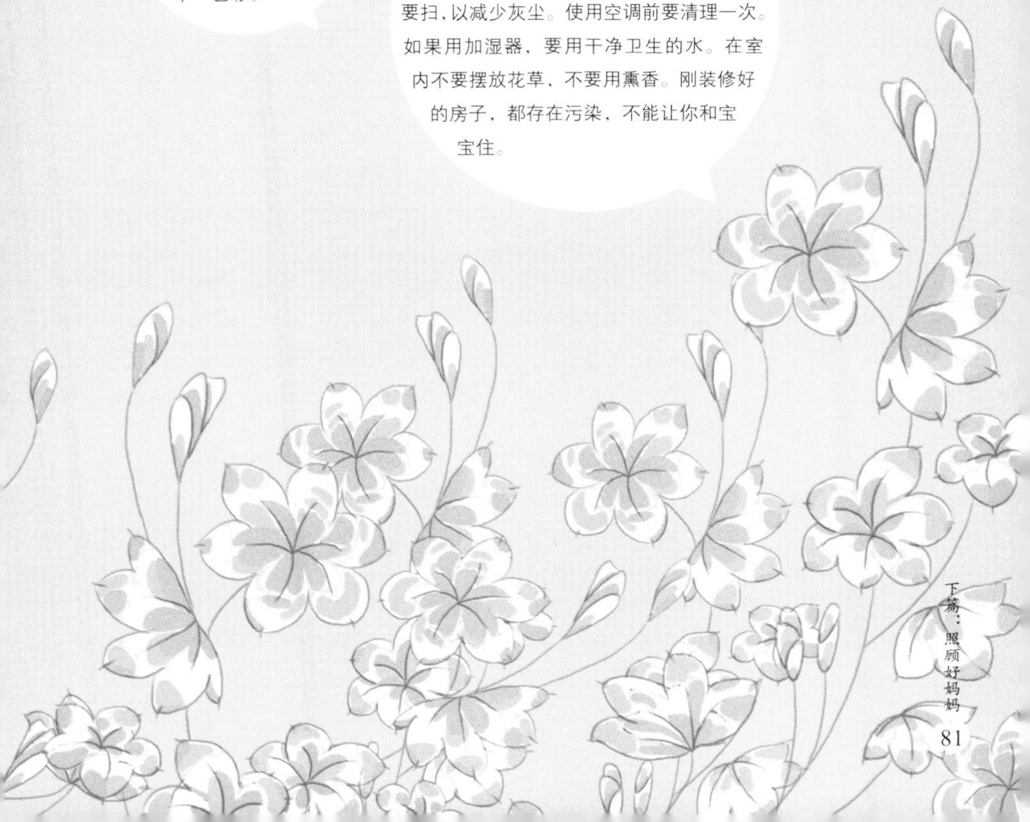

注意观察恶露

恶露是观察子宫恢复情况的一个窗口，恶露不正常，就说明子宫恢复不太好。所以学会观察恶露的 5 种表现，对你的产后恢复很有意义。

恶露的量

初始几天，恶露的量比较大，但不会比月经期多，太多、太少都不正常。恶露是靠着子宫收缩的力量排出的，如果恶露太少甚至没有，就说明子宫收缩不良，需要服用促排恶露的药物；另外还可以热敷、按摩腹部，促进子宫收缩。如果产后出血特别多，超过了平时月经的最大量，那就不单纯是恶露了，很可能是产后出血，要马上告知医生，进行急救。

恶露的性状

正常恶露不会有大块的物体。每次更换卫生巾的时候要观察下，如果发现上面有大块的固体物质，要用塑料袋装起来带给医生看，子宫里可能有残留物。

恶露的颜色变化

恶露在最初 1 周是红色的，1 周以后变成白色的。如果一直是血色的，超过了 20 天也没有变成白色，或变成黑色、黄色、绿色的，都是不正常的，应立即就医。

恶露的持续时间长短

恶露会在产后 4 周后干净，之后变成正常的分泌物，最晚不会晚过 6 周。如果 6 周以后仍然有恶露，那么不管是红色的还是白色的，都要到医院做检查，可能有感染。

恶露的气味变化

恶露有腥味，但没有臭味，如果出现了刺鼻的臭味，说明出现产后感染了，要尽快去医院就诊。产后感染治疗不及时也会致命。

喝点红糖水有利于排恶露

举个例子

燕子产后2周，血色恶露变得很少了，有时候一天都没有红色分泌物，但是过两天突然又有了，反复两三次之后咨询医生，医生问有没有喝红糖水。燕子一想，果然是在彻底停了红糖水之后，血色恶露就停了。

红糖有活血化瘀的作用，产后喝红糖水有好处，利于恶露排出。但活血化瘀其实也是双刃剑，一方面可以帮助瘀血、恶露排出，另一方面会影响伤口愈合。所以我们喝红糖水也要喝得恰当。一般每天 1~2 杯，也可以在加入粥里食用，如果两顿喝粥都加红糖，就不要单独喝红糖水了。红糖热量高，吃多了容易发胖。

不管怎样吃红糖，吃 7~10 天就可以了。时间长了，子宫创伤难愈合，就像例子中的情况，这样不但会造成失血过量，还可能引起感染。

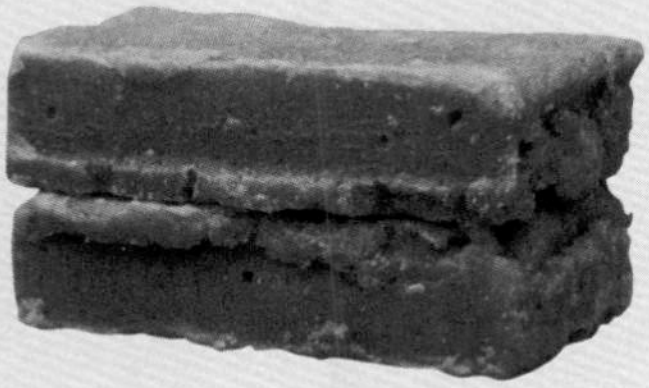

红糖有别于赤砂糖

红糖是一种粗制糖，含多种营养物质，有暖宫活血的作用，但是赤砂糖是由萃取白砂糖之后的残留物制成的，热量高，其他营养价值又几乎没有。购买时要注意区分是否为真红糖，参考下面3点：一是结块是否容易切开。容易切开的是真红糖，很难切开的是赤砂糖。二是是否有甘蔗味道，有甘蔗味道的是真红糖。三是冲好的水颜色发黄还是发黑，发黑的是真红糖。

有助于恶露排出的汤水

上面说到的红糖水制作简单，是产后促排恶露的首选，除了红糖水，我们还可以用下面的汤水。

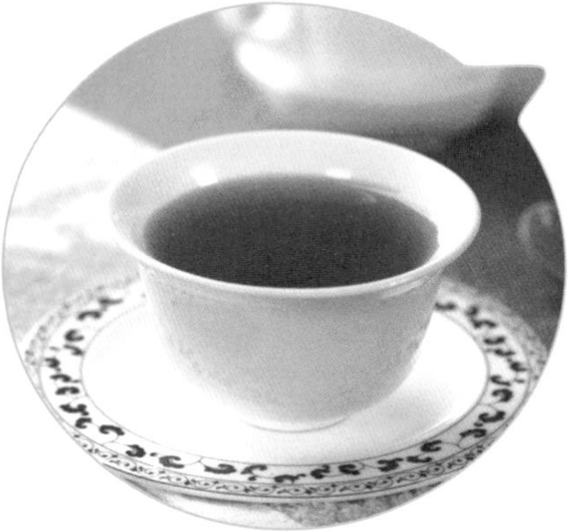

益母草水

材料：益母草 30 克、冰片糖半片、水 800 毫升。

做法：所有材料放入锅中，小火熬制，熬到水剩下 400 毫升即可。每天 1~2 次，每次 200 毫升，连喝 5~7 天。

贴心提示：忌吃油腻和辛辣刺激性的食物，否则会降低药效。阴虚血少的产妇严禁服用。

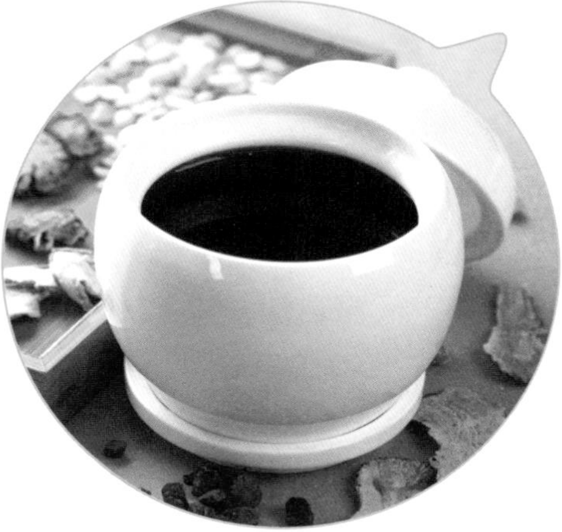

生化汤

材料：当归 16 克、川芎 8 克、桃仁（去心）1.5 克、烤老姜 1.5 克、炙草（蜜甘草）1.5 克、米酒水 500 毫升。

做法：将所有材料放入米酒水中浸泡片刻，一起倒入锅中，大火煮开，小火煮 45 分钟左右，到锅中剩下 250 毫升左右汤汁时即可。将煮好的生化汤平均分成三份，三餐前饮用，若是顺产需服用 7 天，若是剖宫产需服用 14 天。

贴心提示：自然分娩的新妈妈，宜在产后第 3 天开始服用生化汤；剖宫产的，如在使用子宫收缩剂，则不能服用生化汤。生化汤不宜服用太久，一般不应超过 2 个星期。

月子里千万别急着减肥

举个例子

欢欢是个职场“白骨精”，孕期的肥胖几乎让她崩溃，产后她立即开始减肥，节食、运动，双管齐下，还偶尔用用减肥药，果然很快就瘦下来了。但是后来她感觉自己特别容易累，总是头晕，直到有一天她晕倒进了医院，才得知患了重度贫血。医生严厉地批评她不该产后用那么激烈的方式减肥。

产后减肥真不能操之过急，否则会像例子里的欢欢一样，得不偿失。其实，我们的身体有自我调节、平衡的功能。产后，孕期潴留在体内的大量水分通过排汗、排尿等排出，水肿情况会得到改善，会瘦一点。

之后给宝宝哺乳、带宝宝也会消耗大量热量，只要你不是吃得特别多，总超过了身体需要，无论是在月子里还是出了月子，基本不会再继续胖下去，体重会自动地越来越少。有些妈妈还会因为独自带宝宝太辛苦而变得形销骨立。

产后减肥不如先塑形，而且产后肌肉、韧带都处于松弛状态，是塑形的好时机，在月子里塑塑形就可以了。我们在“循序渐进，适当活动一下”里介绍的几类运动，温和又能有效调整肌肉，是这段时间最适合的。

到了产后6个月，身体基本恢复了，如果还是很胖，再减肥也不迟。减肥大计最早也要在产后3个月才开始。

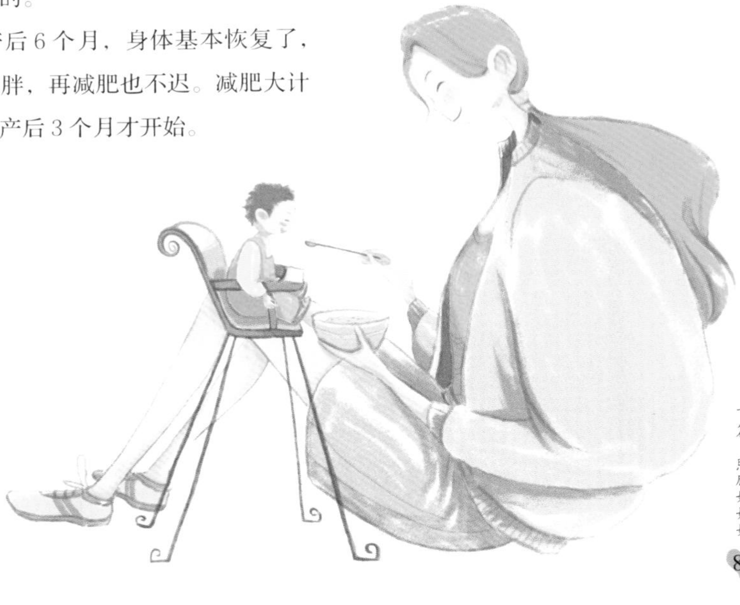

剖宫产术后恢复要事记

术后 6 小时内

- 不枕枕头，平卧，头偏向一侧，避免呕吐误吸。
- 不吃任何东西，包括水。

术后 6 小时后

- 改侧卧，背后垫被子、毛毯支撑。
- 注意排气，已经排气的可以喝汤水，优选萝卜汤，不要喝牛奶、豆浆。

术后 12 小时

- 开始翻身。
- 让家人给按摩腿部，促进血液循环。

术后 24 小时

- 不时斜坐起来，以利于恶露排出。
- 增加翻身频率，每半小时翻一次，促进肠胃蠕动。
- 撤走导尿管。之后 3~4 小时，在家人搀扶下下床排尿。

术后第二天

给宝宝哺乳，自己侧躺，让家人帮助调整宝宝的位置。

运动护理

每天 5 分钟胸膝卧位，促进子宫恢复。

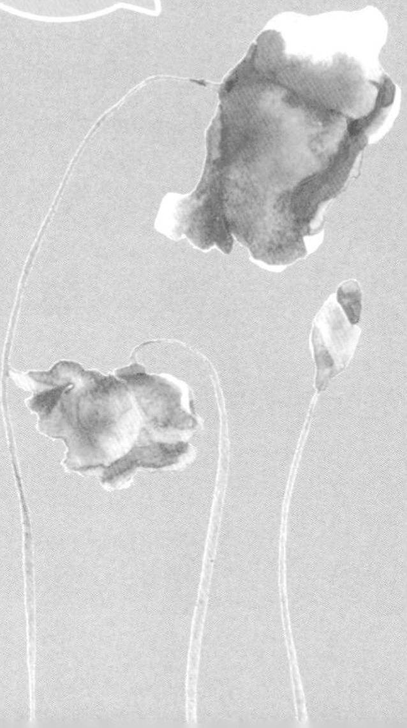

饮食护理

- 为了刀口不留下深色疤痕，在完全恢复之前不要吃深色食物，如咖啡、茶等。
- 适当多吃些豆制品，降低子宫内膜病变的概率。
- 合理安排饮食，不要暴饮暴食，月子里过于发胖，刀口难愈合，且更容易留下难看的疤痕。

与顺产相比，剖宫产术后会痛一些的。痛的时候，可以使用止痛泵减轻疼痛，同时配合医生指导，及早排便、排气，一般过了 48 小时，基本就不会太痛了。想一想可爱的小宝宝，疼痛其实也不是那么可怕，对吧?

刀口护理

1. 避免刀口污染，如果被污染，要马上请护士清洗、消毒、换药。
2. 刀口渗血或渗液，要报告医生，弄清原因，并清理伤口。
3. 术后 10 天内不能让刀口沾到水。
4. 刀口愈合前，动作不要太大，避免刀口崩裂。
5. 刀口痒时，不要用手抓，避免感染，可用医用酒精擦拭刀口周围。
6. 刀口红肿、发热、疼痛，可能有感染了，要看医生。
7. 有效使用束腹带，除了躺在床上休息，其他时间应尽量戴着，帮助伤口愈合。

精神护理

不要总忧虑剖宫产会给宝宝带来什么伤害，剖宫产一般不会产生任何后遗症。

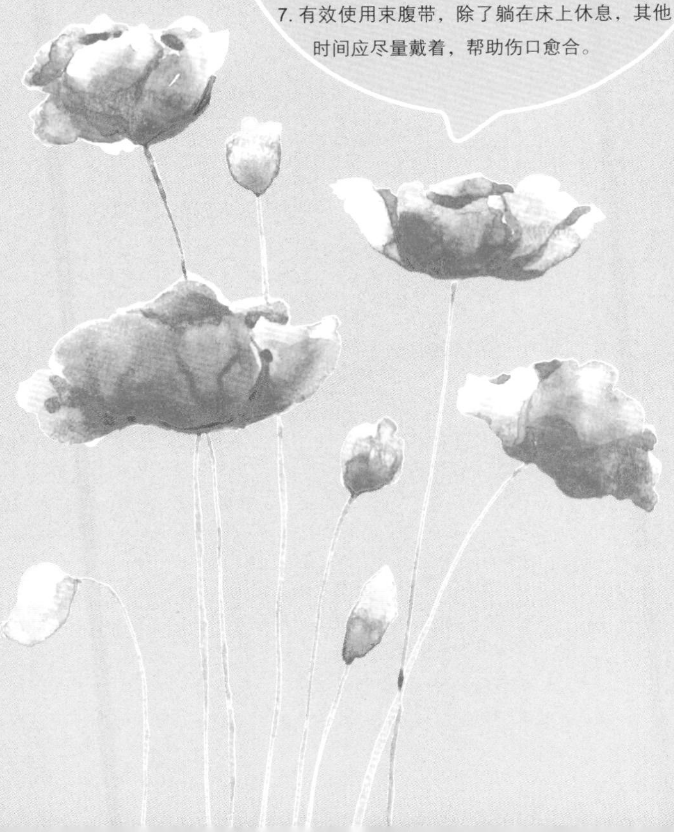

产后 42 天去医院做个产后检查

月子坐得不错，自我感觉挺好，还有必要做产后检查吗？

有的！坐月子是为了让身体尽量恢复，产后检查就是为了看一下恢复效果如何。很多隐藏的问题我们自己无法发现，若因此耽误，就需要花更多时间和精力来治愈。产后检查一般都是约在产后 42 天，这时候，各种身体创伤都恢复得差不多了。不过，也不是必须在这一天做，在产后 42~56 天都是合适的。

查看子宫及盆底肌肉和神经的恢复情况，是产后检查的重点项目。一旦发现有恶露不尽、阴道壁脱垂、膀胱脱垂、子宫脱垂等问题，可尽早治疗。在产后 42 天，仍然有恶露流不尽或者严重的尿失禁现象，是必须到医院检查、治疗的。

产后检查还会检查乳房、伤口、血压、血糖，并测定骨密度或者乳钙，每一项都很有意义。

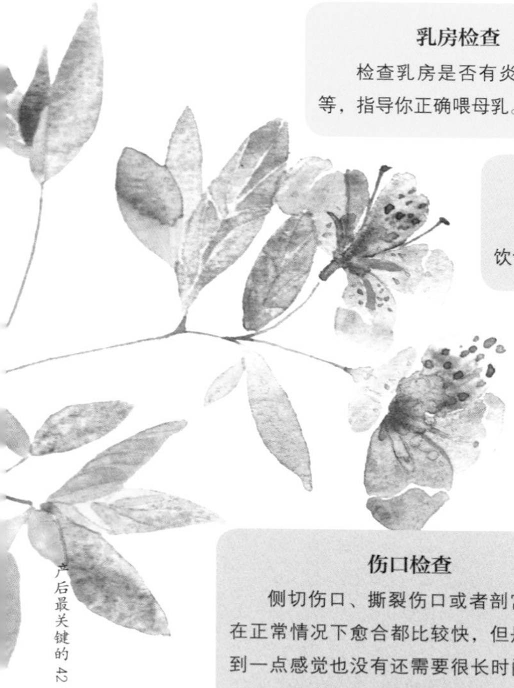

乳房检查

检查乳房是否有炎症、破溃等，指导你正确喂母乳。

血压、血糖检测

这一点可以看出你在月子里的饮食习惯、生活习惯是否正常。

乳钙测定 / 骨密度测定

哺乳会消耗你体内非常多的钙，如果补充不足，就会造成缺钙、骨质疏松，严重时还会导致宝宝缺钙，这项检查可以让我们避免这些不良后果。

伤口检查

侧切伤口、撕裂伤口或者剖宫产伤口在正常情况下愈合都比较快，但是要恢复到一点感觉也没有还需要很长时间，产后检查可以确保伤口继续正常地恢复。

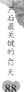

过个舒心快乐的月子——远离产后抑郁

你抑郁了吗

分娩之后，你体内的激素水平会发生急速变化，会导致情绪不稳，容易出现问题。如果产后第 1 周总是无来由地悲伤、焦虑、哭泣，就要提防自己可能患上了产后抑郁。

“□”后的内容跟自己的状态相符，就在“□”里打“√”：

□ 昼夜颠倒。情绪白天低落，夜晚高涨。

□ 感觉不到生活的意义。对所有事物都几乎失去兴趣，觉得生活无聊、无趣、无畏，或者等于受罪。

□ 食欲变化大。要么暴饮暴食，要么一点食欲也没有，跟着食欲变化，体重也剧烈起伏。

□ 睡眠不佳。严重失眠或者多梦，睡眠质量低下，白天昏昏欲睡。

□ 精神表现极端。要么极端焦虑不安，要么呆滞，或者动不动就发怒，或者会长时间不言不语。

□ 身体弱。异常疲劳或者虚弱，或者有耳鸣、头痛现象。

□ 思维混乱。思想不集中，语言表达混乱，缺乏逻辑性和判断能力。

□ 自卑。对任何事都缺乏自信，觉得自己很差劲，过度自责。

□ 有轻生念头。有反复自杀的想法或者企图。

打完“√”看结果：

有 5 个以上“√”，且出现 2 周以上了：可能患上产后抑郁了。

至少有 1 个“√”，且每天都出现：患上产后抑郁的可能也比较高。

跟上面两条都不一样：不是产后抑郁，可能只是有些情绪低落，自我调节一下就没事了。

这个测试不是严格意义上的医学诊断，只是帮助你对自己的情绪有个初步了解，以便及时调整不良情绪。

你的情绪会影响宝宝的成长

有谁天生会当妈妈呢？别把产后抑郁当矫情，发现有情绪问题时，积极地去面对、调节。放任自己沉溺其间，对谁都没有好处的。

妈妈情绪抑郁，宝宝安全感差

有产后抑郁的新妈妈，会对刚出生的宝宝有怨恨之情，当宝宝哭闹时，不能及时给予安抚，反而会觉得反感、厌恶，以致情绪暴躁。一些有产后抑郁的妈妈曾说，宝宝哭闹时，甚至会有想掐死宝宝的冲动。

对宝宝来说，刚离开自己熟悉的环境，来到陌生的世界，没有任何自保的能力，他需要妈妈的安慰和保护。需要妈妈的宝宝得不到来自妈妈的温情，妈妈对他的怨恨对他来说很残忍，会让他安全感越来越差，日后可能会变得更加焦躁不安、难以安抚，更难带，这对宝宝日后性格发展也很不利。

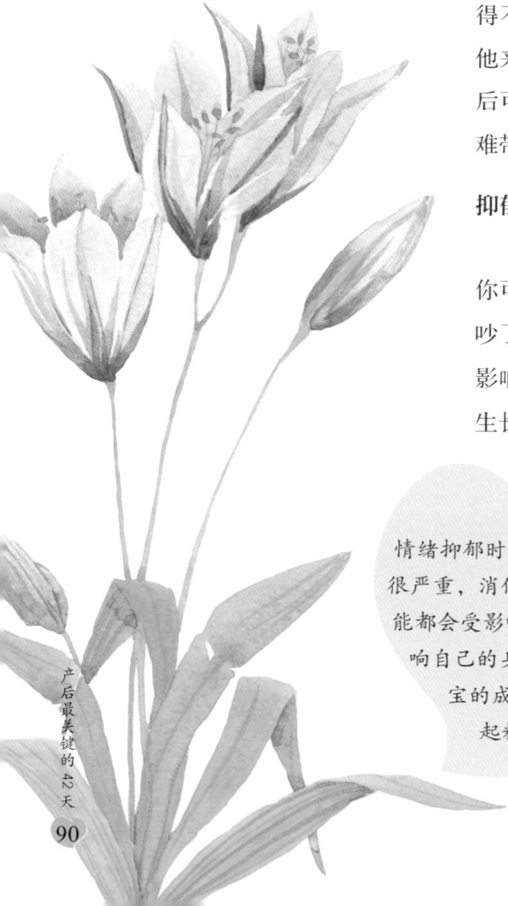

抑郁会减少乳汁分泌

情绪抑郁会很明显地影响乳汁的分泌。你可能也听说过吧，有人本来奶很多，跟人吵了一架后就变少了。乳汁分泌减少自然会影响宝宝营养的摄入，时间长了可造成宝宝生长缓慢。

情绪抑郁时，身体机能下降很严重，消化、吸收、代谢功能都会受影响，时间长了会影响自己的身体恢复。为了宝宝的成长，你必须打起精神来。

和照顾你月子的人多沟通

照顾你坐月子的人，既要全面安排好你的生活，又要几乎全方位地照料宝宝，可能还需帮着做些家务，涉及的方面多了，难免产生一些分歧。能否坐好月子，与照顾月子的沟通是否到位关系很大。

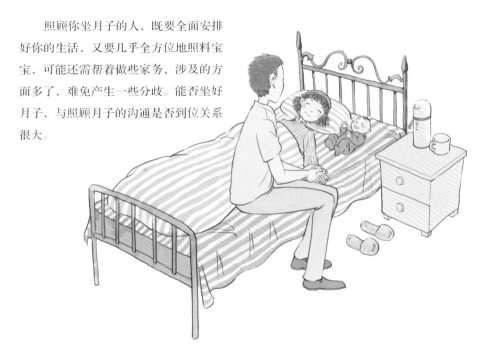

选择跟自己脾气相合的人照顾月子

无论请自己的妈妈还是婆婆，抑或是请月嫂来照顾月子，最重要的是这个人是否与你合脾气、理念一致。照顾月子的人最好要性格温顺，能以你的意志为准，而不是固执己见，难以沟通的人。毕竟月子里的自己和新生儿期的宝宝需要注意和讲究的地方都很多，产生分歧的概率很大，如果碰上一个个人意志很强的人，你们的意见又常常相左，月子里的矛盾恐怕就会比较多。

有分歧冷静沟通，别发展成矛盾

出现分歧的时候，要冷静地沟通，而且沟通要及时。沟通要满足两点要求：态度诚恳，语气平静；就事论事，客观地讲道理。当分歧严重，谁都不肯退让的时候，可咨询专业人士，看看谁的方法更合理、科学，谁的方法合理就听谁的。实在不行，你也可以表明你的态度：宝宝是我们的孩子，照顾宝宝应该按照我们的方法来。

学会自我调节，保持平衡心态

发现情绪抑郁的时候，我们要抱着积极主动的态度去调节自己，改善情绪。试试下面这些方法吧，看看哪种对你更有效。

焦点转移法

感觉情绪抑郁的时候，马上停止你现在头脑里的想法，告诉自己“别想了”。如果停不下来，越想越钻牛角尖，情绪只会越来越不好。这时你可去干点别的，最好是你喜欢的事。这个时候你可能打不起精神，不想动，但也一定要强迫自己动起来。身体动起来了，体内激素水平会发生一定的变化，会让你的情绪慢慢好起来。

主动求助法

产后抑郁一个很大的诱因是我们感觉到别人都在关注宝宝，不关注自己。如果能感觉到别人的关注和爱护，这种抑郁就很容易化解了。所以在感觉抑郁的时候，可以主动“求关注”，将你的不快告诉老公、来探望你的人、照顾月子的人，他们多数会给你积极的回应，让你感受到他们的关注。

行为调整法

有很多可以放松情绪的行为，比如冥想、散步、打坐、听音乐等，试试哪种能让你平静下来。或者把几种方法结合起来，比如放着音乐打坐。

放松充电法

如果你感觉自己特别劳累，因此而情绪暴躁，那么就把宝宝、家务都放下，让别人去照料，自己好好休息、放松一下，情绪可能就好转了。

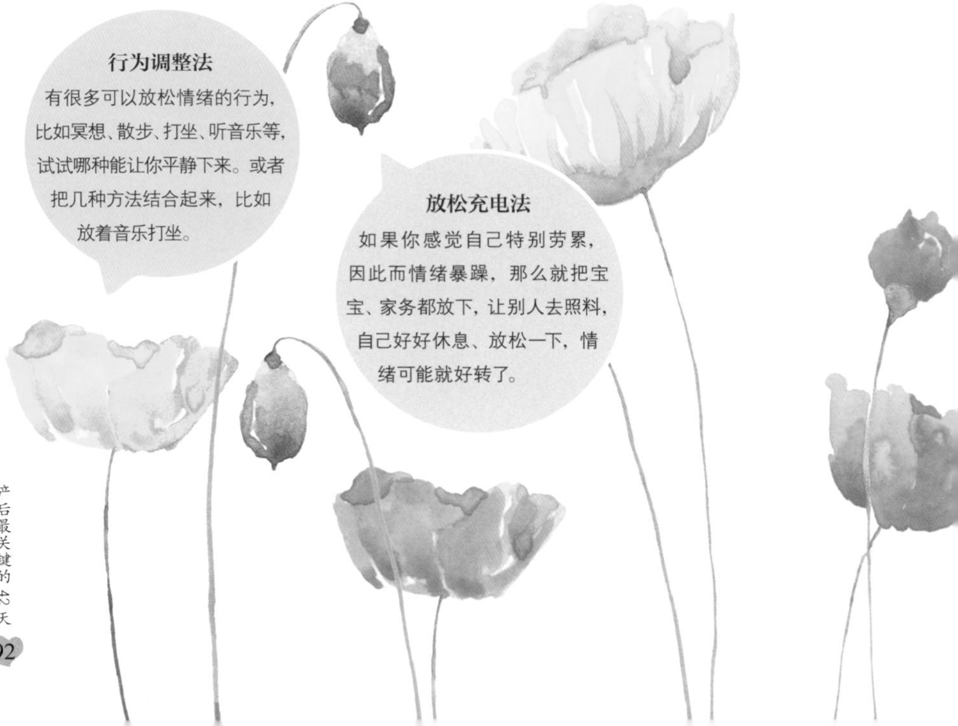

倾诉宣泄法

找好朋友或任何一个你信赖的人倾诉一下，把让你不快的事都“吐槽”一下，实在委屈大哭一场也没问题，将不良情绪宣泄出去，你就平静了。

自我鼓励法

多看自己的优点，想想自己近几天的成长，毕竟你在照顾宝宝的过程中学到的东西很多，这都可以帮助你摆脱低落的情绪。

角色交替法

如果你全身心扑在宝宝身上，会越想越多，压力陡增，也容易抑郁。这时候你要提醒自己，你不仅是宝宝的妈妈，还是丈夫的妻子、父母的女儿，他们都爱你，你除了要对宝宝负责，还可以享受作为妻子、女儿的权利。

应寻求医生帮助

如果无法摆脱抑郁情绪，要及时寻求医生的帮助。

自我实现法

我们的价值绝不仅仅在生儿育女上，还有事业及其他实现自我价值的途径和渠道，趁着坐月子可以想想这方面的问题，等身体恢复好了，就去实施。想想都带劲，是不是？

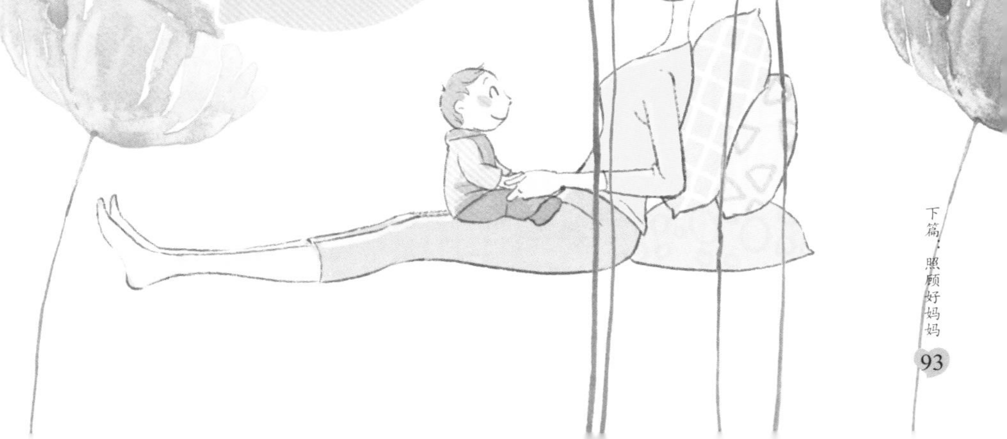

6 种食物可帮你抗抑郁

食物跟人的喜怒哀乐有密切关系，因为食物中的某些物质可平抚人的焦虑、紧张等情绪。所以，吃一些让自己变得快乐的食物，也可以帮助你对抗抑郁情绪。

香蕉

香蕉富含色胺酸和维生素 B_6，能帮助大脑制造血清素，这种物质能刺激神经系统，给人带来欢乐与平静。抑郁时，不妨吃一些。

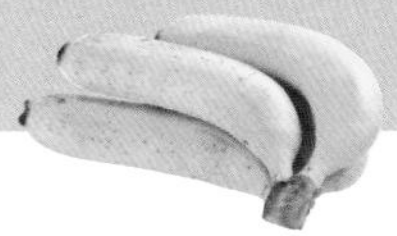

菠菜

缺乏叶酸会使脑中的血清素减少，导致人入睡困难、健忘、焦虑。绿色蔬菜和水果中都含有叶酸，其中，菠菜含叶酸较丰富。

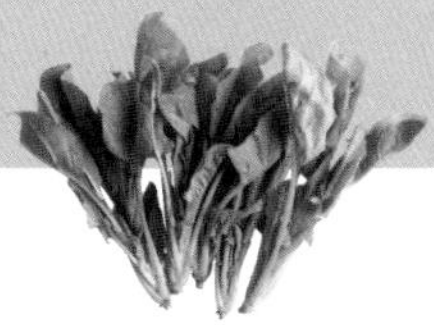

鸡肉

鸡肉中富含维生素 B_{12}，它有维持神经系统健康、消除烦躁不安的作用。如你有抑郁倾向，有食欲不振、睡眠不好、记忆力衰退、容易紧张焦虑等症状时，不妨适当多吃些鸡肉吧。

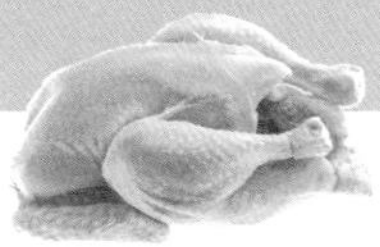

低脂牛奶

牛奶有缓和情绪、镇静的作用，可帮助你减少焦虑、紧张、暴躁的情绪。

葡萄柚

葡萄柚富含维生素 C，这是身体里制造肾上腺素和多巴胺的重要成分，而这两者正是让人快乐起来的物质。多吃一些葡萄柚，是会让你振奋精神的。

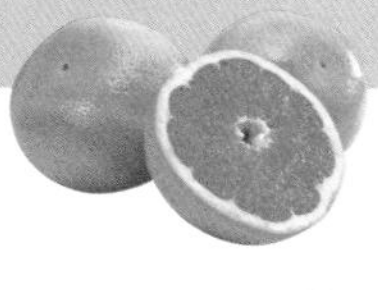

燕麦

燕麦富含 B 族维生素，其有助于平衡中枢神经系统，你可以在早上喝上一碗麦片粥，会使你变得平静下来。

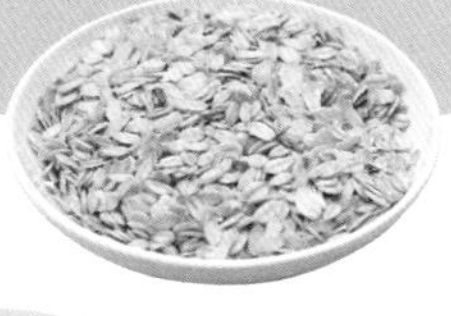

有时候情绪不稳是因为身体“上火”了。“上火”会让我们心烦气躁、失眠焦虑，出现一系列情绪问题。这时候可以多吃清淡食物，多吃新鲜蔬果，多喝温开水，“火”降下来了，情绪就好转了。

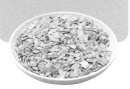

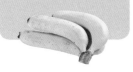

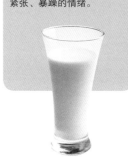

这套书到这里就结束了，

感谢你的耐心陪伴，

祈愿你和宝宝都平平安安、快快乐乐的！

图书在版编目（CIP）数据

好孕宝盒.产后最关键的42天／王琪编著. —北京：电子工业出版社，2017.5

（孕育幸福事 · 好孕系列）

ISBN 978-7-121-30233-6

Ⅰ. ①好… Ⅱ. ①王… Ⅲ. ①妊娠期－妇幼保健－基本知识 Ⅳ. ①R715.3

中国版本图书馆CIP数据核字（2016）第263567号

逗号张文化创意
13910136213
全案策划

策划编辑：牛晓丽　张　飏
责任编辑：刘　晓
特约编辑：贾敬芝
印　　刷：北京捷迅佳彩印刷有限公司
装　　订：北京捷迅佳彩印刷有限公司
出版发行：电子工业出版社
北京市海淀区万寿路173信箱　　邮编：100036
开　　本：880×1230　1/32　印张：19　字数：730千字
版　　次：2017年5月第1版
印　　次：2017年5月第1次印刷
定　　价：198.00元（共8册）

凡所购买电子工业出版社图书有缺损问题，请向购买书店调换。若书店售缺，请与本社发行部联系，联系及邮购电话：（010）88254888，88258888。

质量投诉请发邮件至zlts@phei.com.cn，盗版侵权举报请发邮件到dbqq@phei.com.cn。

本书咨询联系方式：QQ 9616328。